高职高专护理专业"十三五"立体教材

计算机与卫生信息技术

钮 靖 王 照 主编

河南科学技术出版社

·郑州·

图书在版编目（CIP）数据

计算机与卫生信息技术/钮靖，王照主编 . —郑州：河南科学技术出版社，2019.8
（2021.8 重印）
ISBN 978-7-5349-9311-4

Ⅰ.①计… Ⅱ.①钮… ②王… Ⅲ.①信息技术–应用–卫生工作 Ⅳ.①R1-39

中国版本图书馆 CIP 数据核字（2018）第 177498 号

出版发行：河南科学技术出版社
　　　　　地址：郑州市郑东新区祥盛街 27 号　　　邮编：450016
　　　　　电话：（0371）65788639　65788859
　　　　　网址：www. hnstp. cn
策划编辑：李娜娜　李明辉　仝广娜
责任编辑：崔军英
责任校对：董静云　金兰苹
封面设计：张　伟
版式设计：张　辉
责任印制：朱　飞
印　　刷：河南奈斯数字科技有限公司
经　　销：全国新华书店
幅面尺寸：787 mm×1 092 mm　　1/16　　印张：27.5　　字数：660 千字
版　　次：2019 年 8 月第 1 版　　2021 年 8 月第 3 次印刷
定　　价：72.00 元

如发现印、装质量问题，影响阅读，请与出版社联系并调换。

高职高专护理专业"十三五"立体教材

编审委员会

高职高专护理专业"十三五"立体教材

《计算机与卫生信息技术》编写人员

主　编　钮　靖　王　照

副主编　宋理国　陈　懋

编　委（按姓氏笔画排序）

王　照　河南护理职业学院

王秋红　南阳医学高等专科学校

刘　巍　周口职业技术学院

宋理国　周口职业技术学院

张慧利　濮阳医学高等专科学校

陈　懋　开封大学

钮　靖　南阳医学高等专科学校

倪　朋　漯河医学高等专科学校

为了全面贯彻教育部关于"把高等教育的工作重点放在提高质量上"的战略部署，顺应"互联网+"的发展趋势，推进信息技术与教育教学的全面深度融合，进一步促进高等职业学校课程建设和教育质量的整体提高，建立"高效学习、自主学习"的模式，我们在河南省教育厅和河南省卫生和计划生育委员会的支持与指导下，成立了"高职高专护理专业'十三五'立体教材"编审委员会，组织骨干教师编写了这套教材。

本套教材的编写指导思想是坚持"以服务为宗旨，以就业为导向，以能力为本位"的职业教育特色，以培养具有扎实的理论知识、较强的实践能力、良好的职业素质及评判性思维能力的高素质专业人才为目标，在前两版教材的基础上优化、创新，利用"互联网+教育"的思路和技术，采取纸质教材与数字资源相结合的模式，为高职高专护理及相关专业学生提供一套优质教材。

在编写过程中，我们力求做到观念新、定位准，认真贯彻"三基"（基本理论、基本知识、基本技能）、"五性"（科学性、先进性、实用性、思想性、启发性）、"三新"（新方法、新理论、新技术）的编写要求，在符合综合、够用、实用和精简的课程优化原则基础上，着力培养学生的科学思维方法及观察、分析、评判和解决问题的实际能力。基础课教材遵循为专业课教学和临床实践服务的宗旨，以专业岗位"必需、够用"为度，突出实用，强化技能，既避免教材出现科普性倾向，又避免把教材编成学术专著。专业课教材依据"以健康为中心，以护理职业能力为本位，以护理程序为框架"的精神，加大了人文社会科学课程的比重，融入了以人为本的人文关怀意识，体现了以服务为宗旨的学科特色。本次修订对教材内容进行了精选和更新，删除了陈旧的知识，增加了新理念和新方法，适度反映学科的新进展，以适应当今社区、家庭及临床护理工作的需要，并与国家护士执业资格考试相衔接。

在表现形式上，我们充分利用现代信息技术，将传统纸质教材与数字资源有机结合，在纸质教材上印制二维码，读者扫描二维码即可观看PPT、视频、动画、习题等。充分利用数字教学素材，为教师提升教学水平、创新教学模式，以及提高学生学习的便捷性、趣味性、自主性、开放性、拓展性提供了资源支撑。

河南省数十所医学高职高专院校的教育专家和骨干教师参加了本套教材的编写，同时我们还邀请了省级三甲医院的临床护理专家参加教材的编写和审定工作，为本套教材缩短教学与临床的距离、突出先进性和实用性奠定了坚实的基础。在编写过程中，我们得到了各参编学校、医院领导的大力支持，所有参加教材编写和审定的教师及专家都付出了辛勤的劳动，河南科学技术出版社有关人员也给予了精心指导和帮助，使本套教材得以顺利出版，在此一并致以诚挚的谢意！

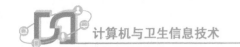

　　尽管我们的目标是编写一套贴近专业、贴近岗位、贴近社会、便于教与学双方使用的精品教材，但由于水平有限，本套教材可能存在不足之处，恳请读者和同道指正，以便我们及时修订、完善。

"高职高专护理专业'十三五'立体教材"编审委员会

2018 年 5 月

为推动河南省医疗卫生行业信息化建设的发展，培养学生成为掌握计算机操作基本技能且同时具备医学信息知识的复合型技能型人才，我们依据教育部对高职院校计算机公共基础课程的教学要求，以及卫生部、国家中医药管理局下发的"关于加强卫生信息化建设的指导意见"，编写了《计算机与卫生信息技术》这本教材。

本书针对高职高专的培养目标和教学特点，合理选择教学内容，精心设计教材体例，坚持以"岗位需求"为原则，逐步改变理论与实际应用脱离的现象。学生通过学习，除了可掌握计算机的基本操作知识外，还将具备一定的医学信息技术应用能力，满足未来工作岗位的职业需求。

本书分为两篇。第一篇是计算机应用基础，主要包括信息素养与计算机基础知识、Windows 7 操作系统、Word 2010、Excel 2010、PowerPoint 2010 相关内容。第二篇是卫生信息技术基础，包括卫生信息学、医院信息系统、临床信息系统、公共卫生信息系统、区域卫生信息化等内容。另外，还配有微课等数字化资源，便于学生线上学习；每章均有实训操作和练习题，便于学生巩固所学知识。编写中，涉及"撤销""账号"等词，除了计算机截图，以第 7 版《现代汉语词典》的规定为准，不再保持图文一致。

本书适合作为高职高专医药卫生类专业计算机应用基础教材，也可作为中等专业学校短期培训教材和全国医学信息技术认证考试参考资料。

本书在编写上力求内容新颖、紧跟时代，表述通俗易读，使理论与应用相结合，而且内容丰富、实用性强、图文并茂、操作步骤详细，方便教学和自学。本书也是全国医学信息技术技能考试指定教材，通过考证促学，学以致用。

本书由钮靖、王照主编，具体编写分工如下：倪朋、陈懋编写第一章，倪朋编写第二章，张慧利编写第三章，王照编写第四章，陈懋编写第五章，钮靖编写第六章，刘巍编写第七章，宋理国编写第八章，钮靖、王秋红编写第九章，王秋红编写第十章。全书由钮靖、王照统稿。

在本书的编写过程中，我们参考了大量的教材和文献资料，吸收了河南省"十二五"教育科学规划课题"多维一体的医学计算机与信息素养课程体系构建研究"和河南省医学教育研究课题"医学计算机与信息素养综合化课程体系构建研究"等项目的研究成果，得到了全国医学信息技术技能考试管理中心马晓宏主任及河南省卫生和计划生育委员会各级领导与有关专家的关心和支持，在此一并表示感谢。

由于编者水平有限，书中可能存在不足之处，敬请广大师生批评指正。

编者
2019 年 2 月

目录

第一篇　计算机应用基础

第二篇　卫生信息技术基础

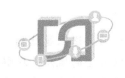

计算机与卫生信息技术

计算机应用基础

第一篇

计算机应用基础

第一章 信息素养与计算机基础知识

学习要点

通过本章学习，能够识记信息素养的概念与内涵，理解冯·诺依曼结构，应用计算机系统组成的知识来理解计算机的性能指标。识记计算机安全的概念，理解计算机病毒的特征，应用病毒防治知识来维护计算机个人信息的安全。通过计算机的基本操作练习，熟悉键盘各键位的功能，掌握计算机键盘和鼠标的使用及键盘指法。识记计算机网络的基本概念，能够应用电子邮件等网络应用为自己服务。

情景导入

小王是一名大学新生，想组装一台计算机用来上网、学习，但是对计算机的组成和性能好坏不是很了解，又听说计算机还会感染病毒，不安全，很担心自己使用计算机时的安全问题。那么，就让我们和小王一起通过这一章的学习，来解答这些疑问吧。

第一节　信息素养与计算机概述

人类社会已经进入信息化时代，信息对整个社会的影响逐步渗透到各个行业，信息技术正在以惊人的速度改变着社会、经济和人们的生活。高等教育也早已在信息技术的影响下，向网络化、虚拟化、国际化、个性化迈进。信息时代需要的不是信息的简单传递者或使用者，而是具有较强信息意识和能够熟练运用现代信息技术手段，将大量支离破碎的信息与数据进行归纳与综合，使之条理化的、有较高信息素养的人才。当代大学生作为信息化社会建设的主力军，提高他们的信息素养，并赋予其终身学习的能力，是高校人文素质教育的重要内容。

一、信息素养的概念及评价标准

（一）信息素养的概念

信息素养（information literacy）的概念最早由美国信息产业协会主席保罗·泽考斯基（Paul Zurkowski）于 1974 年首次提出，他把信息素养定义为"利用大量的信息工具及主要信息源使问题得到解决的技术和技能"。其后，随着信息素养研究的不断深入，对信息素养的界定也说法不一。其中 1989 年，美国图书馆协会（American Library Association，ALA）给出的定义是"要成为一个有信息素养的人，就必须能够判断什么时候需要信息，并且懂得有效地检索、评估和利用所需要的信息"。1996 年，美国南部院校协会（Southern Association of Colleges and Schools，SACS）对信息素养下的定义是"具有确定、评价和利用信息的能力，成为独立的终身学习的人"。

信息素养是一种基本能力，它是一种对信息社会的适应能力。美国教育技术 CEO 论坛 2001 年第 4 季度报告提出，21 世纪的能力素质包括基本学习技能（读、写、算）、信息素养、创新思维能力、人际交往与合作精神、实践能力。信息素养是其中的一个方面，它涉及信息的意识、信息的能力和信息的应用。

信息素养又是一种综合能力，涉及各方面的知识，是一种特殊的、涵盖面很宽的能力，它包含人文的、技术的、经济的、法律的诸多因素，和许多学科有着紧密的联系。信息技术支持信息素养，强调对技术的理解、认识和使用技能，而信息素养的重点是内容、传播、分析，包括信息检索及评价，涉及更宽的方面。信息素养是一种了解、搜集、评估和利用信息的知识结构，既需要通过熟练的信息技术，也需要通过完善的调查方法，通过鉴别和推理来完成。信息素养是一种信息能力，信息技术是它的一种工具。

（二）信息素养的评价标准

大学生是祖国的栋梁之材，是技术传播和创新的中坚力量，因此，接受信息素养教育、培养良好的信息意识、具有较强的信息检索能力和一定的信息道德，才能适应这个时代的发展。对大学生开展信息素质水平评估，一方面，可以使学生正确认识自身的优势与不足，积极主动地提高自身的信息素养；另一方面，通过科学的测量与评价，学校可以准确掌握大学生信息素养所处的状态，及时制订有针对性的培养方案，促使大学生朝着有利于提高自身信息素养的方向发展。

国外的信息素养标准很多，其中以美国的 ACRL 标准、澳大利亚与新西兰的 ANZIIL 标准及英国的 SCONUL 标准最为著名。

1. ACRL 标准　美国大学与研究图书馆协会（ACRL）在 2000 年颁布的美国高校信息素质能力指标体系，共包括 5 个一级指标、22 个二级指标和 86 个具体的三级指标。

●标准一：具有信息素养的学生，能够确定所需信息的种类和范围。

●标准二：具有信息素养的学生，能够高效地获取所需信息。

●标准三：具有信息素养的学生，能够评价信息及其来源，并有选择地将信息融入自身的知识库和价值体系中。

●标准四：具有信息素养的学生，独立的或作为小组成员，能够有效地利用信息完成特定的任务。

●标准五：具有信息素养的学生，能够理解围绕信息和信息使用的经济、法律和社会

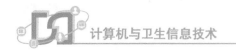

问题，在信息获取和利用时自觉遵守道德规范和有关的法律。

2. ANZIIL 标准　澳大利亚与新西兰的高校信息素质联合工作组（ANZIIL）在 2004 年颁布的澳大利亚与新西兰高校信息素质能力指标体系，由 6 个一级指标、19 个二级指标和 67 个三级指标组成。

●标准一：具有信息素养的学生能够确认信息需要并决定所需信息的种类和范围。

●标准二：具有信息素养的学生能够高效地获取所需的信息。

●标准三：具有信息素养的学生能够批判地评价信息和搜寻信息的过程。

●标准四：具有信息素养的学生能够管理所收集或者产生的信息。

●标准五：具有信息素养的学生能够将初始的信息和新信息应用到构建新概念或创新知识中。

●标准六：具有信息素养的学生能够在使用信息时，懂得和遵守与使用信息相关的文化、道德、经济、法律和社会问题。

3. SCONUL 标准　英国的国家与大学图书馆标准协会（SCONUL）于 1998 年提出了信息素质能力模式，该模式在名称上不是指标体系，但实际上是一个高校信息素质能力的指标体系，由 7 个一级指标和 17 个二级指标组成。标准指出，具备信息素质的学生要具有 7 个能力：识别、明确信息需求的能力，辨别信息源的能力，拟定信息策略的能力，检索并存取信息的能力，比较信息和评估信息的能力，组织信息和应用信息的能力，信息的整合和创新的能力。

4. 北京地区高校信息素质能力指标体系　作为北京市高校学生信息素养评价的重要指标，该指标体系由 7 个维度、19 项标准、61 条具体指标组成，是我国第一个比较完整、系统的信息素养能力体系。

●维度一：具备信息素质的学生能够了解信息及信息素质能力在现代社会中的作用、价值与力量。

●维度二：具备信息素质的学生能够确定所需信息的性质与范围。

●维度三：具备信息素质的学生能够有效地获取所需要的信息。

●维度四：具备信息素质的学生能够正确地评价信息及其信息源，并且把选择的信息融入自身的知识体系中，重构新的知识体系。

●维度五：具备信息素质的学生能够有效地管理、组织与交流信息。

●维度六：具备信息素质的学生作为个人或群体的一员，能够有效地利用信息来完成一项具体的任务。

●维度七：具备信息素质的学生，了解与信息检索、利用相关的法律、伦理和社会经济问题，能够合理合法地检索和利用信息。

二、信息素养内涵及表现能力

（一）信息素养的内涵

信息素养这一概念最初是 20 世纪 70 年代从图书馆检索技能发展和演变过来的，当时人们对于信息素养内涵的理解还比较肤浅，多数都强调需要获得信息的技能，还没有对信息素养这个定义在深度和广度上进行剖析。到 80 年代，以计算机技术为核心的信息技术，极大地丰富了"信息素养"这一概念的内涵，这一阶段的信息素质研究以计算机辅助信息处理领域的技术为主要特征。21 世纪以来，信息素养的概念逐步趋于完善，其内涵与外延随着社会的发展不断地丰富与扩展。信息素养的概念内涵由最初的"利用信息解决问题的技术、技能"发展成为"能清楚地意识到何时需要信息，并能评价、利用信息及交流信息的能力"。信息素养共包含信息意识、信息知识、信息能力和信息道德四部分，这四部分相辅相成，缺一不可。

1. 信息意识 即个人平时具备的自我知识积累的意识，具有信息需求的意念，对信息价值有敏感性，有寻求信息的兴趣，具有利用信息为个人和社会发展服务的愿望并具有一定的创新意识。意念决定行动，信息意识的提高是塑造信息素养的先决条件。

具备这方面素质的人会有意识地在平时学习和生活中积累各方面感兴趣的有价值的知识，丰富自己的视野和头脑。面对不懂的东西，能积极、主动地去寻找答案，并知道到哪里、用什么方法去寻求答案，这就是信息意识。

2. 信息知识 既是信息科学技术的理论基础，又是学习信息技术的基本要求。通过掌握信息技术的知识，才能更好地理解与应用它。

3. 信息能力 包括信息系统的基本操作能力，如信息的采集、传输、检索、加工处理和应用的能力，以及对信息系统与信息进行评价的能力等。这也是信息时代重要的生存能力。身处信息时代，如果只是具有强烈的信息意识和丰富的信息常识，而不具备较高的信息能力，还是无法有效地利用各种信息工具去搜集、获取、传递、加工、处理有价值的信息，不能提高学习效率和质量。

4. 信息道德 培养学生具有正确的信息伦理道德修养，要让学生学会对媒体信息进行判断和选择，自觉地选择对学习、生活有用的内容，自觉抵制不健康的内容，不组织和参与非法活动，不利用计算机网络从事危害他人信息系统和网络安全、侵犯他人合法权益的活动。

信息素养的四个要素共同构成一个不可分割的统一整体。信息意识是先导，信息知识是基础，信息能力是核心，信息道德是保证。

（二）信息素养的表现能力

信息素养主要表现为以下 8 个方面的能力：

（1）运用信息工具：能熟练使用各种信息工具，特别是网络传播工具。

（2）获取信息：能根据自己的学习目标有效地收集各种学习资料与信息，能熟练地运用阅读、访问、讨论、参观、实验、检索等获取信息的方法。

（3）处理信息：能对收集的信息进行归纳、分类、存储记忆、鉴别、遴选、分析综合、抽象概括和表达等。

（4）生成信息：在信息搜集的基础上，能准确地概述、综合、改造和表述所需要的信息，使之简洁明了、通俗流畅并且富有个性特色。

（5）创造信息：在多种收集信息交互作用的基础上，迸发创造思维的火花，产生新信息的生长点，从而创造新信息，达到收集信息的终极目的。

（6）发挥信息的效益：善于运用接收的信息解决问题，使信息发挥最大的社会效益和经济效益。

（7）信息协作：使信息和信息工具作为跨越时空的、"零距离"的交往和合作中介，成为延伸自己的高效手段，同外界建立多种和谐的协作关系。

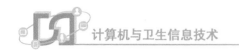

（8）信息免疫：浩瀚的信息资源往往良莠不齐，需要有正确的人生观、价值观、甄别能力及自控、自律和自我调节能力，能自觉地抵御和消除垃圾信息及有害信息的干扰和侵蚀，并且具备合乎时代的信息伦理素养。

总之，拥有信息素养对现代每个大学生都具有重要意义，为其高层次的后继学习和终身学习奠定基础。拥有信息素养可以使人懂得如何去找到解决问题所需要的信息，知道如何去学习、更新知识和重构个人知识的体系，进而学会认知和创新，成为有创新意识和广阔视野的高质量人才。信息素养适用于各个学科、各种学习环境和教育水平，它可以让学习者掌握更多的知识，扩展研究的范围，有更多的主动性和自主性。

三、计算机概述

计算机（computer）又称电脑，是一种能够按照其内部指令对各种数据和信息进行自动加工和处理的现代化电子设备。从世界上第一台计算机诞生至今，计算机技术飞速发展，如今已经应用到科技、军事、教育、卫生、工业、农业、家庭等各个领域，成为人们查询问题、分析问题、解决问题的重要工具。计算机的应用能力也是现代大学生具备信息素养的重要能力之一。

（一）计算机的诞生

1943 年第二次世界大战期间，美国军方为了解决计算弹道轨迹的问题，出资赞助宾夕法尼亚大学的莫克利教授（John Mauchley）和他的学生埃克特博士（John Presper Eckert）领导的研究小组，开始研制世界上第一台通用电子计算机。1946 年 2 月 14 日，世界上第一台电子数字积分计算机（Electronic Numerical Integrator and Computer，ENIAC）在宾夕法尼亚大学诞生，如图 1-1 所示。

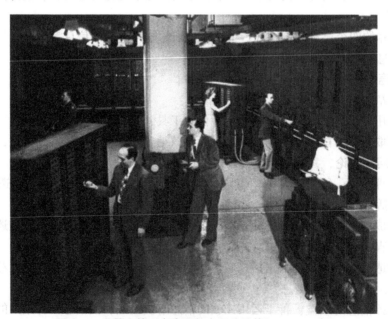

图 1-1　世界上第一台电子数字积分计算机（ENIAC）

ENIAC 又称"埃尼阿克"，主要元器件是电子管。它包含了 18 800 只电子管，1500 个继电器，70 000 多只电阻，10 000 多只电容，重约 30t，占地面积约 170m^2，耗电量约

150kW，耗资 40 多万美元。ENIAC 每秒可完成 5000 次加法运算，虽然无法与现代计算机相比，但与当时其他的计算工具相比，无论是计算速度还是计算精度都达到了一个惊人的程度。例如用它计算一条炮弹的轨迹，大约 20s 就能算完，比炮弹本身的飞行速度还要快。这台计算机的问世，标志着计算机时代的开始，它开创了计算机的新纪元。

（二）冯·诺依曼结构计算机

ENIAC 虽然是世界上第一台被载入史册的电子计算机，但它并不具备存储程序的能力，程序要通过外接电路板输入。要改变程序，必须改接相应的电路板，对于每种类型的题目，都要设计相应的外接插板。

1945 年 6 月，美籍匈牙利科学家冯·诺依曼提出了全新的以"存储程序"工作原理为核心的通用电子计算机设计方案，这就是著名的"冯·诺依曼结构"。该方案包含了如下 3 个要点：

（1）电子计算机中采用二进制的形式表示数据和指令。

（2）将指令和数据按执行顺序都存放在存储器中。

（3）电子计算机由运算器、控制器、存储器、输入设备和输出设备五大基本部分组成。

冯·诺依曼结构计算机工作原理的核心是"存储程序"和"程序控制"，就是通常所说的"顺序存储程序"的概念。1951 年冯·诺依曼和摩尔合作研制的第一台现代意义的通用计算机（Electronic Discrete Variable Automatic Computer，EDVAC）正式开始运行。和之前的世界上第一台电子计算机 ENIAC 不同，EDVAC 首次使用二进制而不是十进制。

这种体系结构一直延续至今，现在使用的大多数计算机，其基本工作原理仍然是存储程序和程序控制，所以现在的计算机仍被称为冯·诺依曼结构计算机。鉴于冯·诺依曼在发明电子计算机中所起到的关键性作用，冯·诺依曼也被称为"现代计算机之父"。

（三）计算机的发展阶段

半个多世纪以来，随着电子技术的不断发展，计算机先后经历了四代变革。每一代的变革以计算机采用的逻辑器件为标志，这四代也称为计算机发展的四个时代。

1. 电子管计算机时代（1946—1958 年）　第一代计算机采用的逻辑器件为电子管，因此我们称之为"电子管计算机时代"。这一时期的计算机，可靠性差、运算速度慢、耗电多、体积庞大、价格较高、应用范围小，主要使用机器语言或汇编语言来进行程序设计。其中具有代表意义的机器有 ENIAC、EDVAC、EDSAC、UNIVAC 等。

2. 晶体管计算机时代（1959—1964 年）　第二代计算机采用的逻辑器件为晶体管，因此我们称之为"晶体管计算机时代"。与第一代计算机相比，晶体管计算机的可靠性和运算速度都有很大提高，体积和耗电也显著减小；内存采用磁芯存储器，外存为磁盘；使用高级语言（如 FORTRAN、COBOL）编程，还出现了以批处理为主的操作系统，主要应用于科学计算和数据处理，并开始用于工业控制。

3. 中、小规模的集成电路计算机时代（1965—1970 年）　第三代计算机采用的逻辑器件为中、小规模的集成电路，因此我们称之为"中、小规模集成电路计算机时代"。这一时期的微电子技术，可以在几平方毫米的晶片上集成几千个晶体管，因此计算机的运算速度和可靠性进一步提高，体积进一步减小，功耗、价格等进一步降低。高级程序设计语言在这个时期也有了很大发展，操作系统的功能得到了提高，可以用来管理计算机的硬件资源。因此，计算机的应用又扩展到信息处理、企业管理、交通管理、自动控制等领域。

4. 大规模、超大规模集成电路计算机时代（1971 年至今） 第四代计算机采用的逻辑器件为大规模集成电路和超大规模集成电路，因此我们称之为"大规模、超大规模集成电路计算机时代"。这一时期，微电子技术得到了飞速发展，现在 Intel Core i7 处理器的芯片集成度已经达到了 14 亿个晶体管。操作系统功能更加完善，软件业已发展成为现代新型行业。计算机的运算速度和可靠性的提高，体积的减小，功耗、价格等的降低，使计算机的应用开始普及，数据通信、计算机网络有了极大的发展，计算机应用领域扩展到了社会的各个角落。

四、计算机的特点及应用

（一）计算机的特点

计算机能够按照程序指令确定的步骤对输入的数据进行运算、存储、传输，从而得到我们需要的信息。计算机之所以能够应用于各个领域，因为它具有以下 5 个方面的特点：

1. 运算速度快 衡量计算机运算速度的常用单位有 MIPS（百万条指令每秒）和 MFLOPS（百万次浮点运算每秒）。现代巨型计算机系统的运算速度已达到每秒千万亿次浮点运算。例如，2017 年 11 月 14 日，国际 TOP500 组织公布了最新的全球超级计算机 500 强榜单，中国"神威·太湖之光"（图 1-2）和"天河二号"分别以每秒 9.3 亿亿次和每秒 3.39 亿亿次的浮点运算速度排名第一、第二，其中，全球最快的超级计算机"神威·太湖之光"的核心部件全部为国产。计算机运行速度的提高，加快了科研数据计算的速度，提高了各种信息的处理速度，促进了社会的发展。

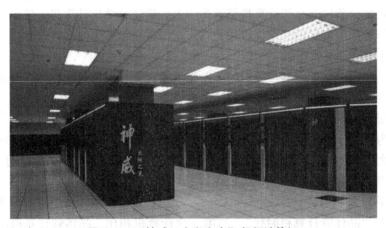

图 1-2 "神威·太湖之光"超级计算机

2. 计算精度高 计算机可以根据设计的程序自动、连续地工作，避免人工计算因疲劳而产生的各种错误。如对圆周率 π 的计算，历代数学家们经过长期艰苦的努力只精确到小数点后 500 位，而使用计算机很快就能够算到小数点后上亿位。

3. 具有存储和逻辑判断功能 计算机具有强大的存储记忆功能，不仅可以长时间存储大量的文字、图像、声音等各种数据信息，还可以存储指挥计算机工作的程序。计算机能够进行各种基本的逻辑判断，并且根据判断结果自动决定下一步该做什么，这是实现计算机自动控制和人工智能的基础。

4. 具有自动控制功能　计算机能够通过事先编写并存储的程序自动运行，工作过程中无须人工参与，可以帮助人类完成那些枯燥的重复性劳动，比如自动化的生产线、全自动洗衣机等。

（二）计算机的应用

随着计算机的普及，计算机广泛应用到人类社会的各个领域，大幅度地提高了生产效率，方便了人们的工作、生活和学习。目前，计算机的应用领域主要分为以下几个方面。

1. 科学计算　科学计算也称为数值计算，是计算机最早的应用领域。利用计算机的高速计算、大存储容量和高精确度的能力来解决大量的复杂数值运算，进而节省大量的人力、物力和时间，提高工作效率，如军事、航天、气象领域，都要用到科学计算。

2. 数据处理　如今大量的信息是使用数据作为载体，人们利用计算机对各种信息进行收集、存储、分析、统计、加工、利用及传播，目的是获取有用的信息作为决策的依据。信息处理是目前计算机应用最广泛的一个领域，如人事管理、图书管理、银行业务、医疗诊断和电子商务等行业，都要用到信息处理。

3. 过程控制　过程控制是指计算机通过实时的数据采集、分析，选择最优方案，实现自动控制的生产过程，如导弹的飞行控制、空调的温度控制等。

4. 计算机辅助系统　包括计算机辅助设计（Computer Aided Design，CAD）、计算机辅助教学（Computer Aided Instruction，CAI）、计算机辅助制造（Computer Aided Manufacturing，CAM）、计算机辅助测试（Computer Aided Test，CAT）等。

（1）计算机辅助设计：是指利用计算机系统辅助设计人员进行工程或产品设计，用来提高设计速度和质量，降低设计人员的工作量，如飞机设计、汽车设计、机械设计、大规模集成电路设计和建筑设计等。

（2）计算机辅助教学：是指利用计算机多媒体系统来辅助教学。通过文字、声音、图形、图片、视频等多种方式，帮助教师更形象地表述教学内容，方便学生学习、理解，提高学习效率。

（3）计算机辅助制造：是指利用计算机系统进行生产设备的管理、控制和操作的过程。使用计算机辅助制造，可以提高产品质量、缩短生产周期、节约生产成本。

（4）计算机辅助测试：是指利用计算机协助对学生的学习效果进行测试和学习能力估量。

5. 人工智能　人工智能（artificial intelligence）是计算机模拟人类的智能活动，使计算机具有"推理"和"学习"的能力，是计算机应用的前沿科学。例如，谷歌（Google）研制的阿尔法围棋机器人（AlphaGo）是一款围棋人工智能程序，其主要工作原理是"深度学习"，即通过反复训练来自己学习。2016 年以来，阿尔法围棋机器人通过不断地与围棋世界冠军进行围棋人机大战，从最初的以 4∶1 的总比分获胜到后来连续多局无一败绩，被围棋界公认其棋力已经超过人类职业围棋顶尖水平。

6. 网络通信　计算机网络是将世界各地的计算机用通信线路连接起来，以实现计算机之间数据通信和资源的共享。网络和通信的快速发展改变了传统的信息交流方式，加快了社会信息化的步伐，如网上银行服务、网络购物、网上订票系统、网络支付等，无不方便了人们的生活，为人们节省了大量的时间，提高了工作效率。

7. 视听娱乐　随着多媒体技术的发展，计算机的娱乐功能已经深入各个家庭，如使

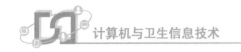

用计算机进行绘画、听音乐、看电影、玩游戏、家庭教育等，早已成为人们在工作、生活、消费、娱乐中常用的活动方式，极大地提高了工作效率和生活质量。

五、计算机在医学中的应用

个性化、精确化、微创化与远程化是 21 世纪医学发展的四大方向。为了达到这一目标，医学必须广泛地吸收现代科技领域出现的各种成果。近年来，计算机技术在医学中的应用成为热点研究领域，受到广泛关注。计算机作为现代医学的重要组成部分，必然随着现代医学的发展而发展。计算机技术在医学领域有着无可取代的重要地位，在医学上有着诸多方面的应用。

（一）计算机辅助诊断和辅助决策系统（CAD&CMD）

计算机辅助决策可以帮助医生缩短诊断时间，避免疏漏，减轻劳动强度，提供其他专家诊治意见，以便尽快做出诊断，提出治疗方案。诊治的过程是医生收集病人的信息（症状、体征、各种检查结果、病史包括家族史及治疗效果等），在此基础上结合自己的医学知识和临床经验，进行综合、分析、判断，做出结论。计算机辅助诊断则是通过医生和计算机工作者相结合，运用模糊数学、概率统计及人工智能技术，在计算机上建立数学模型，对病人的信息进行处理，提出诊断意见和治疗方案。这样的信息处理过程速度较快，考虑到的因素较全面，逻辑判断也较严谨。

（二）医疗专家系统

利用人工智能技术编制的辅助诊治系统，一般称为"医疗专家系统"。人工智能是当代计算机应用的前沿。医疗专家系统是根据医生提供的知识，模拟医生诊治时的推理过程，为疾病等的诊治提供帮助。医疗专家系统的核心由知识库和推理机组成。知识库包括书本知识和医生个人的具体经验，以规则、网络、框架等形式表示知识，存储于计算机中。推理机是一个控制机构，根据病人的信息，决定采用知识库中的什么知识，采用何种推理策略进行推理，得出结论。有的专家系统还具有自学功能，能在诊治疾病的过程中再获得知识，不断提高自身的诊治水平。

（三）医院信息系统（HIS）

医院信息系统用以收集、处理、分析、储存和传递医疗信息及医院管理信息。一个完整的医院信息系统可以完成如下任务：病人登记、预约、病历管理、病房管理、临床监护、膳食管理、医院行政管理、健康检查登记、药房和药库管理、病人结账和出院、医疗辅助诊断决策、医学图书资料检索、教育和训练、会诊和转院、统计分析、实验室自动化和接口。

（四）卫生行政管理信息系统（MIS）

利用计算机开发的"卫生行政管理信息系统"（又称"卫生管理信息决策系统"）能根据大量的统计资料给卫生行政决策部门提供信息和决策咨询。一个完整的卫生行政管理信息系统包括 3 个部分：数据自动处理系统、信息库、决策咨询模型。

（五）医学情报检索系统

利用计算机的数据库技术和通信网络技术对医学图书、期刊、各种医学资料进行管理。通过关键词等即可迅速查找出所需文献资料。计算机情报检索工作可分为 3 个部分：情报的标引处理、情报的存储与检索、提供多种情报服务。可向用户提供实时检索，进行定期专题服务，自动编制书本式索引。

（六）疾病预测预报系统

疾病在人群中流行的规律与环境、社会、人群免疫等多方面因素有关，计算机可根据存储的有关因素的信息并根据它建立的数学模型进行计算，做出人群中疾病流行情况的预测预报，供决策部门参考。

（七）计算机医学图像处理与图像识别

医学研究与临床诊断中，许多重要信息都是以图像形式出现，医学与图像信息的关系是十分紧密的。医学图像一般分为两类：一是信息随时间变化的一维图像，多数医学信号均属此一类，如心电图、脑电图等；另一是信息在空间分布的多维图像，如 X 射线照片、组织切片、细胞立体图像等。

（八）计算机在护理工作中的应用

计算机在护理工作中的应用，主要分为 3 个方面：护理，包括护理记录、护理检查、病人监护、药物管理等；护士教育，包括护理 CAI 教育、护士教学计划与学习成绩记录管理；护士管理，包括护士服务计划调度、人力资源管理、护士工作质量的检查或评比等。

（九）远程医学

远程医学是以计算机技术、卫星通信技术、遥感、遥测和遥控技术、全息摄影技术、电子技术等高新技术为依托，充分发挥大医院或者专科医疗中心的医疗技术和设备优势，对医疗条件较差的边远地区、海岛或舰船上的伤病员进行远距离诊断、治疗或提供医疗咨询。远程医学可以超越地域空间，让医疗服务者与被服务对象分处两地成为可能。

六、计算机的发展趋势

第四代计算机，以超大规模集成电路为基础，计算机的体积在不断变小，性能和速度却在不断提高，计算机类型也不断分化，这就决定了计算机的发展也朝着不同的方向延伸。

1. 巨型化　巨型化是指计算机向更高的运算速度、更大的存储容量、更高的可靠性和更加完善的功能的方向发展。巨型计算机主要用于航空航天、军事、气象、人工智能、生物工程等科技尖端领域。

2. 微型化　微型化是大规模及超大规模集成电路发展的必然，也是人们在日常工作中对计算机的要求。人们需要计算机的体积更小、价格更低、重量更轻、可靠性更高、功能性更强、使用范围更广，因此计算机芯片集成度越来越高，所完成的功能越来越强，从而计算机微型化的进程和普及率越来越快。

3. 网络化　网络化是计算机技术和通信技术紧密结合的产物。将不同地理位置上的计算机通过通信设备和传输介质互连起来，实现计算机之间资源共享和信息交换，这就是计算机网络。随着 Internet 的飞速发展，计算机网络已广泛应用于社会的各个领域，其发展水平已成为衡量国家现代化程度的重要指标。

4. 智能化　智能化让计算机能够模拟人类的智力活动，如学习、理解、推理、判断等，辅助人类进行决策，如计算机专家系统。

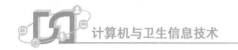

第二节　计算机系统的组成

一个完整的计算机系统由硬件系统和软件系统两大部分组成。

硬件系统是计算机系统中所有电子、机械、光电等实际设备的总称。计算机的硬件是看得见、摸得着的计算机的物理实体，如显示器、键盘、鼠标、主板、中央处理器、打印机等，都是计算机的硬件。硬件系统又称为"裸机"，它只能识别由 0 和 1 组成的机器代码。硬件系统是计算机系统的"躯体"。

软件系统是指运行在计算机硬件设备上的各种程序，以及运行程序所需的数据的总称。程序是根据所要解决问题的具体步骤编制成的指令序列，如 Microsoft Word、QQ 等应用程序都是软件。软件系统是计算机系统的"灵魂"。

硬件是软件赖以存在的基础，软件是硬件正常发挥作用的灵魂。没有软件的硬件是不能直接使用的；如果没有硬件，软件的功能也无法实现。因此，计算机系统中，硬件系统和软件系统相辅相成，缺一不可，只有硬件系统和软件系统有机结合在一起才能充分发挥计算机的强大功能。

现代计算机系统的基本组成如图 1-3 所示。

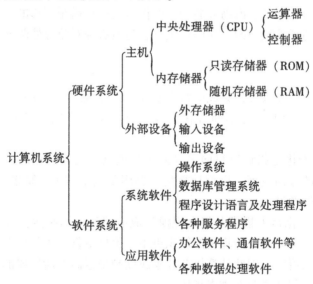

图 1-3　计算机系统的组成

一、计算机的硬件系统

现代计算机的硬件系统都是根据冯·诺依曼的"存储程序"工作原理设计的，即无论是哪一种计算机的硬件系统，都是由运算器、控制器、存储器、输入设备和输出设备五大部分组成的。其中，运算器、控制器集成在一个集成电路芯片中，合称为中央处理器（central processing unit，CPU），它是计算机系统的核心。CPU 与内存储器组成计算机的主机，除主机以外的计算机设备都称为计算机的外部设备，简称外设。

(一) 运算器

运算器又称为算术逻辑单元 (arithmetic logical unit，ALU)，它的主要功能就是对二进制数进行算术运算和逻辑运算。算术运算是指加、减、乘、除，而逻辑运算是指"与""或""非""比较""移位"等基本逻辑操作。在控制器的控制下，它对取自内存储器或内部寄存器的数据进行运算，运算结果由控制器送入内存储器中。

(二) 控制器

控制器 (control) 主要由程序计数器、指令寄存器、指令译码器和操作控制器等组成。控制器的主要作用是指挥整个计算机各个部件协调工作。它的基本功能是依次从内存储器中取出指令并执行。首先，控制器按照程序计数器指出的指令地址，从内存储器中取出指令进行译码并分析；然后，根据该指令的功能向相关部件发出控制信号，指挥其协调工作。这样依次执行一系列指令，就是计算机按照这一系列指令组成的程序的要求，自动完成各项任务。

(三) 存储器

存储器 (memory) 具有记忆功能，用来存储程序和数据。存储器可以在控制器控制下对数据进行存取操作，把数据从存储器中取出的过程称为读操作，把数据存入存储器的过程称为写操作。

存储器主要分为两种：内存储器和外存储器。

1. 内存储器 又称为主存储器，简称内存或主存，是主机的一部分，可以和 CPU 直接交换信息，主要用来存放系统正在运行的程序指令和数据。内存的特点是存取速度快，存储容量小，价格高。

根据性能和特点的不同，内存又分为只读存储器和随机存储器两类。

(1) 只读存储器 (read only memory，ROM)：其中存储的数据，一般在出厂时由厂家使用特殊方式写入，使用时只能读出其中的数据，而不能写入新的数据。ROM 中存储的数据可以永久保存，即使断电后也不会丢失。ROM 一般用来存放固定的程序和数据，如计算机的开机自检启动程序、医用电子仪器中的嵌入式操作系统等。

(2) 随机存储器 (random access memory，RAM) 用来临时存放各种需要处理的程序或数据，在工作过程中既可读出其中的数据，也可以写入数据，因为其中的数据信息是靠电信号维持的，一旦断电，RAM 中的数据将全部丢失。

计算机中只读存储器的容量一般比较小，可以忽略不计。因此，计算机中内存的存储容量，一般指的都是随机存储器的存储容量。

2. 外存储器 又称辅助存储器，简称外存或辅存，如硬盘、U 盘、光盘等。外存的存取速度比内存慢，但存储容量大，价格较低，可以长期保存程序或数据。存放在外存中的程序或数据必须调入内存后才能运行。

存储器存储容量的基本单位是"字节"（byte），简称 B，8 个二进制位（bit，比特，简称 b）称为一个字节。如 8 位二进制数"10101101"存储时占一个字节。计算机在存储器中读取或写入数据时都是以字节为基本单位，如存储一个 7 位的二进制数"1010101"，写入存储器时在高位补"0"使其占满一个字节，即"01010101"。

字节的单位太小，存储一个英文字母占一个字节，存储一个汉字占两个字节，因此，常用的存储容量单位还有 KB（千字节）、MB（兆字节）、GB（吉字节）、TB（太字节）

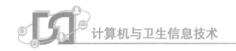
和 PB（拍字节），它们之间的关系如下：

$$1KB = 2^{10}B = 1024B$$
$$1MB = 2^{10}KB = 1024KB$$
$$1GB = 2^{10}MB = 1024MB$$
$$1TB = 2^{10}GB = 1024GB$$
$$1PB = 2^{10}TB = 1024TB$$

计算机处理数据时，一次可以运算的数据长度称为一个"字"（word）。字的长度称为"字长"，是字节的整数倍。如一次可以运算一个字节的数据，那么这个计算机的字长就是 8 位。常见的字长有 8 位、16 位、32 位、64 位。字长越长，计算机处理信息的能力就越强，性能越好。

（四）输入设备

输入设备（input device）是用来将人们认识的信息（如文字、图像、声音等）转换成二进制数据输入计算机中的设备。常用的输入设备有键盘、鼠标、扫描仪等。

（五）输出设备

输出设备（output device）是把存储在计算机中的二进制数据转换成人们认识的信息的设备。常见的输出设备有显示器、打印机、音箱等。

输入设备和输出设备也称为输入/输出设备，简称 I/O 设备。

二、计算机的软件系统

计算机软件是指人们编制的能够指挥计算机工作的各种程序和数据。软件系统分为系统软件和应用软件两大类。

（一）系统软件

系统软件是指管理计算机硬件资源和软件资源，使其协调、高效工作的各种程序集合，包括操作系统、数据库管理系统、程序设计语言及处理程序、各种服务程序等。

1. 操作系统（operating system，OS） 是用户和计算机之间的接口，用于统一管理计算机中的硬件和软件资源，合理组织计算机各部件，使其协调工作。操作系统直接运行在硬件之上，为其他软件的运行提供支持。没有操作系统，其他软件将无法运行。常见的操作系统有 Unix、Linux、Windows 等。

2. 程序设计语言 分为低级语言和高级语言。低级语言包括机器语言和汇编语言。

（1）低级语言：

1）机器语言（machine language）：是指用二进制代码表示的能够直接被机器识别并执行的语言。用机器语言编写的程序，CPU 可以直接理解和执行，因此执行效率最高，但是编程比较费时、费力、不便记忆、可读性差。

2）汇编语言（assembly language）：是用助记符代替机器指令，使机器语言符号化，也称符号语言。它仍然是一种面向机器的语言。

汇编语言编写的程序 CPU 不能直接执行，必须通过汇编程序翻译成机器语言才能由 CPU 执行。汇编语言编写的程序可以直接利用和实现计算机的全部功能，完成一般高级语言难以完成的工作。缺点是编程效率低、难度大、维护困难，属于低级语言。

（2）高级语言：比较接近人的自然语言，可读性强，编程也比较方便。用高级语言编写的程序称为"源程序"，计算机不能直接执行源程序，需要由"编译程序"把源程序翻译成机器语言，即"目标程序"后，计算机才能执行。

常用的高级语言有 FORTRAN、BASIC、PASCAL、C、C++、Visual C 等。

与高级语言相比，用低级语言编写的程序节省内存，执行效率高。而低级语言中使用机器语言编写的程序执行效率高于使用汇编语言编写的程序。

（二）应用软件

应用软件是为了解决某些具体的问题而编制的各种计算机程序，指除了系统软件以外的所有软件。应用软件必须运行在操作系统之上，常见的应用软件有 Office 系列办公软件、Auto CAD、Photoshop、QQ、各种游戏软件等。

从上面对系统软件和应用软件的说明，可以看出计算机软件系统是有层次关系的。这种层次关系是指处在内层的软件要向外层的软件提供服务，处在外层的软件要在内层软件的支持下才能运行，如图1-4所示。

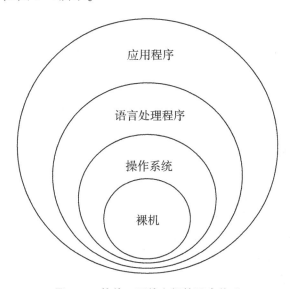

图1-4　软件、硬件之间的层次关系

三、计算机的工作原理

计算机的工作原理如图1-5所示。数据信息由输入设备或外存送到内存中，由内存传输到 CPU 的运算器进行运算，运算后将计算结果再存入外存或经输出设备输出显示。整个过程中，控制器根据指令向计算机各部件发出控制命令，协调计算机各部分的工作。

四、微型计算机的硬件组成

微型计算机又称个人计算机（personal computer），简称微机或 PC 机。它是计算机的一种，也是人们日常生活中使用最多的计算机。微机的硬件系统与其他计算机没有本质的区别，也是由运算器、控制器、存储器、输入设备和输出设备五大部分组成的。但人们习惯将微机的硬件系统从外观上分为两大部分，即主机和外设。主机主要部件都固定在主机箱中，如 CPU、主板、内存储器、电源及各种连接线路。外设主要是由外存储器、显示

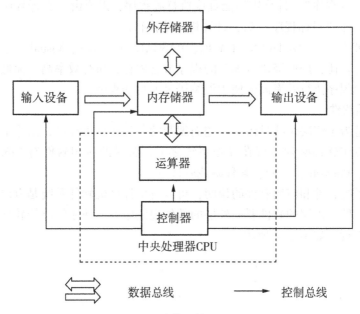

图 1-5　计算机的工作原理

器、鼠标、键盘、音箱、打印机等一些常用的设备组成。部分外设（如硬盘、光驱等）因工作环境的要求，也被固定在微机的主机箱中。

（一）中央处理器

中央处理器（central processing unit），简称 CPU，又称微处理器，是计算机的核心。主要由运算器、控制器、高速缓冲存储器（cache）和寄存器等组成，集成在一块芯片上。

CPU 的性能是微型计算机的重要技术指标之一，主要包括字长、主频和核心数量。

（1）字长：是指微处理器一次可处理的二进制位数。微处理器的字长越长，寻址能力就越强，数据处理效率也就越高，运算速度就越快。现在处理器的字长以 64 位为主，部分采用 64 位并兼容 32 位。

（2）主频：在相同结构或同一系列处理器中，主频越高的处理器，每秒所能执行的指令的数目越多，性能越强，但是功耗和发热量也会更高。主频的单位是赫兹（Hz），一般微型计算机 CPU 主频为 1.6~4.2GHz。

（3）核心数：多核技术已成为处理器主要发展方向。所谓多核处理器，大体上相当于将多个处理器放置在同一个芯片上。由于计算机在同一时间往往要处理多个任务，采用多核处理器可以实现由不同的核心处理不同的任务，从而取得更好的性能。现在微型机的 CPU 通常使用的是双核或四核，更高的核心数量是八核。

CPU 功耗较高，一般为 30~100W，因此，它在工作时，温度会急剧上升。商用级芯片能够正常工作的温度为 0~70℃，因此，需要采用一些降温的措施来保证 CPU 的正常工作，最常用的方式就是风冷降温。CPU 是插在主板上的一块方形芯片，在它上方安装一个带有金属散热片的风扇，如图 1-6 所示。目前最常见的 CPU 有 Intel 系列和 AMD 系列。Intel 系列主要有 Pentium 系列、Celeron 系列、Core 系列等，AMD 系列主要有 Athlon（速龙）系列、Sempron（闪龙）系列等，如图 1-7 所示。

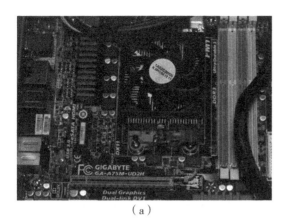
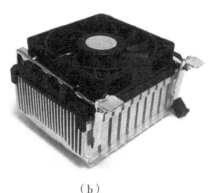

（a）　　　　　　　　　　　　（b）

图 1-6　CPU 的散热风扇

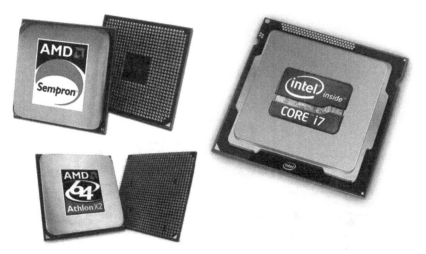

图 1-7　各种型号的 CPU

（二）主板

主板，又叫作主机板（mainboard），它安装在主机箱内，是整个电脑内部结构的基础，负责连接其他配件，协调其工作。主板上有控制芯片组、BIOS 芯片、各种输入/输出接口、键盘和面板控制开关接口、指示灯插口、扩充插槽及直流电源供电接口插件等元件，如图 1-8 所示。因为主板是固定在主机箱中，在不打开主机箱的情况下，只能看到机箱后面的外部接口，如图 1-9 所示。

（三）内存储器

内存储器（memory）简称内存，具有容量较小、存取速度快的特点。内存分为只读存储器（ROM）和随机存储器（RAM），一般说"内存容量"时，是指 RAM，不包括 ROM。人们通常意义上的讲内存是指以内存条形式插在主板内存槽中的 RAM。内存条的外观如图 1-10 所示。

内存储器的性能指标包括内存主频和容量。内存主频以 MHz（兆赫）为单位，主频越高，在一定程度上代表内存所能达到的速度越快。目前主流的 DDR4 内存主频有 2400MHz、2800MHz、3200MHz 等。内存容量以 MB 或 GB 为单位，一般而言，内存容量

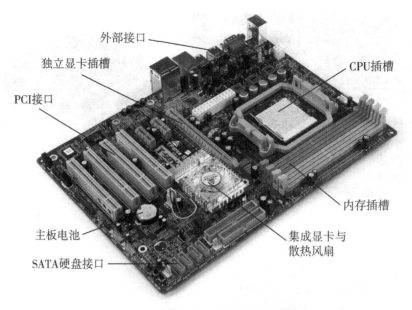

图 1-8　主板接口

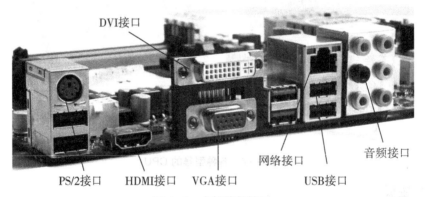

图 1-9　主板外部接口

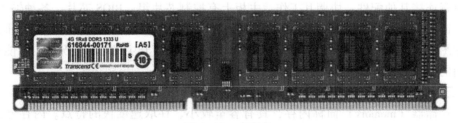

图 1-10　内存条

越大，越利于软件的流畅运行。目前 DDR4 单个内存条最大容量为 16GB，可以同时在主板上安装多根内存条来增加容量。

（四）外存储器

外存储器又称为辅助存储器，简称外存或辅存。常见的外存有硬盘、U 盘、光盘等，如图 1-11 所示。

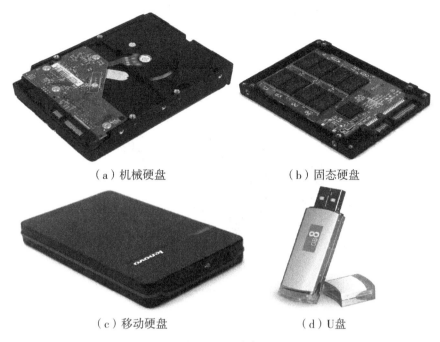

（a）机械硬盘　　　　　　　　　（b）固态硬盘

（c）移动硬盘　　　　　　　　　（d）U盘

图1-11　外存

1. 硬盘驱动器　简称硬盘，是微型计算机主要的外存储器之一，按存储原理不同，可分为机械硬盘和固态硬盘两种。

（1）机械硬盘：由一个或多个铝制或玻璃制的盘片组成。盘片表层覆盖有磁性材料，数据信息通过磁性材料存储。工作时由电机带动盘片高速旋转，通过磁头来读写存储的数据。机械硬盘的转速是影响数据读取速度的重要因素之一，所以机械硬盘的转速都非常高，一般为5400~7200r/min（转/分），有些高性能的硬盘甚至达到10 000r/min。现在微机的主流机械硬盘容量为1~6TB，接口类型为SATA3.0。

（2）固态硬盘：简称固盘，是由控制单元和存储芯片（FLASH芯片、DRAM芯片）阵列制成的硬盘。固态硬盘在读写速度、防震抗摔性、功耗、噪声、工作温度范围等均优于机械硬盘，已逐渐应用于个人用户。现在微机的主流固态硬盘容量为240GB~1TB。

2. 光盘驱动器　简称光驱，是一种读取光盘信息的设备。它通过光电转换电路读取光盘盘面上存储的数字信息。根据所能读取光盘种类的不同，分为CD-ROM、DVD-ROM、DVD-RW和BD-ROM驱动器。

3. 移动存储器　移动硬盘多采用USB、IEEE1394等传输速度较快的接口，一般用2.5英寸的笔记本硬盘加上接口电路和硬盘盒构成，是一种便携式的大容量存储系统。常见的2.5英寸移动硬盘容量为500GB~2TB。

U盘具有体积小、重量轻、价格便宜等优点，也是人们常用的一种移动存储器。它使用的是FLASH存储芯片，又称闪存。FLASH存储芯片结合了RAM和ROM的长处，可以快速读取、写入数据，还不会因为断电而丢失数据。

（五）显卡

显卡称为显示适配器（video adapter），也叫作图形加速卡，基本作用是控制计算机的图形输出，是计算机最基本配置之一。显卡一般分为独立显卡和集成显卡：独立显卡是以附加卡的形式安插在主板扩展槽中的，如图 1-12 所示；集成显卡是将显卡芯片集成在主板上。

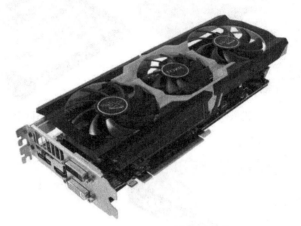

图 1-12　独立显卡

显卡的核心是图形处理器（GPU），它的主要功能是进行 2D 或 3D 图形加速。有了 GPU，CPU 就从图形处理的任务中解放出来，可以执行更多的系统任务，这样会大大提高计算机的整体性能。GPU 工作时会产生大量热量，所以其上方通常安装有金属散热片或风扇。

独立显卡的性能一般高于集成显卡，主要是用于游戏、绘图和 3D 渲染的专业显卡，但价格远高于集成显卡。时下市场上常用的显卡图形芯片主要采用的是 NVIDIA（英伟达）和 AMD-ATI 两家公司的产品。

（六）输入/输出设备

输入/输出设备简称 I/O 设备，是输入设备和输出设备的总称。

1. 键盘　键盘是一种最常用输入设备，通过键盘可以输入字符和控制信息，这些信息被转换为计算机所能识别的数字编码。根据按键数目，可分为 101 键盘和 104 键盘。104 键盘比 101 键盘增加了 3 个 Windows 快捷键。根据工作原理，可分为机械式键盘、塑料薄膜式键盘、导电橡胶式键盘和无接点静电电容键盘，其中塑料薄膜式键盘使用最广泛，其特点是低价格、低噪声和低成本，但是长期使用后由于材质问题，手感会发生变化。

2. 鼠标　鼠标是一种输入设备，方便人们对计算机进行操作。根据工作方式的不同，鼠标分为机械式鼠标、光学式鼠标、光学机械式鼠标，现在使用最多的是光学式鼠标。

键盘和鼠标根据与主机的连接方式分有线和无线两种，有线连接的接口又分为 PS/2 接口和 USB 接口。

3. 显示器　显示器是最重要的输出设备，用于将计算机所要输出的信息通过人们熟知的文字或图形的形式表现出来。显示器按照显示方式分类，有 CRT 显示器和液晶显示器两类。

4. 打印机　打印机是一种输出设备，用于将计算机中储存的数据按照文字或图形的方式永久地输出到纸张或者透明胶片上。根据工作方式的不同，打印机分为针式打印机、喷墨打印机和激光打印机 3 种，如图 1-13 所示。

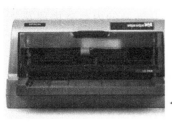　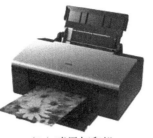　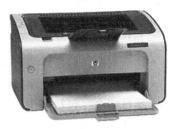

（a）针式打印机　　　　　（b）喷墨打印机　　　　　（c）激光打印机

图1-13　打印机

五、常见的微型计算机

常见的微型计算机按使用方式分为两种类型：台式计算机和便携式计算机。台式计算机有台式机和一体机，便携式计算机有笔记本电脑、掌上电脑、平板电脑等。

1. 台式机　台式机体积较大，价格便宜，用户升级硬件方便，散热性良好，性能相对较笔记本电脑要强，一般需要放置在电脑桌或专门的工作台上，因此称为台式机。

2. 一体机　一体机是由显示器、键盘和鼠标组成的电脑。它的主机与显示器集成在一起，因此只要将键盘和鼠标连接到显示器上，就可以使用。

3. 笔记本电脑　笔记本电脑又称手提电脑，是一种小型、可携带的个人电脑，具有体积小、重量轻的优点。

4. 掌上电脑　掌上电脑是一种运行在嵌入式操作系统和内嵌式应用软件之上的手持式计算设备，它比笔记本电脑更加简单、轻便。在掌上电脑的基础上加上手机的通话功能，就成了现在流行的智能手机。

5. 平板电脑　平板电脑是利用触摸屏在屏幕上书写，也可以外接键盘和鼠标，它的功能和笔记本电脑基本相同。平板电脑的概念由微软的比尔·盖茨提出，移动性和便携性比笔记本电脑更胜一筹，但功能没有台式机完整。

第三节　计算机安全与维护

随着信息技术的发展，特别是2015年国家提出"实施网络强国战略，实施'互联网+'行动计划"，以互联网为核心与传统行业相融合的"互联网+"概念成为当今信息时代的主流经济模式。因此，信息保护与网络安全已成为摆在我们面前刻不容缓的课题。计算机信息系统的任何破坏或故障，都将对用户乃至整个社会产生巨大的影响。计算机信息系统安全上的脆弱性表现得越来越明显，其安全日显重要。

一、计算机信息系统安全与常见威胁

（一）计算机信息系统安全

计算机信息系统安全是指保护计算机信息系统中的硬件、软件、存储介质、网络设备和数据等不受偶然或者恶意原因而遭到破坏、更改、泄露，保障系统连续、可靠地正常运

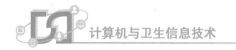

行，网络服务不中断。

计算机信息系统安全的本质是保护用户的利益和隐私，它涉及的内容有物理安全、运行安全和信息安全。

- 物理安全：包括环境安全、设备安全和媒体安全。
- 运行安全：包括风险分析、审计跟踪、备份与恢复和应急响应。
- 信息安全：包括操作系统安全、数据库安全、网络安全、病毒防护、访问控制、加密与鉴别 7 个方面。

信息系统的 9 大特性是系统开放性、资源共享性、介质存储高密性、数据互访性、信息聚生性、保密困难性、介质剩磁效应性、电磁泄漏性、通信网络的脆弱性。显然，这些特性都与信息系统的安全性密切相关，决定了信息系统的不安全特质。信息系统的上述特性对其安全构成了潜在的危险，这些特性如果被利用，系统的资源将会受到很大损失，甚至关系到企业组织的生死存亡。因此，加强对信息系统的安全管理十分必要。

（二）计算机系统面临的常见威胁

影响计算机系统安全的主要因素有以下几种：

1. 通信与网络的弱点　现代通信分为有线和无线两种：有线线路容易遭受物理攻击，易被敌对势力搭线窃听；无线通信易遭空中截获、监听，等等。

2. 电磁泄漏辐射　电磁泄漏是指信息系统的设备在处理信息时，能经过地线、电源线、信号线、寄生电磁信号或谐波等辐射出去，产生电磁泄漏。不法分子只要具有相应的接收设备，就可以在一定范围内将电磁波接收，尤其是利用高灵敏度的仪器，可以稳定、清晰地看到计算机正在处理的信息，从中窃取秘密信息。因此，具有保密要求的计算机信息系统必须注意防止电磁泄漏。

3. 软件本身缺乏安全性　在软件和信息系统的开发过程中，由于技术难度高、项目复杂、开发周期短而带来的一系列困难，软件出现潜伏安全性漏洞（bug）的概率其实是很大的。软件的安全缺陷为入侵者提供了可乘之机，甚至因为某个关键错误的发生，导致用户生命财产安全的损失。如曾经出现的"计算机勒索病毒事件"，就是入侵者利用 Windows 系统漏洞，攻击用户的电脑并将用户硬盘中的文件加密，从而向用户勒索赎金。目前受影响的国家已经超过了 100 个，给全球的许多 Windows 用户带来了巨大的损失。这是一起因软件本身的安全性漏洞造成非法入侵的典型案例。

4. 计算机剩磁效应泄密　计算机外存储器是用户保存信息数据的重要存储介质，当用户将其中的信息删除时，因为系统工作方式的原因，仍有可能会留下可读信息的痕迹。计算机出故障时，存有秘密信息的硬盘，不经处理或无人监督就被带出修理，如果被非法人员利用数据恢复技术将信息还原，就会造成信息的泄密。现今的数据恢复技术已经可以将格式化、删除或者重新分区的外存，在数据没有被覆盖的情况下轻松恢复，即使数据被覆盖，借助精密的仪器也可以被专业人员恢复。因此，飞速发展的数据恢复技术让剩磁泄密防不胜防。

5. 黑客攻击　黑客攻击是计算机信息安全所面临的最大威胁。由于计算机网络本身具有的开放性、共享性、脆弱性等特点，黑客攻击问题就日益突出。

黑客攻击可以分为纯破坏性攻击、非破坏性攻击和网络战争。

（1）纯破坏性攻击：它以某种方式有选择地破坏信息的有效性和完整性，是纯粹的信息破坏。此类攻击者一般不带有经济功利目的，也没有政治目的，更不会为任何组织机构服务，纯粹是一种技术游戏，攻击者往往通过攻击别人的计算机网络检验自身攻击技术水平，以达到某种心理满足。这类攻击给计算机网络安全运行造成破坏。

（2）非破坏性攻击：它是在不影响网络正常工作的情况下进行截获、窃取、破译以获得重要机密信息，也就是我们平时说的间谍攻击。这种攻击一般发生在国家与国家、组织与组织之间，也有发生在商业组织之间的。

（3）网络战争：一般是全方位大面积的网络攻击，以达到截获对方机密信息，或使对方通信网络瘫痪为目的。

近年来，网上黑客越来越多，对计算机网络的攻击手段层出不穷，网络信息失泄密案件有增无减，网络犯罪日趋严重。

6. 人为因素　人为因素首先可能是操作人员不遵守计算机安全规范，如一机两用，内外网混用一台电脑；在非涉密网上办理涉密事项；操作人员长时间离开电脑而不关闭登录界面，将秘密信息与登录密码等置于无人值守状态，严重威胁信息安全等。其次，操作员安全配置不当、资源访问控制设置不合理、用户口令选择不慎、用户与别人共享网络资源或将自己的账号转借他人，以及内部人员有意或无意泄密、内部非授权人员有意或无意偷窃机密信息、更改网络配置和记录信息、内部人员破坏网络系统、个别人员利用合法身份与国外的网络非法链接等，都会给网络安全带来威胁。

二、计算机系统的安全对策

针对计算机系统的常见威胁，我们可以从计算机信息系统的物理安全、运行安全和信息安全这三方面入手，制定安全对策来解决可能发生的问题。

1. 保障系统的物理安全　物理安全是保护计算机网络设备、设施及其他媒体免遭地震、水灾、火灾等环境事故（如电磁污染等），以及人为操作失误或错误及各种计算机犯罪行为导致的破坏。物理安全是整个计算机信息系统安全的前提，包括环境安全、设备安全和媒体安全3个方面。

（1）环境安全：对系统所在环境进行灾难保护和区域保护。

（2）设备安全：主要包括设备的防盗、防毁、防电磁信息辐射泄漏、防止线路截获、抗电磁干扰及电源保护等。

（3）媒体安全：包括媒体数据的安全及媒体本身的安全。如数据被非法复制；媒体的销毁：物理销毁和彻底销毁；媒体的防毁，防止意外或者故意的破坏。

为保证计算机的正常运行，在物理安全方面应注意采取的措施有：

●采取安保措施对系统所在环境防火、防盗等，还包括网络系统所有计算机、网络设备、安全设备的安全防护。针对线路截获要做到能够预防线路截获、探测线路截获、定位线路截获并对抗线路截获。

●采用干扰技术、屏蔽技术和TEMPEST（低辐射）技术，对涉密设备的显示器、计算机主机、打印机、电源线等进行防护，防止电磁信息辐射泄漏，增强对电磁干扰的抵抗。

●对信息系统产品的采购、运输、安装、维修和报废等方面采取安全措施，保证系统的安全性。如对采购设备的硬盘等存储媒体，使用前进行安全检测；使用时对信息加密

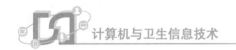

（包括文件名加密、目录加密、程序加密、数据库加密和整盘数据加密等）；维修前使用信息清除技术消除信息；报废时遵守安全纪律，按照报废流程操作。

• 计算机信息系统的安全也要考虑人为因素，规范系统管理人员的操作行为，才能更好地保证计算机信息系统的安全。

2. 保障系统的运行安全　运行安全主要包括备份与恢复、病毒的检测与消除、电磁兼容等。

保障系统的运行安全措施有：

（1）涉密系统的主要设备、软件、数据、电源等应有备份，并具有在较短时间内恢复系统运行的能力。

（2）应采用国家有关主管部门批准的查毒、杀毒软件适时查毒、杀毒，包括服务器和客户端的查毒、杀毒。

3. 保障系统的信息安全　信息安全包括操作系统安全、数据库安全、网络安全、病毒防护、访问控制、加密与鉴别7个方面。

保障系统的信息安全措施有：

（1）选择一个安全、可靠的操作系统，是软件安全中最基本的要求。

（2）选择数据库管理系统时，一定要考虑自身的安全策略和安全能力。数据库管理系统的安全直接制约了信息系统应用程序及数据文件的安全防护能力。

（3）采用漏洞扫描技术，对重要网络设备进行风险评估，保证网络系统尽量在最优的状态下运行。

（4）采用防火墙技术、VPN技术、网络加密技术、身份认证技术、多层次多级别的企业级防病毒系统、网络的实时监测等各种计算机网络安全技术构筑防御系统。

4. 网络安全方面　间谍软件（spyware）是一种能够在用户不知情的情况下偷偷进行安装，并悄悄把截获的信息发送给第三者的软件。间谍软件的主要用途是跟踪用户的上网习惯，有些间谍软件还可以记录用户的键盘操作，捕捉并传送屏幕图像。从一般用户能做到的方法来讲，要避免间谍软件的侵入，可以从下面3个途径入手：

（1）把浏览器调到较高的安全等级。

（2）在计算机上安装防止间谍软件的应用程序，时常检查及清除电脑的间谍软件，以阻止软件对外进行未经许可的通信。

（3）在安装共享软件时，不要总是心不在焉地一路单击"OK"按钮，而应仔细阅读各个步骤出现的协议条款，特别留意有关间谍软件行为的语句。

三、计算机病毒及防治

（一）计算机病毒的定义

计算机病毒（computer virus）指编制者在计算机程序中插入的破坏计算机功能或者破坏数据，影响计算机使用并且能够自我复制的一组计算机指令或者程序代码。与医学上的"病毒"不同，计算机病毒是人为编制的特殊的计算机程序，它能通过某种途径潜伏在计算机的存储介质或程序里，通过修改其他程序的方法将自己的程序代码精确复制或者以演化的形式植入其他程序中，从而感染其他程序，当达到某种条件时即被激活，对计算机资源进行破坏，给感染病毒的计算机用户造成很大的损失。

（二）计算机病毒的特征

1. 传染性　计算机病毒可以像生物病毒一样进行繁殖、传染。病毒程序依附在其他程序体内，当这个程序运行时，病毒通过自我复制感染其他程序。计算机病毒会通过各种渠道从已被感染的计算机扩散到未被感染的计算机，从而使病毒很快扩散传染。

2. 隐蔽性　计算机病毒的本身所占空间很小，它通常寄生在正常程序之中或磁盘引导扇区中，隐藏自身使计算机用户不易察觉。

3. 潜伏性　计算机病毒侵入系统后，一般不会马上发作，而是具有一定的潜伏期。等待发作的条件满足时，就会运行破坏感染的计算机。

4. 破坏性　计算机病毒的破坏性表现不一，有的占用系统资源，有的干扰计算机的正常工作，有的则修改或删除文件及数据等。

5. 可触发性　计算机病毒的内部往往有一种触发机制，不满足触发条件时，计算机病毒除了传染外不做破坏。触发的条件依病毒而异，有的在固定时间或日期发作，如黑色星期五病毒；有的在使用特定文件时发作；有的在遇到特定的用户标识符时发作；或者某个文件使用若干次时发作。一旦触发条件得到满足，不仅传染计算机病毒，还进行破坏，有的在屏幕上显示信息、图形或特殊标识，有的则执行破坏系统的操作，如格式化磁盘、删除磁盘文件、对数据文件做加密、封锁键盘及使系统死锁等。

（三）计算机病毒的分类

目前计算机病毒的种类很多，其破坏性的表现方式也很多。按照科学的、系统的分类方法，计算机病毒可有如下分类。

1. 按计算机病毒破坏性分

（1）良性病毒：危害性小，不破坏系统和数据，但大量耗用系统内存资源，使机器无法正常工作，甚至瘫痪。

（2）恶性病毒：是指那些破坏系统数据、删除文件，甚至破坏计算机硬件的病毒，如CIH病毒。

2. 按计算机病毒传染方式分

（1）系统引导区型病毒：这类病毒隐藏在硬盘或软盘的引导区中，由于引导区是磁盘能正常使用的先决条件，因此，这种病毒在运行的一开始（如系统启动）就能获得控制权，传染性较大。引导区传染的计算机病毒较多，如早期出现的"大麻"和"小球"病毒。

（2）文件型病毒：这类病毒感染可执行的程序文件（.com、.exe和.sys等类型的文件），当执行文件的时候病毒会首先运行，如Win32. Xorala（劳拉）病毒、宏病毒都属于文件型病毒。

（3）混合型病毒：该类型的病毒具有引导型病毒和文件型病毒两者的特点。

3. 按计算机病毒特有算法分

（1）伴随型病毒：这一类病毒并不改变文件本身，它们根据算法产生.exe文件的伴随体，具有同样的名字和不同的扩展名。

（2）"蠕虫"型病毒：是一种通过计算机网络传播危害极大的病毒，主要借助于计算机对网络进行攻击，传播速度非常快。

（3）寄生型病毒：除了伴随型和"蠕虫"型病毒，其他病毒均可称为寄生型病毒，

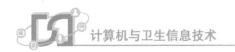

它们依附在系统的引导扇区或文件中，通过系统的功能进行传播。

（4）脚本病毒：脚本病毒依赖一种特殊的脚本语言（如 VB、Java 等）起作用，同时需要主软件或应用环境能够正确识别和翻译这种脚本语言中嵌套的命令。

（5）"特洛伊木马"病毒：通常是指伪装成合法软件的非感染型病毒，主要用于窃取远程计算机上的各种信息，比如各种登录账号、机密文件等，对远程计算机进行控制，但它不进行自我复制。

（四）计算机病毒的传播途径

计算机病毒的传播途径主要有两种：存储介质传播和网络传播。

1. 存储介质传播 U 盘、移动硬盘、光盘等移动存储器的使用，为计算机病毒的传播创造了有利的途径。在正常的计算机上使用感染病毒的移动存储器，病毒就会感染计算机硬盘；同样在感染病毒的计算机上使用移动存储器，移动存储器也会感染病毒。

2. 网络传播 计算机网络的特点是资源共享和信息传递。在我们使用网络便捷地下载文件、传输数据时，也为计算机病毒的传播提供了新的"高速公路"。计算机病毒可以附着在电子邮件、网页、聊天工具和下载软件中传播。网络使用的简易性和开放性使得这种威胁越来越严重。

（五）计算机病毒的防范

为了能够安全使用计算机，将病毒拒之门外，就要做好以下防范措施：

（1）安装正版的杀毒软件和防火墙软件并定期升级。

（2）使用移动存储器时要先杀毒。

（3）对公用软件和共享软件要谨慎使用，使用网上下载的文件前，一定要先扫描杀毒再运行。

（4）不要轻易打开来历不明的邮件，尤其是邮件的附件。

（5）经常升级系统安全补丁，防患于未然。

（6）对计算机中的重要数据要经常备份。

第四节　计算机网络概述

一、计算机网络的定义

计算机网络是现代通信技术与计算机技术相结合的产物。如果给它一个相对严格的定义，可以认为计算机网络是将地理位置不同的、具有独立功能的多台计算机及其外部设备通过通信线路连接起来，在网络操作系统、网络管理软件及网络通信协议的管理下，实现资源共享和信息传递的计算机系统。

最简单的计算机网络只有两台计算机和连接它们的一条链路，即两个结点和一条链路。

最庞大的计算机网络就是因特网（Internet）。它由海量的计算机网络通过许多路由器互联而成，因此因特网也被称为"网络的网络"（network of network）。

二、计算机网络的功能

计算机网络的功能主要体现在以下几个方面。

1. 资源共享　资源共享是计算机网络的目的与核心功能。资源共享包括计算机硬件资源、软件资源和数据资源的共享。硬件资源的共享提高了计算机硬件资源的利用率。由于受经济条件和其他因素的制约，硬件资源不可能为所有用户全部拥有。使用计算机网络可以让网络中的用户使用其他用户拥有的闲置硬件，从而实现硬件资源共享。软件资源和数据资源允许网上的用户远程访问各类大型数据库，得到网络文件传送服务、远程管理服务和远程文件访问服务，从而避免软件开发过程中的重复劳动及数据资源的重复存储，同时也便于数据的集中管理。

2. 数据通信　这是计算机网络最基本的功能，是实现其他功能的基础。计算机网络中的计算机之间或计算机与终端之间可以快速、可靠地相互传递数据、程序或文件。如用户可以在网上传送电子邮件、交换数据，可以实现在商业部门或公司之间进行订单、发票等商业文件安全、准确的交换。

3. 提高系统的可靠性　在单机使用的情况下，任何一个系统都可能发生故障，这样就会给用户带来不便。而当计算机联网后，各计算机可以通过网络互为后备，一旦某台计算机发生故障，则可由别处的计算机代为处理，还可以在网络的一些结点上设置一定的备用设备，这样计算机网络就能起到提高系统可靠性的作用了。更重要的是，由于数据和信息资源存放于不同的地点，可防止因故障而无法访问或由于灾害造成数据破坏。

4. 实现分布式信息处理　对于大型的任务或课题，如果把工作量都集中在一台计算机上进行运算就会负荷太重，这时可以将任务分散到不同的计算机分别完成，或由网络中比较空闲的计算机分担负荷。各个计算机连成网络，有利于共同协作进行重大科研课题的开发和研究。利用网络技术还可以将许多小型机或微型机连成具有高性能的分布式计算机系统，使它具有解决复杂问题的能力，从而大大降低成本。

三、计算机网络的分类

对于计算机网络，根据网络的作用范围和结点间的距离可分为如下 3 种：LAN、MAN、WAN。

1. 局域网 LAN（local area network）　局域网是处于同一建筑、学校、企业或方圆几公里远地域内的专用网络。局域网覆盖范围较小，一般在几千米之内，最大不超过 10 km。它通常被用于连接个人计算机，以便共享资源和交换信息。因为传输距离近，局域网的传输速率比较高，误码率低，结构简单，容易实现。

2. 城域网 MAN（metropolitan area network）　城域网的作用范围在广域网和局域网之间，可能覆盖一组邻近的办公室、跨越几个街区和一个城市，作用距离为 5~50 km，既可能是私有的也可能是公用的。城域网通常使用高速光纤将不同的局域网连接起来，构成一个覆盖大片区域的网络，其传输速率比局域网高。从网络层次上看，城域网是广域网和局域网之间的桥接区。

3. 广域网 WAN（wide area network）　广域网是一种地域跨越度很大的网络，通常包含一个国家或省，作用范围通常为几十到几千千米。广域网大多使用电话线路、微波、光

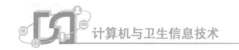

纤和卫星等多种方式进行通信。由于常租用传统的公共传输方式进行通信，广域网的传输速率比较低，误码率也较高。广域网是因特网的核心部分。

四、TCP/IP 协议

1. TCP/IP 协议概述　TCP/IP 协议的汉语译名为传输控制协议/因特网互联协议，又名网络通信协议，是因特网最基本的协议，也是因特网的基础，由网络层的 IP 协议和传输层的 TCP 协议组成。TCP/IP 协议定义了电子设备如何连入因特网，以及数据如何在它们之间传输的标准。协议采用了 4 层的层级结构，每一层都呼叫它的下一层所提供的协议来完成自己的需求。通俗地说，TCP 负责发现传输的问题，一有问题就发出信号要求重新传输，直到所有数据安全、正确地传输到目的地，而 IP 是给因特网的每一台电脑规定一个地址。

TCP/IP 协议的特点主要有：

（1）它是开放的协议，可免费使用并独立于计算机硬件和操作系统。

（2）它独立于网络硬件，可运行在局域网、广域网和因特网中。

（3）它采用统一的网络地址分配方案，所有接入网络的设备都有唯一的网络地址。

（4）它是标准化的网络协议，可提供多种可靠的用户服务。

（5）它可用于异构机和异构网的互联。

（6）它采用多层体系结构，清晰地定义了每个协议的职责。

TCP/IP 协议体系分为网络接口层、网络层（因特网层）、传输层和应用层等 4 个层次。

2. TCP 传输控制协议　TCP 提供面向连接的可靠的数据传输服务。在数据流开始传输之前，TCP 收发进程之间需要建立连接，之后 TCP 报文在此基础上传输。接收方在收到 TCP 报文后，会对报文进行校验，如果正确则返回应答，如果错误则将报文丢弃。发送方在规定时间内没有收到应答，会自动重传报文。

3. UDP 用户数据包协议　UDP 提供无连接的不可靠的数据传输服务。UDP 协议在传输数据前不需要建立连接，直接进行数据发送，并且不需要返回应答。因此 UDP 协议对双方主机的资源占用较少，常用于数据量较少的数据传输。

4. IP　IP 层接收由更低层（网络接口层，如以太网设备驱动程序）发来的数据包，并把该数据包发送到更高层——TCP 层或 UDP 层；相反 IP 层也把从 TCP 层或 UDP 层接收来的数据包传送到更低层。IP 数据包是不可靠的，因为 IP 并没有做任何事情来确认数据包是按顺序发送的或者没有被破坏。IP 数据包中含有发送它的主机的地址（源地址）和接收它的主机的地址（目的地址）。

高层的 TCP 和 UDP 服务在接收数据包时，通常假设包中的源地址是有效的。也可以这样说，IP 地址形成了许多服务的认证基础，这些服务相信数据包是从一个有效的主机发送来的。IP 确认包含一个选项叫作 IP source routing，可以用来指定一条源地址和目的地址之间的直接路径。对于一些 TCP 和 UDP 的服务来说，使用了该选项的 IP 包好像是从路径上的最后一个系统传递过来的，而不是来自于它的真实地点。这个选项是为了测试而存在的，说明了它可以被用来欺骗系统进行日常被禁止的连接，那么许多依靠 IP 源地址做确认的服务将可能产生问题并且会被非法入侵。

五、域名与 DNS

因特网上的计算机都有唯一的 IP 地址，计算机之间的通信是以 IP 地址来进行寻址的。在访问其他计算机时，用户需要输入要访问的远程计算机的 IP 地址来建立访问连接。这在因特网发展初期可能并没有什么问题（那时因特网上的主机数不到 1000 台），但是随着因特网主机数量的迅速增长，要用户记住所有主机的 IP 地址是不可能的。为了解决这些问题，给每台网络中的计算机起一个名字，称为域名（domain name）。

域名是由一串用点分隔的字符组成的因特网上某一台计算机或计算机组的名称，用于在数据传输时标识计算机的电子方位。域名是一个 IP 地址上的"面具"，使用域名的目的是便于记忆和沟通网络地址名称。

域名就是上网单位的名称，是一个通过计算机连接网络的单位在该网中的地址。一个公司如果希望在网络上建立自己的主页，就必须取得一个域名。域名也是由若干部分组成的，包括数字和字母。通过该地址，人们可以在网络上找到所需的详细资料。域名是上网单位和个人在网络上的重要标识，起着识别作用，便于他人识别和检索某一企业、组织或个人的信息资源，从而更好地实现网络上的资源共享。除了识别功能外，在虚拟环境下域名还可以起到引导、宣传、代表等作用。

通俗的说，域名就相当于一个家庭的门牌号码，别人通过这个号码可以很容易地找到你。例如，国内著名搜索引擎百度的域名为 www. baidu. com，其 IP 地址为 61. 135. 169. 105，在浏览器地址栏内输入 61. 135. 169. 105 和 www. baidu. com 后按回车键都能访问百度。但是由于 IP 地址难以记忆，所以人们平时上网时都会输入便于记忆的域名。对于其他的网站来说，道理也是一样的，人们可以很方便地在网上搜索到某一网站域名的 IP 地址。

1. 常用域名　顶级域名通常都采用相关的英文缩写来表示，如 com、net、edu、gov、org、cn、uk 等，分别表示商业企业（commercial）、网络服务机构（network）、教育机构（education）、政府机构（government）、非营利组织（organization）、中国的网站（China）、英国的网站（United Kingdom）等。

二级域名往往采用机构名称的缩写，比如谷歌的域名：google. com。

再下一级的主机名通常代表主机提供的服务，主页服务器通常为 www，电子邮件服务器 mail，文件传输服务器 ftp。比如谷歌公司网站的域名：www. google. com；清华大学网站的域名：www. tsinghua. edu. cn；126 电子邮箱的域名：mail. 126. com。

2. DNS（domain name system）服务器　因特网域名系统是一个巨大的分布式系统，域名信息分布存储在各个域的域名服务器中。我们要解析某台主机的域名，就必须知道其所属域的域名服务器。但是因特网上有千千万万个域，我们又如何能知道所有域的域名服务器的地址并进行查询呢？

人们习惯记忆域名，但计算机只认识 IP 地址。域名与 IP 地址之间是一一对应的，它们之间的转换工作称为域名解析。域名解析需要由专门的域名解析服务器来完成，整个过程是自动进行的。

通常提供因特网接入服务的服务提供商（ISP）都会提供一台 DNS 服务器，DNS 服务器接收域名解析请求，然后按照域的树状结构、域名的等级自顶向下访问相关域的域名服

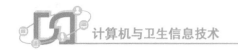

务器，并将解析的结果返回，这样人们就可以访问相关的主机了。

六、IP 地址与 URL

（一）IP 地址

IP 地址是分配给因特网上每一个主机（或路由器）的全球唯一的 32 位标识符，它可以使我们在因特网上方便地进行寻址。

IP 是英文 Internet Protocol 的缩写，意思是"网络之间互连的协议"，也就是为计算机网络相互连接进行通信而设计的协议。在因特网中，它规定了计算机在因特网上进行通信时应当遵守的规则。任何厂家生产的计算机系统，只要遵守 IP 协议，就可以与因特网互连互通。正是因为有了 IP 协议，因特网才得以迅速发展，成为世界上最大的、开放的计算机通信网络。因此 IP 协议也可以叫作"因特网协议"。

IP 地址被用来给因特网上的电脑一个编号。大家日常见到的情况是每台联网的计算机上都需要有 IP 地址才能正常通信。把"个人电脑"比作"一台电话"，那么"IP 地址"就相当于"电话号码"，而因特网中的路由器就相当于电信局的"程控式交换机"。

IP 地址是一个 32 位的二进制数，通常被分割为 4 个"8 位二进制数"（也就是 4 个字节）。IP 地址通常用"点分十进制"表示成"a.b.c.d"的形式，其中，a、b、c、d 都是 0~255 的十进制整数。例如：点分十进制 IP 地址（100.4.5.6），实际上是 32 位二进制数（01100100.00000100.00000101.00000110）。

常见的 IP 地址分为 IPv4 与 IPv6 两大类。IPv4 有 4 段数字，每一段最大不超过 255。由于互联网的蓬勃发展，IP 地址的需求量越来越大，使得 IP 地址的资源日趋紧张。在 2011 年 2 月 3 日，IPv4 地址已经分配完毕。之后为了扩大地址空间，就需要使用 IPv6 重新定义地址空间。IPv6 采用 128 位地址长度。在 IPv6 的设计过程中，除了一劳永逸地解决了地址短缺问题以外，还考虑了在 IPv4 中难以处理的其他问题。

（二）URL

统一资源定位符（uniform resource locator，URL）是对可以从互联网上得到的资源的位置和访问方法的一种简洁的表示，是互联网上标准资源的地址。互联网上的每个文件都有一个唯一的 URL，它包含的信息指出文件的位置及浏览器应该怎么处理它。URL 最初由蒂姆·伯纳斯·李发明，用来作为万维网的地址。

基本 URL 包含协议、服务器名称、路径和文件名。

●协议：它告诉浏览器如何处理将要打开的文件。最常用的协议是超文本传输协议（hypertext transfer protocol，HTTP），这个协议可以用来访问网络。

●服务器名称：表示文件存储在网络中哪个域名或 IP 地址上。

●路径和文件名：表示该文件存储在上述服务器中的哪个文件夹中及文件本身叫什么名字。

如图 1-14 中所示的 URL 所表示的就是一个存储在服务器 www.sinolub.com 中的图片文件。

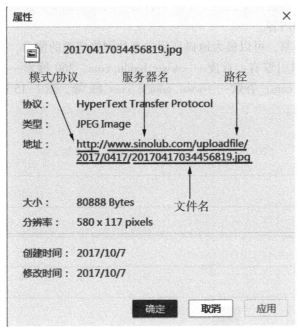

图 1-14　URL 结构

七、搜索引擎

搜索引擎是指自动从因特网搜集信息，经过一定整理后提供给用户进行查询的系统。因特网上的信息浩瀚万千而且毫无秩序，而搜索引擎为用户绘制一幅一目了然的信息地图，供用户随时查阅。搜索引擎的主要功能是让用户从海量的网页中找到自己想要的资源，其本身是一个由计算机、软件、算法、规则等共同组成的综合体。

搜索引擎的工作原理大致可以分为：

1. 搜集信息　搜索引擎的信息搜集基本都是自动的。搜索引擎利用称为网络蜘蛛的自动搜索机器人程序来连上每一个网页上的超级链接。机器人程序根据网页链接到其中的超链接，就像日常生活中所说的"一传十，十传百……"一样，从少数几个网页开始，连接到数据库中所有指向其他网页的链接。理论上若网页上有适当的超链接，机器人便可以遍历绝大部分网页。

2. 整理信息　搜索引擎整理信息的过程称为"创建索引"。搜索引擎不仅要保存搜集到的信息，还要将它们按照一定的规则进行编排。这样搜索引擎不需要重新翻查所有保存的信息就可以迅速找到所需的资料。如果信息是不按任何规则地随意堆放在搜索引擎的数据库中，那么每次找资料都得把整个资料库完全翻查一遍，如此一来，用运行速度再快的计算机系统查找也没有用。

3. 接受查询　用户向搜索引擎发出查询，搜索引擎接受查询并向用户返回资料。搜索引擎每时每刻都要接到来自大量用户的几乎是同时发出的查询，它按照每个用户的要求检查自己的索引，在极短时间内找到用户需要的资料并返回给用户。目前搜索引擎的查询结果主要以网页链接的形式提供，通过这些链接用户便能到达含有自己所需资料的网页。

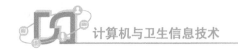

通常搜索引擎会在这些链接下提供一小段来自这些网页的摘要信息以帮助用户判断该网页是否含有自己需要的内容。

学会使用搜索引擎，可以极大地提高用户查找网络资源的能力。

国内常见的搜索引擎有：百度——www.baidu.com、360搜索——www.so.com、搜狗搜索——www.sogou.com、谷歌——www.google.com.hk 等。图 1-15 所示为 2017 年 8 月国内搜索引擎排名情况。

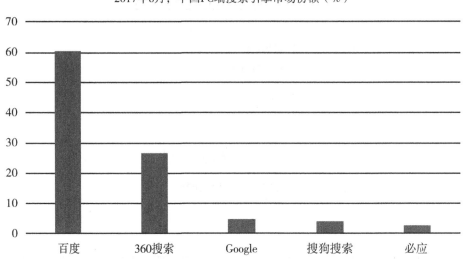

图 1-15　国内搜索引擎排名

第五节　电子邮件及常见网络应用

一、电子邮件

电子邮件（简称 E-mail），是一种用电子手段提供信息交换的通信方式，是互联网应用最广的服务。通过电子邮件系统，用户能以非常低廉的价格、快速的方式与世界上任何一个角落的电子邮件用户联系。

电子邮件的内容包含文字、图像、声音等多种形式，同时用户可以得到大量免费的新闻、专题邮件并实现轻松的信息搜索。

电子邮件在因特网上发送和接收的原理可以很形象地用我们日常生活中邮寄包裹来形容：寄一个包裹时，首先须找到一个有这项业务的邮局，在填写完收件人姓名、地址等之后包裹就寄出并到达收件人所在地的邮局，那么对方取包裹的时候就必须去这个邮局才能取出。当发送电子邮件时，这封邮件是由邮件发送服务器发出，并根据收信人的地址判断对方的邮件接收服务器而将这封信发送到该服务器上，收信人要收取邮件也只能通过访问这个服务器才能完成。

目前生活中，特别是办公领域里，使用电子邮件传输办公用电子文档已经成为一种不可或缺的办公手段。图1-16列出了国内常见电子邮箱及大致排名情况。

排名	网站	百度权重	Alexa排名	PR值	网站得分	排名变化
1	163网易免费邮	8	418	PR 7	4211	↑2
2	QQ邮箱	8	9	PR 7	4202	- 0
3	126网易免费邮	8	1634	PR 7	4179	↓2
4	126网易免费	7	1634	PR 7	3910	- 0
5	139邮箱	7	8823	PR 6	3794	- 0
6	263邮箱	6	7503	PR 7	3773	- 0
7	yeah邮箱	6	12964	PR 7	3712	- 0
8	Skype官网	6	317	PR 8	3679	↑2
9	Outlook邮箱	6	5181	PR 8	3630	↓1
10	阿里云邮箱	6	283	PR 6	3547	↓1
11	Foxmail	6	32225	PR 4	3514	↑1
12	189邮箱	5	9137	PR 0	3439	↑1
13	新浪邮箱	7	19	PR 7	3378	↓2
14	hotmail邮箱	6	108286	PR 8	3338	- 0
15	263个人邮件	4	60338	PR 7	3308	- 0

图1-16　国内常见电子邮箱及大致排名情况

（一）电子邮件地址

在互联网中，电子邮件地址的格式是"USER@ SERVER. COM"，其中@是英文at的意思。第一部分"USER"代表用户信箱的账号，就是用户在申请电子邮件时自己设计的名字。对于同一个邮件接收服务器来说，这个账号必须是唯一的。第二部分"@"是分隔符。第三部分"SERVER. COM"是用户信箱的邮件接收服务器域名，用以标识其所在的位置。

例如：在电子邮件地址"abcd@ 163. com"中，"abcd"是用户自己申请的账号，"163. com"是用户选择的邮件服务器的名字。

电子邮件地址是用户收发电子邮件的唯一标记，书写时不允许出现任何错误，就像打电话时不能输错电话号码一样，否则电子邮件就不能成功发送。

（二）如何注册电子邮箱

申请电子邮箱，首先要找到一个提供电子邮件服务的网站，然后按照相应的注册要求进行注册。通常各大门户网站都会提供免费的电子邮件服务，比如网易（126、163）、新

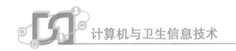

浪（sina）、搜狐（sohu）、腾讯等。下面以163电子邮箱为例注册一个新的电子邮箱。

（1）启动IE浏览器，在地址栏中输入www.163.com，按回车键，访问网易首页。

（2）单击首页顶部的"注册免费邮箱"链接，进入注册邮箱页面。

（3）如图1-17所示，先单击"注册字母邮箱"按钮，然后按照网页提示依次输入相关信息，最后单击"立即注册"按钮。

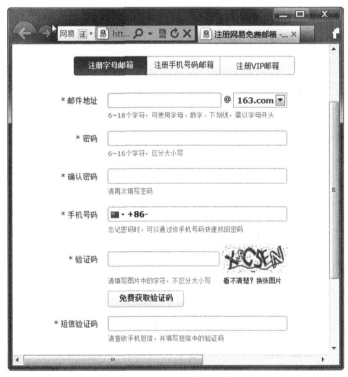

图1-17　注册电子邮箱

（4）以上步骤完成后，邮件系统会提示用户输入验证码，输入完成后即可注册成功并自动进入邮箱。

（三）如何发送电子邮件

就像打电话需要先知道对方的电话号码一样，发送电子邮件首先要知道对方的电子邮件地址，然后登录自己的电子邮箱，写邮件。

编写新邮件的具体方法如下：

（1）打开IE浏览器，在地址栏输入www.163.com，按回车键，打开邮箱登录界面。单击"登录"按钮，使用用户名和密码登录个人的电子邮箱，进入邮箱界面。

（2）单击左侧导航栏上部的"写信"按钮，进入写信界面，如图1-18所示。

（3）在收件人一栏填入收件人的电子邮件地址。

（4）填写电子邮件主题：主题是为了方便对方在收信时浏览邮件标题，不填也不影响发送邮件。

（5）在编辑区撰写电子邮件内容。

（6）单击发件人栏上方的"发送"按钮发送电子邮件，页面跳转后显示邮件发送

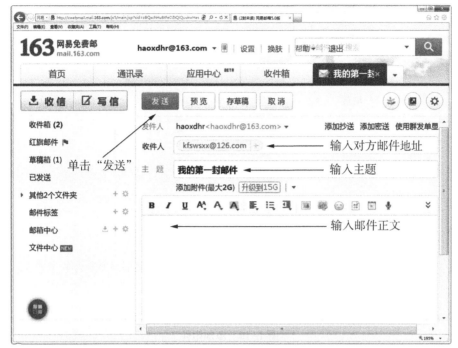

图1-18　发送电子邮件

成功。

　　显示邮件发送成功只表示已将邮件提交给邮件服务器，并不代表收件人已收到邮件。如果24小时之内没有收到系统退信通知，方可认为邮件已送达。

　　单击左侧的"已发送"链接，可以查看自己曾经发送过的邮件。

　　如果暂不发送但想保存编辑的邮件，可单击写邮件窗口上方的"存草稿"按钮，将邮件保存到"草稿箱"中。

（四）如何在电子邮件中添加附件

　　所谓附件，就是在邮件中附加其他的文件。在发送电子邮件时，可以通过附件的形式将诸如图片、视频、文稿等文件随邮件一同发送给收件人。这种方法在目前的办公环境中很普遍，不仅是因为电子邮件的传输速度快，还因为每封邮件的附件均可以在"已发送"邮件中找到。这样只要是用户通过电子邮件发送过的附件，即便用户已经将本地文件删除，仍然可以在电子信箱中找到。

　　如图1-19所示，具体发送附件的方法如下：

　　（1）在撰写完邮件内容后，单击"主题"栏下方的"添加附件"按钮，在弹出的对话框中选择本机磁盘中的文件。

　　（2）单击"发送"按钮，发送电子邮件。此时会先将附件文件上传到服务器，然后再传送给收件人。

　　如果要在附件中添加多个文件，可以反复单击"添加附件"按钮并选择文件。通常邮件服务器对所发送和接收邮件的附件大小是有限制的。以网易163邮箱为例，其每封邮件的附件总和不能超过2GB。但实际上如果附件大于50MB，上传的过程就会非常缓慢并且出错的概率也会增加。建议添加的附件不要过大，以免造成不必要的麻烦。

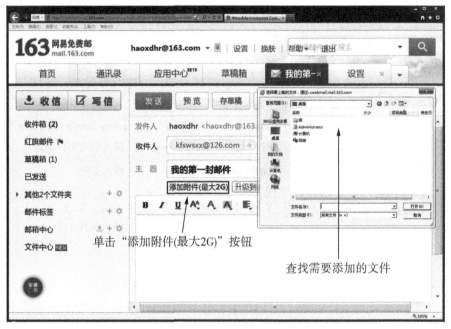

单击"添加附件(最大2G)"按钮

查找需要添加的文件

图1-19　添加附件

（五）如何接收电子邮件

其他人发来的电子邮件通过邮件服务器接收后会自动保存在电子邮箱的收件箱中，用户登录邮箱便可查看邮件、下载附件、回复邮件、移动和删除邮件。如图1-20所示，操作步骤如下：

（1）登录个人的电子邮箱。

（2）单击左侧导航栏上的"收件箱"按钮，进入收件箱。所有收到的电子邮件都会在右侧的"收件箱"列表中列出。

（3）单击相应的邮件"发件人"或"主题"的链接，查看电子邮件内容。

（4）对于带有附件的邮件，会有一个回形针标记。打开邮件后，可通过单击附件的链接或单击"下载附件"将附件文件下载到本地。

（六）邮件安全及垃圾邮件处理

在享受电子邮件带来的便利的同时，大量的垃圾邮件和电子邮件病毒给用户带来了很多麻烦和安全问题。如何处理垃圾邮件才能遏制垃圾邮件并保证计算机的安全呢？

处理垃圾邮件的正确方法是：

（1）选中垃圾邮件后，单击"举报"按钮举报该邮件，以后将不再接收此邮件地址发送的任何邮件。

（2）在不打开垃圾邮件的情况下将其删除。

（3）不要回复垃圾邮件。

（4）不要在电子邮件中提供个人信息。

（5）在打开电子邮件的附件或单击其中的链接时一定要慎重考虑，即使认识发件人。

如果不能向发件人确认附件或链接安全可靠，可删除该邮件；如果必须打开不确定的附件，须先将其保存到硬盘，以便在打开之前可以利用防病毒软件对它进行检查；不要通

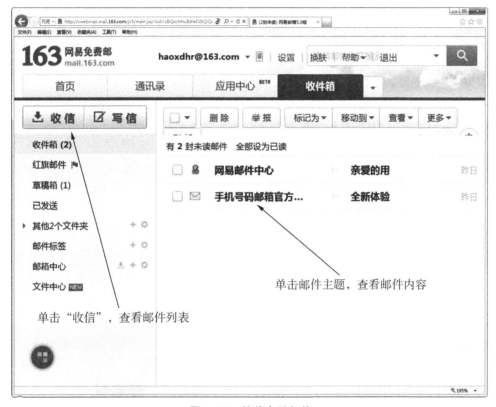

图 1-20　接收电子邮件

过垃圾邮件购买任何东西；不要转发链式电子邮件信息。

二、使用搜索引擎查找资源

下面以百度搜索引擎为例介绍搜索引擎的使用方法。例如在因特网上查询与"HIS 系统"有关的信息，操作步骤如下：

（1）启动 IE 浏览器。

（2）在浏览器地址栏输入百度的网址 www.baidu.com，按回车键。

（3）如图 1-21 所示，在网页中选择需要查找哪种类型的结果，此步骤对最终的查找结果起着至关重要的作用。百度默认的查找类型是"网页"，即查找与输入内容相关的网页。

（4）在网页中间的文本框中输入要查的内容"HIS 系统"，按回车键或者单击右侧的"百度一下"按钮。

在输入查找内容时给出的搜索内容越具体，搜索引擎返回的结果也会越精确。比如想查找有关电脑冒险游戏方面的资料，输入"游戏"是无济于事的，输入"电脑游戏"范围就小一些，当然最好是输入"电脑冒险游戏"，返回的结果会精确得多。

（5）此时浏览器内就会显示出用户需要的网页列表，如图 1-22 所示，用户可以根据需要单击相关的链接进行查看。

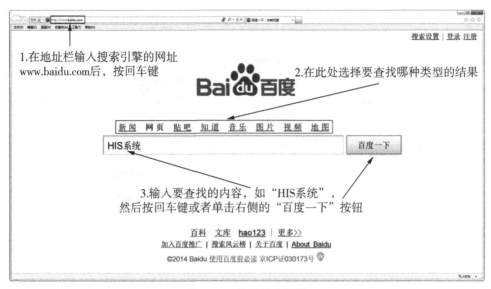

图 1-21 使用搜索引擎

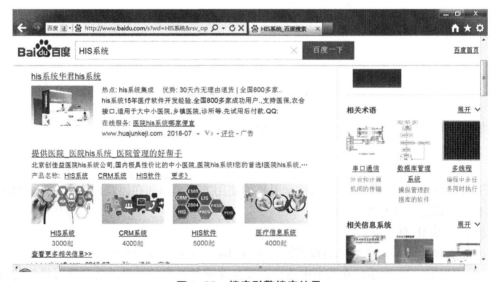

图 1-22 搜索引擎搜索结果

三、云计算与云存储

云计算是把计算分散到大量的分布式计算机上，而非本地计算机或远程服务器中，企业数据中心的运行模式与互联网更相似。这使得企业能够将资源切换到需要的应用上，根据需求访问计算机和存储系统，就好比是从古老的单台发电机模式转向了电厂集中供电的模式。它意味着计算能力也可以作为一种商品进行流通，就像煤气、水电一样，取用方便、费用低廉。最大的不同在于它是通过互联网进行传输的。云是网络、互联网的一种比喻说法。

云计算是继 20 世纪 80 年代大型计算机到客户端—服务器的大转变之后的又一次巨

变。美国国家标准与技术研究院（NIST）定义：云计算是一种按使用量付费的模式，这种模式提供可用的、便捷的、按需的网络访问，进入可配置的计算资源共享池（资源包括网络、服务器、存储、应用软件、服务），这些资源能够被快速提供，只需投入很少的管理工作，或与服务供应商进行很少的交互。"云计算"概念被大量运用到生产环境中，如国内的"阿里云"与云谷公司的 XenSystem，以及在国外已经非常成熟的 Intel 和 IBM，各种"云计算"的应用服务范围正日渐扩大，影响力也无可估量。

简单地来理解，云计算的使用是这样的：家庭中使用计算机都不再需要 CPU、内存等主机部件，而是只需输入输出设备及网络设备。用户在需要对数据进行计算时，只要付费给提供计算能力的供应商，供应商就使用自己的大型服务器把用户需要的数据计算好后通过网络传输到用户家里。用户在使用计算机时就像是把灯泡拧在插座上用电一样，只不过用户花钱不是在买电，而是在买计算机的计算能力。相反的，当用户的计算机空闲时，也可以把自己的计算能力通过网络卖给需要计算能力的其他用户。网络中所有计算机的计算能力都可以被分配到最需要的地方，从而达到计算能力的最优化分配。

云存储是在云计算概念上延伸和发展出来的一个新的概念，是指通过集群应用、网格技术或分布式文件系统等功能，将网络中大量各种不同类型的存储设备通过应用软件集合起来协同工作，共同对外提供数据存储和业务访问功能的一个系统。当云计算系统运算和处理的核心是大量数据的存储和管理时，云计算系统中就需要配置大量的存储设备，那么云计算系统就转变成为一个云存储系统，所以云存储是一个以数据存储和管理为核心的云计算系统。

简单来说，云存储就是将储存资源放到云上供人存取的一种新兴方案。使用者可以在任何时间、任何地方，通过任何可联网的装置连接到云上方便地存取数据。在能连接到因特网的计算机上使用云存储技术对于办公特别方便，甚至有取代 U 盘的趋势。云存储还可以方便地对用户自己的重要资料进行备份。大部分的云存储提供商都提供了手机版的应用软件，这样云存储技术就可以方便地在计算机和手机上同时使用。随着网络的不断发展，云存储技术必定会在个人计算机中占据越来越重要的位置。

目前国内的云存储服务主要有金山快盘、115 网盘、360 云盘、阿里云、百度网盘、华为网盘等。下面以百度网盘为例，简单介绍一下云盘的注册、登录与使用。

1. 百度网盘的注册　启动 IE 浏览器，在地址栏中输入 pan. baidu. com，按回车键。百度网盘的首页出现后单击"立即注册"链接，进入注册页面，如图 1-23 所示。

在网页的相应位置输入用户自己的用户名、手机号、验证码和密码，单击下方的"注册"按钮，即可完成注册并自动进入自己的云盘。首次注册后用户获得的云盘空间为 6GB，百度网盘的容量可以随着用户账号的级别扩展。

2. 百度网盘的登录　启动 IE 浏览器，在地址栏中输入 pan. baidu. com，按回车键。百度网盘的首页出现后，单击"账号密码登录"按钮后输入账号密码，单击"登录"按钮即可进入自己的云盘空间，访问自己的文件，如图 1-24 所示。

用户也可以在此页面下载百度网盘的客户端程序进行安装，这样就不需要通过网页访问云盘。用户可以双击桌面上的云盘客户端程序快捷方式，然后输入用户名密码，直接在桌面上访问自己的云盘。

3. 百度网盘的使用　成功登录云盘后，用户即可进入自己的云盘，如图 1-25 所示。

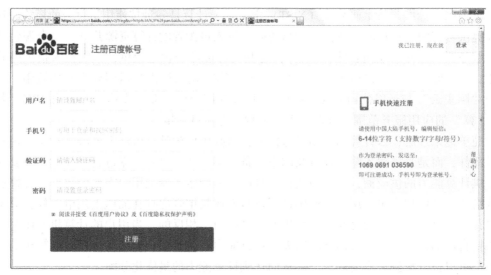

图1-23　百度网盘的注册

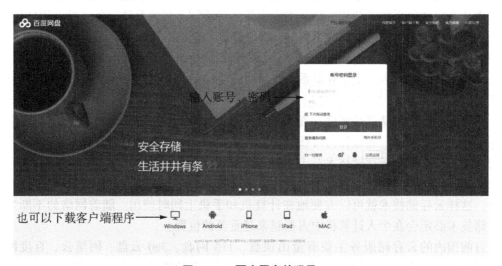

图1-24　百度网盘的登录

首次登录时，云盘左侧有6个已经建立好的文件夹，方便用户存放不同类型的文件。

单击"上传"按钮，用户可以在弹出的对话框内查找需要上传的本地文件，选中后上传至云盘。这样用户在其他连接到因特网的计算机上都可以通过登录云盘使用该文件而不需要随身携带U盘之类的移动存储设备，直至用户在云盘内删除该文件。

当用户需要使用云盘内的文件时，可以先选中该文件，单击"下载"按钮，就可以把被选中的文件从云盘下载到正在使用的计算机中，然后打开使用。此时该文件在云盘内依然存在，用户可以在其他计算机上继续使用。

对于不需要保存在云盘的文件，用户可以选中后单击"删除"按钮进行删除。在云盘内浏览及操作文件的其他方法与Windows资源管理器的方法类似，这里就不再赘述。一般来说，上传的文件越大，需要等待的时间就越长。百度网盘允许用户上传的文件最大为10GB。

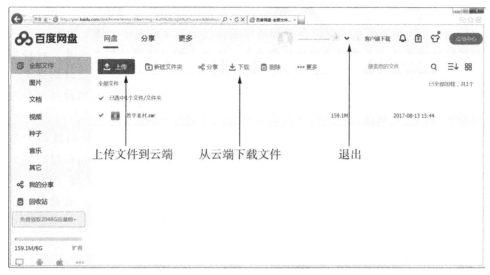

图 1-25　百度网盘的使用

出于安全的目的，用户应当在关闭云盘网页之前单击网页顶部的按钮，以退出对自己云盘的浏览。

实训 1-1　计算机硬件

【实训目的】

（1）掌握显示器、主机箱上各个按钮的使用方法。

（2）掌握计算机开机和关机的方法。

（3）掌握鼠标、键盘的基本操作方法。

【实训要求】

（1）显示器、主机箱上各个按钮的使用。

（2）计算机开机和关机的方法。

（3）微型计算机系统的组成：观察主机和外设都由哪些部件组成。

（4）鼠标的操作。

（5）键盘的操作：

1）熟悉键盘，了解各功能键区。

2）讲解键盘常用键的功能。

3）常用快捷键。

4）打字姿势。

5）标准指法。

6）在教师指定的训练软件中练习键盘指法。

（6）中文输入法的使用：

1）输入法的切换。

2）中文符号的输入。

（7）文字录入练习：请用你所学的输入法在写字板中输入"人工神经网络"一文，并以"lianxi. txt"为文件名，保存在教师指定的磁盘上或文件夹中。样文如下：

神经网络的发展有着非常广阔的科学背景，是众多学科研究的综合成果。神经生理学家、心理学家与计算机科学家的共同研究得出的结论是：人脑是一个功能特别强大、结构异常复杂的信息处理系统，其基础是神经元及其互联关系。因此，对人脑神经元和人工神经网络的研究，可能创造出新一代人工智能机——神经计算机。

对神经网络的研究始于 20 世纪 40 年代初期，经历了一条十分曲折的道路，几起几落，80 年代初以来，对神经网络的研究再次出现高潮。霍普菲尔德（Hopfield）提出用硬件实现神经网络，鲁梅尔哈特（Rumelhart）等提出多层网络中的反向传播（BP）算法就是两个重要标志。现在，神经网络已在模式识别、图像处理、组合优化、自动控制、信息处理、机器人学和人工智能的其他领域获得日益广泛的应用。

【操作提示】

1. 显示器、主机箱上各个按钮的使用

（1）观察显示器电源开关按钮和调节按钮的位置，掌握其功能，并利用调节按钮调试显示器亮度、对比度、色温、图像位置形状等。

（2）主机箱上的电源（power）按钮的作用是开机接通电源。重新启动（reset）按钮的作用是重新启动计算机。

2. 计算机开机和关机的方法

（1）开机：打开电源，然后依次打开显示器开关、主机电源开关，计算机自检，引导启动，进入 Windows 7 桌面，计算机启动完成。

（2）关机：单击"开始"菜单选项，然后单击"关机"按钮，计算机将自行关闭主机电源，确定主机关闭后再关闭显示器电源，最后切断电源，计算机关机工作完成。

单击"关机"按钮右侧的子菜单按钮，弹出下级子菜单，可以选择"重新启动""注销""关机"等命令选项。

在使用计算机的过程中还应该注意下面几点：

第一，Windows 系统如果出现"无响应"状态，按 Ctrl+Alt+Del 键，启动"Windows 任务管理器"，在对话框中显示了正在运行的所有应用程序，用鼠标选择"无响应"状态的应用程序后单击"结束任务"按钮，就可以关闭该应用程序。或者按重启按钮，如果计算机上没有重启按钮，可持续按住电源按钮数秒实行"强制关机"。

第二，在计算机运行过程中，计算机的各种设备不要随便移动，不要插拔各种接口卡，也不要装卸外部设备和主机之间的信号电缆。如果需要做上述改动的话，则必须在关机且断开电源线的情况下进行。

第三，不要频繁地开关计算机。关机后立即加电会使电源装置产生突发的大冲击电流，造成电源装置中的器件被损坏，也可能造成硬盘驱动突然加速，使盘片被磁头划伤。如果要重新启动机器，则应该在关闭机器后等待 10 s 以上。

3. 微型计算机系统的组成　观察计算机系统，了解主机和外设都由哪些部件组成。

（1）主机：主机主要部件都固定在主机箱中，由 CPU、主板、内存、电源及各种连接线路组成。

（2）外设：外设主要是由外存储器、显示器、鼠标、键盘、音箱、打印机等一些常用的设备组成。硬盘、光驱等外设因工作环境的要求，也被固定在微型计算机的主机箱中。

4. 鼠标的操作

- 指向：移动鼠标，将鼠标指针移到屏幕的一个特定位置或指定对象。
- 单击：将鼠标指向操作对象，快速按一下鼠标左键。
- 双击：将鼠标指向操作对象，快速地连续按两下鼠标左键。
- 右击：将鼠标指向操作对象，快速按一下鼠标右键。
- 拖动：鼠标指向操作对象，按下鼠标左键不放，并移动鼠标。

5. 键盘的操作

（1）熟悉键盘，了解各功能键区：整个键盘可划分为 5 个区域，包括功能键区、状态指示区、主键盘区、编辑键区和辅助键区，如图 1-26 所示。

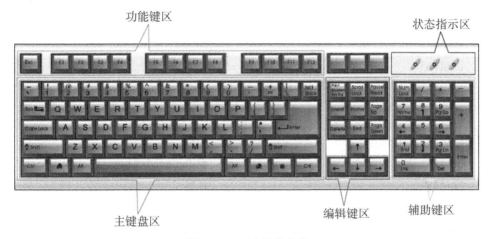

图 1-26　104 键盘布局

（2）了解键盘常用键的功能：如表 1-1 所示。

表 1-1　键盘常用键的功能

功能键	中文名称	用途
[Esc]	退出键	退出程序
[Backspace]	退格键	删除光标左边的一个字符
[Delete]	删除键	删除光标右边的一个字符
[Enter]	回车键	确认输入或将光标移至下一行首
[Shift]	上档键	与字母键同时按下，输入大小写状态相反的字母；与数字键同时按下，输入数字上的符号
[Ctrl]	控制键	必须与其他键一起使用
[Alt]	替换键	必须与其他键一起使用
[Caps Lock]	字母大写锁定键	将英文字母锁定为大写状态
[Num Lock]	数字输入锁定键	将数字小键盘锁定为数字输入状态
[Tab]	跳格键	将光标右移到下一个跳格位置

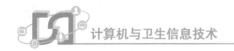

续表

功能键	中文名称	用途
[End]	行尾键	将光标快速移动到该行行尾
[Home]	行首键	将光标快速移动到该行行首
[Page Up]	向上翻页键	向上翻页
[Page Down]	向下翻页键	向下翻页
[Print Screen]	拷屏键	复制当前屏幕显示内容到内存中，粘贴到画图程序中，就可以对图片编辑、保存

（3）常用快捷键：如表 1-2 所示。

表 1-2　键盘常用快捷键的功能

快捷键	用途
[Ctrl+A]	全选
[Ctrl+C]	复制
[Ctrl+X]	剪切
[Ctrl+V]	粘贴
[Ctrl+Z]	撤销
[Ctrl+Y]	恢复
[Shift+Delete]	永久删除
[Alt+F4]	关闭当前窗口
[Windows]	打开"开始"菜单
[Ctrl+Alt+Delete]	打开任务管理器

（4）打字姿势：打字时首先要有正确的姿势，只有这样才能做到准确、快速地输入而又不会容易疲劳。正确的打字姿势是：

1）两脚平放，腰背挺直，两臂自然下垂，两肘贴于腋边，桌、椅间的距离以手指能轻放在基准键位为准。

2）调整椅子的高度，使得前臂与键盘的高度在同一水平面上，前臂与后臂所成角度约为 90°，手指自然弯曲成弧形。

3）身体可略倾斜，距离键盘 20~30 cm。

4）打字文稿放在键盘左边，或用专用夹夹在显示器旁边。

5）打字时眼观文稿，身体不要跟着倾斜。

（5）标准指法：准备打字时，除拇指外其余的 8 个手指分别放在"ASDF"和"JKL;"8 个基本键上，拇指放在空格键上，如图 1-27 所示，10 指分工，包键到指，分工明确。

每个手指除了指定的基本键外，还分工有其他字键，称为它的范围键，如图 1-28 所示。

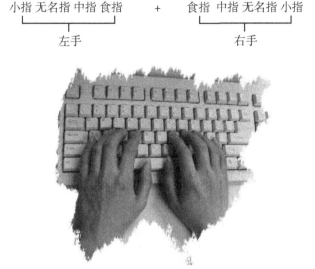

图 1-27　基本键位

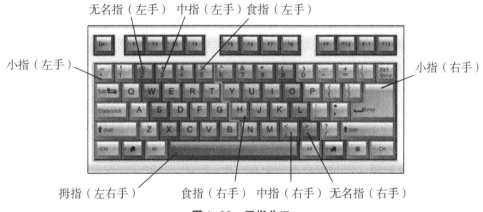

图 1-28　手指分工

掌握指法练习技巧：左右手指放在基本键上；击完其他键迅速返回原位；食指击键注意键位角度；小指击键力量保持均匀；数字键采用跳跃式击键。

（6）在教师指定的训练软件中练习键盘指法：先进行基准键位和手指分工练习，能够熟练地进行盲打；然后再练习英文文章的输入（建议每天课后练习 20~30 min，坚持半个月）。

6. 中文输入法

（1）输入法的切换：Windows 操作系统都带有几种输入法，如微软拼音输入法、智能 ABC 输入法等。用户也可以自己选择添加或者删除输入法，如常用的搜狗输入法、百度输入法等。输入法的切换除了用鼠标在输入法指示器上选择切换外，还可以使用快捷键，如表 1-3 所示。

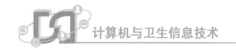

表1-3　输入法快捷键

快捷键	用途	解释
Ctrl+Shift	输入法切换	在已安装的输入法之间进行切换
Ctrl+Space	打开/关闭输入法	中文/英文输入的切换
Shift+Space	半/全角切换	通过它可以进行半角和全角的切换

（2）中文符号的输入：在汉字输入法中，常用的中文标点输入对应按键如表1-4所示。

表1-4　常用的中文标点输入对应按键表

中文标点	按键	中文标点	按键
、（顿号）	\	《（左书名号）	Shift+,
。（句号）	.	》（右书名号）	Shift+.
——（破折号）	Shift+-	【（左方括号）	[
……（省略号）	Shift+6	】（右方括号）	]
''（单引号）	'	（	Shift+9
""（双引号）	Shift+'	）	Shift+0
！（感叹号）	Shift+1	¥	Shift+4

7. 文字录入练习　请用你所学的输入法在写字板中输入"人工神经网络"一文，并以"lianxi.txt"为文件名，保存在教师指定的磁盘上或文件夹中。

（1）启动Windows 7。

（2）单击"开始"｜"所有程序"｜"附件"｜"写字板"，打开写字板程序。

（3）在教师指导下，将空白写字板以"lianxi.txt"的文件名保存在指定的磁盘上或文件夹中。以后在录入汉字的过程中每间隔一定时间，重新保存一次。（思考：保存的作用是什么？为什么每间隔一定时间要重新保存一次？）

（4）切换中文输入法，并输入文章。

实训1-2　家用路由器的初始设置

【实训目的】

对家用路由器进行初始设置，以便多个设备同时上网。

【实训要求】

1. 路由器的连接。

2. 路由器的登录与无线密码设置。

【操作提示】

（1）设置路由器之前，要首先查看路由器背后接口的情况，了解各接口的作用，如图1-29所示。

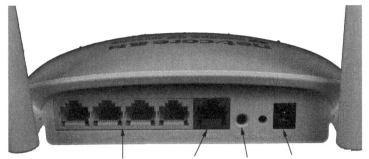

用网线连接电脑　连接"猫"　复位按钮　电源接口

图 1-29　家用路由器接口

在常见的家用路由器上，POWER 插孔为电源接口，用来连接路由器电源。WAN 接口为连接家用调制解调器的接口。LAN 接口用来使用网线连接需要上网的计算机。RESET 按钮用来把路由器恢复为出厂设置，相当于计算机的重启按钮。

（2）连接路由器电源，把 WAN 端口与家庭调制解调器用一根网线连接起来，用另一根网线把一个 LAN 端口与计算机的网卡接口连接起来。连接好后方可在计算机内进行路由器设置。

（3）连接好所有线路之后，在连接到路由器的（最好是有线连接）计算机中即可对路由器开始设置。

下面以水星 MW150R 路由器为例，介绍路由器的简单初始设置过程。

首先启动 IE 浏览器，在地址栏中输入"192.168.1.1"，按回车键，即可在 IE 浏览器中访问路由器，此时会弹出一个要求用户输入用户名与密码的对话框。一般情况下，路由器的初始用户名为"admin"，密码为"admin"（通常账号、密码会写在路由器背后，其他品牌的路由器用户可以自己查看），如图 1-30 所示，输入后即可访问路由器设置界面。

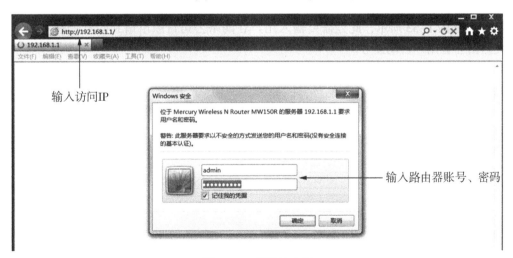

输入访问IP

输入路由器账号、密码

图 1-30　登录路由器

（4）如图 1-31 所示，在设置页面选择"设置向导"，开始设置。

（5）如图 1-32 所示，在上网方式设置内进行选择。用户可以对自己的上网方式进行

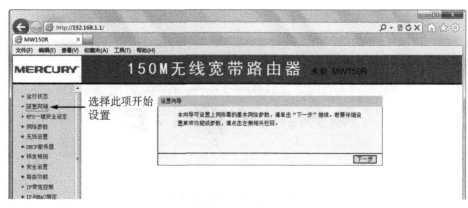

图 1-31　路由器参数设置——开始设置

选择。如果不知道该选哪一项，可以选择"让路由器自动选择上网方式（推荐）"。

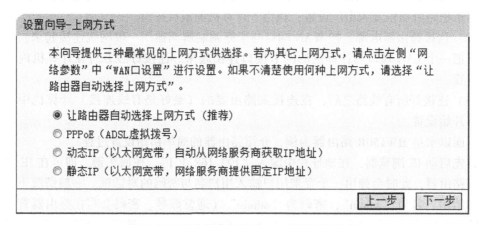

图 1-32　路由器参数设置——设置上网方式

（6）如图 1-33 所示，此处需要输入用户在网络公司付款申请到的宽带账号和密码，以便路由器替用户自动拨号。

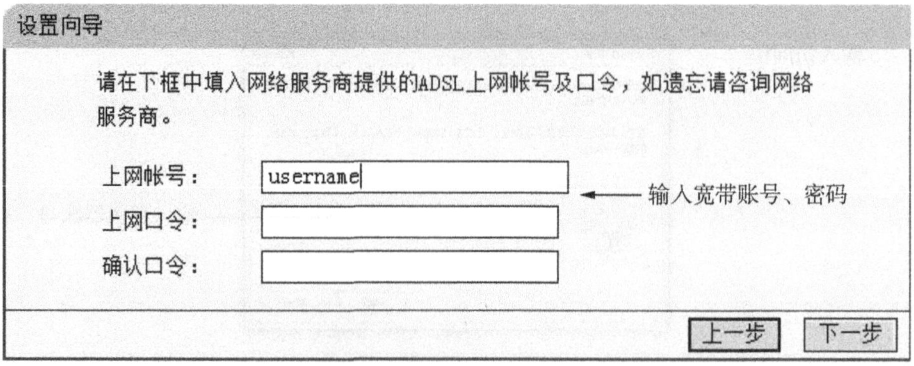

图 1-33　路由器参数设置——设置用户名密码

（7）如图 1-34 所示，此处要求用户对自己的路由器发射的无线信号起名字，设密码，用户可以根据自己的需要设置用户密码。以后使用无线设备上网时就可以搜索到此名字，接入时需要输入此处设置的密码。

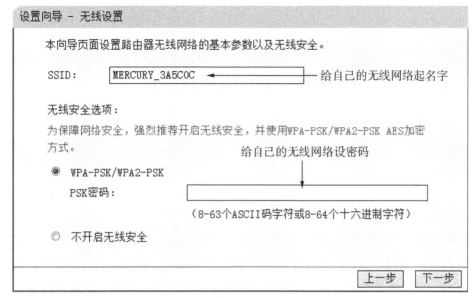

图1-34　路由器参数设置——设置无线网络

（8）如图1-35所示，上述步骤设置结束后，用户需要单击"重启"按钮，路由器重启后就开始自动拨号，用户就可以使用该路由器上网了。

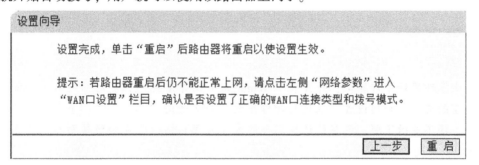

图1-35　路由器参数设置——完成

当路由器出现问题时，用户可以按住 RESET 键 5s，路由器会恢复出厂设置值。此时用户需要再一次对路由器进行上述设置。

（倪　朋　陈　懋）

扫码看本章 PPT

扫码看本章小结

扫码做练习题

Windows 7操作系统

　　本章主要介绍了当前微型计算机中广泛使用的操作系统 Windows 7 的基本知识和使用方法。通过本章的学习，能够熟记 Windows 7 操作系统的基本概念和特性，理解 Windows 7 桌面、窗口、对话框的组成，能够熟练掌握桌面、窗口、对话框的基本操作、文件及文件夹的基本操作、附件中应用程序的基本操作，以及利用控制面板进行系统设置。

　　小王组装好了计算机，并安装了 Windows 7 操作系统，但是对如何区分和管理不同类型的文件，如何设置个性化的操作界面，如何使用"画图""记事本"等附件小程序，还不是很了解。现在就让我们一起来学习 Windows 7 是如何帮助人们使用计算机的。

第一节　Windows 7 概述

一、Windows 7 简介

　　Windows 7 是微软公司（Microsoft）于 2009 年 10 月 23 日正式发布的一款视窗操作系统，是目前微型计算机中应用比较广泛的 Windows 版本。

　　Windows 7 在 32 位和 64 位平台上各推出了 6 个版本：Windows 7 Starter（简易版）、Windows 7 Home Basic（家庭普通版）、Windows 7 Home Premium（家庭高级版）、Windows 7 Professional（专业版）、Windows 7 Enterprise（企业版）、Windows 7 Ultimate（旗舰版），以满足不同用户的需求。其中，Windows 7 旗舰版集各版本功能之大全，具备 Windows 7

家庭高级版的所有娱乐功能和专业版的所有商务功能，同时增加了安全功能，以及在多语言环境下工作的灵活性。

二、Windows 7 的特点及功能

Windows 7 是继 Windows XP 与 Windows Vista 之后推出的全新操作系统，它比 Windows Vista 性能更高、启动更快、兼容性更强，具有很多新功能。Windows 7 的设计主要围绕用户的个性化设计、针对笔记本电脑的特有设计、娱乐视听设计、基于应用服务的设计及用户易用性设计 5 个方面。Windows 7 一系列的新功能设计赋予了系统新的特性，带给用户个性、简捷、易用、高效的应用体验。总体来说，Windows 7 相对于 Windows 以前的版本来说更加先进。与以前的版本相比，Windows 7 具有以下特点：

1. 响应速度快　Windows 7 默认启动的服务比 Windows XP 和 Windows Vista 更少，系统服务仅在需要时才会启动，因此，运行 Windows 7 的计算机启动速度和关闭速度比 Windows XP 和 Windows Vista 更快。

2. 操作更简单　Windows 7 更加简单和易于操作，用户界面更加精巧、响应更快，导航也比以往的版本更加便捷，查找和访问文件都变得更加简单。Windows 7 还增加了触摸功能，支持 10 点触控，即使没有键盘和鼠标，也能通过触摸设备操作 Windows 7。

3. 程序兼容性好　Windows 7 提供高度的应用程序兼容性，确保在 Windows Vista 和 Windows Server 2008 上运行的应用程序也能在 Windows 7 上良好地运行。同时，Windows 7 也能兼容更多的设备和外围设备。

4. 安全可靠的性能　Windows 7 改进了基于角色的计算方案和用户账户管理，改进了安全功能的合法性，并把数据保护和管理扩展到外围设备，同时也会开启企业级的数据保护和权限许可。Windows 7 被设计为目前最可靠的 Windows 版本，用户将遇到更少的中断，并且能在问题发生时迅速恢复。

5. 丰富的媒体享受　Windows 7 中的 Windows Media Player 可以更加轻松地播放多种媒体格式的文件，而不需要更换播放器或下载其他软件，为用户提供丰富的媒体享受。Windows 7 可以支持播放 WMV、WMA、MPEG-4、AAC 和 AVC/H.264 格式的媒体文件。

6. 移动工作能力更强　Windows 7 进一步增强了移动工作能力，无论何时何地，任何设备都能访问数据和应用程序。无线连接、管理和安全功能得到进一步扩展，性能与功能及新兴的移动硬件得到优化，拓展了多设备同步、管理和数据保护功能。Windows 7 对电量的要求比之前的 Windows 版本更低，能让用户在获得性能的同时延长笔记本电池的工作时间。

三、Windows 7 的启动与退出

（一）Windows 7 的启动

启动 Windows 7 操作系统的具体操作步骤是：

（1）打开显示器及相关外设的电源。

（2）按下计算机主机的电源按钮，计算机进入硬件自检。

（3）硬件自检完成后，如果用户安装了多个操作系统，则进入选择启动系统界面，选择 Windows 7 启动。如果计算机只安装 Windows 7，则略过此步。

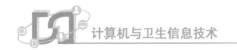

（4）此时系统进入引导加载界面，加载 Windows 7 内核、硬件、服务等。

（5）系统文件加载完成后，进入登录 Windows 的界面。如果用户建立了多个账户并设置了密码，选择用户名，输入密码，就可以登录到 Windows 7 系统。如果用户没有设置登录密码，那么在登录时直接单击用户账户前的图标。

（6）登录后，进入 Windows 7 桌面，此时，Windows 7 系统启动完成。

进入 Windows 7 桌面是操作系统启动成功的标志，如图 2-1 所示。只有操作系统启动成功之后，用户才可以使用计算机进行学习、办公和上网等操作。

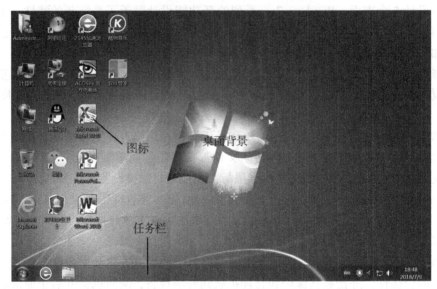

图 2-1　Windows 7 桌面的组成

（二）Windows 7 的退出

1. 关机退出 Windows 7 操作系统　退出 Windows 7 操作系统之前，首先保存自己编辑的文件，然后，关闭所有打开的窗口及正在运行的程序。单击"开始"菜单中的"关机"命令按钮，如图 2-2 所示。Windows 7 操作系统数秒后完成退出操作。此时，计算机主机面板上的电源指示灯熄灭，显示器屏幕显示"无信号输入"提示。关闭显示器等外设电源，最后断开电源插座。

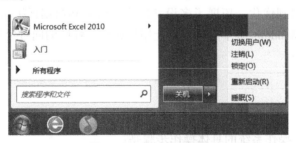

图 2-2　"关机"按钮

2. "关机"命令按钮子菜单　单击"关机"命令按钮右边的箭头按钮，可以打开下一级子菜单。菜单中包括重新启动、切换用户、注销、锁定、睡眠和休眠等命令，它们的作用是：

（1）"重新启动"命令：将重新启动计算机。

（2）"切换用户"命令：系统将进入登录 Windows 的界面，重新选择登录的用户名，而不需要关闭计算机和程序。

（3）"注销"命令：正在使用的所有程序都会关闭，但计算机不会关闭。注销后，其他用户可以登录而无须重新启动计算机。

（4）"锁定"命令：锁定计算机，只有当前账户或管理员才能解除锁定。

（5）"睡眠"命令：系统将保持当前的运行状态，并转入低功耗状态，当用户再次使用计算机时，在桌面上移动鼠标即可以恢复原来的状态。

（6）"休眠"命令：系统会进入休眠状态。一般可以通过按计算机电源按钮恢复工作状态。

"睡眠"命令通常会将工作和设置保存在内存中并消耗少量的电量，而"休眠"命令则将打开的文档和程序保存到硬盘中，然后关闭计算机。在 Windows 使用的所有节能状态中，休眠使用的电量最少。"休眠"主要是为便携式计算机设计的电源节能状态。

四、Windows 7 的桌面

进入桌面是 Windows 操作系统启动成功的标志。Windows 7 系统启动成功后，呈现在用户面前的整个屏幕区域称为桌面，见图 2-1。用户可以根据个人爱好设置个性化的桌面。就像实际的桌面一样，它是用户工作的平面。打开程序或文件夹时，它们便会自动呈现在桌面上。用户还可以根据自己的需求将一些项目（如文件、文件夹或快捷方式图标等）放在桌面上，并且随意排列它们。和以前的 Windows 版本相比，Windows 7 对桌面图标重新进行了设计，延续了 Vista 的 Aero 风格，并且更胜一筹，图标和字体显示更加平滑圆润。

（一）桌面的组成

桌面由图标、任务栏、桌面背景组成，见图 2-1。

1. 桌面图标　图标是指在桌面上排列的代表程序和文件的图形标记，它包含图形、图标名称两部分。首次启动 Windows 7 时，桌面上默认只有一个"回收站"图标，用户根据自己的需要，可以在桌面上添加其他图标，还可以进行删除图标、修改查看方式或排列顺序等操作。双击桌面图标会启动或打开相应的应用程序、文件或文件夹。

（1）桌面图标的分类：可以分为系统图标、快捷方式图标、文件夹和文件图标。

桌面上"计算机""网络""回收站""控制面板"及"Administrator（用户的文件）"均为系统图标。

快捷方式图标又称快捷方式，一般在图标左下角都有一个箭头标记，是用户在使用计算机过程中自己创建或者安装应用程序自动创建的图标，如图 2-1 中的"腾讯 QQ"等都是快捷图标。快捷方式图标是一个指针文件，它指向文件或程序存放的位置。双击快捷方式便可以打开相应的程序或文件。如果删除快捷方式图标，则只会删除这个快捷方式，而不会删除它指向位置存放的程序或文件。

用户在桌面上不但可以创建文件或文件夹，也可以为磁盘其他位置存放的文件或文件夹创建快捷方式图标，如图 2-3 所示。双击所创建的文件夹和文件的图标或其快捷图标，都可以打开相应的文件或文件夹。由于用户经常在桌面上创建文件或文件夹，删除图标时就要清楚，删除的是快捷方式还是文件或文件夹本身。

（2）桌面图标的操作：包括添加图标、删除图标、设置图标查看方式和排列图标等。

添加系统图标时，在桌面背景空白区域单击右键，在弹出的鼠标快捷菜单中选择"个性化"命令。在打开的窗口左侧选择"更改桌面图标"，打开"桌面图标设置"对话框，如图2-4所示。然后在对话框"桌面图标"栏中选择需要添加的系统图标复选框，单击"确定"按钮，即可将所选系统图标添加到桌面上。

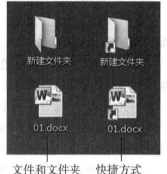

文件和文件夹　　快捷方式

图2-3　文件夹和文件的图标

添加快捷方式图标时，鼠标指向要创建快捷方式图标的文件或文件夹，单击右键，在弹出的快捷菜单中选择"发送到" | "桌面快捷方式"命令，即可将文件或文件夹的快捷方式图标添加到桌面上。

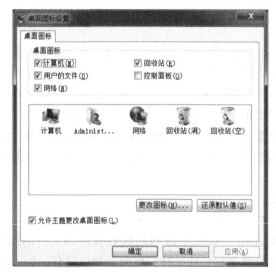

图2-4　"桌面图标设置"对话框

删除图标时，鼠标指向要删除的桌面图标，单击右键，在弹出的快捷菜单中选择"删除"命令，确认删除操作后，即可将桌面图标删除到回收站中。删除系统图标，在"桌面图标设置"对话框中取消系统图标的选中状态，单击"确定"按钮即可。

设置桌面图标的查看方式时，在桌面空白区域单击右键，在弹出的鼠标快捷菜单中选择"查看"菜单项，在弹出的子菜单中选择查看方式，如图2-5所示。"大图标""中等图标""小图标"可以用来更改桌面图标的大小。"自动排列图标"，在拖动桌面图标时，可以自动将桌面图标按队列排列整齐。"将图标与网格对齐"，在拖动桌面图标时，可以自动将桌面图标按行列网格对齐。"显示桌面图标"，用来显示或隐藏桌面所有图标。

设置桌面图标的排列方式时，在桌面空白区域单击右键，在弹出的鼠标快捷菜单中选择"排序方式"菜单项，在弹出的子菜单中选择桌面图标的排序方式，如图2-6所示。排序方式有"名称""大小""项目类型""修改日期"。

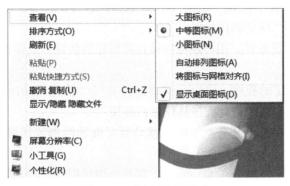

图2-5　"查看"子菜单

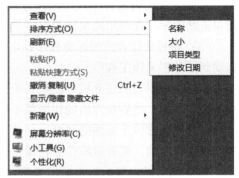

图2-6　"排序方式"子菜单

● 按名称排列：桌面上的图标等将按照名称的英文字母顺序排列。

● 按大小排列：根据每个对象的字节大小进行排列。

● 按类型排列：同类型的图标、文件和文件夹放在一起显示。

● 按修改日期排列：根据建立或修改图标、文件或文件夹的时间进行排列。

2. 任务栏　Windows 7的任务栏默认状态处于桌面的最下方，即位于屏幕底部。任务栏由"开始"按钮、快速启动区、任务按钮区、通知区域和"显示桌面"按钮5部分组成，如图2-7所示。

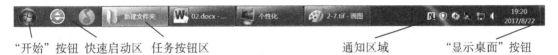

"开始"按钮　快速启动区　任务按钮区　　　　　　　　　　　　通知区域　　　　　"显示桌面"按钮

图2-7　任务栏

● "开始"按钮：用于打开"开始"菜单。"开始"按钮处于任务栏最左边，形状是圆形Windows Logo图案。

● 快速启动区：由一些锁定到该区域的应用程序图标组成，单击相应程序的快捷方式图标即可启动应用程序。

● 任务按钮区：用来显示已经打开的程序或文档窗口的图标按钮，鼠标指向图标按钮会显示缩略图进行预览，单击图标按钮可以切换当前窗口。

● 通知区域：位于任务栏的右侧，包括音量图标和时间，还有一些开机运行的应用程序图标和事件图标等。通知区域显示按钮"▲"的作用是显示隐藏的不活动程序图标。

● 任务栏最右端的空白按钮：为"显示桌面"按钮，能够快速地将所有打开的窗口最小化，将桌面显露出来。

与Windows XP不同，Windows 7不再包含"快速启动"工具栏。若要快速打开程序，可以将程序直接锁定到任务栏上，锁定的程序图标整齐排列在一起，该区域与"快速启动"工具栏功能类似，我们称之为"快速启动区"。单击该区域的应用程序图标，可以快速、方便地打开该程序，而无须在"开始"菜单中浏览该程序。

将程序锁定到任务栏的步骤如下：

（1）将已运行程序锁定到任务栏：在任务栏上，右键单击任务按钮区此程序的图标，在弹出的快捷菜单中单击"将此程序锁定到任务栏"。

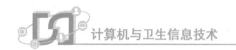

（2）将未运行的程序锁定到任务栏：在"开始"菜单中，浏览到此程序的图标，右键单击此图标，在弹出的快捷菜单中单击"锁定到任务栏"。

（3）通过快捷方式图标将程序锁定到任务栏：用户还可以通过将程序的快捷方式图标拖动到任务栏来锁定程序。

另外，如果要从任务栏中删除某个锁定的程序，可以右键单击任务栏"快速启动区"中此程序图标，然后在弹出的快捷菜单中单击"将此程序从任务栏解锁"。

任务栏通常位于桌面的底部，用户可以拖动任务栏，将其移动到桌面的两侧或顶部。移动任务栏之前，需要解除任务栏锁定。

3. 桌面背景　如图 2-1 所示为 Windows 7 默认的桌面背景，用户可以根据自己的喜好选择桌面背景，也可以以幻灯片的方式自动更换背景图片。详细设置在后面的章节介绍。

（二）桌面的新增功能

Windows 桌面上的新增功能可以使用户轻松地组织和管理多个窗口，可以在打开的窗口之间轻松切换，以便集中精力处理重要的程序和文件。部分新增功能有助于用户向桌面添加个性化的设置。

1. 鼠标拖曳窗口操作　通过简单地拖曳窗口操作即可排列桌面上的窗口并调整其大小。使用鼠标拖曳窗口操作，可以使窗口与桌边的边缘快速对齐、窗口垂直扩展至整个屏幕高度或最大化窗口使其全屏显示。

2. 晃动窗口操作　通过使用鼠标晃动当前窗口标题栏的操作，可以快速最小化除晃动窗口外的其他所有打开窗口。再次晃动当前窗口，即可还原最小化的窗口。

3. 桌面透视　使用桌面透视功能，鼠标指针指向任务栏的"显示桌面"按钮时，所有打开的窗口都会淡出视图，并快速预览桌面。将鼠标指针从"显示桌面"按钮移开，窗口就会恢复。也可以通过指向的缩略图来预览该窗口。鼠标指针指向任务栏上某个打开窗口的图标按钮时，会显示缩略图进行预览。

五、Windows 7 的 "开始" 菜单

"开始"菜单是计算机程序、文件夹和设置的主门户，常是启动或打开某项内容的起始位置。之所以称之为"菜单"，是因为它提供一个选项列表，就像餐馆里的菜单那样。使用"开始"菜单可以方便地启动应用程序、打开文件夹、访问因特网和查找程序或文件等，也可以对系统进行各种设置和管理。"开始"菜单如图 2-8 所示。

（1）常用程序区：用于显示计算机上已经安装并经常使用的程序图标。单击可以快速打开常用程序。

（2）"所有程序"菜单项：弹出"所有程序"菜单，显示计算机中安装的所有程序列表，通过它可以启动这些程序。

（3）搜索框：输入程序名或文件名，可以在计算机中查找相应的程序或文件。

（4）用户图标：代表当前登录系统的用户名称。单击该图标，可以打开用户账户窗口，进行用户设置。

（5）系统控制区：显示"计算机""控制面板"等系统程序和文件夹图标。通过系统程序，可以管理计算机中的软件资源和硬件资源。

（6）"关机"按钮：可以关闭或重新启动计算机、切换用户、注销或锁定 Windows 系

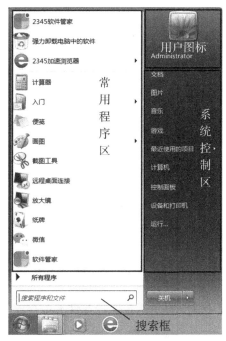

图 2-8 "开始"菜单

统，还可以使系统休眠或睡眠。

六、Windows 7 的窗口操作

每当打开程序、文件或文件夹时，Windows 系统就会在桌面上打开一块独立的"区域"，用来显示运行的程序或文件内容，这个"区域"称为窗口（window）。用户可以通过窗口对程序或文件进行各种操作，而且可以同时打开多个窗口，每个窗口都是独立的，但用户只能一次操作其中的一个窗口。用户正在操作的窗口称为"当前窗口"（也称"活动窗口"），除了当前窗口外其他的窗口都称为"非当前窗口"（也称"非活动窗口"）。这就是 Windows 系统的多任务特点，如我们可以操作一个文档窗口进行编辑工作的同时，还可以通过另一个窗口播放音乐。因此，了解窗口的组成及其操作对掌握 Windows 系统的应用非常重要。

（一）窗口的组成

大多数 Windows 7 窗口都具有相同的基本部分，如标题栏、地址栏、菜单栏、工具栏、状态栏、窗口边框等，如图 2-9 所示。

1. 标题栏　标题栏位于窗口最上方，显示窗口中打开的文档或程序的名称，右侧有"最小化""最大化"和"关闭"按钮。"最小化"按钮可以将窗口隐藏，从而使窗口中运行的程序转入后台继续运行。"最大化"按钮可以使窗口放大，满屏显示，同时按钮变成"还原"按钮。"最大化"和"还原"按钮不能同时出现。"关闭"按钮可以关闭窗口，使窗口中打开的程序或文档退出。

2. 地址栏　显示当前窗口中的文件在外存中存放的位置。地址栏左侧是"返回"和"前进"箭头按钮，右侧是"刷新"按钮。在地址栏中单击，可以在地址栏中直接输入文

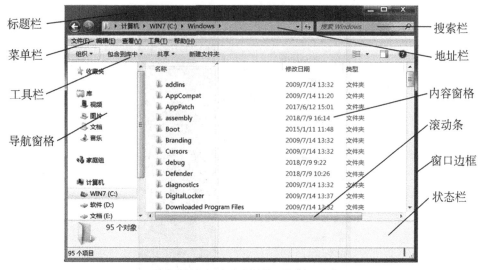

图 2-9　窗口的组成

件夹路径，按回车键后窗口中就会显示指定路径文件夹中存放的内容，如图 2-10 所示。

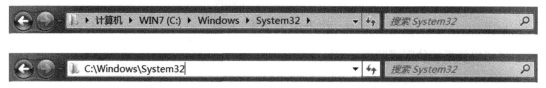

图 2-10　地址栏与搜索栏

3. 搜索栏　位于地址栏右边，用于在计算机中搜索各种文件夹和文件。

4. 工具栏　单击工具栏中的下拉菜单或命令按钮，从中选择需要执行的操作命令。如单击"组织"下拉菜单按钮，选择图 2-11 所示的"复制"命令。

5. 滚动条　当窗口大小不能完全显示文档、网页或图片时，会出现垂直滚动条或水平滚动条，拖动滚动条可以滚动窗口的内容，方便用户查看窗口中未能完全显示的信息。

6. 状态栏　位于窗口最下方，用于显示当前操作的状态及提示信息，或当前用户选定对象的详细信息，如选中文件的个数、修改日期等信息。

7. 导航窗格　导航窗格位于窗口左侧，显示计算机中的树形结构文件夹列表，从而方便用户快速定位所需操作的目标，主要由"收藏夹""库""计算机""网络"四大类组成。

8. 内容窗格　位于窗口右侧，可以显示导航窗格中选择的磁盘或文件夹中的内容。用户对文件或文件夹的操作都在此区域进行，因此，又称为窗口的"工作区"。

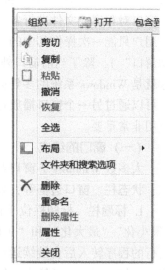

图 2-11　工具栏

9. 窗口边框　如果窗口没有被最大化，可以用鼠标指针拖动这些窗口边框，以更改窗口的大小。

10. 菜单栏　位于地址栏和工具栏之间，默认不显示。如果需要显示菜单栏，可以单击工具栏"组织"下拉菜单按钮，选择"布局"｜"菜单栏"。菜单栏包括"文件""编辑""查看""工具"和"帮助"菜单。

（二）窗口的基本操作

窗口的基本操作包括打开、关闭、移动、改变窗口大小、切换、排列等。

1. 打开窗口　打开窗口的操作很简单，用鼠标双击文件、快捷方式图标或者单击"开始"菜单中的程序名称，都可以打开相应的窗口。比如要打开"计算机"窗口，鼠标双击桌面上的"计算机"图标就可以了。

2. 关闭窗口　在 Windows 7 中关闭窗口的常用方法有：

（1）在窗口标题栏最右侧单击"关闭"按钮，即可关闭窗口，这是最常用的关闭方式。

（2）右键单击任务栏上的窗口按钮，选择"关闭窗口"选项。

（3）鼠标指针指向任务栏上窗口按钮，在显示的窗口预览缩略图中单击"关闭"按钮，如图 2-12 所示。

（4）通过按快捷键 Alt+F4，关闭当前窗口。

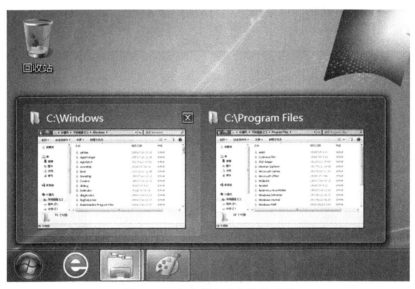

图 2-12　任务栏上窗口的缩略图

需要注意的是，如果关闭正在编辑而且未保存的文档时，则会弹出提示信息对话框，给出选项以确认是否保存更改后再关闭窗口。

3. 移动窗口　当窗口处于还原状态时，用鼠标直接拖动窗口的标题栏空白处，即可将窗口移动到任意的位置。

4. 改变窗口大小　改变窗口大小除了"最大化""最小化"之外，还可以调整窗口的任意大小。当窗口处于还原状态下，将鼠标指针指向窗口的四条边框或四个顶角任意一处位置，待鼠标指针变成双箭头时，即可通过拖动操作改变窗口的任意大小。

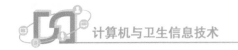

虽然多数窗口是可以改变大小的，但也有一些固定大小的窗口不能更改大小，比如对话框等。

5. 窗口间的切换　用户可以同时打开多个窗口，但"当前窗口"只能有一个。如果用户想要操作其他窗口，就需要将其他窗口切换为"当前窗口"才能进行操作。例如我们可以操作一个文档窗口进行编辑工作的同时，还可以通过另一个窗口播放音乐，文档窗口是"当前窗口"，播放音乐的程序窗口是"非当前窗口"。如果这时想要更换一首歌曲，那就要将播放音乐的程序窗口切换成"当前窗口"才能操作。

窗口的切换方法有以下几种：

（1）使用任务栏：单击任务栏中想要切换的窗口按钮或缩略图，就可以方便地切换为当前窗口。

（2）使用 Alt+Tab 组合键：通过按 Alt+Tab 组合键，屏幕上显示当前正在运行的窗口列表，这时按住 Alt 键不松开，然后重复按 Tab 键，在窗口列表中选择所要切换的窗口图标，选中后再松开这两个键，选择的窗口即可成为当前窗口。

（3）使用 Alt+Esc 组合键：通过按 Alt+Esc 组合键，可以在已经打开且没有最小化的窗口间切换。

（4）使用 Windows+Tab 组合键：通过按 Windows+Tab 组合键，屏幕上显示当前正在运行的窗口 3D 效果列表，选择所要切换的窗口 3D 效果图，即可成为当前窗口，如图 2-13 所示。这一组合键需要在"性能选项"对话框中，打开"视觉效果"丨"启用桌面组合"选项才能使用。

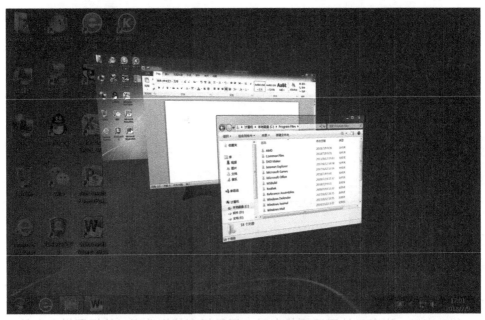

图 2-13　Aero 三维窗口切换

6. 排列窗口　Windows 7 为方便用户处理打开的多个窗口提供了多种排列窗口的方式，右键单击任务栏的空白区域，即可对"层叠窗口""堆叠显示窗口""并排显示窗口" 3 种排列窗口方式进行选择，如图 2-14 所示。

七、Windows 7 的菜单和对话框

除了窗口以外，菜单和对话框也是 Windows 7 中两个比较重要的组件。

（一）Windows 7 的菜单

在 Windows 7 中，用户可通过菜单向计算机下达各种命令，计算机接收到命令后就能执行相应的操作。

1. 菜单分类　Windows 7 中常见的菜单有两类：右键快捷菜单和下拉菜单。

用户可以在文件、图标、窗口空白处、盘符等操作对象上单击右键，即可打开操作对象的快捷菜单，如图 2-14 所示。鼠标指向的操作对象不同，弹出的快捷菜单也不同。

用户单击相应的菜单或菜单下拉按钮，即可弹出下拉菜单，如图 2-15 所示。或用键盘按下 Alt 键的同时，按下菜单名后面带有下划线的字母，也可以打开相应的下拉菜单。例如在"计算机"窗口菜单栏中单击"编辑"菜单，即可弹出"编辑"下拉菜单；按 Alt+E 组合键，也可以打开窗口中的"编辑"下拉菜单。

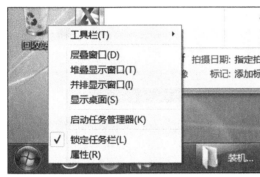

图 2-14　右键快捷菜单

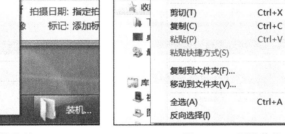

图 2-15　下拉菜单

2. 菜单中的符号标记　菜单中的主要内容是菜单选项（也称为菜单命令），不同的菜单选项上会有一些不同的符号标记，这些符号表示该命令的类别及使用方法。常见的符号标记如下：

（1）菜单选项中的分隔线：使用分隔线将不同功能的菜单选项组分隔开。

（2）菜单选项中灰色的选项：表示该命令当前不能使用。

（3）菜单选项名称前带有"●"标记：单选标记，表示该分组菜单中，只能有一个选项被选中并执行。

（4）菜单选项名称前带有"√"标记：复选标记，表示该分组菜单中，可同时选中多项菜单命令并执行。

（5）菜单选项名称后带有组合键"Ctrl+字母"：表示执行该菜单命令的快捷键。用户在不打开菜单的情况下，直接按下快捷键，即可执行相应的菜单命令。

（6）菜单选项名称右侧带有"▶"标记：表示该菜单选项还有下一级子菜单。当鼠标指向该选项时，就会弹出下一级子菜单。

（7）菜单选项名称后带有"..."标记：表示执行该命令会弹出一个对话框。

（二）Windows 7 的对话框

在 Windows 7 操作系统中，对话框是用户和计算机进行交流的桥梁。用户通过对话框

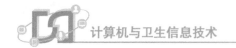

的提示和说明，可以进一步地进行操作。

对话框一般由选项卡、命令按钮、单选按钮、复选框、滑块、文本框、下拉列表、列表框、数值框等组成，但并不是所有的对话框都包含这些元素，如图2-16所示。

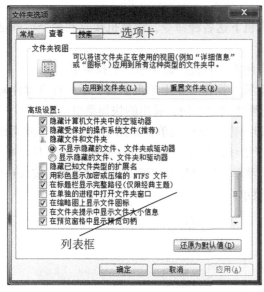 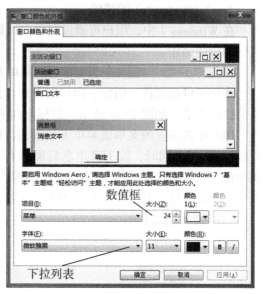

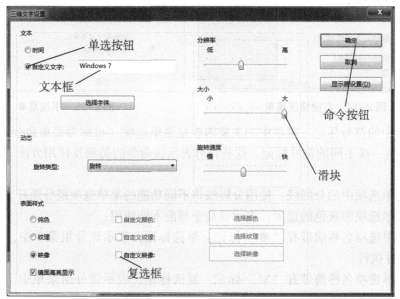

图2-16　对话框中的元素

1. 选项卡　用于对一些比较复杂的对话框分页，单击某个选项卡，可以实现页面的切换操作。

2. 命令按钮　单击命令按钮会执行一个命令（执行某操作）。

3. 单选按钮　可以在两个或多个选项中选择一个选项。

4. 复选框　可以同时选择一个或多个选项。

5. 滑块　拖动滑块可以调整设置，比如鼠标指针速度调节的设置等。

6. 文本框　可以让用户输入和修改文本信息。

7. 下拉列表　单击下拉列表，从列表中选择可用的选项，下拉列表自动关闭后，只显示当前选中的选项。下拉列表类似于下拉命令菜单，但它不是命令选项，而是选择选项。

8. 列表框　显示可以从中选择的选项列表。与下拉列表作用类似，但无须打开列表就可以看到某些或所有选项。

9. 数值框　用户可以直接输入或修改数字信息，也可以单击增量按钮使数值增加或减少。

第二节　Windows 7 的文件管理

计算机中所有的程序、数据等都是以文件的形式存放在计算机中。在使用 Windows 7 操作系统时，许多工作涉及对文件和文件夹的管理与操作。

一、认识文件和文件夹

（一）基本概念

1. 文件　文件是一组具有名称的相关信息的集合。程序和数据都是以文件的形式存放在计算机的外存中。在计算机上，不同类型的文件用不同的图标表示，这样便于用户通过查看文件图标来判断文件的类型。

每个文件都有一个文件名，这样才能做到以文件名的方式对文件进行管理。一个完整的文件名由主文件名和扩展名两部分组成，主文件名和扩展名之间用"."分隔开。

文件名的形式：主文件名 . 扩展名。

主文件名可以由用户定义，扩展名表示文件的类型，由创建文件的应用程序自动建立。主文件名相当于我们姓名中的名，扩展名相当于我们姓名中的姓。例如，计算机中的一个文件名为"WeChat. exe"的文件，如图 2 - 17 所示，其中的"WeChat"是主文件名，"exe"是扩展名。

WeChat.exe

图 2-17　文件图标与文件名

2. 文件夹　文件夹是用来分门别类地有序存放文件的目录。文件夹的名字与文件的文件名不同，它只有主文件名，没有扩展名，如图 2-18 所示。文件夹中不但可以存放文件，还可以存放文件夹。文件夹中包含的文件夹称为"子文件夹"。子文件夹中还可以存放多个文件和文件夹。磁盘上的文件夹和文件的关系，类似于现实中的档案文件柜和档案文件的关系。

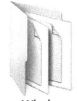

Windows

图 2-18　文件夹图标与文件名

（二）文件和文件夹的命名规则

（1）一个完整的文件名由文件名和扩展名组成，文件名和扩展名之间用小圆点"."隔开，扩展名表示文件的类型，通常由 1~3 个字符组成。

（2）Windows 下的文件名由英文字母、汉字、数字和一些符号等组成，但不能包含以下半角字符：斜线（/）、反斜线（\）、冒号（:）、星号（*）、问号（?）、小于号（<）、大于号（>）、竖线（|）、双引号（"）。

（3）文件和文件夹名不区分英文字母的大小写。

（4）同一个文件夹中，文件与文件之间、文件夹与文件夹之间不能重名。两个文件（或两个文件夹）分别存放在不同的文件夹（或磁盘）中，文件名可以同名。

在 Windows 操作系统中浏览文件时，默认情况下，已知文件类型的扩展名不显示。用户可以在"文件夹选项"对话框的"查看"选项卡下找到"隐藏已知文件类型的扩展名"一栏，取消它的勾选状态，确定后即可显示文件的扩展名。不同的文件类型，Windows 系统使用不同的文件图标来表示。常见的文件扩展名如表 2-1 所示。

表 2-1　常见的文件扩展名

扩展名	文件类型	文件图标
.com	系统命令文件	
.sys	系统文件	
.doc/.docx	Word 文档	
.xls/.xlsx	Excel 文件	
.ppt/.pptx	PowerPoint 文件	
.txt	文本文件	
.exe	可执行文件	
.html	网页文件	
.avi	AVI 视频文件	

续表

扩展名	文件类型	文件图标
.rar	RAR 格式的压缩文件	
.jpg	图片文件	

（三）文件和文件夹的显示

在 Windows 7 中，可以在资源管理器工具栏右侧的"更改您的视图"下拉按钮里选择文件和文件夹的显示方式。下拉菜单中包括"超大图标""大图标""中等图标""小图标""列表""详细信息""平铺""内容"共8 个选项，如图 2-19 所示，拖动滑块或单击选项，可以选择不同的显示方式。

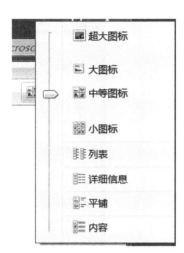

图 2-19　设置显示方式

（1）图标的方式：以小图标、中等图标、大图标或超大图标的方式显示窗口中的文件和文件夹，图标以水平方式顺序排列。

（2）列表：是 Windows 7 的默认显示方式，与图标方式类似，只是文件图标是垂直排列的。

（3）详细信息：除显示文件和文件夹的图标与文件名外，还显示文件的修改日期、类型和大小等信息。

（4）平铺：文件和文件夹以较大的图标平铺在窗口中，文件名显示在图标右侧，比较醒目。

（5）内容：除显示文件和文件夹的图标与文件名外，还会显示部分的信息。

二、资源管理器

在 Windows 7 操作系统中，对文件的管理主要是通过资源管理器进行。用户可以利用资源管理器来查看计算机中的所有资源，也可以通过资源管理器提供的树形文件系统结构，更直观地认识计算机中的文件和文件夹的层次关系。在资源管理器中，用户可以很方便地对文件和文件夹完成新建、复制、移动、重命名和删除等操作。

（一）Windows 7 资源管理器的打开

打开 Windows 7 资源管理器的方法有以下几种：

（1）在 Windows 7 桌面上，双击"计算机"图标，打开资源管理器窗口。

（2）在 Windows 7"开始"菜单中，单击菜单右边的"计算机"系统程序启动命令，打开资源管理器窗口。

（3）按"Windows+E"快捷键，打开资源管理器窗口。

（4）在 Windows 7 的"开始"按钮上单击右键，从快捷菜单中执行"打开 Windows 资源管理器"命令，打开资源管理器窗口。

　　与 Windows XP 不同，Windows 7 的"计算机"和"资源管理器"窗口结构相同。通过"计算机"打开的资源管理器窗口，首先显示的是计算机中的磁盘。通过"打开 Windows 资源管理器"命令打开的资源管理器窗口，首先显示的是计算机的"库"，如图 2-20 所示。Windows 7 在文件浏览方面第一次引入了"库"的概念，"库"可以收集不同位置的文件，并将其显示为一个集合，而无须从其位置移动这些文件，这样就大大简化了浏览操作。Windows 7 具有文档、音乐、图片和视频 4 个默认库，也可以自己新建库。用户可以使用"库"组织和访问文件，而不用考虑其存储位置如何。

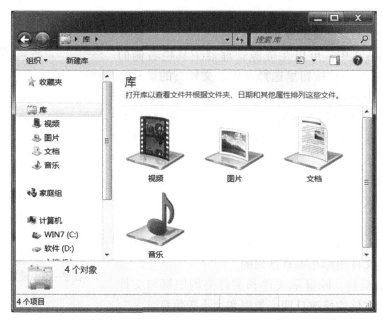

图 2-20　Windows 7 资源管理器

（二）文件和文件夹的浏览

　　在 Windows 7 资源管理器窗口中，左侧为导航窗格，显示计算机中的树形结构文件夹列表，主要包括"收藏夹""库""计算机"和"网络"4 个类别。窗口右侧为内容窗格，可以显示导航窗格中选择的磁盘或文件夹中的内容。用户对文件或文件夹的操作都在此区域进行。

　　1. 通过导航窗格选择文件夹浏览　在导航窗格中，文件夹前面的"▷"表示该文件夹中还有子文件夹，单击该符号，就可以展开该文件夹内的子文件夹，同时符号变为"◢"。单击该符号，可以将其下面的子文件夹隐藏，即折叠文件夹，此时"◢"又变成"▷"。选择文件夹后，在右侧内容窗格中就可以显示文件夹中的内容，如图 2-21 所示。

　　2. 在地址栏输入文件夹的绝对路径来快速打开浏览　除了在导航窗格中选择文件夹，在窗口中显示存放内容之外，我们也可以直接在地址栏输入文件夹的绝对路径来快速打开文件夹。如在地址栏中输入"C：\ Program Files \ Microsoft Office"，然后按回车键，内容窗口中就会显示 C 盘 Program Files 文件夹中 Microsoft Office 子文件夹的内容。

　　绝对路径以盘符（如 C：）开始，盘符后第一个反斜线（\）表示该盘根目录，即"C：\"表示 C 盘根目录。根目录以后相邻的不同层次文件夹之间用反斜线（\）隔开。

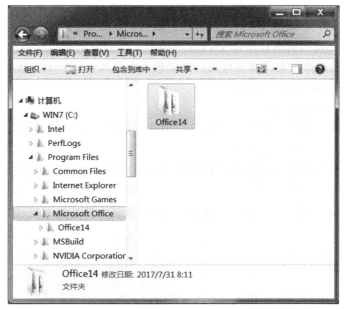

图 2-21　树形结构文件夹列表

如"Microsoft Office"文件夹是"Program Files"文件夹中的子文件夹，即"Program Files"文件夹中的下一层目录，因此，书写路径时"C：\ Program Files \ Microsoft Office"两个文件夹之间用反斜线（\）隔开。

三、文件和文件夹的基本操作

文件和文件夹的基本操作主要包括文件或文件夹的选择、新建、复制、移动、重命名、删除等。文件或文件夹的操作首先必须遵守一个原则：先选定对象，再操作对象。下面对其基本操作进行介绍。

（一）选择文件或文件夹

1. 选择单个文件或文件夹　鼠标单击想要选取的文件或文件夹图标，选中后文件或文件夹的图标和名称会反色显示。

2. 选择连续的多个文件或文件夹　拖动鼠标划出一块矩形区域，区域内的多个文件或文件夹就会被选定。或者鼠标单击需要选定的连续多个文件或文件夹中的第一个文件（夹），然后按住 Shift 键，再单击最后一个文件（夹），则两者之间的所有文件或文件夹都被选定。

3. 选择不连续的多个文件或文件夹　首先单击选中一个文件（夹），然后按住 Ctrl键，逐个单击其他需要选择的文件或文件夹，全部选定后再释放 Ctrl 键。

4. 选择全部文件或文件夹　在窗口菜单栏"编辑"菜单中选择"全选"命令，即可选中所有的文件和文件夹。或者按 Ctrl+A 组合键，也可以将当前窗口中的所有文件和文件夹选中。

5. 反向选择　如果需要将窗口中大部分文件或文件夹选定，仅有少数几个文件或文件夹除外，此时使用"反向选择"命令来操作会更加便捷。首先，选定需要排除的少数几

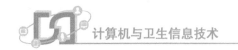

个文件或文件夹，然后在窗口菜单栏"编辑"菜单中，选择"反向选择"命令，即可将先选定的文件或文件夹取消选中，同时将当前窗口中其他文件或文件夹全部选定。

6. 取消选定　在当前窗口中的空白区域单击，即可取消窗口中所有文件或文件夹的选定状态。对于已选择的文件或文件夹，如果想要取消其中某一个的选中状态，可以按住Ctrl 键，依次单击要取消的对象即可。

（二）新建文件和文件夹

打开"计算机"窗口，在"导航窗格"中选择新建文件或文件夹的位置，然后鼠标指针指向"内容窗格"中空白位置，单击右键，在弹出的快捷菜单中选择"新建"，在弹出的"新建"子菜单中选择需要创建的文件夹或者文件类型，就可以在指定位置新建文件或文件夹，如图 2-22 所示。"新建"子菜单中包括"文件夹""快捷方式""Microsoft Word 文档""文本文档"等命令。新创建的文件夹默认文件名为"新建文件夹"。

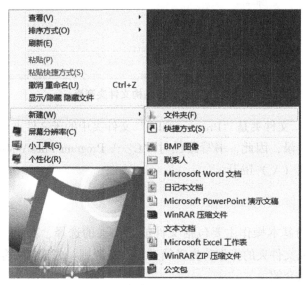

图 2-22　通过右键快捷菜单新建文件或文件夹

单击窗口菜单栏"文件"菜单，选择"新建"|"文件夹"或某一类型的文件命令，也可在当前窗口中创建新文件或文件夹。还可以单击窗口地址栏下的"新建文件夹"按钮，在当前窗口中新建一个文件夹。

（三）复制和移动文件或文件夹

复制操作是将选中的文件或文件夹在目标位置创建一份副本，而原位置的文件或文件夹不发生改变。移动操作是将原位置的文件或文件夹移走，存放到新的位置。

1. 复制文件或文件夹　使用菜单命令复制文件或文件夹，操作步骤如下：

（1）选中要复制的文件或文件夹。

（2）鼠标指针指向要复制的对象，单击右键，从快捷菜单中执行"复制"命令。

（3）打开目标位置。

（4）鼠标指针指向目标位置空白处，单击右键，从快捷菜单中执行"粘贴"命令。

也可以使用快捷键复制文件或文件夹，如按 Ctrl+C 组合键进行复制，按 Ctrl+V 组合键进行粘贴。

使用鼠标拖动选中的文件或文件夹时，同时按住 Ctrl 键，这时鼠标指针右下角出现一个"＋"号和复制提示。拖动鼠标到目标位置后，释放鼠标左键和 Ctrl 键，也可以完成复制操作。

2. 移动文件或文件夹　使用菜单命令移动文件或文件夹，操作步骤如下：

（1）选中要移动的文件或文件夹。

（2）鼠标指针指向要移动的对象，单击右键，从快捷菜单中执行"剪切"命令。

（3）打开目标位置。

（4）鼠标指针指向目标位置空白处，单击右键，从快捷菜单中执行"粘贴"命令。

也可以使用快捷键移动文件或文件夹，如按 Ctrl+X 组合键进行剪切，按 Ctrl+V 组合键进行粘贴。

使用鼠标直接拖动选中的文件或文件夹到目标文件夹处，这时光标右下角出现移动提示，释放鼠标左键，即可完成移动操作。

需要注意的是，在不同窗口间直接拖动文件（夹）时，如果要拖动的文件（夹）所在位置与目标位置位于不同的磁盘分区，那么直接拖动文件（夹）到目标位置，将会在目标位置复制，而不是移动。

（四）重命名文件或文件夹

文件或文件夹重命名前，首先要关闭文件或文件夹，并且文件夹中的文件和子文件夹都未被使用。否则，无法完成重命名操作。文件或文件夹的重命名方式有如下几种：

（1）选定要重命名的对象，然后选择"文件"｜"重命名"命令，文件名进入编辑状态，输入新的文件名，按回车键确认。

（2）右键单击要重命名的对象，在弹出的快捷菜单中选择"重命名"命令，输入新的文件名，按回车键确认，如图 2-23 所示。

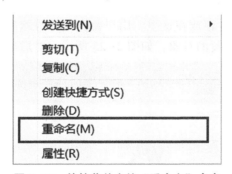

图 2-23　快捷菜单中的"重命名"命令

（3）选定要重命名的对象，然后再单击对象的文件名，文件名即可进入编辑状态，输入新的文件名，按回车键确认。

（4）选定要重命名的对象，然后按 F2 键，文件名也可以进入编辑状态，输入新的文件名，按回车键确认。

对文件重命名，一般只修改主文件名，不需要修改扩展名。重命名操作不但可以对单个对象修改文件名，而且还可以同时对多个选中的对象重命名。某些系统文件夹不能被更改名称，如"Documents and Settings""Windows"或"System32"等，因为它们是正确运行 Windows 操作系统所必需的。

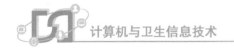

（五）删除和恢复文件或文件夹

在使用计算机的过程中，如果遇到不需要的文件或文件夹时，用户可将其删除。被删除的文件或文件夹将被暂时存放在"回收站"中。如果发现删除有误，还可以通过回收站恢复。

1. 删除文件或文件夹到回收站　删除文件或文件夹到回收站的常用方法有以下几种：

（1）选中要删除的对象，在窗口菜单栏中选择"文件"｜"删除"命令。

（2）右键单击选中的删除对象，在弹出的快捷菜单中选择"删除"命令。

（3）选中要删除的对象，然后按 Delete 键即可。

（4）将选中的删除对象直接拖动到"回收站"中。

执行以上操作后，系统都会弹出"删除文件（夹）"对话框，如图 2-24 所示。单击"是"按钮确认删除操作后，系统才将文件删除到"回收站"中。

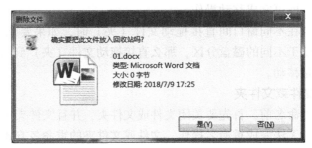

图 2-24　"删除文件"对话框

2. 恢复删除的文件或文件夹　如果发现将有用的文件删除了，用户还可以通过以下两种方式将误删除的文件恢复。

（1）通过"回收站"恢复删除的文件或文件夹：回收站是硬盘中的一块区域，被删除的文件或文件夹会被暂时存放在这里。用户要恢复回收站中被删除的对象，首先打开"回收站"窗口，选择要恢复的对象，如图 2-25 所示。然后单击窗口工具栏中的"还原

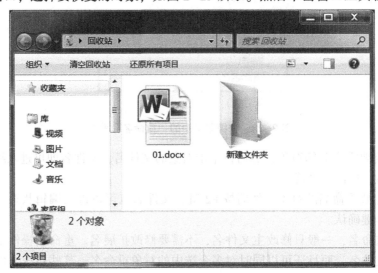

图 2-25　"回收站"窗口

此项目"或选择菜单栏中的"文件"|"还原"命令，即可将选中的对象恢复到原来的位置。如果在恢复过程中，原来的文件夹已经不存在，Windows 7会要求重新创建文件夹。

（2）通过"撤销"操作恢复删除的文件或文件夹：对于误操作造成的文件或文件夹被删除，用户可以在错误发生后，立即执行菜单栏中的"编辑"|"撤销"命令，或按Ctrl+Z组合键，将上一步操作撤销来恢复被删除的文件或文件夹。

3. 永久删除文件或文件夹　文件或文件夹被删除到回收站中，并没有从计算机磁盘中消失，还会占用磁盘的存储空间。如果想要释放更多的磁盘存储空间，只能将选中的文件或文件夹永久删除。常用方法有以下几种：

（1）将"回收站"中的单个对象永久删除：在回收站中，右键单击要永久删除的单个对象，选择快捷菜单中的"删除"命令，然后在弹出的对话框中，单击"是"按钮，确定删除，如图2-26所示。

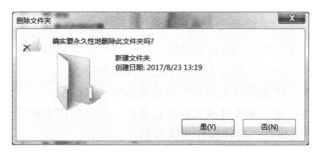

图2-26　永久删除文件或文件夹对话框

（2）将"回收站"中的所有对象永久删除：在回收站中，单击工具栏上的"清空回收站"，然后在弹出的对话框中单击"是"按钮，确定删除。或者右键单击桌面上的"回收站"图标，选择快捷菜单中的"清空回收站"命令，然后在弹出的对话框中单击"是"按钮，确定删除，即可在不打开回收站的情况下将其清空。

（3）将磁盘中的文件或文件夹直接永久删除：要将磁盘中的文件或文件夹在不发送到回收站的情况下永久删除，可选中需要删除的对象，并按Shift+Delete组合键，然后在弹出的对话框中单击"是"按钮，确定删除。

如果删除一个文件夹，将同时删除文件夹中的所有文件和子文件夹。当文件或文件夹从磁盘上永久删除时，可以释放其所占用的磁盘存储空间。永久删除的文件或文件夹，将无法通过"还原"和"撤销"命令恢复。

另外，删除的文件大小超过了"回收站"设置的存储空间，或从计算机硬盘以外的位置（如U盘）删除文件，都会被直接永久删除，而不会存储在回收站中。

四、文件与文件夹高级管理

（一）查看文件和文件夹的属性

右键单击文件或文件夹图标，选择快捷菜单中的"属性"命令，可以打开"属性"对话框，查看文件或文件夹的属性，如图2-27所示。在属性对话框里，可以查看文件的大小、位置、类型、创建时间等信息，也可以对文件或文件夹的各项属性进行设置。

（二）设置文件和文件夹的属性

在Windows 7中，通过"属性"对话框，可以对文件或文件夹的属性进行设置。文件

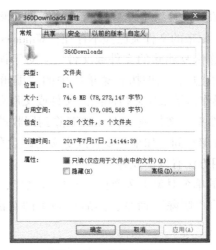

图 2-27 文件夹属性

或文件夹包含 3 种属性：只读、隐藏和存档。

● "只读"属性：该文件只能查看，不能修改或删除。

● "隐藏"属性：该文件或文件夹在常规显示中将被隐藏。

● "存档"属性：表示该文件或文件夹已存档，此选项用来确定文件是否需要备份。

设置文件或文件夹属性，具体操作步骤如下：

（1）选定要设置属性的文件或文件夹。

（2）选择窗口菜单栏中的"文件" | "属性"命令，或右键单击选定的对象，在弹出的快捷菜单中选择"属性"命令，弹出文件属性对话框。

（3）在属性对话框中选择需要设置的属性（设置"存档"属性需要单击"高级"按钮），单击"确定"按钮即可。

（三）显示隐藏的文件或文件夹

在默认情况下，Windows 7 不会显示系统文件和具有隐藏属性的文件。如果需要显示隐藏的文件或文件夹，单击窗口上的"组织"菜单，在下拉菜单中选择"文件夹和搜索选项"，弹出"文件夹选项"对话框，如图 2-28 所示。在对话框中选择"查看"选项卡，在"高级设置"列表框中选中"显示隐藏的文件、文件夹和驱动器"单选项，单击"确定"按钮，隐藏的文件或文件夹即可显示在窗口中。

（四）查找文件和文件夹

当需要查看某个文件或文件夹，却忘记了该文件或文件夹的具体位置或具体名称时，如果一个一个文件地查找就很麻烦。这时，我们可以使用 Windows 7 操作系统提供

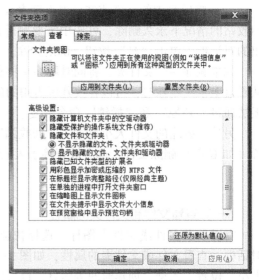

图 2-28　"文件夹选项"对话框

的搜索功能，来方便查找需要的文件或文件夹。

打开"开始"菜单，在搜索栏中输入需要查找的文件名，搜索完成后，与所键入文本相匹配的所有文件和文件夹将出现在"开始"菜单上。

也可以通过窗口的搜索栏来进行查找。双击桌面上的"计算机"图标，打开"资源管理器"窗口，在导航窗格中选择查找范围，如 D 盘。在窗口的搜索栏中输入需要查找的文件名，单击"搜索"按钮开始搜索。搜索结束后，搜索结果显示在窗口中，如图 2-29所示。

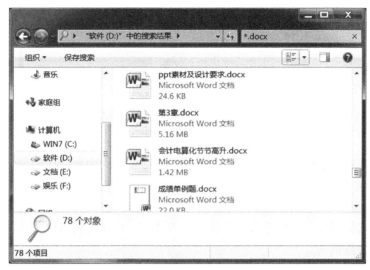

图 2-29　查找文件窗口

如果忘记了文件名，可以使用文件通配符"？"和"＊"来搜索文件。"？"表示任意一个字符，"＊"表示任意多个字符。如在搜索栏中输入"＊.docx"，表示搜索扩展名为".docx"的所有文件。同时，也可以通过"添加搜索筛选器"来缩小搜索的范围，如可以限定搜索文件的修改日期和大小。

第三节　Windows 7 系统设置和常用附件

在 Windows 7 中，用户可以对主题、桌面背景、鼠标、添加或删除程序、用户账户等系统资源进行设置，来实现符合自身需要的个性化工作环境。Windows 7 还在"附件"组中自带了一些小应用程序，如"画图""截图工具""记事本""计算器"等。这些对用户使用计算机来说非常方便且实用。

一、控制面板

启动"控制面板"，可以在"开始"菜单中选择"控制面板"命令或在"计算机"窗口工具栏上单击"打开控制面板"按钮，即可打开"控制面板"窗口，如图 2-30所示。

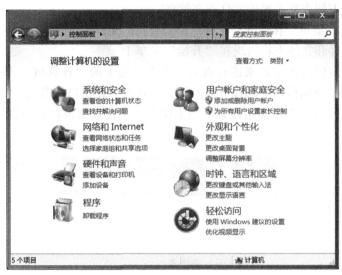

图 2-30　"控制面板"窗口

(一)　设置 Windows 7 的外观

1. 设置桌面主题　桌面主题决定了 Windows 以什么样的风格（视觉外观）呈现在用户的面前。Windows 7 的桌面主题包含桌面背景、图标、窗口的外观、字体、颜色、按钮的外观、屏幕保护程序、鼠标指针、系统声音事件等。桌面主题可以是系统自带的，也可以是第三方软件提供的。

更改 Windows 7 中的桌面主题时，右键单击桌面空白处，在弹出的快捷菜单中选择"个性化"命令，或者在"控制面板"窗口中单击"外观和个性化"下的"更改主题"超链接，打开"个性化"设置窗口。在"个性化"窗口中，从"我的主题"或"Aero 主题"中选择一个主题即可，如图 2-31 所示。

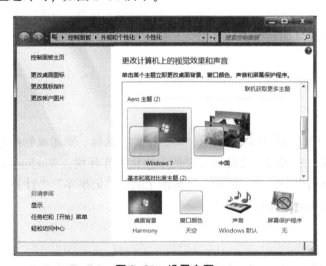

图 2-31　设置主题

2. 设置桌面背景　桌面背景（也称为"壁纸"）是显示在桌面上的图片、颜色或图案。Windows 7 用户可以利用"个性化"窗口，选择自己喜欢的桌面背景图片来美化桌面。

　　在"个性化"窗口中，系统提供了可供用户选择的图片。单击"个性化"窗口下方的"桌面背景"超链接，打开"桌面背景"窗口，如图2-32所示。在"桌面背景"窗口的列表框中提供了多张系统自带的背景图片，用户可以选择喜欢的图片。在"桌面背景"窗口下方，用户可根据个人需要设置"图片位置""更改图片时间间隔""无序播放"，然后单击"保存修改"按钮，使桌面背景设置生效。

　　如果需要将保存在计算机中的图片设置为桌面背景图片，可以单击"浏览"按钮，打开"浏览文件夹"对话框，在对话框中选择图片所在的文件夹，单击"确定"按钮返回"桌面背景"窗口，然后选择一个图片文件作为背景。根据所选图片大小，在"图片位置"中设置合适的显示方式，单击"保存修改"按钮使桌面设置生效。

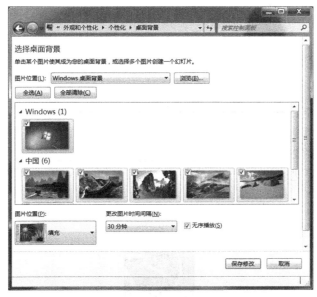

图2-32　设置桌面背景

　　3. 设置窗口的外观　窗口的外观由组成窗口的多个元素（项目）组成，如菜单、按钮、标题栏、边框等。默认情况下，Windows 7采用Aero主题的外观方案。用户可以单独改变窗口标题栏、文字等的颜色，也可以创建一个窗口的外观方案。

　　窗口外观的设置仍然在"个性化"窗口中完成。单击"窗口颜色"超链接，打开"窗口颜色和外观"窗口，并单击"高级外观设置"超链接，弹出如图2-33所示对话框。"项目"下拉列表框中列出了可以选择的窗口外观元素，可以选择一种来单独定制。

　　当选择了某项进行设置时，在对话框的预览框中可显示该外观的效果，用户可以随时了解自己对窗口外观设置的效果。设置完成后，单击"确定"按钮，即可应用并保存当前的设置。

　　4. 设置屏幕保护程序　所谓屏幕保护，是指当一定时间内用户没有操作计算机时，Windows 7会自动出现在显示屏幕上的图片、幻灯片或动画效果。此时，原来屏幕上显示的内容会被隐藏起来。当用户按键盘上的任意键或移动一下鼠标时，屏幕保护程序就会自动退出，原来屏幕上显示的内容就会恢复。屏幕保护程序的作用是保护显示器屏幕，延长

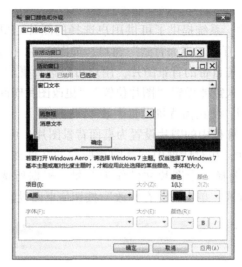

图 2-33 "窗口颜色和外观"对话框

其使用寿命。

右键单击桌面空白处，在弹出的快捷菜单中选择"个性化"命令，打开"个性化"设置窗口。在"个性化"窗口中，单击"屏幕保护程序"超链接，打开"屏幕保护程序设置"对话框，如图 2-34 所示，在"屏幕保护程序"下拉列表框中选择一个屏幕保护程序。对屏幕保护程序进行相应设置，单击"确定"按钮，屏幕保护程序即设置完成。

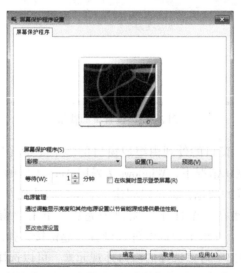

图 2-34 "屏幕保护程序设置"对话框

5. 设置屏幕分辨率 屏幕分辨率指的是整个屏幕中像素点的多少。屏幕中单位面积内的像素点越多，显示越清楚，屏幕上可显示的内容也就越多，同时屏幕上的图标等对象就越小。常见的分辨率包括 1024×768 像素、1280×720 像素及 1440×900 像素等。用户可以使用的分辨率高低取决于显示器、显卡的性能。

在桌面空白处单击右键，在弹出的快捷菜单中选择"屏幕分辨率"命令，打开"屏幕分辨率"窗口，如图2-35所示。在"分辨率"下拉列表框中拖动滑块调整屏幕的分辨率。单击"高级设置"超链接，打开属性对话框，选择"监视器"选项卡，设置"屏幕刷新频率""颜色"等，单击"确定"按钮完成设置。

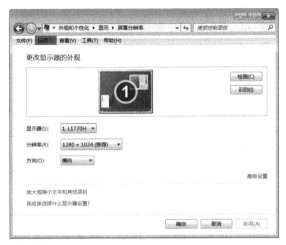

图2-35　"屏幕分辨率"窗口

（二）设置系统日期和时间

Windows 7任务栏的右端通知区域，显示由系统提供的日期和时间，如果用户需要更改系统的日期和时间，可在任务栏右侧显示日期和时间的区域上单击右键，在弹出的快捷菜单中单击"调整日期/时间"命令，或在"控制面板"窗口中单击"日期和时间"图标，打开"日期和时间"对话框，选择"日期和时间"选项卡，如图2-36所示。单击"更改日期和时间"按钮，打开"日期和时间设置"对话框，如图2-37所示。在"日期"列表框中可以设置准确的年份、月份和日期；在"时间"下方的数值框中可以设置时间。

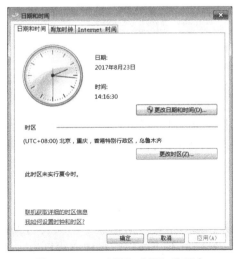

图2-36　"日期和时间"选项卡

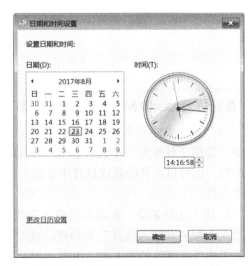

图2-37　"日期和时间设置"对话框

单击图2-37中的"更改日历设置"超链接，弹出"自定义格式"对话框，在此对话框的"日期"选项卡和"时间"选项卡中可以进一步设置日期和时间的格式。

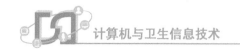

单击图 2-36 中的"更改时区"按钮，弹出"时区设置"对话框，"时区"下拉列表框显示当前的时区，可以从"时区"下拉列表框中选择需要的时区，单击"确定"按钮完成设置。

（三）输入法的添加、删除和使用

1. 输入法的添加　Windows 7 为用户提供了多种输入法，如智能 ABC 输入法、全拼输入法、微软拼音输入法等。若计算机没有所需的输入法，Windows 7 允许用户向系统添加输入法，具体操作如下：

（1）右击语言栏，在弹出的快捷菜单中选择"设置"命令，打开"文本服务和输入语言"对话框；或打开"控制面板"窗口，单击"区域和语言"图标，在弹出的"区域和语言"对话框的"键盘和语言"选项卡中单击"更改键盘"按钮，也会弹出"文本服务和输入语言"对话框，如图 2-38 所示。在此对话框中，用户可以设置默认输入语言，对已安装的输入法进行添加和删除，添加世界各国的语言及设置输入法切换的快捷键等操作。

（2）单击"添加"按钮，弹出"添加输入语言"对话框，如图 2-39 所示。在列表框中选择要添加的输入法名称，单击"确定"按钮，系统会将该输入法添加到输入法列表框中。

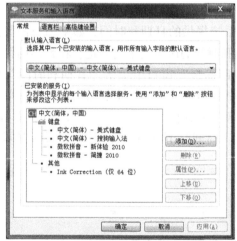

图 2-38　"文本服务和输入语言"对话框　　图 2-39　"添加输入语言"对话框

（3）在"文本服务和输入语言"对话框中选择"语言栏"选项卡，如图 2-40 所示。其中"停靠于任务栏"单选按钮和"在任务栏中显示其他语言栏图标"单选按钮是默认选中的。也可以将其隐藏或悬浮于桌面上。若选中了"隐藏"单选按钮，则桌面上不会显示语言栏。

2. 输入法的删除　在语言栏单击右键，在弹出的快捷菜单中选择"设置"命令，打开"文本服务和输入语言"对话框，在"文本服务和输入语言"对话框"已安装的服务"列表中选择要删除的输入法，单击"删除"按钮，然后单击"确定"按钮完成操作。

3. 输入法的使用

（1）输入法的切换：将鼠标移到任务栏输入法指示器上单击，从弹出的输入法列表中，选择输入法。也可以按 Ctrl+Shift 组合键切换输入法，按"Ctrl+空格键"组合键切换中英文输入法。

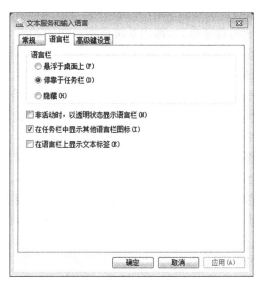

图2-40　"语言栏"选项卡

（2）输入法状态条：这里以搜狗拼音输入法为例，介绍中文输入法的状态条。切换中文输入法后，会在屏幕上显示中文输入法的状态条，如图2-41所示。

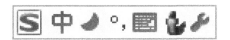

图2-41　输入法状态条

状态条上的按钮分别代表：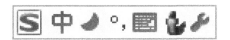——输入法图标；中——输入状态；———全角/半角符号；°,——中文/英文标点；———软键盘；———设置菜单。

（3）使用输入法输入中文：全拼输入和简拼输入。

1）全拼输入：是拼音输入法中最基本的输入方式。在输入窗口输入文字的拼音，然后通过翻页键"减号（－）等号（＝）"来进行翻页，依次选择要输入的字或词即可。

2）简拼输入：是输入声母或声母的首字母来进行输入的一种方式。有效地利用简拼，可以大大提高输入的效率。搜狗输入法现在支持的是声母简拼和声母的首字母简拼。例如：你想输入"张家界"，只要输入"zjj"或者"zhjj"即可。

（4）使用输入法输入英文：输入法中/英文输入状态的切换，可以按 Shift 键相互切换。也可以用鼠标单击状态条上的"输入状态"按钮进行切换。

除了切换输入法的中英文状态来输入英文的方法外，搜狗输入法也支持按回车键输入英文。输入英文，直接按回车键即可。在输入较短的英文时使用，能省去切换到英文状态下的麻烦。

（5）使用输入法输入数字和日期：输入"v+整数数字"，如 v123，搜狗拼音输入法将把这些数字转换成中文大小写数字。输入"v+日期"，如 v2017.8.20，搜狗拼音输入法将把简单的数字日期转换为日期格式"2017年8月20日（星期日）"。

输入法内置的插入日期和时间的方法有：

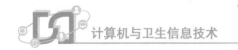

1）输入"rq"（日期的首字母），输出系统日期，如"2017 年 8 月 20 日"。

2）输入"sj"（时间的首字母），输出系统时间，如"2017 年 8 月 20 日 19：04"。

3）输入"xq"（星期的首字母），输出系统星期，如"2017 年 8 月 20 日星期日"。

（6）输入法"软键盘"的使用：在输入法状态条上右键单击"软键盘"按钮，弹出"软键盘"选择菜单，选择需要使用的软键盘，打开软键盘界面，使用鼠标在软键盘上单击即可输入。常用的软键盘有"希腊字母""数字序号""数学符号""特殊符号"等。

在输入法状态条上单击"软键盘"按钮，即可关闭"软键盘"。

（四）卸载应用程序

卸载应用程序就是将不需要的应用程序从计算机中删除，它能够保持 Windows 7 对程序删除过程的控制，不会因为程序的删除操作而对系统造成破坏。删除用户安装的应用程序，如果直接将程序安装的文件夹，通过单击鼠标右键选择"删除"命令来删除，会对系统的正常工作造成影响甚至破坏。因此，删除用户安装的应用程序，必须进行"卸载"操作。

卸载应用程序的操作步骤如下：

（1）在控制面板中单击"程序"下的"卸载程序"超链接，可以打开如图 2-42 所示的"程序和功能"窗口。

（2）在"程序和功能"窗口中选择要卸载或更改的程序，然后单击"卸载/更改"命令，完成相应的操作。

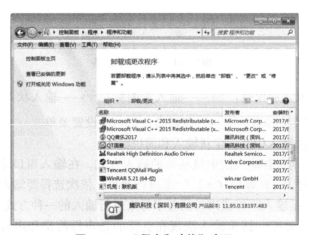

图 2-42　"程序和功能"窗口

（五）设置用户账户

在工作中，经常会遇到多人共用一台计算机的情况，因其他用户的操作而给自己添加不必要的麻烦，是大家都不希望的。Windows 7 系统提供多用户账户的功能，就可以很方便地帮助我们解决多人共用一台计算机的安全问题。多用户账户的功能通过权限和密码有效地保护用户的资源，而且还可以在不影响其他用户使用计算机的情况下，允许当前用户设置一个个性化的计算机使用环境。

1.Windows 7 系统的账户类型　Windows 7 系统提供了 3 种类型的用户账户，分别是管理员账户、标准用户账户和来宾账户。

（1）管理员账户：计算机的管理员账户权限最大，拥有对计算机操作的全部权力，可创建、更改、删除账户，安装、卸载程序，访问计算机的全部文件资料，包括受保护的系统文件。而在欢迎屏幕上所见到的用户账户Administrator（管理员）为系统的内置用户账户，是在安装系统时自动创建的。

（2）标准用户账户：是受到一定权限限制的账户，可以访问已经安装在计算机上的程序，可以设置自己账户的图片、密码等，它没有权限更改影响其他用户的计算机设置。一般情况下，用户日常工作中共用计算机，创建标准用户账户可以更方便、安全。

（3）来宾账户（Guest账户）：是给那些在计算机上没有用户账户的人使用的，只是一个临时账户而已，主要用于远程登录的网上用户访问计算机系统。来宾账户仅有最低的权限，没有密码，无法对系统做任何修改，只能查看计算机中的资料。如果不希望其他人通过这个账户进入自己的计算机，可以将来宾账户禁用。

2. 创建用户账户　创建账户必须以管理员身份登录系统才能进行操作。具体操作步骤如下：

（1）单击"控制面板"窗口"用户账户和家庭安全"类别中的"添加或删除用户账户"超链接，打开"管理账户"窗口，如图2-43所示。

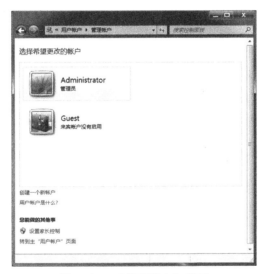

图2-43　"管理账户"窗口

（2）在"管理账户"窗口中单击"创建一个新账户"超链接，打开"创建新账户"窗口，依次输入新账户的名称，选择账户的类型，如图2-44所示。

（3）单击"创建新账户"窗口下方的"创建账户"按钮，返回"管理账户"窗口，即可看到创建的新账户。

3. 更改账户　创建的新用户账户，因为没有设置密码，所以任何人都可以访问。为了账户的安全，还需要对用户账户进行修改，如设置密码、更改账户图片、更改账户类型、删除账户等。非计算机管理员类型的账户，只能修改自己账户的设置，以计算机管理员身份登录的账户可以修改其他用户账户。

在"管理账户"窗口中单击需要更改设置的账户名，打开"更改账户"窗口，如图2-45所示。窗口左侧有"更改账户名称""创建密码""更改图片""设置家长控制""更改账户类型""删除账户"和"管理其他账户"。

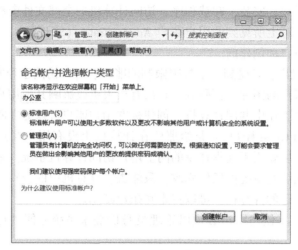

图 2-44　"创建新账户"窗口

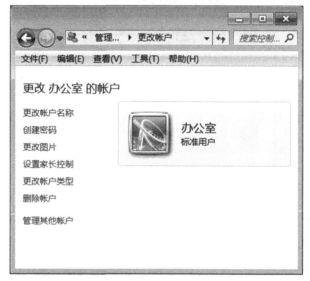

图 2-45　"更改账户"窗口

●更改账户名称：对账户重新命名。

●创建密码：为新用户账户创建密码，在登录时必须输入。如果用户账户已经设置了密码，则此项变为"更改密码""删除密码"两个选项。

●更改图片：允许用户为自己的账户设置一个个性化的图片，这个图片将出现在欢迎屏幕的用户账户的旁边。

●设置家长控制：家长可以使用管理员账户的"设置家长控制"功能，对拥有标准用户账户的儿童使用计算机的方式进行协助管理。例如，家长可以限制儿童使用计算机的时段、可以玩的游戏类型等。

●更改账户类型：设置为"管理员"或者"标准用户"类型。

●删除账户：删除选择的用户账户。删除账户前，系统会提示是否保留要删除账户中的文件。

如果只需要为用户创建账户密码和更改图片，也可以通过单击"管理账户"窗口下方的"转到主'用户账户'页面"超链接，进入"更改用户账户"页面，在此页面可以通过"为您的账户创建密码"和"更改图片"超链接进行设置。

二、Windows 7 常用附件

（一）画图

　　Windows 7 系统自带的"画图"程序是一个简单易用的图像编辑程序。它不但可以在空白绘图区域绘制图形，而且还可以对计算机中存储的图片文件进行简单的编辑。

　　单击"开始"按钮，选择"所有程序" | "附件" | "画图"命令，打开"画图"程序窗口，如图 2-46 所示。"画图"程序的窗口由标题栏、快速访问工具栏、"画图"菜单按钮、功能区、绘图区和状态栏组成。

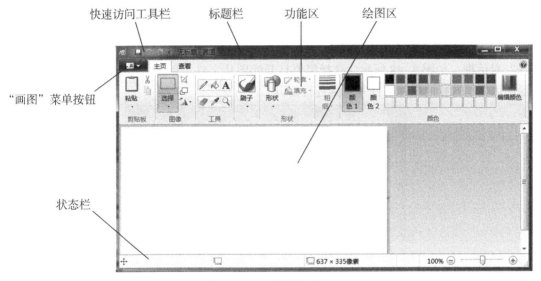

图 2-46　　"画图"窗口

　　1. "画图"程序的保存　单击"画图"下拉菜单中的"保存"命令，或者单击快速访问工具栏上的"保存"命令按钮，都可以执行保存操作。

　　如果是新绘制的图片文件，执行"保存"命令时，会弹出"另存为"对话框，如图 2-47 所示。在对话框中设置保存位置、保存文件类型（PNG、GIF 或 JPEG 等），输入文件名后，单击"保存"按钮，即可完成保存操作。如果是对计算机中的图片文件编辑后执行"保存"命令，则将修改过的图片文件直接按原文件名保存，而不再出现"另存为"对话框。

　　如果需要编辑计算机中的图片文件，但又不希望把原文件破坏，这时可以使用"画图"下拉菜单中"另存为"命令。每次执行"另存为"命令，都会弹出"另存为"对话框，完成设置后，单击"保存"按钮，就可以将编辑的图片文件另存为一个副本，而原文件不受影响。

　　2. "画图"程序的新建　单击"画图"下拉菜单中的"新建"命令，可以在绘图区新建一个空白的画布。

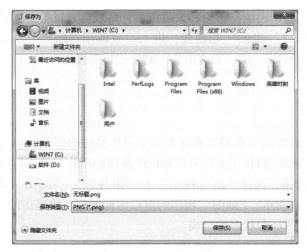

图 2-47　"另存为"对话框

3. "画图"程序的打开　单击"画图"下拉菜单中的"打开"命令，会弹出"打开"对话框，如图 2-48 所示。选择需要打开的图片文件，单击"打开"按钮，就可以在绘图区显示选择的图片文件并对其进行编辑。

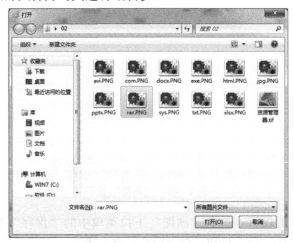

图 2-48　"打开"对话框

4. 撤销和重做　在编辑图片时，如果出现了误操作，可以使用"快速访问工具栏"上的"撤销"（Ctrl+Z）按钮，撤销误操作。单击"重做"（Ctrl+Y）按钮，可以将刚才撤销的操作再重新执行。

5. 功能区中的常用工具　在每次绘图开始前首先应在功能区的"颜色"中选择前景色和背景色，其次要选择绘图工具，最后才能把光标移到编辑窗口绘制图形。常用绘图工具有"铅笔工具" ✐、"填充工具" ◆、"文字工具" Ａ、"橡皮工具" ✐、"颜色选取工具" ✐、"放大镜工具" 🔍 等。

使用文字工具在绘图区指定位置输入文字，在未退出文字编辑状态时，可以选中文字，设置文字的字体、字号、加粗、倾斜、加下划线、颜色等。一旦退出文字编辑状态，就不能再对文字进行编辑。

6. 绘制图形 在功能区"形状"列表框中选择需要绘制的形状（直线、曲线、矩形、椭圆等），鼠标指针变成十字形，在绘制区拖动鼠标即可绘制图形。

绘制形状默认颜色是黑色，如果想绘制其他颜色的形状，可以在绘制前先设置绘制线条的颜色1（前景色）和宽度，再绘制图形。

在拖动鼠标的同时按 Shift 键，可以绘制水平直线、垂直直线、正方形、正圆、正圆角矩形等图形。

7. 图像编辑 如果对编辑的图片部分区域进行复制、移动、旋转等操作，需要先选择图像区域，然后单击"选择"下拉按钮。如图 2-49 所示，选择一种形状（如"矩形选择"工具），在绘图区拖动鼠标，划出一个矩形区域对所要操作的对象进行选择。在功能区"剪贴板"组单击相应命令，对选中范围内的对象进行复制、移动等操作。在功能区"图像"组单击相应命令，对选中范围内的对象进行裁剪、调整大小、旋转等操作。

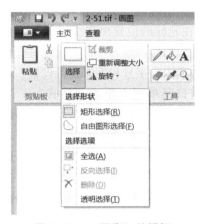

图 2-49   "图像"编辑框

（二）截图工具

截图工具是 Windows 7 操作系统中提供的一种新的附件程序，使用截图工具可以简单、便捷、清晰地截取计算机屏幕上的任意图片。

在"开始"菜单中，选择"所有程序" | "附件" | "截图工具"命令，即可打开"截图工具"窗口，如图 2-50 所示。

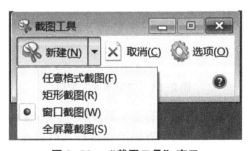

图 2-50   "截图工具"窗口

单击"新建"按钮旁边的箭头，从下拉菜单中选择截图方式。选择"任意格式截图"命令，鼠标指针变成剪刀形状，然后拖动鼠标，围绕对象绘制截取的形状。选择"矩形截图"命令，鼠标指针变成十字形状，然后拖动鼠标，选择要截取的屏幕区域。选择"窗口截图"命令，然后单击要截取的窗口。选择"全屏幕截图"命令，会直接截取显示器全屏。截图完成后在"截图工具"程序窗口显示截取的图片，并进入编辑状态。

在窗口中单击"复制"命令按钮，可以将截图直接粘贴应用到 Word、画图等程序中。也可以使用程序提供的各种颜色的笔对图片做标记，使用"橡皮擦"工具可擦除不需要的标记。

截取的图片编辑完成后，单击窗口上的"保存截图"按钮，打开"另存为"对话框，在对话框中设置保存位置，输入文件名，选择保存文件的类型（HTML、PNG、GIF 或JPEG），然后单击"保存"按钮即可。

（三）记事本

"记事本"程序用于纯文本文档（txt 文件格式）的编辑。在"开始"菜单中，选择"所有程序" | "附件" | "记事本"命令，即可打开"记事本"窗口。

在记事本文档窗口中单击，出现闪烁的光标后，即可进行文本的输入、编辑等操作，如图 2-51 所示。输入的文本在光标的位置出现，如果想要在文本之间插入其他字符，就需要先将光标移动到插入位置，然后再输入字符。因此，光标也称为插入点。

纯文本文档只能对文本的字体、字号和字形进行设置，而不能设置文本的颜色、段落格式。先选中文本，然后在窗口菜单栏上单击"格式" | "字体"命令，打开"字体"对话框，在对话框中设置字体、字号和字形，然后单击"确定"按钮，完成文本格式的设置。

文本编辑完成后，在窗口菜单栏上单击"文件" | "保存"命令，打开"另存为"对话框。在对话框中设置保存位置，输入文件名，默认文件类型为"文本文档（*.txt）"，然后单击"保存"按钮，即可完成对纯文本文档的保存操作。

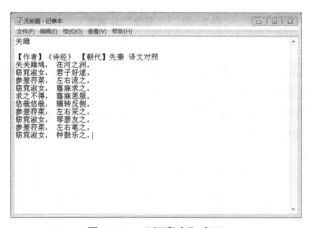

图 2-51 "记事本"窗口

默认情况下，记事本中输入或显示的文本不会换行，当输入的文本超出窗口显示区域时，窗口下方会出现水平滚动条。如果需要手动换行，可以在换行位置按 Enter 键强制换行。如果需要自动换行，在窗口菜单栏上单击"格式"菜单，选择菜单中的"自动换行"命令。如果需要打开其他纯文本文件进行编辑，可以通过单击窗口菜单栏上的"文件" | "打开"命令或直接双击打开文件，进行编辑。

（四）计算器

"计算器"程序是 Windows 7 操作系统自带的一个功能强大的计算工具。"计算器"程序除了提供"标准型""科学型""程序员""统计信息"4 种工作模式，还有"基本""单位转换""日期计算""工作表"4 种功能。工作表中还有"抵押""汽车租赁""油耗"的计算功能。

在"开始"菜单中，选择"所有程序"｜"附件"｜"计算器"命令，即可打开"计算器"程序窗口，系统默认为"标准型"计算器。单击"计算器"窗口上的"查看"菜单按钮，选择相应命令，切换到计算器其他工作模式，如图 2-52 所示。

1. "标准型"计算器　与日常工作中使用的手持电子计算器功能相同，可以进行简单的加、减、乘、除、开方和倒数等算术运算。使用时，通过鼠标单击"计算器"窗口上的按钮来输入数值，也可以通过数字小键盘上的按键来输入。

例如：计算算式"（8-3）×（9-2）="的结果。先输入数字 8，单击"MS"将数字 8 先保存到计算器的缓存器中，再输入数字 3，然后单击"M-"，将缓存器中的数字 8 与输入的数字 3 相减，结果为 5 并保存到缓存器中。然后计算"9-2"，得出结果为 7，单击计算器上的"＊"相乘，单击"MR"读出之前保存在缓存器的数字 5，单击"="得出结果 35，计算完后单击"MC"清除缓存器，单击"C"清除所有数据。

我们也可以使用"历史记录"功能计算上面的例题。选择"查看"菜单中的"历史记录"，进入"历史记录"操作界面，如图 2-53 所示。先计算"8-3"，得出结果为 5，计算器将算式记录在屏幕上方。再计算"9-2"，得出结果为 7，计算器同样依次将算式记录在屏幕上方。然后单击屏幕上方的"8-3"，单击计算器上的"＊"相乘，再单击屏幕上方的"9-2"，最后单击"="得出结果 35。计算完成后可以在计算机屏幕上单击右键，选择快捷菜单中的"清除历史记录"命令，将历史记录清除。

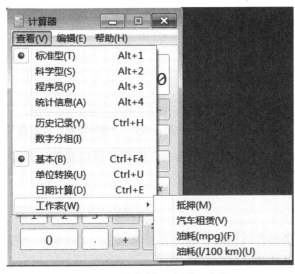

图 2-52　计算器"查看"菜单

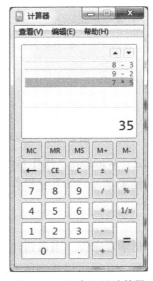

图 2-53　历史记录计算器

2. "科学型"计算器　除了具有"标准型"的功能外，还增加了一些比较常用的数学函数，用于专业的、较为复杂的科学运算，如三角函数、对数函数等。

3. "程序员"计算器 可以在不同数制表示的数值之间进行相互转换和逻辑运算。而且我们在输入其他数制表示的数值时,在计算机屏幕下方同时给出了其二进制的值。在程序员模式下,计算器最多可精确到64位数。"程序员"模式只是进行整数部分的运算,不能对小数部分运算。例如:在十进制下输入6,选择计算器窗口左侧的"二进制"单选按钮,计算器屏幕上马上显示转换成二进制的结果为110,如图2-54所示。

4. "统计信息"计算器 这是一种完全不同的计算模式。我们先输入一系列已知的数据,然后计算各种统计数据。支持的统计数据包括平均值、平方平均值、求和、平方和、标准差和总体标准差。

(1)输入一个数据的方法是:在数字小键盘中输入数字,然后单击计算器右下角的Add按钮,或者按数字小键盘上的Enter键,即可将数字作为一个数据添加进计算器的统计序列中。

(2)批量导入统计数据的方法是:如果数据较多,我们也可以将Excel等文件中的数据复制、粘贴到计算器中。例如:依次输入"1、2、3、4、5"5个数字,计算器屏幕上显示统计结果"计数=5",即统计数据的个数为5个。单击" $\bar{x}$ "按钮求输入的5个数字的平均值,计算器屏幕上显示统计结果"3",如图2-55所示。

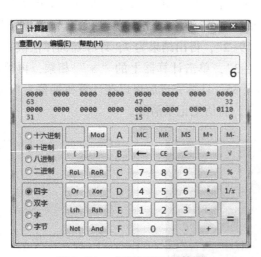

图2-54 "程序员"计算器

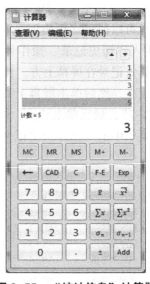

图2-55 "统计信息"计算器

总之,Windows 7操作系统自带的计算器功能很强大,使用者可以通过计算器的"帮助"功能来学习它的其他操作。

三、Windows 7 的帮助功能

对初学者来说,当遇到计算机的操作问题时,通过查看Windows 7自带的"帮助和支持"工具,几乎可以找到所有的解决方案。

单击"开始"按钮,在"开始"菜单中选择"帮助与支持",如图2-56所示,便可以打开图2-57所示的"Windows帮助和支持"窗口。

在"Windows帮助和支持"窗口中,单击"浏览帮助"主题超链接,可以显示相关的

帮助目录。单击需要浏览的帮助主题，选择相应的子类别，就可以查看相关帮助的详细内容。

也可以在搜索帮助对话框中输入要查找的问题，如"计算器"，然后按回车键，系统自动将检索出与"计算器"问题相关的若干信息供用户选择查看。找到相关问题的解决方法，然后单击相应的超链接，就能查看解决方案的详细内容了。

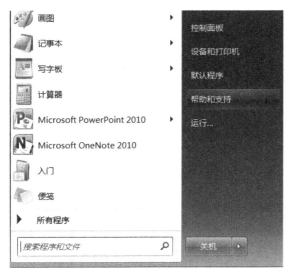

图 2-56　"开始"菜单中的"帮助和支持"

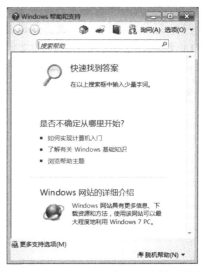

图 2-57　"Windows 帮助和支持"窗口

实训　Windows 7 的基本操作及文件管理

【实训目的】

（1）掌握 Windows 7 的桌面组成及操作方法。

（2）掌握 Windows 7 的窗口组成及操作方法。

（3）掌握应用程序的启动和退出的方法。

（4）掌握文件和文件夹的操作方法。

【实训要求】

（1）在 Windows 7 的桌面上，分别创建"画图"程序和"记事本"程序的快捷方式图标，并进行以下操作：

1）将桌面图标按"名称"排列，然后删除新创建的"画图"程序快捷方式图标。

2）将"画图"程序和"计算器"程序锁定到任务栏，然后再将任务栏中的"计算器"程序图标删除。

3）运行"画图""记事本""计算机"程序，并练习窗口的移动、改变窗口大小、切换操作。

4）退出"画图""记事本""计算机"程序运行。

（2）更改 Windows 7 的桌面主题、将屏幕分辨率设置为 1280×720（或 1024×768）。

（3）打开计算机的 C 盘，并进行以下操作：

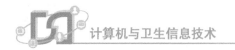

1）设置窗口中文件的显示方式为"中等图标"。

2）显示窗口中的隐藏文件和文件夹。

3）显示文件的扩展名。

4）在计算机的 C 盘中搜索所有扩展名为".EXE"的文件。

5）在窗口地址栏中输入文件路径"C：\ Program Files \ Microsoft Office"，直接打开 Microsoft Office 文件夹。

（4）打开计算机的 D 盘，并进行以下操作：

1）按照图 2-58 所示文件和文件夹的树形结构，在 D 盘中创建文件和文件夹。

2）打开 PPT 文件夹中的文本文件 A1. txt，输入文字"百度网址 www. baidu. com"，保存并退出编辑窗口。

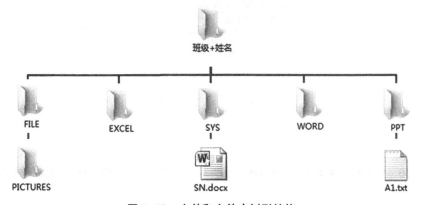

图 2-58　文件和文件夹树形结构

3）将 A1. txt 文件属性设置为"只读"，并移动到 FILE 文件夹下。

4）将 SYS 文件夹中的文档文件 SN. docx，复制到 WORD 文件夹下，并重命名为"序列号 . docx"。

5）删除 FILE 文件夹下的 PICTURES 子文件夹，并清空"回收站"。

6）将 EXCEL 文件夹设置为"隐藏"属性。

【操作提示】

1. 在 Windows 7 桌面上分别创建"画图"程序和"记事本"程序的快捷方式图标　在"计算机"窗口中找到"画图"程序文件（C：\ Windows \ system32 \ mspaint. exe），鼠标指向该文件，单击右键，在弹出的快捷菜单中选择"发送到" | "桌面快捷方式"命令，即可将该文件的快捷方式图标添加到桌面上。在"计算机"窗口中找到"记事本"程序文件（C：\ Windows \ system32 \ notepad. exe），然后执行相同的操作。

（1）设置桌面图标的排列方式时，在桌面空白区域单击右键，在弹出的鼠标快捷菜单中选择"排序方式" | "名称"命令。删除桌面上的"画图"程序快捷方式图标时，鼠标指针指向该图标，单击右键，在弹出的快捷菜单中选择"删除"命令，确认删除操作后，即可将桌面图标删除到回收站中。

（2）将"画图"程序锁定到任务栏，可以单击"开始" | "所有程序" | "附件"，使用鼠标指针指向"附件"中的"画图"程序，单击右键，在弹出的快捷菜单中选择"锁定到任务栏"命令即可。将"计算器"程序锁定到任务栏，可以执行相同的操作。删

除任务栏中的"计算器"程序图标时，使用鼠标指针指向任务栏中的"计算器"图标，单击右键，在弹出的快捷菜单中选择"将此程序从任务栏解锁"命令即可。

（3）运行"画图""记事本"程序，可以单击"开始"｜"所有程序"｜"附件"｜"画图"（或"记事本"）程序，即可打开相应的程序窗口；运行"计算机"程序，直接双击桌面上的程序图标，即可打开"计算机"窗口。

移动窗口时，窗口必须处于还原状态，然后用鼠标直接拖动窗口标题栏空白处，即可将窗口移动到桌面的任意位置。

改变窗口大小，除了"最大化""最小化"之外，还可以任意调整窗口大小。当窗口处于还原状态下，用鼠标指向窗口的边框或顶角任意位置，待鼠标指针变成双箭头时，即可通过拖动操作改变窗口大小。

切换窗口时，单击任务栏中想要切换的窗口按钮或缩略图，就可以方便地切换当前窗口。使用组合键 Alt+Tab、Alt+Esc、Windows+Tab，也可以进行窗口的切换操作。

（4）退出"画图""记事本""计算机"程序运行，可以单击应用程序窗口右上角的"关闭"按钮，或按 Alt+F4 组合键。

2. 更改 Windows 7 的桌面主题，调整屏幕的分辨率　使用鼠标右击桌面空白处，在弹出的快捷菜单中选择"个性化"命令，或者在"控制面板"窗口中单击"外观和个性化"下的"更改主题"超链接。打开"个性化"设置窗口，从"我的主题"或"Aero 主题"中选择一个主题即可。

设置屏幕分辨率时，在桌面空白处单击右键，在弹出的快捷菜单中选择"屏幕分辨率"命令，打开"屏幕分辨率"窗口。在"分辨率"下拉列表框中拖动滑块，调整屏幕的分辨率为1280×720（或1024×768），单击"确定"按钮完成设置。

3. 打开计算机的 C 盘，并进行文件的浏览操作

（1）设置窗口中文件的显示方式为"中等图标"：单击窗口右上角的"更改您的视图"下拉按钮，从中选择"中等图标"命令。也可以通过单击窗口菜单栏中的"查看"菜单或单击鼠标右键快捷菜单中的"查看"项，来设置窗口中文件的显示方式。

（2）显示窗口中的隐藏文件和文件夹：在 C 盘窗口工具栏上，选择"组织"｜"文件夹和搜索选项"命令，或菜单栏中的"工具"｜"文件夹选项"命令，打开"文件夹选项"对话框，如图 2-59 所示。选择"查看"选项卡，在"高级设置"列表框中，选择"显示隐藏的文件、文件夹和驱动器"选项，单击"确定"按钮完成设置。

（3）显示文件的扩展名：打开"文件夹选项"对话框，选择"查看"选项卡，在"高级设置"列表框中取消"隐藏已知文件类型的扩展名"复选项，单击"确定"按钮完成设置，如图 2-59 所示。

（4）查找文件：打开"计算机"的 C 盘窗口，在搜索栏中输入"＊.exe"后按回车键，窗口地址栏中会显示绿色的搜索进度条，搜索结束后，C 盘所有扩展名是".exe"的文件将会显示在窗口中，如图 2-60 所示。

（5）通过文件路径浏览文件：在 C 盘窗口地址栏中输入文件路径"C：\ Program Files \ Microsoft Office"后按回车键，可以直接打开 Microsoft Office 文件夹。

4. 在"计算机"窗口中打开 D 盘，进行文件操作

（1）创建图 2-58 所示的文件和文件夹：在 D 盘窗口的空白处单击鼠标右键，在快捷

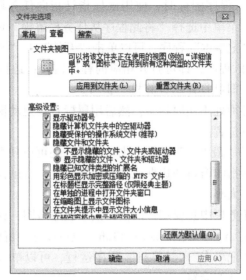

图 2-59　"文件夹选项"对话框

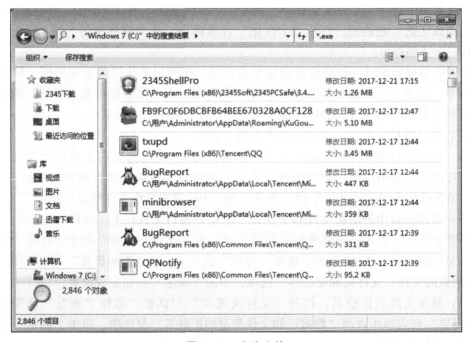

图 2-60　查找文件

菜单中选择"新建"｜"文件夹"命令，输入学生的班级和姓名，如"17 级护理 1 班张燕"，按回车键完成新建学生文件夹操作。然后双击打开学生文件夹，用相同的方法在学生文件夹下分别新建 FILE、EXCEL、SYS、WORD 和 PPT 5 个子文件夹。双击打开 FILE 文件夹，新建一个 PICTURES 子文件夹。返回上一层目录，双击打开 SYS 文件夹，右击窗口空白处，选择快捷菜单中的"新建"｜"Microsoft Word 文档"命令，输入文件名"SN"，扩展名".docx"无须更改。使用相同的方式，在 PPT 文件夹下新建文本文件

"A1. txt"。

（2）编辑文本文件：在 PPT 文件夹窗口中双击打开文本文件 "A1. txt"，在 "记事本" 窗口中输入文字 "百度网址 www. baidu. com"，单击 "文件" ｜ "保存" 命令，保存对文本文件 "A1. txt" 的修改，关闭 "记事本" 窗口退出文件编辑。

（3）更改文件属性，并移动文件：在 PPT 文件夹窗口中，右键单击文本文件 "A1. txt"，选择快捷菜单中的 "属性" 命令，打开 "属性" 对话框，选择 "常规" 选项卡中的 "只读" 属性选项，单击 "确定" 按钮完成设置。移动文本文件 "A1. txt" 到 FILE 文件夹下，可以使用鼠标右键单击文本文件 "A1. txt"，从快捷菜单中执行 "剪切" 命令。返回上一层目录，双击打开 FILE 文件夹，鼠标指向窗口空白处，单击右键，从快捷菜单中执行 "粘贴" 命令。

（4）复制、重命名文件：在 SYS 文件夹窗口中，右键单击文档文件 "SN. docx"，从快捷菜单中执行 "复制" 命令。返回上一层目录，双击打开 WORD 文件夹，鼠标指向窗口空白处，单击右键，从快捷菜单中执行 "粘贴" 命令，完成文件的复制操作。在 WORD 文件夹窗口中，右键单击文档文件 "SN. docx"，从快捷菜单中执行 "重命名" 命令，将文件名修改为 "序列号 . docx"，按回车键完成重命名操作。

（5）删除文件：在 FILE 文件夹窗口中，右键单击 PICTURES 文件夹，从快捷菜单中选择 "删除" 命令，确认删除操作后，即可将文件夹删除到回收站中。右键单击桌面上的 "回收站" 图标，从快捷菜单中选择 "清空回收站" 命令，单击对话框中的 "是" 按钮，确认清空回收站操作。

（6）将 EXCEL 文件夹设置为 "隐藏" 属性：在学生文件夹窗口中，右键单击 EXCEL 文件夹，选择快捷菜单中的 "属性" 命令，打开 "属性" 对话框，选择 "常规" 选项卡中的 "隐藏" 属性选项，单击 "确定" 按钮完成设置。

（倪　朋）

扫码看本章 PPT　　　　扫码看本章小结　　　　扫码做练习题

文字处理软件Word 2010

◎ 学习要点

本章主要学习 Word 2010 的基本功能和操作。通过对本章内容的学习，了解文字处理软件 Word 2010 的用途和特点；熟悉 Word 2010 的工作窗口、对话框、文档视图及其特点；掌握 Word 2010 文档的编辑、排版操作、表格的创建和编辑；掌握邮件合并的功能。

◎ 情景导入

在日常办公中，面对烦琐的文字编辑和排版工作，需要专门的软件来进行处理，Word 2010 就是一款功能十分完善的文字处理软件。它具有强大的文字、图片、表格处理功能，使用它能排出版面精美的文档。本章将系统学习文字处理软件 Word 2010。

第一节 初识 Word 2010

Word 2010 是由微软公司开发的 Microsoft Office 2010 办公套装软件之一，是功能十分强大的文字处理软件，利用它可以方便地制作出文稿、信函、公文、书稿、表格、网页等各种类型的文档。本章我们将由浅入深、循序渐进地学习 Word 2010 的基本使用和操作方法。

一、Word 2010 的启动及退出

1. 启动 Word 2010　启动 Microsoft Word 2010 的方法有很多，常用的启动方法如下：

（1）单击"开始"按钮，选择"开始"菜单中"所有程序"选项，再单击"Microsoft Office"，在菜单项内选择"Microsoft Word 2010"，如图 3-1 所示。

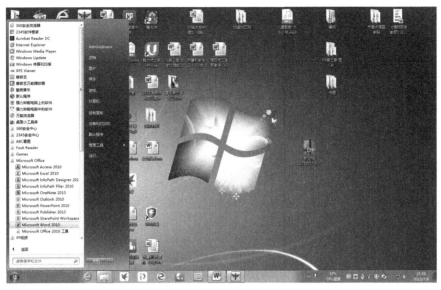

图 3-1　通过"开始"菜单启动 Word 2010

（2）如果桌面上有 Word 2010 快捷方式，双击桌面上的快捷方式。

（3）用户也可以双击桌面或文件夹内的 Word 2010 文件，既启动了 Word 2010，同时也打开了该文件。

2. 退出 Word 2010　退出 Word 2010 的方法如下：

（1）单击窗口右上角的"关闭"按钮。

（2）单击"文件"菜单中的"退出"命令。

（3）按快捷键 Alt+F4。

二、Word 2010 窗口及组成

Word 2010 启动后，打开的窗口便是 Word 2010 的工作界面。与早期版本相比，Word 2010 的界面更加清新，其界面主要由快速访问工具栏、标题栏、选项卡、功能区、编辑区和状态栏等部分组成，如图 3-2 所示。

1. 标题栏　标题栏位于窗口的最上方，显示正在编辑的文档名称（如"文档1"）、软件名称（Microsoft Word），以及最小化、最大化/还原和关闭按钮。

2. 快速访问工具栏　位于标题栏的左侧，常用命令位于此处，如"保存"和"撤销"。也可以添加个人常用命令。单击访问栏右侧的下拉按钮，在打开的下拉菜单中选择相应的命令，即可将该命令按钮添加到快速访问栏中。如果要添加其他的命令，则选择菜单中的"其他命令"命令，这时将弹出"Word 选项"对话框，并自动切换到"快速访问工具栏"选项，在"自定义快速访问工具栏"窗口的命令列表中选择需要添加的命令，然后单击"添加"按钮，最后单击"确定"按钮即可。

3. 功能区　Word 2010 取消了传统的菜单操作方式，取而代之的是功能区。在 Word 2010 窗口上方看起来像菜单的名称其实是功能区的名称，当单击这些名称时并不会打开菜单，而是切换到与之相对应的功能区面板。工作时需要用到的命令位于此处。它与其他软件中的"菜单"或"工具栏"相同。

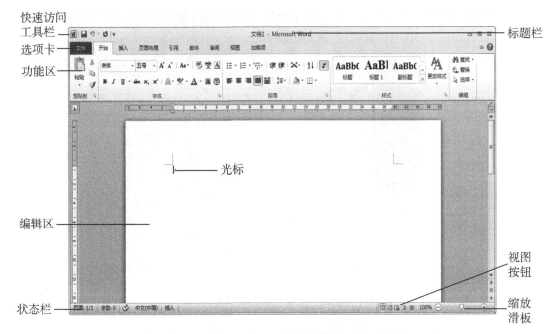

图 3-2　Word 2010 的窗口

　　功能区位于标题栏的下方，由多个选项卡组成，如"文件""开始""插入""页面布局"等选项卡。每个选项卡中按功能的不同又分为若干个"组"，每个组又有若干个命令按钮，组的名称位于组的下方，有的组右下角有一个小按钮 。单击这个按钮，可以打开该组相应的对话框。

　　4. 编辑区　编辑区位于 Word 2010 窗口的正中央，在这个区域内可以输入文本，插入图片、声音等，并可以对这些内容进行编辑。当输入的内容超过屏幕的显示范围时，在Word 的边框就会出现滚动条，用于更改正在编辑的文档的显示位置，拖动滚动条可以显示更多的内容。在窗口上方和左侧各有一个标尺，可以利用它来调整文本的缩进、页边距及表格的大小等。

　　5. 缩放滑块　位于窗口的右下部分，拖动游标，可以更改正在编辑的文档的显示比例设置。

　　6. 状态栏　位于窗口的最下方，显示当前窗口的状态和操作的信息，如文档的总页数、字数、当前页码等，还有"改写/插入"状态和输入法等相关信息。

　　7. 视图栏　在 Word 2010 中提供了"页面视图""阅读版式视图""Web 版式视图""大纲视图"和"草稿视图"等 5 种视图模式，用户可以在"视图"选项卡中选择需要的视图，也可在视图栏中单击视图按钮进行切换。

三、文档的基本操作

　　在 Word 2010 里创建新文档时，会自动创建文件名依次为"文档 1""文档 2""文档3"……的文档。常见的创建新文档的方法有以下几种：

　　1. 新建空白文档　有以下几种方法：

　　（1）单击快速访问栏中的"新建"按钮。

（2）打开"文件"选项卡，单击"新建"项，再选择"空白文档"，然后单击"创建"按钮，如图3-3所示。

（3）按快捷键Ctrl+N。

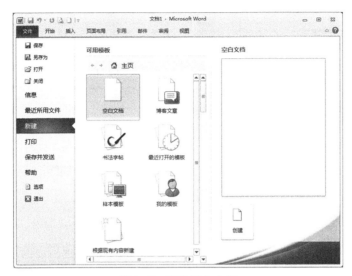

图3-3 新建空白文档

2. 使用模板新建文档 新建Word文档时，在Word 2010中内置有多种用途的模板（如博客文章、书法字帖、报表、信件及信函等），用户可以根据实际需要选择特定的模板新建Word文档，操作步骤如下：

（1）打开"文件"选项卡，单击"新建"项。

（2）打开窗口中间部分的"可用模板"中显示有"空白文档""博客文章""书法字帖"等模板，选定所需的模板，单击"创建"按钮即可。

另外，Word 2010也可使用在线模板，如证书、奖状、名片、日历、简历等，如图3-4所示。但需要计算机接入Internet，用户在列表中选择合适的模板，在屏幕的右侧窗口显示该模板的样式，单击"下载"按钮即可。

3. 保存文档 编辑完文档之后，一定要注意保存文档。保存文档有以下几种常用方法：

（1）单击快速访问栏中的"保存"按钮。

（2）在"文件"选项卡下单击"保存"命令。

（3）按快捷键Ctrl+S。

如果是新建文档的第一次保存，则会弹出"另存为"对话框，在"另存为"对话框中选择文档保存的位置，默认保存位置为文档库。在"文件名"后面的文本框中输入文件的名字，如果不输入文件名，显示的是文档的第一句话。在"保存类型"后面的文本框中选择要保存的类型，默认为"Word文档"即扩展名为.docx，然后单击"保存"按钮。

如果编辑的文档是已有的文档，则文档会保存到默认的位置（文档本身所处的位置）。

如果需要保存重新命名的一个新文档，可在"文件"选项卡下单击"另存为"命令，然后在"另存为"对话框中完成相应操作，单击"保存"按钮。

在编辑Word文档时，要养成定时保存的好习惯，编辑一段时间就要保存一次，否则

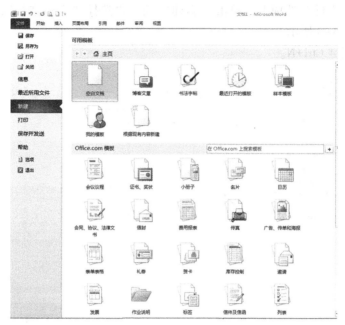

图 3-4 文档模板

编辑的内容可能会因断电、死机等原因丢失。

4. 自动保存　Word 2010 默认情况下每隔 10 min 自动保存一次文件，用户可以根据实际情况设置自动保存时间间隔，操作步骤如下：

（1）打开 Word 2010 窗口，单击"文件"选项卡中的"选项"命令，如图 3-5 所示。

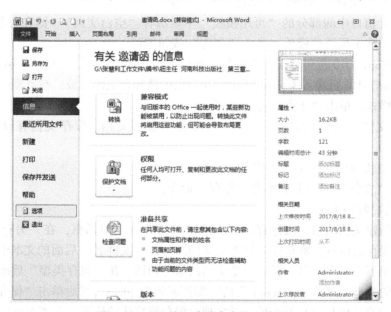

图 3-5　"文件"选项卡中的"选项"

（2）在打开的"Word 选项"对话框中单击"保存"命令，在"保存自动恢复信息时间间隔"编辑框中设置合适的数值（使用者习惯保存的时间间隔），并单击"确定"按钮，如图 3-6 所示。

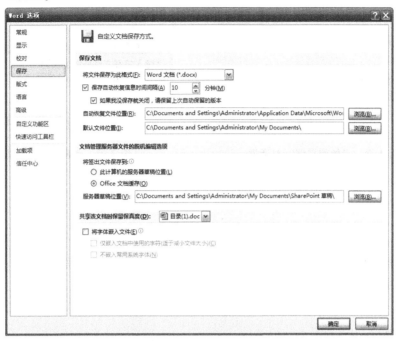

图 3-6　"Word 选项" 对话框

5. 文档加密　当所编辑的文档涉及隐私或包含机密时，我们需要给文档加密，Word 2010 提供了文档加密这一功能，可以轻松完成对文档的保护。

首先在"文件"选项卡中单击"信息"，然后在"保护文档"的下拉列表中选择"用密码进行加密"项，如图 3-7 所示。

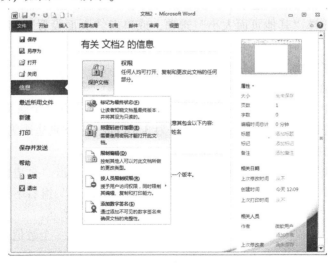

图 3-7　文档加密操作

在弹出的"加密文档"窗口中输入要设置的密码（注意：需要输入两遍，且两遍输入内容必须相同），单击"确定"按钮即可为文档设置密码保护，如图 3-8 所示。

当需要再次打开该文档时，就会弹出"密码"对话框，要求输入密码，只有输入密码

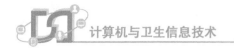

后才能正常打开，如图 3-9 所示。

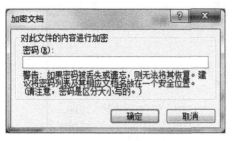

图 3-8　"加密文档"对话框

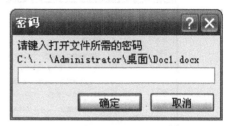

图 3-9　"密码"对话框

第二节　编辑文档

创建文档之后，就可以设置页面，向文档中输入内容并进行编辑了。对文字的编辑，指可以对文字进行选择、移动、复制、删除、查找和替换等操作。

一、页面设置

页面设置可以改变纸张大小、页边距、版面等整体的页面结构和布局，所以在输入文字内容之前应该首先进行页面设置。

1. 设置纸张　创建文档时，Word 2010 默认的纸张类型是 A4 纸，宽度 21 cm，高度 29.7 cm，页面方向为纵向。通过"页面设置"对话框的"纸张"选项卡可以改变纸型，其操作步骤如下：

（1）选择"页面布局"选项卡，在"页面设置"组中单击"纸张大小"按钮，在弹出的下拉列表中选择"其他页面大小"选项，或单击"页面设置"组右下角的 按钮，打开"页面设置"对话框，切换到"纸张"选项卡，如图 3-10 所示。

（2）在"纸张大小"下拉列表框中选择纸张类型。

（3）单击"确定"按钮，即可完成操作。

2. 设置页边距　页边距是文本与纸张边缘的距离。在打开一个新文档时，Word 2010 默认的设置为"普通"格式，即左右页边距为 3.18 cm，上下页边距为 2.54 cm，无装订线。设置页边距的操作步骤如下：

（1）选择"页面布局"选项卡，在"页面设置"组中单击"页边距"按钮，在弹出的下拉列表中选择"自定义边距"选项，或单击"页面设置"组右下角的 按钮，打开"页面设置"对话框，切换到"页边距"选项卡，如图 3-11 所示。

（2）在"上""下""左""右"文本框中输入或者选定一个数值来设置页面四周页边距宽度。

（3）单击"确定"按钮，完成设置。

3. 设置装订线　在图 3-11 所示的"装订线位置"下拉列表框中有"左""上"两个选项，如果要设置装订区，选择"上"选项，则装订线设在页的顶端；选择"左"选项，则装订线设在页的左侧。最后在"装订线"文本框中输入装订线边距的值。

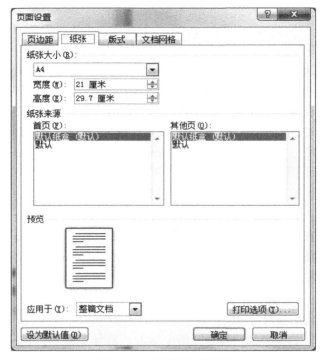

图 3-10 "纸张"选项卡

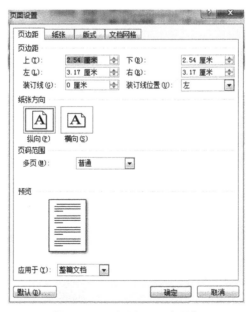

图 3-11 "页边距"选项卡

4. 设置方向 在图 3-11 的"纸张方向"选项组中，用户可以根据需要选择"纵向"或"横向"。

二、文档的基本编辑

（一）输入文档内容

创建了 Word 文档之后，在编辑区中会出现一个闪烁的垂直光标"｜"，称为插入点光标，这时就可以向编辑区中输入内容了。输入的内容总是位于插入点光标的位置。

1. 输入文本　在输入文字前，首先确定插入点的位置，然后输入文字。英文字符直接从键盘输入，中文字符的输入要先选择中文输入法。选择好一种输入法后，就可以进行文本的输入。输入时，当字符占满一行后，Word 能自动换行，此时不需要按回车键。当输入完一段时，按回车键，表示一段的结束。

如果只想换行但又不想分段（如表格中的换行），应插入软回车，即按 Shift+Enter 组合键。

2. 插入符号　在输入和编辑文本时，经常会遇到一些特殊符号，无法通过键盘直接输入，如某些特殊的数字符号、温度符号等，在 Word 2010 中可以很方便地找到所需的特殊符号，并将其插入文档中。在 Word 2010 中提供了丰富的特殊符号，用户可以根据需要把它们插入文本中，具体操作步骤如下：

（1）将光标定位于插入符号的位置。

（2）在"插入"选项卡的"符号"组中单击"符号"按钮，在打开的下拉列表中可以选择所需的符号。

（3）如果列表中没有所需符号，可以选择"其他符号"选项，则弹出"符号"对话框，在"符号"选项卡中选择所需的符号，单击输入按钮，即可将其插入光标位置处，如图 3-12 所示。

3. 插入日期　当完成文档的编辑工作后，往往需要在文档末尾输入编辑该文档的日期和时间。可以用文字录入的方法输入日期和时间，在 Word 2010 中也可以直接插入当前的日期和时间，其最大的好处是当用户对该文档进行修改时，插入的日期和时间能随之变化。步骤如下：

（1）将插入点置于要插入系统日期和时间的位置。

（2）在功能区中切换到"插入"选项卡，在"文本"组中单击"日期与时间"按钮，弹出"时期和时间"对话框，如图 3-13 所示，从"可用格式"列表中选择一个合适的日期格式。

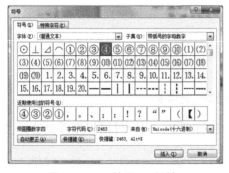

图 3-12　"符号"对话框

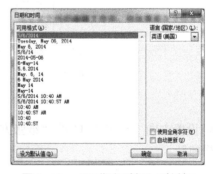

图 3-13　"日期和时间"对话框

（3）如果用户需要插入的日期随每次打开文档而变化，则在图 3-13 中选中"自动更新"选项。

（4）单击"确定"按钮，系统会将系统日期以选中的格式插入当前光标所在的位置。

（二）选定文本

选定一段文本，即说明 Word 以后的操作只对此段文本有效。在一般情况下，Word 显示的是白底黑字，而被选定的文本则是高亮度显示，即蓝底黑字，这样很容易和未被选定的文本相区别。使用鼠标选定文本的方法如下。

1. 选定词或词组　将鼠标指针移动到词或词组的任何地方，双击鼠标就可选定词或词组。

2. 选定任意数量的文字　先把鼠标指针放到要选定文本的开始位置，然后按住鼠标左键，拖动到要选定文本的末尾，松开鼠标左键，这段文本就被选定。

3. 选定一行文本　将鼠标指针移到该行的左侧空白区域选定栏处，在鼠标指针形状变为指向右上方的箭头后单击左键即可。

4. 选定多行文本　将鼠标指针移到该行的左侧空白区域选定栏处，在其形状变为指向右上方的箭头后，按住鼠标左键向下或向上拖动鼠标即可。

5. 选定垂直的文本块　将鼠标指针移到要选定文本块的左上角，按住 Alt 键并拖动鼠标，鼠标经过的文本块将被选定。

6. 选定一个句子　按住 Ctrl 键，然后在该句子的任何位置单击。

7. 选定一个段落　将鼠标指针移到该行的左侧空白区域选定栏处双击鼠标，或者在该段落的编辑位置三击鼠标。

8. 选定一大块文本　单击所选内容的开始处，然后按住 Shift 键，单击所选内容的结尾处。

9. 选定整篇文档　将鼠标指针移动到文档正文的左侧空白区域，在鼠标指针箭头变成指向右上方后三击，或按 Ctrl+A 组合键。

以上是用鼠标选定文本，也可以用键盘来选定文本。用键盘选定文本，可以使用组合键 Shift+方向键。另外选定整篇文档还可用"编辑"菜单中的"全选"命令。

（三）删除文本

当文档中出现一些不需要的内容时要及时删除。Word 2010 中删除文本的方法比较多，操作也比较简单。

（1）如果要删除当前光标之后的一个字符，按 Delete 键即可。

（2）如果要删除当前光标之前的一个字符，按 Backspace 键即可。

（3）如果要删除大段的内容，需要先选择要删除的文本，然后按下 Delete 键或 Backspace 键。

（四）撤销与恢复操作

在文档的编辑过程中经常要用到撤销和恢复功能。

1. 撤销　用撤销功能可以撤销以前的一步或多步操作。可以使用"快速访问工具栏"中的"撤销"按钮或者用 Ctrl+Z 组合键来完成这一操作。也可以单击"快速访问工具栏"旁边的下三角按钮，从下拉列表中选择撤销命令。

Word 2010 的多级撤销功能可以撤销几乎所有的编辑操作，但有些操作，如存盘或删除文件，则不可撤销。

2. 恢复　恢复是针对撤销而言的，大部分刚刚撤销的操作都可以恢复。"恢复"的操作与"撤销"操作相同，同样"快速访问工具栏"中也有"恢复"命令。

（五）移动和复制文本

为了提高编辑和排版的速度，经常需要将某部分内容从文档中的一个位置移动或复制到另一个位置。在 Word 2010 中，文本的移动和复制是通过剪贴板来完成的。剪贴板是 Windows 系统中开辟的一个特殊内存空间，可以用来临时存放要移动或复制的文本内容，以便于在各应用程序之间交换信息。

1. 移动文本　移动文本是将文档中的部分内容从原位置移动到目标位置，原位置内容消失。操作步骤如下：

（1）选定需要移动的文本。

（2）右击选定的文本，在快捷菜单选择"剪切"命令；或在"开始"选项卡中单击"剪切"按钮；也可按快捷键 Ctrl+X。

（3）将光标移到目标位置右击，从弹出的快捷菜单中选择"粘贴"命令，或在"开始"选项卡中单击"粘贴"按钮。也可按快捷键 Ctrl+V，即可完成移动文本的操作。

如果是近距离地移动文本，可使用鼠标直接拖动的方法：在选定的文本中按下鼠标左键，并拖动至要放置文本的位置，释放鼠标左键，完成移动文本的操作。

2. 复制文本　复制文本就是把文档中的部分内容从原位置复制到目标位置，其操作步骤如下：

（1）选定需要复制的文本。

（2）右击选定的文本，在快捷菜单选择"复制"命令；或在"开始"选项卡中单击"复制"按钮；也可按快捷键 Ctrl+C。

（3）将光标移到目标位置右击，从弹出的快捷菜单中选择"粘贴"命令，或在"开始"选项卡中单击"粘贴"按钮。也可按快捷键 Ctrl+V，即可完成复制文本的操作。

如果是近距离地复制文本，可使用鼠标直接拖动的方法：在选定的文本上，按下鼠标左键的同时再按下 Ctrl 键，拖动鼠标到目标位置，释放鼠标左键和 Ctrl 键，就可以复制文本到目标位置。

3. 粘贴操作　无论是"剪切"还是"复制"操作，都是将选中的内容放入剪贴板中，而最终目的还是将该内容拷贝到文档的目标位置，我们将这个拷贝的过程叫作"粘贴"。粘贴有多种方式。

在 Word 2010 中，将剪贴板中的文本粘贴至目标位置时，文本的旁边会出现一个"粘贴"按钮，单击该按钮可以打开图 3-14 所示的下拉菜单，选择菜单中的命令可以确定被粘贴文本的格式。

- 保留源格式：指粘贴到文档中的文本仍保留在源程序中的格式。
- 合并格式：可以将被粘贴的文本格式设置为目标位置的格式。
- 只保留文本：在粘贴时只粘贴对象的文本部分，主要针对粘贴目标为图片或表格的情况。
- 设置默认粘贴：可以打开"Word 选项"对话框，设置剪切、复制和粘贴的参数选项，如图 3-15 所示。

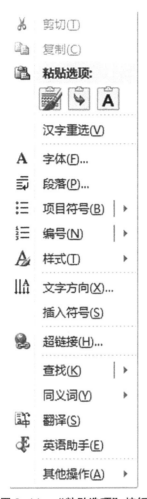

图 3-14　"粘贴选项"按钮　　　　图 3-15　"剪切、复制和粘贴"设置选项

（六）查找和替换

在文档的编辑过程中，有时会遇到一些文字或句子由于输入习惯而造成的错误，而且这种错误不仅一处，要找到这些错误的文字并改正是非常麻烦的。此时可借助 Word 2010 提供的强大的查找和替换功能，既可以查找和替换文本、指定格式、做特殊标记（如制表符、段落标记等），也可以查找和替换单词的各种形式，而且还可以使用通配符简化查找。

1. 查找　在"视图"选项卡中的"显示"组中勾选"导航窗格"选项，可以打开"导航"窗格。另外，也可以在"开始"选项卡的"编辑"组中单击"查找"按钮（或按下 Ctrl+F 组合键），打开"导航"窗格。在"导航"窗格的搜索栏中输入要查找的内容，按下回车键，Word 2010 会在文档中用黄色背景将查找到的内容标记出来，如图 3-16 所示。

如果要使用传统的"查找和替换"对话框进行查找，需要在"开始"选项卡的"编辑"组中单击"查找"按钮右侧的下拉按钮，或者在"导航"窗格搜索栏的右侧单击三角箭头，在打开的列表中选择"高级查找"选项，这时会弹出"查找和替换"对话框。在"查找内容"文本框中输入需要查找的内容，如"Word"，然后单击"查找下一处"按

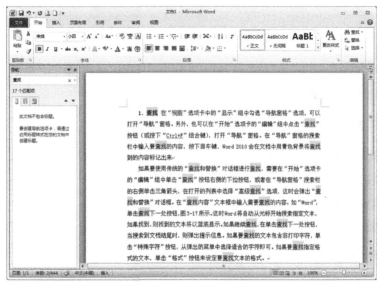

图 3-16 "导航"窗格

钮，如图 3-17 所示。这时 Word 将自动从光标开始搜索指定文本，如果找到，则找到的文本将以蓝底显示。如果继续查找，再单击"查找下一处"按钮，当搜索到文档结尾时，则弹出提示信息。

2. 替换 Word 2010 的替换功能不仅可以将整个文档中查找到的文本替换，还可以有选择地进行替换，替换的操作步骤如下：

（1）单击"查找和替换"对话框（在上面的"查找"中已介绍过如何找出这个对话框）上的"替换"选项卡，如图 3-18 所示。

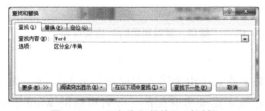

图 3-17 "查找和替换"对话框

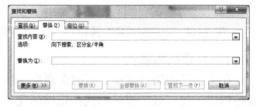

图 3-18 "替换"选项卡

（2）在"查找内容"文本框中输入需要查找的内容，在"替换为"文本框中输入要替换的内容。

（3）单击"全部替换"按钮，将满足条件的内容全部替换；若单击"替换"按钮，则只替换当前一个，继续往下替换可再单击此按钮；若单击"查找下一处"按钮，将不替换当前查找到的内容，而是继续查找下一处要查找的内容，如果要替换找到的内容，则单击"替换"按钮。

（4）如果要替换带有格式的文本及一些特殊的字符，如制表符、分栏符、空格符等，单击"查找和替换"对话框中的"更多"按钮，展开隐藏的选项，如图 3-19 所示，其中各选项的作用与"查找"选项卡中相同。

（5）如不需要继续替换其他内容，单击"关闭"按钮，结束替换。

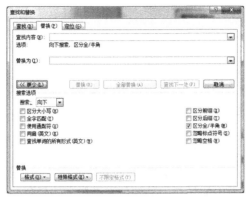

图 3-19　"替换"选项卡中的高级选项

第三节　美化文档

如果一篇文章从头到尾都是一样的文字与格式，不加修饰，就会显得很呆板，没有灵气，所以在 Word 中输入文本以后，还可以对它们进行排版，使文档变得美观，能吸引人们的眼球。

一、设置字符格式

字符格式化主要是对字符的字体、大小、颜色、显示效果等进行格式设置。Word 2010 提供两种方法设置字符的格式。

（一）使用浮动工具栏

当用户在 Word 2010 中用鼠标选择文本时，文本的右上角就会若隐若现地出现一个浮动工具栏，如果要设置字体的格式，则把鼠标指向该工具栏，此时，该工具栏由半透明变为不透明，否则，这个工具栏就会消失。通过浮动工具栏可以快速完成文本和段落的格式设置，如图 3-20 所示。

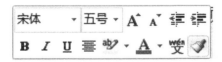

图 3-20　浮动工具栏

另外，可以使用 Word 文档"开始"选项卡的"字体"组完成文本的格式设置。

1. 设置文本的字体

（1）选择要改变字体的文本。

（2）在开始选项卡的"字体"组中打开"字体"下拉列表，选择所需字体即可。

2. 设置文本的字号

（1）选择要改变字号的文本。

（2）在"开始"选项卡的"字体"组中打开"字号"下拉列表，选择需要的字号即

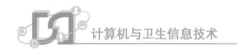

可。如果"字体"下拉列表中没有想要的字体字号，可以在字号文本框中输入想要的字号的数字，按回车键即可。

3. 设置文本的颜色　在 Word 2010 文档中，用户可以根据实际需要为 Word 文档中的字符设置字体颜色，操作步骤如下：

（1）打开 Word 2010 文档窗口，选中需要改变字体颜色的文本。

（2）在"开始"功能区的"字体"组中，单击"字体颜色"下拉三角按钮，列表如图 3-21 所示。

（3）"字体颜色"列表中，"自动"包括黑和白两种颜色，并由背景颜色决定使用哪一种；"主题颜色"为每一种常用颜色提供了多种渐变色；"标准色"包括 10 种标准颜色。用户可以单击颜色面板中的任意一种颜色来设置字体颜色。如果颜色面板中的颜色无法满足用户的需要，可以单击"其他颜色"按钮，弹出如图 3-22 所示"颜色"对话框。

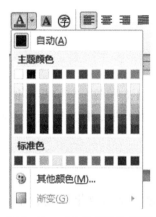

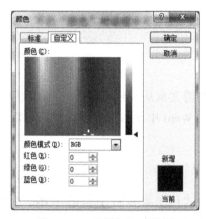

图 3-21　"字体颜色"列表　　　　图 3-22　"颜色"对话框

（4）在"颜色"对话框中可以选择更加丰富的颜色，其中在"标准"选项卡中可以选择标准颜色，而在"自定义"选项卡中则可以使用 RGB 颜色标准精确定义某种颜色。完成选择，单击"确定"按钮即可。

4. 设置文本字形与效果　设置字形就是指对文本进行加粗、倾斜、加下划线等操作，另外还有上标、下标、删除等特殊复杂的文本格式。

（1）选择要改变字形的文本。

（2）在"开始"选项卡的"字体"组中单击相应的按钮即可设置文字的效果。

1）单击 **B** 按钮：可以将文本加粗。

2）单击 *I* 按钮：可以将文本倾斜。

3）单击 U ▾ 按钮：可以为文本添加下划线。单击右侧下拉按钮，可以为文本添加不同的线型和颜色。

4）单击 abc 按钮：可以为文本中间画一条线。

5）单击 x₂ 按钮：可以将所选的文本转换为下标。

6）单击 x² 按钮：可以将所选的文本转换为上标。

7）单击 A ▾ 按钮：可以为所选文本添加外观效果，如阴影、发光等。

8）单击 ab✓ ▾ 按钮：可以用不同的颜色来突出显示文本。

（二）通过"字体"对话框设置格式

"字体"组中仅给出了一些常用的字符格式设置，功能更全的字符格式设置须通过"字体"对话框来实现。

单击 Word 文档的"开始"选项卡，再单击"字体"组右下角的 按钮，就可以打开"字体"对话框，如图 3-23 所示。该对话框有两个选项卡："字体"和"高级"。

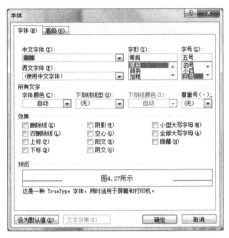

图 3-23　"字体"对话框

1. "字体"选项卡　用来设置字体、字形、大小、下划线线型、颜色及效果等字符格式。用户可根据需要选择各项参数，如英文字母的大小写转换、加着重号、上下标等。各选项作用一目了然。

2. "高级"选项卡　用来设置字符的缩放、间距及位置。缩放有缩放百分比，间距有标准、加宽、紧缩，位置有标准、提升、下降，用户可根据需要输入磅值。

（三）首字下沉

在排版时，经常用到"首字下沉"的格式。所谓"首字下沉"，就是将文章或某一段落的第一个字放大数倍，吸引读者阅读文章的内容。

要设置首字下沉的效果，首先必须将光标移动到需要产生首字下沉效果的段落中去，在"插入"功能区中单击"首字下沉"命令，在出现的下拉列表中选择"下沉"或"悬挂"选项，即可设置首字下沉效果，如图 3-24 所示。设置首字下沉后，首字可以加上边框或底纹来进一步修饰。

（四）复制字符格式

复制字符格式要用到"格式刷"，使用"格式刷"可很方便地将一个文本的格式复制到另一文本上，格式越复杂，效率越高。操作如下：

（1）选定需要这种格式的文本或将插入点定位在此文本上。

（2）单击格式"开始"功能区中的 格式刷 按钮，此时"格式刷"按钮下沉。

（3）移动鼠标，使鼠标指针指向欲排版的文本前，此时鼠标指针的形状变为一个小刷子，按下鼠标，拖曳到文本末尾，然后放开鼠标，完成复制字符格式的工作。

注意：若要复制格式到多个文本上，则双击"格式刷"按钮。完成全部格式复制后，再单击"格式刷"按钮，复制结束。

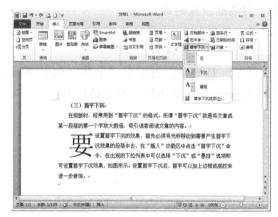

图 3-24　"首字下沉"设置

二、设置段落格式

在 Word 2010 中，默认状态下每按一次回车键就产生一个段落标记，两个回车键之间就是一个段落。

段落格式化就是通过控制段落的对齐、缩进，给段落加上编号、框线、底纹，调整段落间距等以改善段落的外貌。

（一）设置段落的对齐方式

Word 2010 提供了 5 种段落对齐方式，它们分别是：两端对齐、居中对齐、右对齐、分散对齐、左对齐。这些段落对齐方式是通过使用"段落"组上的对齐方式按钮来实现的。各种对齐方式按钮的作用如下：

1. 两端对齐▤　使段落每行的首尾对齐，如果行中的字符字体和大小不一致，它将使字符间距自动调整，以维持段落的两端对齐。不够一行，则保持左对齐。

2. 居中对齐▤　可以使段落的每一行距页面左右边距的距离相同。

3. 右对齐▤　使正文向右对齐。在信函和表格处理中很有用，如日期经常需要右对齐。

4. 分散对齐▤　使段落中的各行文本等宽。对未输满字的行，平均分配字符间距，在一行中均匀分布。分散对齐方式多用于一些特殊场合，如当姓名字数不相同时，就常使用分散对齐方式。

5. 左对齐▤　可以使段落中的每行文本都向文档的左边界对齐。

如果只对一个段落进行对齐排版，则不需要选中段落，只需将光标置于段落中任意行，选择对齐命令即可。几种对齐方式的设置例子如图 3-25 所示。

（二）设置段落缩进

段落缩进是指段落的左右边界与页边距的距离。页边距是指页面之外的空白区域。Word 2010 为用户提供了 4 种段落缩进的方式，分别是左缩进、右缩进、首行缩进和悬挂缩进。下面介绍设置段落缩进的操作方法。

1. 使用标尺　在 Word 2010 窗口中，有一个标尺栏，通过垂直滚动条上方的▤按钮，可使标尺栏显示或隐藏。在水平标尺上有几个小滑块，用来调整段落的缩进量，如图 3-

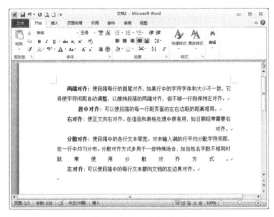

图 3-25　对齐方式

26 所示。各滑块的功能如下：

（1）左缩进：控制段落相对于左页边距的缩进量。

（2）首行缩进：控制段落的第一行相对于左页边距的缩进量。如一般的文档，都规定段落首行缩进两个字符。

（3）悬挂缩进：控制除段落的首行以外其余各行相对于左页边距的缩进量。悬挂缩进常用于参考条目、词汇表项目、简历和项目及编号列表中。

（4）右缩进：控制段落相对于右页边距的缩进量。

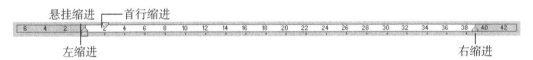

图 3-26　标尺

使用标尺设置段落缩进的操作方法是：首先将光标置于要进行缩进设置的段落，然后将相应的缩进标记拖动到合适的位置，使被选择的段落或当前插入点所在的段落随缩进标记的伸缩而重新排版。

2. 使用"段落"对话框　单击"开始"选项卡，再单击"段落"组右下角的 按钮，打开如图 3-27 所示的"段落"对话框。在"缩进和间距"选项卡的"缩进"选区中，在"左侧"后边的文本框中输入的数值就是对所选段落的左缩进量的设置；在"右侧"后边的文本框中输入的数值就是对所选段落的右缩进量的设置；如果对所选段落需要设置首行缩进或悬挂缩进时，可以从"特殊格式"下拉列表框中选择一种格式，然后在其后的"度量值"下面的文本框中输入合适的数值。

（三）设置段落间距和行间距

段落间距是指文档中的段落与段落之间的距离。行间距是指文档中的段落内部行与行之间的垂直距离。在 Word 文档中，可以根据整篇文档的排版要求来设置合适的段落间距和行间距。

1. 设置段落间距　在文档的编排过程中，有时需要将段落之间的距离设置得比行间距稍大一些，这时单击"开始"选项卡，再单击"段落"组右下角的 按钮，打开图 3-27 所示的"段落"对话框，单独设置段落之间的距离。其方法是在"缩进和间距"选项

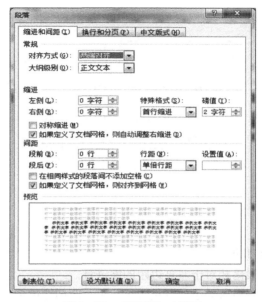

图 3-27　"段落"对话框

卡的"间距"选区内的"段前"和"段后"文本框内输入合适的值，然后单击"确定"按钮。

2. 设置行间距　设置行间距与设置段落间距的方法基本相同，只需在"行距"下拉列表中选择需要的行间距。当该列表中提供的几个行间距不合适时，可以选择"最小值"和"固定值"选项，然后在其后"设置值"下面的文本框中输入自己认为合适的数值。

三、添加边框和底纹

为了突出显示一个段落，可以给段落加上边框和底纹。

（一）添加边框

添加边框具体步骤如下：

（1）选定要添加边框的内容，或把插入点定位到所在段落中的任意位置。

（2）单击"开始"选项卡中"段落"组中 按钮右侧的按钮，在下拉列表中选择"边框和底纹"，打开如图 3-28 所示的"边框和底纹"对话框。单击"边框"选项卡：

1）"设置"框：选择预设置的边框形式。要取消边框线，则选择"无"。

2）"样式""颜色""宽度"列表框：设置框线的外观效果。

3）"预览"框：显示设置后的效果，也可以单击某边框改变该边框线的设置。

（3）在"应用于"下拉列表中选择"段落"。

（4）单击"确定"按钮，完成设置。

（二）添加底纹

添加底纹的目的是使内容更加醒目。添加底纹的步骤如下：

（1）选定要添加底纹的段落，或把插入点定位到所在段落中的任意位置。

（2）单击"开始"选项卡"段落"组中 按钮右侧的按钮，在下拉列表中选择"边框和底纹"，打开如图 3-28 所示的"边框和底纹"对话框。

（3）单击"底纹"选项卡，如图 3-29 所示。

1）"填充"框：选择底纹的颜色，即背景色。

2）"样式"列表框：选择底纹的样式，即底纹的百分比和图案。

3）"颜色"列表框：选择底纹内填充点的颜色，即前景色。

（4）在"应用于"下拉列表中选择要添加的对象。

（5）单击"确定"按钮，完成设置。

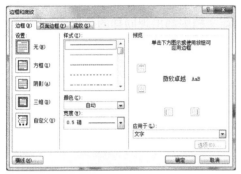

图 3-28　"边框和底纹"对话框

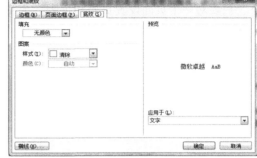

图 3-29　"底纹"选项卡

四、添加项目符号和编号

Word 2010 提供了自动创建项目符号和编号功能，在输入文字的过程中将自动把一些格式转换为项目符号和编号。项目符号是用于没有层次结构的段落内容，编号也称为段落编号，与项目符号不同的是，编号强调段落的先后顺序。

1. 创建项目符号和编号　如果在输入时自动创建项目符号或编号，当光标处于段首时，按下"开始"选项卡中"段落"组上的 ☷ ▾或☷ ▾按钮右侧的下拉按钮，在下拉列表中选择一种符号或编号，则产生一个项目符号或编号。然后输入所需文字，当按下 Enter键时，Word 会自动插入下一个项目符号或编号。要结束创建项目符号或编号时，按下Backspace 键，删除列表中的最后一个项目符号或编号即可。

2. 对已有段落添加项目符号或编号　在每个段落前面都添加一个项目符号或编号，最简单的方法是选定须添加项目符号或编号的段落，单击"段落"组上的☷ ▾或☷ ▾按钮右侧的下拉按钮，在下拉列表中选择合适的项目符号或编号。若列出的项目符号或编号不能满足需求，用户也可以单击"定义新项目符号"（或"定义新编号格式"）命令，在打开的对话框中选择或设置所需的项目符号或编号。要从项目符号或编号列表中删除条目，请选定该条目并按下 Delete 键即可。

五、创建页眉和页脚

页眉或页脚一般用来显示文档的附加信息，通常如页码、日期或公司徽标等文字或图形。页眉常打印在文档中每页的顶边上，而页脚常打印在文档中每页的底边上。默认状态下，页眉和页脚的设置是空白的，用户可以将文档中所有页的页眉和页脚设置成相同的，也可以为某一页单独设置。

1. 建立页眉和页脚　单击"插入"选项卡中的"页眉"按钮，打开如图 3-30 所示下拉列表，选择下拉菜单中的一种样式，就可以为文档添加上相应样式的页眉，这时光标也会跳转到页眉的位置，同时编辑窗口中的文档部分变成灰色，输入文字或图形即可。

页脚的添加步骤和页眉几乎相同，单击"插入"选项卡中的"页脚"按钮，打开如图 3-31 所示下拉列表，选择下拉菜单中的一种样式，就可以为文档添加上相应的样式的页脚，这时光标也会跳转到页脚的位置，同时编辑窗口中的文档部分变成灰色，输入页脚即可。

用户可以像编辑普通文档一样对页眉、页脚中的文字进行字体和字号的设置。默认情况下，只要对一个页面设置页眉和页脚，会使整篇文档中都出现同样的页眉和页脚。

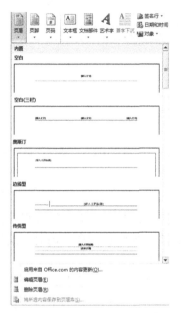
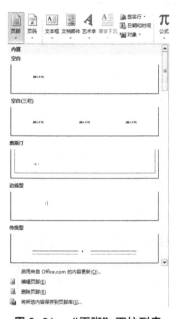

图 3-30 "页眉"下拉列表　　　　图 3-31 "页脚"下拉列表

2. 编辑页眉和页脚 要编辑页眉或页脚，可单击"页眉"（或"页脚"）下拉菜单中"编辑页眉"（或"编辑页脚"）命令，用鼠标双击文档中的页眉或页脚，然后就可以更改页眉或页脚的内容和格式了。如果需要不同的页眉和页脚，可在"页面设置"对话框的"版式"选项卡中设置"首页不同"和"奇偶页不同"。修改页眉或页脚时，Word 2010 自动对整个文档中相同的页眉或页脚进行修改。

3. 删除页眉和页脚 单击"页眉"或"页脚"下拉菜单中"删除页眉"或"删除页脚"命令，就可以完成整个文档中同样页眉或页脚的删除。

六、分栏排版

分栏排版类似于某些报纸和杂志的排版方式，可以使文本从一栏的底端连续接到下一栏的顶端。只有在页面视图方式和打印预览方式下才能看到分栏的效果，在其他视图方式下，只能显示一栏的文本。

1. 创建分栏

（1）选定要设置分栏的文本。

（2）单击"页面布局"选项卡，在"页面设置"组中单击"分栏"按钮下侧的下拉按钮，打开"分栏"的下拉列表，如图 3-32 所示。

（3）在"分栏"的下拉列表中选择所需的分栏即可。

如果这几种均不是你所需的，可单击"更多分栏"，打开如图 3-33 所示的"分栏"对话框。在"预设"选区内选择分栏的数目，在"宽度和间距"选区内设置栏间的距离。还可以设置是否加"分隔线"及在"应用于"文本框内选择应用范围。设置完毕后，单击"确定"按钮。

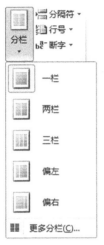
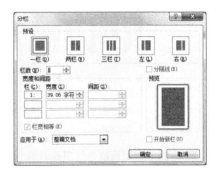

图 3-32　"分栏"下拉列表　　　　图 3-33　"分栏"对话框

2. 删除分栏　如果要删除分栏，在"预设"选区内单击"一栏"即可。

七、背景和水印

文档背景是为在屏幕上查看而设计的，背景用于 Web 版式视图或页面视图。水印则是显示在文档文本后面的文字或图片，它们可以增加趣味或标识文档的状态。Word 2010 中，在页面视图和打印预览中所显示的水印效果将会被打印出来。

1. 添加背景　在 Word 文档中加上背景能够渲染主体，使里面的文字排版变得生动，给文章赋予活力，具体操作步骤如下。

（1）打开需要增加背景的 Word 文档。

（2）单击"页面布局"选项卡，在"页面背景"组中单击"页面颜色"按钮，打开"页面颜色"下拉列表，如图 3-34 所示。

（3）单击所需"主题颜色"或"标准色"，可完成页面颜色的添加。

在"页面颜色"下拉列表中选择"其他颜色"命令，可在"颜色"对话框中选择颜色。如选择"填充效果"命令，打开"填充效果"对话框更改或添加特殊效果，如渐变、纹理、图案及图片，如图 3-35 所示。

2. 添加水印　在 Word 2010 文档中可以加上水印。水印可以是显示半透明的标识，如"机密""草稿"等文字，也可以是图片，具体操作步骤如下：

（1）首先打开需要增加水印的 Word 文档。

（2）单击"页面布局"选项卡，在"页面背景"组中单击"水印"按钮，打开水印格式的列表，如图 3-36 所示。

（3）在"水印"格式的列表中选择某一格式水印。

如果要自定义水印，单击"自定义水印"命令，打开"水印"对话框，如图3-37所示。若要将一幅图片插入为水印，选择"图片水印"，再单击"选择图片"按钮选择所需图片后，设置缩放及冲蚀；若要插入文字水印，选择"文字水印"，然后输入文本内容，设置相应的字体、字号、颜色、版式及半透明，最后单击"确定"按钮。

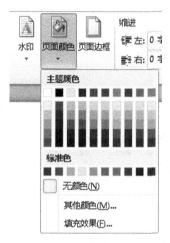

图3-34 "页面颜色"下拉列表

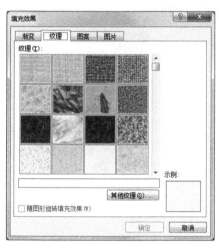

图3-35 "填充效果"对话框

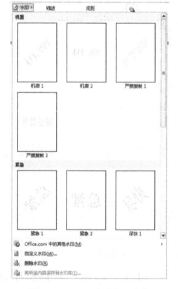

图3-36 "水印"列表

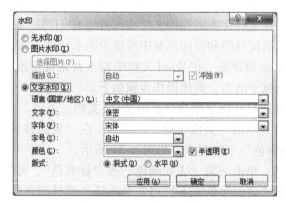

图3-37 "水印"对话框

3. 删除背景或水印

（1）删除背景：在功能区的"页面布局"选项卡中单击"页面背景"组中的"页面颜色"按钮，在下拉列表中单击"无颜色"命令。

（2）删除水印：在功能区的"页面布局"选项卡中单击"页面背景"组中的"水印"按钮，在下拉列表中单击"删除水印"命令。

第四节 表 格

表格具有逻辑关系明确、框架结构清楚的特点，可以弥补文字叙述方面的一些不足，增强信息的表达力。因此，在文档中，经常会用到表格来表示一些数据或对象。Word 2010 提供了强大的表格功能，使用户可以非常轻松地建立和使用表格。在本节中，将介绍如何创建表格，如何对表格内的文本进行编辑排版，如何修饰表格及如何为表格设置文字环绕，如何在表格中嵌套等内容。

一、表格的组成

表格的基本单位称为单元格，即表格中的一个个矩形区域。一组水平排列的单元格称为一行，一组垂直排列的单元格称为一列，可以用 n 行 m 列来描述一个表格。行、列单元格是表格的基本操作对象。

当鼠标指针位于表格中时，在表格的左上角会出现表格移动控点，右下角出现表格缩放控点。单击表格移动控点可选中整个表格；拖动表格移动控点可使表格在页面中移动；拖动表格缩放控点可改变表格的大小。表格的组成如图 3-38 所示。

图 3-38　表格的组成

二、表格的创建

Word 2010 中提供了多种创建表格的方式，选择"插入"选项卡中的"表格"按钮，从弹出的下拉列表中选择所需的创建表格的方法。

1. 快速制作表格　使用这种方法，用户只要拖动鼠标，就可以在文档中快速插入表格，具体操作步骤如下：

（1）将光标移到文档中插入表格的位置。

（2）单击"插入"选项卡中的"表格"按钮，打开"表格"下拉列表。

（3）在"表格"下拉列表中出现一个 8 行 10 列的制表示意框，如图 3-39 所示。在示意框中拖动鼠标，表格菜单的上方会显示表格的行列变化，同时文档编辑区的表格也会实时发生变化。当符合要求时，松开鼠标，将在光标所在位置创建一个表格。所建表格的行高和列宽及表格格式都使用 Word 设置的默认值，即行高与光标所在处的字体大小有关。

2. 使用"插入表格"命令创建表格　使用此命令创

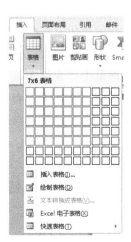

图 3-39　"表格"的下拉列表

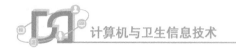

建表格，其设置更为精确。操作步骤如下：

（1）将光标定位在要插入表格的位置。

（2）单击"插入"选项卡中的"表格"按钮，打开"表格"下拉列表。

（3）在"表格"下拉列表中单击"插入表格"命令，打开"插入表格"对话框，如图3-40所示。

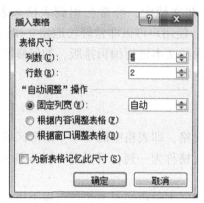

图3-40　"插入表格"对话框

（4）设置表格参数：如在文本框中输入"列数""行数"的数字。

如果在"固定列宽"中显示"自动"，表示表格的列宽由固定公式计算而得。如果想人工设置列宽，可在其中直接输入数字。如果选择了"根据窗口调整表格"，则在"Web版式"视图或在Web页中浏览文档时，当Web浏览器的窗口大小发生变化时，表格的大小可根据变化后的窗口自动调整。如果选择了"根据内容调整表格"，会创建一个列宽为0的表格，当在表格中输入内容时，列宽会根据内容自动调整。

（5）单击"确定"按钮，即可完成表格的创建。

3. 绘制表格　为了满足创建不规则表格的需要，Word 2010还提供了绘制表格的功能，用户可以像使用铅笔一样随意绘制复杂的或不是固定格式的表格。绘制表格的方法如下：单击"插入"选项卡"表格"按钮下的"绘制表格"命令，鼠标指针变为笔形。这时就可自由绘制各种形状的表格了。

绘制表格的方法是先确定表格的外围边框，从左上角向右下角拖动鼠标，绘制一个矩形，在矩形内绘制行、列。当绘制了不必要的框线时，可进行修改。如果需要擦除某条线，依次单击"表格工具"下的"设计"选项卡、"绘图边框"组的"擦除"按钮和待擦除的线条，同时在"表格工具"下的"设计"选项卡中进行表格的"边框"和"底纹"设置，还可以在"表格样式"组中选择需要设置的表格样式，如图3-41所示。

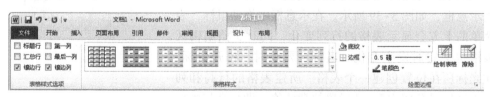

图3-41　"设计"选项卡中的"表格样式"

4. 将文本转换为表格　有时，编辑完文本后发现使用表格效果更直观，但要删除文本再插入表格又很麻烦，这时就可以使用 Word 2010 提供的将文本转换为表格的功能。操作步骤如下：

（1）选定需要转换为表格的文本。

（2）单击"插入"选项卡中的"表格"按钮，打开"表格"下拉列表。

（3）在"表格"下拉列表里单击"文本转换成表格"命令，打开"将文字转换成表格"对话框，如图 3-42 所示。

（4）在图 3-42 中选择"列数""行数""文字分隔位置"。

（5）单击"确定"按钮，即可完成转换操作。

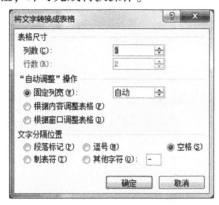

图 3-42　"将文字转换成表格"对话框

5. 插入 Excel 电子表格　在 Word 2010 文档中，用户可以插入一张拥有全部数据处理功能的 Excel 电子表格，从而间接增强 Word 2010 的数据处理能力，操作步骤如下：

（1）将光标定位在要插入 Excel 电子表格的位置。

（2）依次单击"插入"选项卡"表格"按钮下"Excel 电子表格"命令，将在 Word 文档中插入空白的 Excel 电子表格。

（3）在 Word 2010 文档中插入空白 Excel 电子表格以后，即可在 Excel 电子表格中录入数据、进行数据计算等数据处理工作，其功能与操作方法和在 Excel 中操作完全相同。

6. 快速插入表格　在工作中有时希望能够快速地制作出一个具有一定格式的表格，在 Word 2010 中我们可以快速插入表格。操作步骤如下：

（1）将光标定位在要插入表格的位置。

（2）单击"插入"选项卡下的"表格"按钮，打开"表格"的下拉列表。

（3）选择"快速表格"命令，弹出"内置"表格列表，在列表中选择相应的格式列表，如图 3-43 所示。

三、表格的编辑

建立了一个表格后，就可以在表格中输入内容（如文字、数字或图形等），并对其进行必要的格式化处理和编排。表格的基本操作分别在下面给予介绍。

1. 在表格中输入内容　建立表格后，就可以向表格中输入内容了。如果此时光标不在表格中，则应先将光标移到要输入内容的单元格后再输入。

2. 选定表格中的对象　要对表格进行编辑时，需要先选定操作对象。

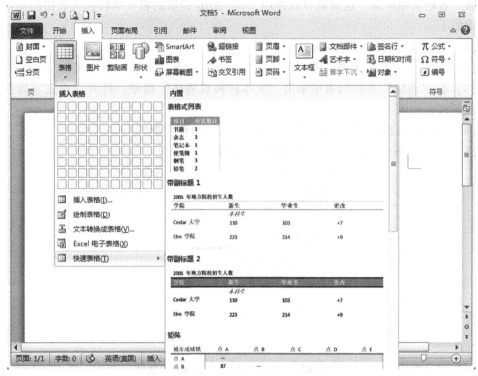

图 3-43　"快速表格" 列表

（1）选定行、列、单元格：Word 2010 中表格的操作对象主要是表格、行、列及单元格，表 3-1 列出了用鼠标选定这些对象的方法。

表 3-1　选定表格中的行、列、单元格

选定区域	"表格工具" ｜ "布局" ｜ "表" ｜ "选择" 列表	鼠标操作
一个单元格	选择单元格	鼠标移到单元格左边框，变为黑色向上箭头时单击
整行	选择行	鼠标移到该行的左侧，变为白色向上箭头时单击
整列	选择列	鼠标移到该列顶端边框，变为黑色向下箭头时单击
整个表格	选择表格	单击表格左上角的表格移动控点
多个相邻的单元格	无	Shift+单击或按住左键拖过单元格
多个不相邻的单元格	无	Ctrl+单击

（2）选定单元格中的内容：选择单元格中的内容和选择单元格是有区别的。如果选择的不是单元格而是单元格中的内容，那么所实施的操作将只对单元格中的内容起作用。要选择单元格中的内容，只需要用鼠标拖过正文即可。

3. 移动和复制编辑对象　选定表格中的编辑对象后，可以移动和复制单元格及移动和复制单元格的内容。

（1）移动和复制单元格：直接用鼠标拖动所选定内容将执行移动操作，拖动鼠标的同时按住 Ctrl 键执行的是复制操作。如果移动和复制的是单元格，则应先选择单元格，再进行移动，移动到新位置将会覆盖新位置上原有的文本和格式。

（2）移动和复制单元格的内容：只是将单元格中的文本移动或复制到新位置，而不改变新位置的原有文本，可以只选定单元格中的文本，直接移动即可。

4. 删除编辑对象

（1）删除单元格内容：选定编辑对象后，按 Delete键，可以将其中的内容删除；也可使用"剪切"命令，则将所选对象及其内容全部删除。

（2）删除单元格：删除单元格时，可通过"表格工具""布局"选项卡中"行和列"组的"删除"下拉列表中的相应命令执行删除操作。也可在右键快捷菜单中选择"删除单元格"，会出现如图 3-44 所示的"删除单元格"对话框。在对话框中进行相应的选择后，单击"确定"按钮即可。

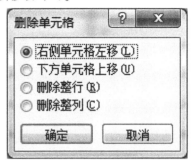

图 3-44 "删除单元格"对话框

5. 插入行或列　将光标置于表格中要插入对象的位置，单击鼠标右键弹出快捷菜单，将鼠标指针指向"插入"选项，出现如图 3-45 所示的级联菜单，在此可以选择插入不同的表格编辑对象。如果选择"插入单元格"，会弹出如图 3-46 所示的"插入单元格"对话框，按要求进行相应的选择即可。如果在插入前选定了多行或多列，可插入与所选行列数相同的行或列。若要在表格末尾添加空行，最简单的办法是将插入点移至表格的最后一个单元格，然后按 Tab 键。也可以在表格的结束处按回车键。

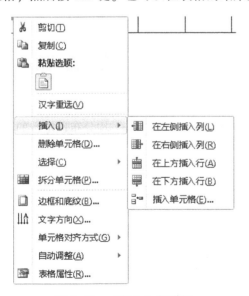
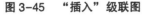
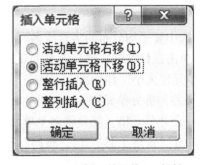

图 3-45 "插入"级联图　　　　图 3-46 "插入单元格"对话框

6. 调整表格的行高和列宽　调整行高和列宽的操作基本相同，下面以列宽的调整为例讲述其方法。

（1）利用鼠标调整：将鼠标停留在要更改其宽度的列的边框上，当鼠标指针变为左右两个箭头时，拖动鼠标，直到所需的列宽为止。

（2）在"单元格大小"组中调整：如果要更精确地调整列宽，可在"单元格大小"

组中调整列宽。将光标置于要调整列宽的任意一个单元格，单击"表格工具"｜"布局"，然后在"单元格大小"组中的"宽度"文本框中输入列宽数，列宽随即发生变化，如图 3-47 所示。

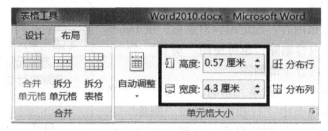

图 3-47　"单元格大小"组

（3）利用自动调整功能：将光标置于要调整列宽的任意一个单元格，单击"表格工具"｜"布局"，然后再单击"单元格大小"组中的"自动调整"按钮，在下拉列表中选择需要设置的命令，如图 3-48 所示。

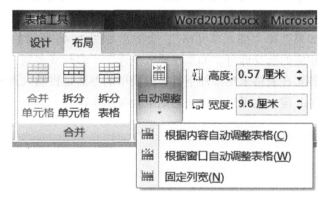

图 3-48　"自动调整"列表

（4）平均分布：包括平均分布行和平均分布列，主要用来平均分布选定行的高度或列的宽度。

1）选中要平均分布的多行或多列。

2）单击鼠标右键，选择要执行的平均分布命令并单击，或者选择"布局"选项卡，单击"单元格大小"组中的"分布行"或"分布列"按钮，执行平均分布行（列）命令。

7. 合并与拆分单元格

（1）合并单元格：就是将多个单元格合并成一个单元格。方法是首先选定要合并的单元格，单击"表格工具"｜"布局"，再单击"合并"组中的"合并单元格"按钮来实现单元格的合并，如图 3-49 所示。

（2）拆分单元格：就是将一个单元格分成多个单元格。方法是首先将光标置于要拆分的单元格中，单击"表格工具"｜"布局"，再单击"合并"组中的"拆分单元格"按钮，出现如图 3-50 所示的"拆分单元格"对话框，在对话框中选择要拆分的列和行数，实现单元格的拆分。

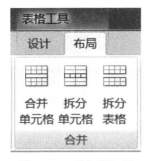

图3-49 "合并"组

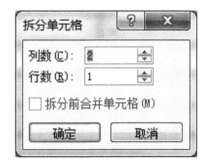

图3-50 "拆分单元格"对话框

如果要拆分多个连续的单元格，可以先选定要拆分的所有单元格，再单击"表格工具" | "布局"，然后单击"合并"组中的"拆分单元格"按钮，这时，可在图3-51所示对话框中选择"拆分前合并单元格"，即先合并后，再执行拆分操作。

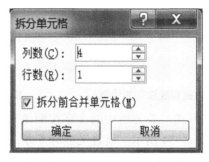

图3-51 "拆分单元格"对话框

（3）拆分表格：要将一个表格拆分成两个表格，可以单击第二个表格的首行，然后按Ctrl+Enter组合键或单击"表格工具" | "布局"，在"合并"组单击"拆分表格"按钮来完成。

8. 表格的边框和底纹 可以利用"插入"选项卡中"表格"下的"快速表格"，来实现指定格式表格的边框和底纹。若要对自定义的表格设置边框和底纹，可将光标置于表格中的任何位置。单击"表格工具" | "设计"，再单击"表格样式"中"边框"右侧的下拉按钮，在列表中选择"边框和底纹"命令；或单击右键，在快捷菜单中选择"边框和底纹"命令，在弹出的"边框和底纹"对话框中设置，如图3-52所示。

如果在"应用于"选项中选择了"单元格"，则可对光标所在的单元格设置边框和底纹。单击"表格工具" | "设计"，选择"表格样式"中的"边框"和"底纹"，也可以完成同样的操作，如图3-53所示。

在图3-52所示的"边框和底纹"对话框"边框"选项卡中，或在图3-53所示"边框"列表中单击" | "或"—"按钮可隐藏边框，再次单击可添加边框。

对单元格中的斜线，可用"斜下框线"或"斜上框线"命令设置，也可通过"绘制表格"的方法来实现简单的斜线表头绘制。

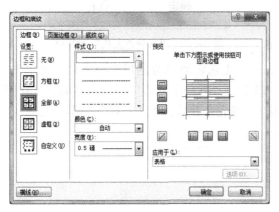

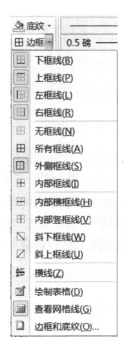

图 3-52　"边框和底纹"对话框　　　　图 3-53　"边框"列表

9. 单元格中文字的对齐方式　单元格中的文字按照垂直和水平方向共有 9 种对齐方式，默认为靠上左对齐，如图 3-54 所示。设置文字对齐方式的操作步骤如下：

（1）选定 1 个或多个要对齐的单元格。

（2）将光标在单元格中单击鼠标右键，在快捷菜单中指向"单元格对齐方式"可进行选择。或单击"表格工具"｜"布局"，再单击"对齐方式"组中相应的对齐方式按钮，也可以完成同样的操作，如图 3-55 所示。

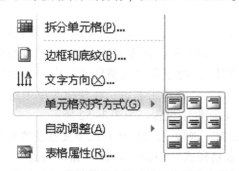

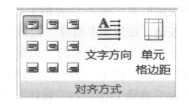

图 3-54　快捷菜单中的"单元格对齐方式"　　图 3-55　功能区中的"对齐方式"

10. 表格中其他格式的设置

（1）单元格边距的调整：单元格边距包括单元格间距和单元格中文本与边框的距离。要设置单元格间距，可在单元格中单击右键，在快捷菜单中选择"表格属性"，在弹出的"表格属性"对话框的"表格"选项卡中单击"选项"按钮，弹出"表格选项"对话框。选择其中的"允许调整单元格间距"，即可设置单元格各边距数值，如图 3-56 所示。要设置单元格中文本同边框的距离，可在"表格属性"对话框中选择"单元格"选项卡，然后单击"选项"按钮，在"单元格选项"对话框中取消选中"与整张表格相同"，即可设置各边距数值，如图 3-57 所示。

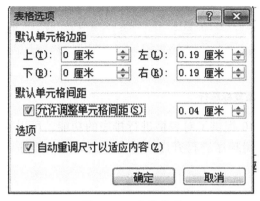
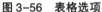

图 3-56 表格选项

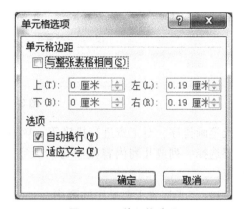

图 3-57 单元格选项

（2）将表格转换成文本：选定要转换成文本的表格，单击"表格工具" | "布局"，在"数据"组中单击"转换成文本"按钮，在"表格转换成文本"对话框中设置文字分隔符，单击"确定"按钮，即可完成转换，如图 3-58 所示。

（3）表格的标题：在表格顶部标识每列信息或数据的意义、属性的说明性文本称为标题。一般情况下，一张表格在一页纸上能放得下，但有时由于表格设置的位置正处于两页交界处或表格很长，就会产生表格跨页操作的问题。为此，Word 2010 提供了两种办法：一种是使一个表格保持在同一张纸上，防止表格跨页断行（适用于较小的表格），在"表格属性"对话框中选择"行"选项卡，将"允许跨页断行"复选框的"√"取消即可，如图 3-59 所示；另一种是在每页的表格上都提供一个标题，使之看起来仍是一个表格（适用于较大的表格）。方法是将光标置于标题行中，单击"表格工具" | "布局"，在"数据"组中单击"重复标题行"按钮即可，如图 3-60 所示。

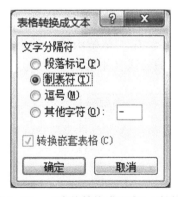

图 3-58 "表格转换成文本"对话框

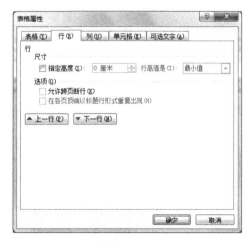

图 3-59 表格属性"行"选项卡

注意：只能在页面视图或打印出的文档中看到重复的表格标题，并且重复的标题行只能在第一页进行修改。

（4）表格的排序：有时为了便于使用和浏览，需要建立有顺序的表格，如对职员进行

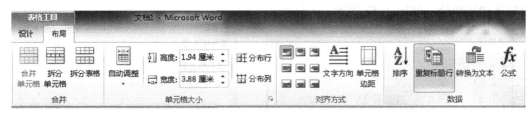

图 3-60　重复标题行

姓氏笔画排序，对工资进行排序等。Word 2010 提供了对表格进行排序的功能，可以根据需要选择一列或几列内容按字母、数字或日期顺序进行升序或降序排列。表格排序步骤如下：

1）将光标置于要排序的列中。

2）单击"表格工具"｜"布局"，在"数据"组中单击"排序"按钮，可打开"排序"对话框，如图 3-61 所示。

3）在"排序"对话框中依次选择关键字及"升序"或"降序"。

4）最后，单击"确定"按钮。

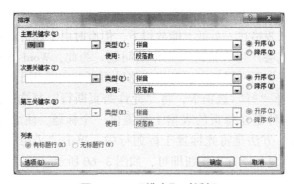

图 3-61　"排序"对话框

（5）表格的计算：Word 2010 提供了对表格中的数据进行快速计算的功能。首先将光标置于放置结果的单元格中，然后单击"表格工具"｜"布局"，在"数据"组中单击"公式"按钮，打开"公式"对话框，如图 3-62 所示。在"粘贴函数"的下拉列表中，选择所需的公式插入"公式"文本框中，并删除原来的公式（不能删除等号），默认的公

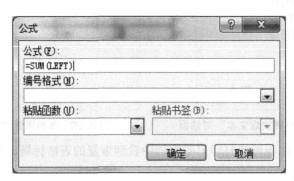

图 3-62　"公式"对话框

式是求和（SUM）。如果选定的单元格位于一列数值的底端，Word 2010 将建议采用公式"=SUM（ABOVE）"进行计算。如果选定的单元格位于一行数值的右端，Word 2010 将建议采用公式"=SUM（LEFT）"进行计算。

第五节 图文表混合排版

如果一篇文章全部是文字，没有任何修饰性的内容，这样的文档在阅读时不仅缺乏吸引力，而且会使读者阅读起来劳累不堪。在文章中适当地插入一些图形和图片，不仅会使文章显得生动有趣，还能帮助读者更快地理解文章内容。Word 2010 支持图文混排，可以通过多种途径在文档中插入多种格式的图片文件，使文档图文并茂，更加生动。

一、图片

（一）插入图片

Word 2010 中图片的操作功能非常强大，它可以插入各种格式的图形，还可以进行图片处理。Word 2010 中文版可以在文档中插入图片、剪贴画，还可以从本地磁盘（来自文件）、扫描仪或数码相机、互联网上获取。

1. 插入剪贴画　Word 2010 中文版剪辑库中提供了大量的剪贴画图片，用户可以很方便地在文档中插入使用这些剪贴画。操作步骤如下：

（1）将光标置于要插入剪贴画的位置。

（2）单击"插入"选项卡，在"插图"组中单击"剪贴画"按钮。

（3）在打开的"剪贴画"任务窗格中单击"搜索"按钮，将显示搜索到的各种图片，如图 3-63 所示。

（4）单击所需的剪贴画，该剪贴画会自动插入光标位置处。

2. 插入来自文件的图片　如果要在文档中插入计算机磁盘中的图片，或者网络及其他外存储器中的图片，其操作步骤如下：

（1）将光标定位于要插入图片的位置，在"插入"选项卡中单击"图片"按钮，打开"插入图片"窗口，如图 3-64 所示。

（2）打开要选择图片文件所在的文件夹，选择要插入的图片。如果要一次性插入多个图片，则可以按住 Ctrl 键或 Shift 键选择多个图片文件。

（3）单击"插入"按钮，即可将选定的图片文件插入文档中。

（二）编辑图片

图片在插入文档中后需要编辑，如图片的调整、图片样式、排列、大小等。单击要编辑的图片，图片的四周会出现 8 个控制点，拖动 8 个控制点可以改变图片的大小。同时会显示隐藏的"图片工具/格式"选项卡，如图 3-65 所示。

选中了插入剪贴画或图片之后，将显示"图片工具/格式"选项卡，单击"格式"选项卡，可以对选中的剪贴画或图片调整颜色，设置图片样式、艺术效果和环绕方式等。

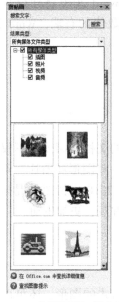

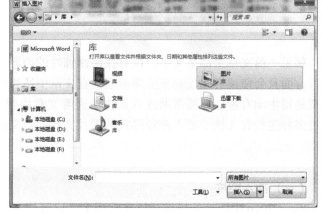

图 3-63 "剪贴画"任务窗格　　　　**图 3-64 "插入图片"窗口**

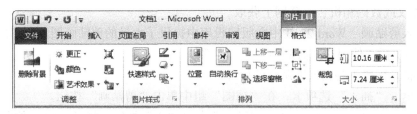

图 3-65 "图片工具/格式"选项卡

1. 调整图片的大小　操作步骤如下：

（1）单击要调整大小的图片，在图片的四周会出现 8 个控制点。

（2）将鼠标移到控制点上，使鼠标形状变为双向箭头。

（3）拖动鼠标沿箭头方向移动，可以调整图片的大小。

如果要精确调整图片的大小，可在"绘图工具"选项卡中单击"格式"选项卡，在"大小"组中的"高度"和"宽度"数值框中分别输入新的高度和宽度值，如图 3-66 所示。

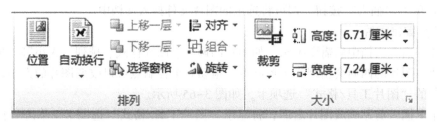

图 3-66 "大小"组选项

2. 裁剪图片　对插入文档中的剪贴画或图片，除了可以调整大小以外，还可裁剪图片中某一部分的内容。裁剪图片的步骤如下：

（1）先选定需要裁剪的剪贴画或图片。

（2）单击"格式"选项卡，在"大小"组中单击"裁剪"按钮，该图片四周出现裁剪框（8个黑色线段）。

（3）向内侧拖动任意一个线段都可以达到裁剪的效果。如果在拖动鼠标的同时按住Ctrl键，可以对称裁剪图片；拖动右下方，则可以按高度、宽度同比例裁剪。

3. 为图片添加美观效果　Word 2010为用户提供了非常漂亮的图片样式，使用它们可以设置出更加美观、漂亮的图片。

设置图片样式的步骤如下：

（1）先选定需要使用样式的剪贴画或图片。

（2）单击"格式"选项卡，再单击"图片样式"组中的□下拉按钮，在打开的下拉列表中选择要使用的样式，如图3-67所示。

（3）单击"图片边框"按钮，在打开的下拉列表中选择图片边框的颜色、粗细、线型。

（4）单击"图片效果"按钮，在打开的下拉列表中选择为图片添加的视觉效果，如阴影、映像、发光、柔化边缘、棱台、三维旋转等。

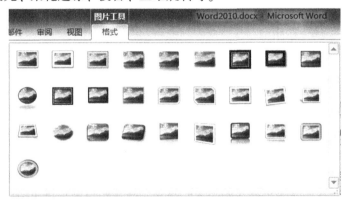

图3-67　图片样式

另外，在"格式"选项卡的"调整"组中，可以删除剪贴画或图片的背景，以及对剪贴画或图片调整亮度、对比度、饱和度和色调等格式，甚至可以设置艺术效果。如图3-68所示。

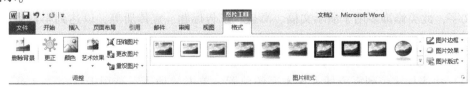

图3-68　"调整"组和"图片样式"组

4. 文字环绕方式　当剪贴画、图片、图形、艺术字、文本框插入文档后，文本内容会围绕图片进行环绕。Word 2010提供了8种文字环绕方式，分别是嵌入型、四周型环绕、紧密型环绕、穿越型环绕、上下型环绕、衬于文字下方、浮于文字上方和编辑环绕顶点，其默认的文字环绕方式为嵌入型。改变文字环绕方式的操作步骤如下：

（1）选定文字环绕的对象，如图片、剪贴画、图形、艺术字等。

（2）单击"格式"选项卡，再单击"排列"组中的"自动换行"按钮，打开环绕列表，如图3-69所示。

（3）在"自动换行"列表里选择一种文字环绕方式。

如果选择"自动换行"列表里的"其他布局选项"，弹出"布局"对话框，单击"文字环绕"选项卡，选择环绕方式后单击"确定"按钮，完成环绕方式的选取，如图3-70所示。

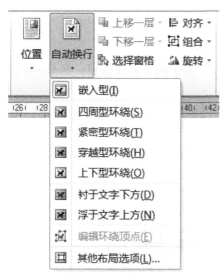

图3-69　文字环绕方式

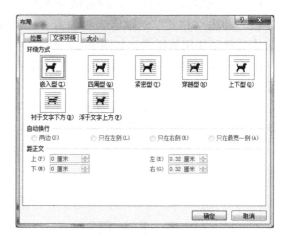

图3-70　"布局"对话框

在Word 2010中，对剪贴画或图片设置大小、颜色和对比度等各种格式后，若要还原为原来的状态，可在"调整"组中单击"重设图片"按钮右侧的下拉按钮，在弹出的下拉列表中进行选择。若在下拉列表中单击"重设图片"选项，将保留设置的大小，清除其余的全部格式；若单击"重设图片和大小"选项，将清除对图片设置的所有格式，即还原为设置前的大小和状态。

二、艺术字

艺术字是具有特殊视觉效果的文字，可以用来输入和编辑带有彩色、阴影和三维等效果的文字，此类修饰多用于演示文稿、海报、广告标题、宣传册等，以达到丰富版面文字的效果。

1. 插入艺术字　在Word 2010中，插入艺术字的具体操作步骤如下：

（1）将光标定位到需要插入艺术字的位置，单击"插入"选项卡，在"文本"组中单击"艺术字"按钮，弹出"艺术字"列表框，如图3-71所示。

（2）在弹出的"艺术字"列表框里选择艺术字的类型，弹出一个文本框，输入艺术字内容即可。

2. 编辑艺术字　在文档中插入艺术字后，可以对其进行编辑操作，如设置艺术字样式、阴影效果、三维效果及环绕方式等。具体操作方法如下：

（1）选中需要更改形状的艺术字，显示隐藏的"绘图工具/格式"选项卡，如图3-72所示。

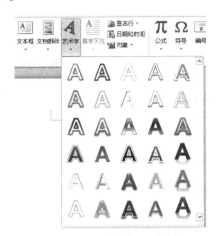

图3-71　　"艺术字"列表框

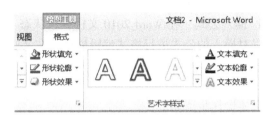

图3-72　　"艺术字样式"组

（2）在"艺术字样式"组中，选择需要修改的形状样式即可。

通过"绘图工具/格式"选项卡，还可以对选中的艺术字设置阴影效果、三维效果及环绕方式等格式。

1）阴影效果：选中艺术字，单击"格式"选项卡，在"艺术字样式"组中单击"文本效果"按钮，在打开的下拉列表中选择"阴影"命令，然后在弹出的下拉列表框中选择一种阴影，如图3-73所示。

2）三维旋转效果：选中艺术字，单击"格式"选项卡，在"艺术字样式"组中单击"文本效果"按钮，在打开的下拉列表中选择"三维旋转"命令，然后在弹出的下拉列表框中可以选择一种三维效果。也可以通过单击"艺术字样式"组中的右下角启动按钮，在打开的"设置文本效果格式"对话框中设置三维旋转的相关参数，如图3-74所示。

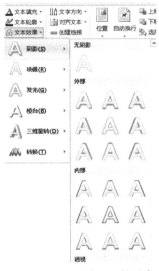

图3-73　　"阴影"下拉列表

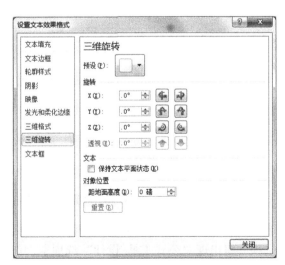

图3-74　　"设置文本效果格式"对话框

3）环绕方式效果：选中艺术字，单击"格式"选项卡，在"排列"组中单击"自动换行"按钮，在弹出的下拉列表框中选择一种文字对艺术字进行环绕方式设置。该环绕方式与文字对图片的环绕方式相同。

三、数学公式

在编辑科技性文档时，经常需要输入数理化公式，包括数学符号和运算公式。Word 2010 提供了非常强大的公式编辑功能，可以通过以直观的操作方法帮助用户生成各种公式，从简单的圆面积公式到复杂的傅里叶级数公式都可以轻松完成。

1. 插入公式　在 Word 2010 文档编辑状态下，不仅可以在文档中插入各种公式，而且还可以对插入的公式进行格式编辑操作。在文档中插入一个傅里叶级数公式，例如：

$$f(x) = a_0 + \sum_{n=1}^{\infty} \left(a_n \cos \frac{n\pi x}{L} + b_n \sin \frac{n\pi x}{L} \right)$$

具体操作步骤如下：

（1）将光标置于文档中要插入公式的位置。

（2）单击"插入"选项卡，在"符号"组中单击"公式"下方的下拉按钮，打开"内置"公式列表，如图 3-75 所示。

（3）在打开的"内置"公式列表中，选择需要的公式即可。

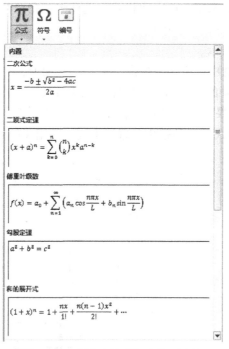

图 3-75　内置"公式"下拉列表框

2. 插入新公式　如果在提供的公式里没有需要的公式，可以在列表中单击"插入新公式"选项，将出现"公式工具/设计"选项卡，如图 3-76 所示。或单击 π 按钮，这时，可以在空白的框架内输入新公式。通过键盘并结合设计选项卡中的符号和结构组中的功能按钮，完成任意公式的输入。

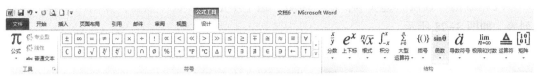

图 3-76 "公式工具/设计"选项卡

四、使用文本框

文本框是一种可移动、可调整文字或图形大小的容器。使用文本框可以将文本、表格、图形等内容像图片一样放置在文档中的任意位置，实现图文混排的效果。

1. 插入文本框　在文档中插入的文本框，可以是横排文本框，也可以是竖排文本框。在文档中插入文本框的操作方法如下：

（1）插入内置文本框：将光标置于文档中将要插入文本框的位置，在"插入"选项卡中单击"文本"组中的"文本框"按钮，打开文本框的下拉列表，在列表中选择一种内置的文本框，将在光标所在位置插入一个文本框，在文本框中输入文字或插入图片即可。

（2）绘制文本框：将光标置于文档中将要插入文本框的位置，在"插入"选项卡中单击"文本"组中的"文本框"按钮，在下拉列表中单击"绘制文本框"或"绘制竖排文本框"命令。当鼠标指针变成十字形状时，按住鼠标左键并拖动到适当的位置释放鼠标，将绘制一个横排或竖排的空白文本框。将光标置于文本框内，即可输入文本。

2. 设置文本框格式　插入文档中的文本框与设置图片格式类似，可以设置文本框的形状、定义字体样式、改变文字方向等。

（1）设置文本框格式：将鼠标置于文本框边框处进行双击，在功能区将显示"绘图工具/格式"选项卡，在该选项卡的相关组中进行格式设置，如图 3-77 所示。或在边框上单击鼠标右键，在弹出的快捷菜单中单击"设置形状格式"，在"设置形状格式"对话框中可对文本框的边框、填充颜色、阴影三维效果等进行设置。

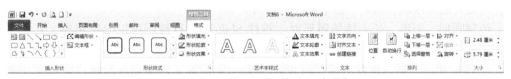

图 3-77 "绘图工具/格式"选项卡

（2）删除文本框：如果要删除某个文本框，先选定文本框，然后按 Backspace 键或 Delete 键即可删除。

五、绘制形状（插入自选图形）

在 Word 2010 文档中，不仅可以插入图片、艺术字，还可以插入一些形状。形状就是 Word 在以前版本中的自选图形，如线条、矩形、基本形状、箭头汇总、流程图、标注等。对在 Word 中插入的形状，还可以进行颜色、旋转与其他形状组合等方面的相关设置。

1. 插入形状　操作步骤如下：

（1）将光标置于要插入形状文档中的位置。

（2）单击"插入"选项卡，在"插图"组中单击"形状"按钮，弹出"形状"下拉列表，如图 3-78 所示。

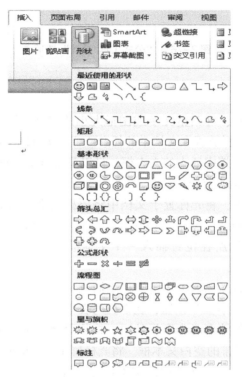

图 3-78　"形状"下拉列表

（3）在下拉列表中选择所需的形状，此时鼠标指针呈十字状，在需要插入形状的位置按住鼠标左键不放，然后拖动鼠标进行绘制，当绘制到合适的大小时释放鼠标左键即可。

单击"插图"组中的"形状"按钮，在弹出的下拉列表中用鼠标右键单击某个绘图形状，在弹出的快捷菜单中单击"锁定绘图模式"命令，可连续使用该绘图形状进行绘制，当需要退出绘图模式时，按下 Esc 键即可。

绘制圆形、矩形、长方体等图形时，按住 Shift 键进行绘制可以绘制出圆、正方形和正方体等标准形状。

2. 添加文字　插入形状之后，就可以在形状里输入文字了。在形状内添加文字的操作步骤如下：

（1）选择要添加文字的形状。

（2）右击鼠标，在弹出的快捷菜单中选择"添加文字"命令，在形状上的插入点光标处输入文本即可。

3. 插入多个图形　有时要求绘制的图形是多个形状的组合，这就需要插入多个图形。具体操作步骤如下：

（1）分别制作单个图形。

（2）拖动单个图形到合适位置，利用"图片工具"里"格式"选项卡"排列"组的"对齐"按钮对图形进行对齐或分布调整，选择"旋转"按钮，设置图形的旋转效果。

（3）几个图形重叠时，上面的图形会挡住下面的图形，单击"图片工具"里"格式"

选项卡"排列"组的按钮,通过"上移一层"按钮和"下移一层"按钮调整图形的叠放次序。

4. 多图形的组合　多个单独的图形,通过"组合"操作,可形成一个新的独立的图形,便于作为一个图形整体编辑。具体操作步骤如下:

(1) 按住 Shift 键,单击要组合的图形。

(2) 单击"图片工具"里"格式"选项卡"排列"组的"组合"命令,选中的单个图形就组合成一个整体。要取消图形的组合,单击"取消组合"即可。

六、打印文档

1. 打印预览　打印预览功能可以使用户在打印前观察到打印效果,从而有效查找出打印时的一些不足,以免在打印完成后才发现错误。通过在"文件"选项卡中单击"打印"命令,打开如图 3-79 所示"打印预览"窗口,如果对打印效果不满意,可以切换到"开始"选项卡,对文档进行修改。

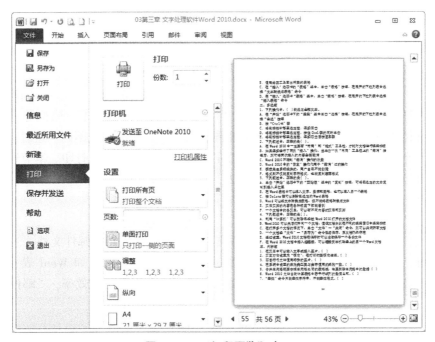

图 3-79　"打印预览"窗口

2. 打印文档　当用户在打印预览模式下对要打印的文档检查后没有发现错误,就可以进行打印了。打印文档的操作步骤如下:

(1) 单击"文件"选项卡下的"打印"命令。

(2) 在显示的"打印机"下拉列表框中选择已经安装的打印机。

(3) 在"设置"选项组中可以指定文档要打印的页数等。

(4) 在"份数"选项中,利用微调按钮可以设置打印的份数。

(5) 在"打印内容"下拉列表中可以选择需要打印的内容。

(6) 设置完成后,单击"打印"按钮即可打印文档,如图 3-80 所示。

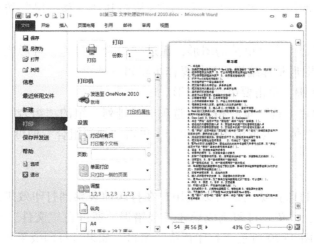

图 3-80 　"打印"设置

第六节 邮件合并功能

　　在日常工作和生活中，经常会遇到这样的事例：要向指定的一批人发送同类内容的文档，如准考证、成绩单、工资条、邀请函等，每份文档中只是名字、职位等个人信息不同。这类文档的特点是文档中的主体内容相同，只有部分数据信息不同。这时，可以利用 Word 2010 强大的"邮件合并"功能，轻松完成文档的批量合并与打印。本节通过制作学生成绩通知单，来理解邮件合并的使用方法。

一、邮件合并的概念

　　"邮件合并"最初是在批量处理"邮件文档"时提出的，指在邮件文档（主文档）的固定内容中，合并与发送信息相关的一组通信资料（数据源：如 Word 表、Excel 表、Access 数据表等），从而批量生成需要的邮件文档，大大提高工作效率，"邮件合并"因此而得名。

　　使用"邮件合并"功能的文档通常具备两个条件：

　　（1）需要制作的数量比较大。

　　（2）这些文档内容分为固定不变的内容和变化的内容，比如成绩单中的科目、邀请函的内容等都是固定不变的内容，而具体到每个人的成绩、姓名等就属于变化的内容。其中变化的部分由数据源中的数据记录单来表示。

二、"邮件合并"的基本过程

（一）建立主文档

　　"主文档"就是文档中相同的主体内容，比如成绩单中对每位同学都不变的内容是科目。使用邮件合并之前先建立主文档是一个良好的习惯，一方面可以评定工作内容是否适合使用邮件合并；另一方面主文档的建立，为数据源的建立或选择提供了标准。

(二)准备数据源

数据源就是含有标题行的数据记录表,可以看作是一张简单的二维表格,通常是Word 或 Excel 表格,表格中的每一列对应一个信息类别。

在实际工作中,数据源通常是现成存在的,比如学生成绩表中每个学生、每门课的成绩等,这时就可以直接使用。

(三)把数据源合并到主文档中

建立好数据源和主文档之后,就可以将数据源中的相应字段合并到主文档的固定内容中了,表格中的记录行数决定着主文件生成的份数。整个合并操作的过程在"邮件"选项卡里进行,方便快捷。

三、制作学生成绩通知单

(一)创建主文档和数据源

1. 创建主文档 在桌面上新建一个 Word 空白文档,命名为"主文档"。打开"主文档",输入内容如图 3-81 所示。

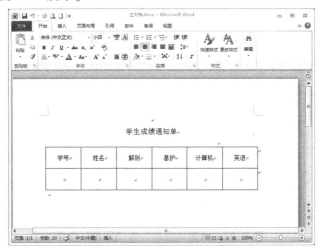

图 3-81 制作成绩单的主文档

2. 创建数据源 数据源是另外一个包含每位同学成绩的 Word 或 Excel 文件。表格中的每一列对应一个信息类别,如学号、姓名、性别等。各个数据域的名称由表格的第一行来表示。这一行称为域名行,后面的每一行称为一条数据记录。新建另外一个 Word 空白文档,命名为"学生成绩表"并输入内容,保存,如图 3-82 所示。

(二)邮件合并的过程

在主文档和数据源两个文件创建好之后,就可以进行邮件的合并了。

1. 在主文档中打开数据源 在主文档中打开数据源文件,建立起两者之间的链接,具体步骤如下:

(1)打开刚才创建的主文档,选择"邮件"选项卡,单击"开始邮件合并"组中的"开始邮件合并"按钮,在弹出的列表中选择"目录"命令,如图 3-83 所示。

(2)单击"开始邮件合并"组中的"选择收件人"按钮,在弹出的列表中选择"使用现有列表"命令,如图 3-84 所示。

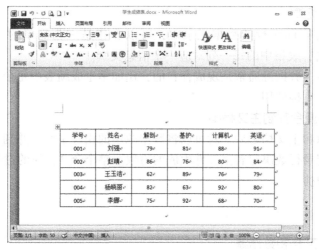

图 3-82　制作学生成绩单的数据源

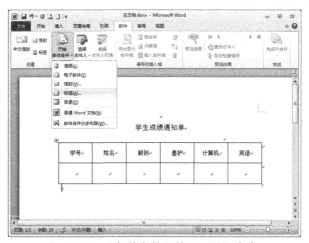

图 3-83　"邮件合并"的"目录"命令

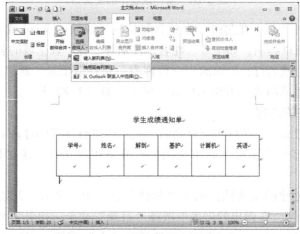

图 3-84　"选择收件人"的方式

（3）在以上步骤完成后，会弹出"选取数据源"对话框，选择已经保存好的数据源文件"学生成绩表"，单击"打开"按钮后就打开了数据源文件，如图3-85所示。

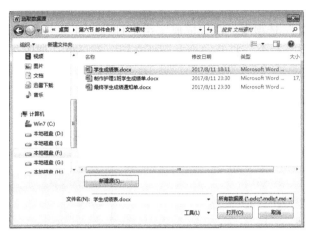

图3-85　打开"数据源"

注意：如果在打开的"开始邮件合并"下拉列表中选择"普通Word"项，那么数据源每一条记录合并生成的内容后面都会有"下一节"的分页符，即每一条记录生成的合并内容都会从下一页开始，这样会造成每页纸都有空白；为了节省版面，就选择"目录"项，这样合并后每一条记录之前的分节符就是连续的。

2. 插入合并域　数据源添加成功后，下面开始在主文档中添加邮件合并域。合并域就是数据中会变化的一些信息，插入合并域即是把数据源中的信息添加到主文档中。在本例中，将数据源"学生成绩表"中的学号、姓名等信息添加到主文档中。操作步骤如下：

（1）将光标定位到主文档中需要添加邮件合并域的位置，本例为"学号"下面的单元格。

（2）继续选择"邮件"选项卡，打开"编写和插入域"组中的"插入合并域"列表，在列表中选择"学号"域，操作过程如图3-86所示。

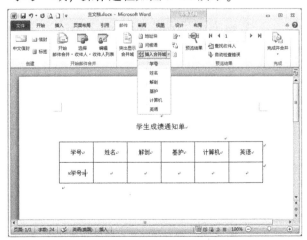

图3-86　"插入合并域"

（3）重复以上操作，依次将所有的合并域插入相应的位置，如图 3-87 所示，这样就在主文档与数据源之间建立了数据的链接。

3. 合并主文档与数据源　最后要制作出每位学生的成绩通知单。操作步骤如下：

（1）选择"邮件"选项卡，在"完成"组中打开"完成并合并"下拉列表，在其中选择"编辑单个文档"命令，打开"合并到新文档"对话框，如图 3-88 所示。

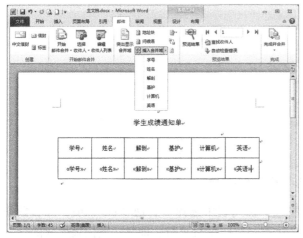

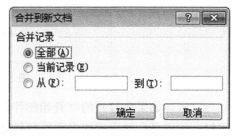

图 3-87　插入全部域后的效果　　　　图 3-88　"合并到新文档"对话框

（2）在"合并到新文档"对话框中选择合并记录的范围，如选中"全部"单选项，表示对所有记录进行合并。

（3）单击"确定"按钮，生成一个新的文档，逐条显示了每个学生的成绩单，最终效果如图 3-89 所示，这样就可以保存并打印输出了。

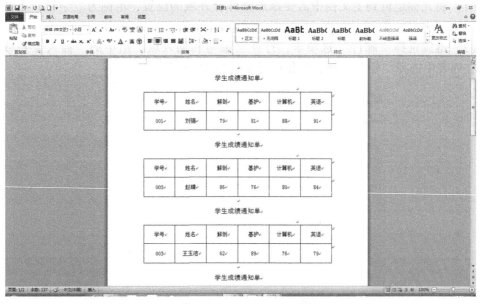

图 3-89　最后的学生成绩通知单

实训 3-1 制作个人简历

【实训目的】

（1）掌握建立文档、保存文档和加密文档的方法。

（2）掌握文本内容的选定与编辑方法。

（3）掌握设置文字、段落格式的方法。

【实训要求】

（1）新建空白文档。

（2）输入文档内容。

（3）设置字符格式。

1）设置题目"个人简历"为宋体、二号、居中、加粗。

2）设置除第一行外的其他文字，字体为"宋体"、字号为"小四号"。

（4）设置段落格式：根据中文录入汉字的习惯，每段首行要空两格，即"首行缩进"两个字符。

（5）定义项目符号和编号：为"所获奖励"和"自我评价"两项加入项目符号。

（6）保存文档：以"实训一个人简历.docx"为文件名保存在 D 盘。

（7）给文档加密码。

【操作提示】

1. 新建空白文档

（1）单击"文件"功能区按钮，选择"新建"命令。

（2）在右侧的"可用模板"窗口中单击"空白文档"，新建一个空文档。

2. 文档输入 在录入文本内容时，应先进行直接录入，然后再设置字体和段落的格式。录入的原则如下：

（1）不要使用空格键进行字间距的调整及段落的首行缩进、居中等设置。

（2）不要每行的末尾都使用回车键（行末会自动换行），到段落结束时，才按回车键。

按照以上原则录入个人简历的内容，效果如图 3-90 所示。

3. 设置字符格式

（1）设置题目"个人简历"为宋体、二号、居中、加粗：选中"个人简历"，单击"段落"组中的"居中"按钮，使选中的文字居中，在"字体"组中，设置字体为"宋体"，字号为"二号"，单击"加粗"按钮使文本加粗显示。

（2）设置除第一行外的其他文字，字体为"宋体"、字号为"小四号"：选中除第一行外的其他文字，在"字体"组中，设置字体为"宋体"，字号为"小四号"。

4. 设置段落格式 根据中文录入汉字的习惯，每段首行要空两格，即"首行缩进"两个字符。

（1）选中除第一行外的其他文字，单击"段落"组右下角的"对话框启动器"按钮。

（2）在弹出的"段落"对话框中单击"特殊格式"文本框右边的下拉箭头，在下拉

个人简历

彭丽，女，汉族，22 岁，中共预备党员，护理本科学历，联系电话：15163095066。2016 年毕业于郑州大学护理学院，英语国家级四级水平。计算机操作能力：熟练掌握计算机基础知识，并能熟练运用 word、excel 办公软件。

所获奖励

2013 年班级演讲比赛一等奖

2014 年校级健美操比赛三等奖；

2015 年获校二等奖学金；

自我评价

本人性格乐观，思维敏捷，待人热情。工作认真负责，能吃苦耐劳，时间观念强。有较强的组织能力、实际操作能力和团队协作精神。

专业水平：掌握了护理学的基本理论、技能和知识；掌握了护理急、慢性和重症病人的护理原则、技术操作、专科护理和监护技能，并能够应用护理程序对服务对象实施整体护理；熟悉国家卫生工作方针、政策和法规；了解护理学的学科发展方向与动态；掌握医学文献检索、资料调查的基本方法，具有一定的科学研究和实际工作能力。

图 3-90　录入文本后的效果

列表中选择"首行缩进"，"磅值"为 2 个字符。

5. 定义项目符号和编号　为"所获奖励"和"自我评价"两项加入项目符号。

（1）选中"所获奖励"所在的行，按住 Ctrl 键选中"自我评价"。

（2）单击"开始"选项卡中"段落"组中的项目符号按钮 ，在项目符号库中选择 符号。

6. 保存文档　以"实训一个人简历.docx"为文件名保存在 D 盘。

（1）单击"文件"选项卡，选择"保存"命令，选择文件保存的位置为：本地磁盘（D：）。在"文件名"下拉列表框中输入"实训一　个人简历"。在"保存类型"下拉列表框中选择文档要保存的格式，默认为 Word 文档类型，文件的扩展名为.docx。

（2）单击"保存"按钮，保存该文档。

7. 给文档加密码

（1）单击"文件"选项卡中的"信息"命令，然后在"保护文档"的下拉菜单中选择"用密码进行加密"项。

（2）在弹出的"加密文档"窗口中输入两次要设置的密码，单击"确定"按钮即可为文档设置密码保护，效果如图 3-91 所示。

扫码看微课

个人简历

　　彭丽，女，汉族，22 岁，中共预备党员，护理本科学历，联系电话：15163095066。2016 年毕业于郑州大学护理学院，英语国家级四级水平。计算机操作能力：熟练掌握计算机基础知识，并能熟练运用 word、excel 办公软件。

✦ 所获奖励

2013 年班级演讲比赛一等奖；

2014 年校级健美操比赛三等奖；

2015 年校二等奖学金。

✦ 自我评价

　　本人性格乐观，思维敏捷，待人热情。工作认真负责，能吃苦耐劳，时间观念强。有较强的组织能力、实际操作能力和团队协作精神。

　　专业水平：掌握了护理学的基本理论、技能和知识；掌握了护理急、慢性和重症病人的护理原则、技术操作、专科护理和监护技能，并能够应用护理程序对服务对象实施整体护理；熟悉国家卫生工作方针、政策和法规；了解护理学的学科发展方向与动态；掌握医学文献检索、资料调查的基本方法，具有一定的科学研究和实际工作能力。

图 3-91　个人简历效果

实训 3-2　制作邀请函

【实训目的】

（1）掌握页面设置的方法。

（2）掌握设置水印效果、页面边框的方法。

（3）掌握插入页眉、页脚的方法。

（4）掌握打印预览、输出文档的方法。

【实训要求】

（1）启动 Word 2010，新建 Word 文档。

（2）设置页面布局：设置"纸张大小"为"A5"纸。

（3）输入文档内容：按照输入原则，输入邀请函文本的内容。

（4）设置文字格式：设置"邀请函"为居中、二号、隶书，正文为宋体、四号。

（5）设置段落格式：为正文设置段落缩进方式为"首行缩进"2 个字符。

（6）添加页面边框：在"页面背景"选项组中，为正文设置"心型"页面边框线。

（7）设置水印效果：在"页面背景"选项组中设置"欢迎光临"字样的水印效果。

（8）插入页眉/页脚：为正文添加页眉为"护理学院"，页脚为"2017 元旦联欢晚会"。

（9）打印预览文档效果：单击快速访问工具栏的"打印预览"按钮，查看打印效果。

（10）保存文档：以文件名"实训二邀请函"将文件保存在 D 盘。

【操作提示】

（1）新建一个 Word 文档。

（2）设置"纸张大小"：选择"页面布局"选项卡，单击"纸张大小"按钮，在弹出的下拉列表中选择"A5"纸。

（3）输入文档内容：按照"实训 3-1"的输入方法，输入邀请函文本的内容。

（4）设置文字格式：

1）选中"邀请函"三个字，选择"开始"选项卡，单击"段落"组中的"居中"按钮，在"字体"组中将字体设置为"隶书"，字号为"二号"。

2）选中除第一行以外的文本，将字体设为"宋体"，字号为"四号"。

（5）设置段落格式：

1）选中第 2、3 段文本，单击"段落"组右下角的"对话框启动器"按钮。在弹出的"段落"对话框中单击"特殊格式"文本框右边的下拉箭头，在下拉列表中选择"首行缩进"，"磅值"为 2 个字符。

2）选中后两行文本，单击"段落"组中的"右对齐"按钮，使最后两行文本右对齐。

（6）添加页面边框：

1）单击"页面背景"组中的"页面边框"按钮，弹出"边框和底纹"对话框。

2）在对话框中选择"页面边框"选项，单击"艺术型"文本框的下拉列表箭头，选择"心型"图案作为页面边框，单击"确定"按钮。

（7）设置水印效果：

1）单击"页面背景"组中的"水印"按钮，在弹出的下拉列表中选择"自定义水印"，弹出"水印"对话框。

2）选择"文字水印"，"文字"一栏输入"欢迎光临"，"字体"一栏选择"华文彩云"，"颜色"选择"红色"，其他设置默认，然后单击"确定"按钮。

（8）插入页眉/页脚：

1）选择"插入"选项卡，单击"页眉和页脚"组中的"页眉"按钮，弹出页眉样式列表。

2）选择第一个"空白"样式，进入页眉编辑状态，在"输入文字"处输入"护理学院"。

3）单击"导航组"的"转至页脚"按钮，退出页眉编辑状态，进入页脚编辑，在页脚编辑区输入"2017 元旦联欢晚会"。

4）单击"关闭组"的"关闭页眉和页脚"按钮，退出页眉和页脚编辑状态，完成页眉和页脚的编辑，此时页眉、页脚呈灰色，不可再编辑。

（9）打印预览：单击快速访问工具栏的"打印预览"按钮，查看打印效果，如有不合适，可以进行修改，最终生成图 3-92 所示效果。

（10）保存文件：以文件名"实训二邀请函"保存文件。

扫码看微课

图 3-92 邀请函效果

实训 3-3 制作校园板报

【实训目的】

（1）掌握设置文档分栏、首字下沉效果的方法。

（2）掌握插入图片、文本框、符号的方法。

（3）掌握制作电子板报图文排版的方法。

【实训要求】

（1）新建文档，输入"校园文化"的板报内容。

（2）设置"校园文化"字体格式：将"校园文化"的字体设置为"华文行楷，72号，橙色"。

（3）插入文本框：选择"现代型引述"类型的文本框，输入文本"护理礼仪"。

（4）设置字体格式，加下划线：将"主办：院团委"设置为黑体、四号、居中，下划线为波浪线。将"倡议导向"字体设置为华文彩云、三号、居中。

（5）插入符号：在"倡议导向"字的前后插入"※"符号。

（6）设置标题字体格式和项目符号：选中标题所在的行，将字体设置为宋体、四号，并添加◇项目符号。

（7）设置正文第二段的格式：设置该段落的缩进方式为"首行缩进"两个字符，"边框和底纹"样式为双波浪线，颜色为枣红色。

（8）设置正文第四段的格式：设置该段字体为宋体、小四，段落缩进为"首行缩进"两个字符，段落分三栏带分隔线。

（9）设置正文第六段的格式：设置该段字体为宋体、小四，段落缩进方式为"首行缩进"两个字符，"插入"素材里"护理礼仪"的图片，选择"映像圆角矩形"效果，设置环绕方式为"四周型环绕"。

【操作提示】

1. 新建文档　输入文本内容如图 3-93 所示。

校园文化
主办：院团委　　承办：16 级护理 1 班　　主编：方诗雨
倡议导向
护理礼仪对患者康复的积极作用
整洁的仪表，优雅亲切的举止，热情关怀的语言，渊博扎实的医学知识，熟练精湛的护理技术，执着敬业的奉献精神，可以赢得患者的信任，使患者积极配合治疗，从而对患者的康复起到积极的促进作用。
护士礼仪在整体护理中的作用
护士是患者住院的第一接待人，从说话的态度、方式、热情、文明、礼貌中可以看出这个医院的管理水平。"良言一句三冬暖，恶语伤人六月寒""诚于中而形于外"。真实可信的内容加上热心诚恳的表达方式，可使护理工作达到理想效果。
护理礼仪是强化护理行为效果的重要手段
良好的护理礼仪不但能使护理人员在护理实践中充满自信心、自尊心、责任心，而且其优美的仪表、亲切的语言、优雅的举止，可以创造一个友善、亲切、健康向上的人文环境，能使患者在心理上得以平衡和稳定，达到良好的治疗效果，提高护理服务工作质量。

图 3-93　文本内容

2. 设置"校园文化"字体格式　选中第一行"校园文化"，将字体设置为"华文行楷，72 号，橙色"，单击"字体"组有下划线的按钮，在下拉列表中选择"点-点-短线下划线"，效果如图 3-94 所示。

3. 插入文本框　选择"插入"选项卡，单击"文本"组"文本框"按钮的下拉菜单，下拉选择"现代型引述"，放置"校园文化"字的后面，调整至合适的大小，输入文本"护理礼仪"，效果如图 3-94 所示。

4. 设置下两行格式　选中"主办：院团委"所在的行，将文本格式设置为"黑体、四号、居中"，下划线为"波浪线"，选中"倡议导向"，设置为"华文彩云、三号、居中"，效果如图 3-94 所示。

5. 插入符号　在"倡议导向"前面定位光标，选择"插入"选项卡，单击"符号组"的"符号"按钮，选择"其他符号"，在对话框中选择"※"符号，同样在"倡议导向"后面也插入相同的符号，效果如图 3-94 所示。

6. 设置标题字体格式和项目符号　选中"护理礼仪对患者康复的积极作用"标题所

在行，按住 Ctrl 键不放，选中另外两个标题所在的行，将字体设置为"宋体、四号"，并添加项目符号，效果如图 3-94 所示。

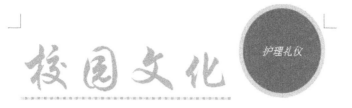

图 3-94 设置标题的格式

7. 设置正文第二段的格式

（1）选中"整洁的仪表"所在的段落，在"字体"组中设置字体为"楷体，小四"。"段落"组中设置段落缩进格式为"首行缩进"两个字符。

（2）继续选中段落，在"页面布局"选项卡中单击"页面背景"组的"页面边框"按钮，在弹出的"边框和底纹"对话框中选"边框"选项卡，样式选"双波浪线"，颜色为"枣红色"，单击"确定"按钮，效果如图 3-95 所示。

8. 设置正文第四段的格式

（1）选中"护士是患者住院的第一接待人……"所在的段落，设置字体为"宋体，小四"，段落缩进格式为"首行缩进"两个字符。

（2）继续选中段落，在"页面布局"选项卡中，单击"分栏"下拉按钮，选中"更多分栏……"，在弹出的对话框中选择"三栏""分隔线"，单击"确定"按钮，效果如图 3-95 所示。

9. 设置正文第六段的格式

（1）选中"良好的护理礼仪……"所在的段落，设置字体为"宋体，小四"，段落缩进格式为"首行缩进"两个字符。

（2）将光标定位在本段，单击"插入"选项卡"插图"组中的"图片"按钮，选择素材里的"护理礼仪"的图片，插入当前段落。选中插入的图片，选项卡栏里会出现图片的"格式"一项，选择"映像圆角矩形"效果。单击右键，选择环绕方式为"四周型环绕"，效果如图 3-95 所示。

扫码看微课

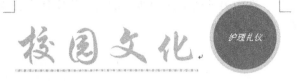

主办：院团委　承办：16级护理1班　主编：方诗雨

※倡议导阅※

◇ 护理礼仪对患者康复的积极作用

整洁的仪表，优雅亲切的举止，热情关怀的语言，渊博扎实的医学知识，熟练精湛的护理技术，执着敬业的奉献精神，可以赢得患者的信任，使患者积极配合治疗，从而对患者的康复起到积极的促进作用。

◇ 护士礼仪在整体护理中的作用

护士是患者住院的第一接待人，从说话的态度、方式、热情、文明、礼貌中可以看出这个医院的管理水平。"良言一句三冬暖，恶语伤人六月寒"。"诚于中而形于外"真实可信的内容加上热心诚恳的表达方式，可使护理工作达到理想效果。

◇ 护理礼仪是强化护理行为效果的重要手段

良好的护理礼仪不但理人员在护理实践自信心、自尊心、而且其优美的仪表、亲切的语言、举止，可以创造一个友善、亲切、上的人文环境，能使患者在心理平衡和稳定，达到良好的治疗效护理服务工作质量。

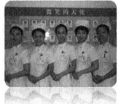

能使护中充满责任心、优雅的健康向上得以果，提高

图 3-95　最后效果图

实训 3-4　制作学生成绩表

【实训目的】

（1）掌握表格的创建方法。

（2）掌握表格的编辑方法。

（3）掌握表格的格式化方法。

（4）掌握表格中的数据处理方法。

【实训要求】

（1）新建一个空白文档。

（2）输入内容并格式化：在第一行输入"期末成绩统计表"，再将其设置为华文行楷、四号、加粗、居中。

（3）绘制表格：

1）在文档中插入一个 8 行 6 列的表格，在表格中输入具体的科目名称、学生姓名和成绩。

2）在表格左上角单元格内设置字体大小为"小五"，行标题为"科目"、列标题为"姓名"。

3）在表格最后一列的右侧添加一新列，第一行输入"总成绩"，并将表格第一行设定该列的上下边框线宽度为 1.5 磅，左右无边框线。

（4）用公式计算各行的总成绩。

（5）将单元格对齐方式设置为水平居中。

最后形成的期末成绩统计表如图 3-96 所示。

【操作提示】

1. 新建文档

（1）单击"文件"功能区按钮，选择"新建"命令。

（2）在右侧的"可用模板"单击"空白文档"，新建一个空文档。

2. 输入内容并格式化

（1）输入"期末成绩统计表"。

（2）选中"期末成绩统计表"，单击"开始"功能区"字体"组右下角的 按钮，在弹出的对话框中选择"字体"选项卡，在"中文字体"下拉列表框中选择"华文行楷"选项，在"字号"下拉列表框中选择"四号"选项，在"字形"下拉列表框中选择"加粗"选项，然后单击"确定"按钮。

（3）单击"开始"功能区"段落"组中的"居中"按钮。

3. 绘制表格

（1）单击"插入"功能区的"表格"按钮，在弹出的下拉列表中单击"插入表格"按钮，打开"插入表格"对话框。

（2）在"表格尺寸"区域中的"行数"数值框输入 8，"列数"数值框中输入 6。

（3）单击"确定"按钮。

（4）在表格中输入具体的科目名称、学生姓名和成绩。

（5）单击表头位置（第一行第一列）的单元格。

（6）单击"插入"功能区的"形状"按钮，在弹出的下拉列表中选择 ＼，这时，光标会变成十字形状，在表头的单元格中完成图 3-96 所示的图形绘制。

（7）单击"插入"功能区的"文本框"按钮，在弹出的下拉列表中选择"简单文本框"选项，然后在此文本框中输入"科"，并把它移到合适的位置，调整到合适的大小。选择此文本框，单击"格式"功能区按钮，在"文本框样式"组中单击"形状轮廓"按钮右侧的下拉按钮，选择"无轮廓"，这样就制作好了图 3-96 中的"科"字，如是制作"目""姓""名"等三字。

（8）在表格最右侧的某个单元格内右击，在弹出的快捷菜单中选择"在右侧插入列"命令。

（9）在最后一列第一行输入"总成绩"。

（10）选定表格的最上面一行，单击"设计"功能区，单击"表格样式"组中"边框"按钮右侧的下拉按钮，选择"边框和底纹"命令，打开"边框和底纹"对话框。选择"边框"选项卡，在"宽度"下拉列表框中选择"1.5 磅"选项，并用鼠标分别在"预览"区域的表格上、下进行单击，来绘制上、下 1.5 磅的边框，最后单击"确定"按钮即可。

4. 用公式计算

（1）把光标定位在要放置计算结果的单元格。

（2）单击"布局"功能区"数据"组中的"公式"按钮，打开"公式"对话框。

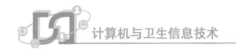

（3）在"公式"文本框中输入"=SUM（LEFT）"。

（4）单击"确定"按钮。

5. 设置单元格对齐方式

（1）选定所有的单元格。

（2）右击选定区域，选择"单元格对齐方式"级联菜单下的"水平居中"按钮。最后形成的期末成绩统计表如图3-96所示。 扫码看微课

【实验思考】

（1）在表格最后一列的右侧添加一新列，该列第一行输入"平均成绩"，并设定该列的边框宽度为1.5磅。

（2）用公式计算各列的平均成绩。

科目 姓名	计算机	英语	体育	护理学基础	外科学	总成绩
陈亚敏	82	90	91	81	85	429
张英	89	79	78	71	76	393
于汪洋	78	87	67	89	65	386
郭亚萍	76	81	56	79	60	352
王胜楠	67	62	68	62	68	327
张楚苑	78	45	65	75	63	326
王亚君	56	70	21	78	68	293

图 3-96　期末成绩统计表

实训 3-5　综合练习

输入图3-97上的文字，制作表格，并编辑排版出图片所给的效果。要求：

（1）标题是三号黑体字且居中；文字是小四号宋体字；每段的首行有两个汉字的缩进；文字中有不同的颜色、着重号。

（2）文档选用的纸型为B5。

（3）"段前""段后"间距均设为"自动"；"行距"设为"最小值，0磅"；将第一段落的底纹设置为"灰色-25%"。

（4）把正文第一段设置为"首字下沉"效果；把正文第二段分为"三栏"，并加上"分隔线"。

（5）正文中将"计算机文化基础"设置成"红色（半透明）"水印。

（6）页眉设定文章的标题，页脚设定为页码，页眉、页脚均为小五号黑体字，且右对

桃花源记【译文】

桃花源记【译文】

东　晋太元年间，有个武陵人以捕鱼为生。有一天，他顺着溪水划船，忘记了路程的远近。忽然遇到一片桃花林，桃花种在溪流两岸，长达几百步，中间没有别的树，地上花草鲜艳美丽，坠落的花瓣繁多交杂。渔人对此感到非常诧异。再往前走，向走出那片桃林。桃林在溪水发源的地方就没有了，紧接着就看见一座山，山上有个小洞口，里面好像有光亮。

渔人就丢下小船，从洞口进去。开始洞口很窄，仅容一个人通过。又走了几十步，突然变得开阔敞亮了。这里土地平坦开阔，

房屋整整齐齐，有肥沃的田地，美丽的池塘和桑树竹子之类。田间小路交错相通，村落间能听到鸡鸣狗叫的声音。那里面的人们

来来往往耕田劳作，男女的穿戴完全像桃花源以外的世人。老人和小孩悠闲愉快，自得其乐。

成绩表

课程 姓名	基础课			专业课		个人总成绩
	外语	体育	大学计算机	护理学基础	儿科护理学	
060101　王光辉	88	79	63	79	85	394
060102　李　宁	88	86	96	93	99	462
060201　赵璐	100	82	85	69	73	409
060202　郑磊	82	56	91	90	76	395

图 3-97　文档练习

齐显示。

（7）表格的标题"成绩表"是艺术字（可以是"艺术字库"中的任意一种"样式"）。

（8）表格中的文字是小四号楷体字，数字是 Arial 字体。制作斜线表头，"斜线表头"中是五号宋体字。

（9）用公式计算"个人总成绩"。

（10）成绩在 60 分以下的单元格设定红色底纹，每一列中最高分的单元格设定黄色底纹。表格上下边框线的宽度为 1.5 磅，左右没有边框线，其余表格线的宽度为默认。

（张慧利）

扫码看本章 PPT　　　扫码看本章小结　　　扫码做练习题

第四章

电子表格处理软件Excel 2010

◉ 学习要点

    了解 Excel 2010 的基本概念和用途；掌握工作簿和工作表的创建、保存与保护，数据的输入和编辑，公式和函数的使用，图表的创建、编辑和修饰，数据的排序、筛选和分类汇总等内容。

◉ 情景导入

    小张在教务处负责学生的成绩管理，需要对海量的数据进行处理，要利用公式和函数对成绩数据进行计算分析，并且要用到大量的图表来对比不同专业、不同班级的成绩，如补考统计、班级评优等，Word 软件已不能满足他的工作需要。下面来学习一个新的电子表格处理软件——Excel 2010。

第一节　Excel 2010 概述

    Excel 2010 是 Microsoft office 2010 办公软件中的一款电子表格软件，是一种数据处理和制作报表的工具软件，利用 Excel 2010 内置的公式和函数，可以完成复杂的数据运算、统计分析和辅助决策。Excel 2010 具有强大的制作图表功能，运用其打印功能可以将数据用各种统计报表和统计图表的形式打印出来，广泛应用于财务、金融、统计、行政等领域，是使用最广泛的电子表格制作软件之一。

一、Excel 2010 窗口组成

    电子表格的工作界面就是程序启动后的窗口，是用户使用电子表格程序及编辑电子表格文档的重要场所，一定要认识界面上的组成元素及其作用。

如图 4-1 所示为 Excel 2010 的操作界面，其基本布局与 Word 2010 窗口大同小异，表 4-1 所示为 Excel 2010 操作界面各组件说明。

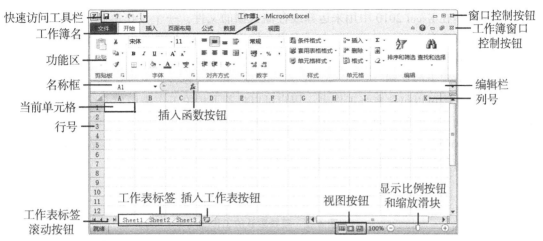

图 4-1　Excel 2010 操作界面

表 4-1　Excel 2010 操作界面各组件说明

名称	功能
快速访问工具栏	集成了多个常用的按钮
工作簿名	显示工作簿的名称
窗口控制按钮	控制 Excel 程序的主窗口，一个主窗口下可有多个工作簿窗口
工作簿窗口控制按钮	用于控制一个工作簿的窗口
功能区	不同的选项卡下面有多个选项组，每个选项组中有多个命令
名称框	显示当前单元格区域的地址；在输入公式时为"函数"框
行号	行号用数字命名，单击可选中一行
编辑栏	显示当前单元格中输入的内容
列号	列号用字母命名，单击可选中一列
"插入函数"按钮	单击此按钮，可弹出"插入函数"对话框
当前单元格	当前被选中的单元格
工作表标签滚动按钮	单击可实现工作表的切换
工作表标签	用于识别工作表名称，单击可切换
"插入工作表"按钮	单击可以插入一个新工作表
"视图"按钮	单击某按钮，可切换到对应的视图方式下
"显示比例"按钮和缩放滑块	可改变页面显示的比例

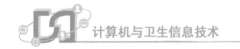

二、工作簿、工作表和单元格

（一）工作簿

工作簿是在 Excel 2010 中用来运算或存储数据的文件，一个工作簿就是一个 Excel 文件，是由 1 个或多个工作表组成的电子表格文件。启动 Excel 2010 后，系统会自动创建一个名为"工作簿 1"的工作簿，Excel 2003 工作簿的扩展名为 .xls，Excel 2010 的扩展名为 .xlsx，两者有很大的区别。

一个工作簿可以包含多张工作表，用户可以将若干相关工作表组成一个工作簿，操作时可直接在同一文件的不同工作表中方便地切换。默认情况下，每个工作簿中有 3 个工作表，分别以 sheet1、sheet2、sheet3 来命名，可根据需要添加工作表。工作表的名字显示在工作簿文件窗口的底部标签里，如图 4-2 所示。

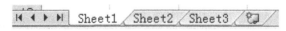

图 4-2 系统默认的工作表

启动 Excel 后，用户首先看到的是名称为"工作簿 1"的工作簿。"工作簿"是一个默认的、新建的和未保存的工作簿。如果启动 Excel 后直接打开一个已有的工作簿，"工作簿 1"会自动关闭。

1. 工作簿的新建、打开、保存、关闭　与 Word 的操作相似，不再赘述。

2. 隐藏/显示工作簿

（1）隐藏工作簿：单击"视图"选项卡，在"窗口"组中单击"隐藏"按钮。退出 Excel 时，将询问"是否保存对该工作簿的更改"。如果希望下次打开工作簿时隐藏工作簿窗口，单击"保存"按钮。

（2）显示隐藏的工作簿：单击"视图"选项卡，在"窗口"组中单击"取消隐藏"按钮，弹出"取消隐藏"对话框，选择取消隐藏工作簿的文件名，单击"确定"按钮。

如果"取消隐藏"命令无效，则说明工作簿中没有隐藏的工作表。如果"重命名"和"隐藏"命令均无效，则说明当前工作簿正处于防止更改结构的保护状态。需要撤销保护工作簿之后，才能确定是否有工作表被隐藏，而取消保护工作簿可能需要输入密码。

3. 工作簿模板的使用与创建　模板也是一种文档类型，用户可以根据需要，先在其中添加一些常用的文本或数据，并进行适当的格式化，还可以包含公式和宏等，以一定的文件类型保存在特定的位置。

（1）使用自定义模板创建新工作簿：Excel 2010 提供了很多默认的工作簿模板，使用模板可以快速创建同类型的工作簿。以"血压监测"模板为例，其操作步骤是：

1）单击"文件"选项卡下面的"新建"命令，在右侧的"可用模板"栏中单击"样本模板"模板，如图 4-3 所示。

2）在该列表框中选择"血压监测"选项，单击"创建"按钮，或者直接双击"血压监测"选项。

3）在打开的工作表中已经设置好了格式和内容，在工作簿中输入数据，如图 4-4 所示。

4）单击"保存"按钮，新建模板就会存放在 Excel 的模板文件夹中。

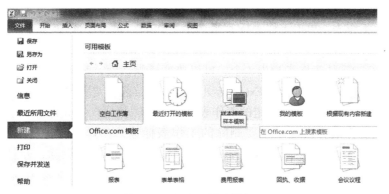

图4-3 新建"样本模板"

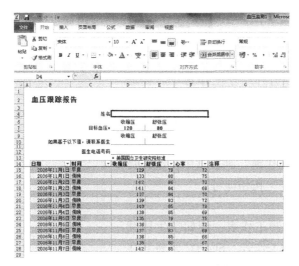

图4-4 新建"血压监测"模板

（2）创建模板：

1）打开要用作模板的工作簿。

2）在打开的工作簿中进行调整和修改，模板中只需要包含一些每个类似文件都有的公用项目，而对于那些不同的内容则可以删除，公式可以保留。

3）在"文件"选项卡中单击"另存为"命令，打开"另存为"对话框。

4）在"文件名"中输入模板的名称，在"保存类型"下拉列表中选择"Excel 模板"。

5）单击"保存"按钮，新建的模板就会存放在 Excel 的模板文件中。

在这里要注意：在"另存为"对话框中，不要改变文档的存放位置，以确保以后在使用模板创建新的工作簿时该模板可以使用。

（二）工作表

工作表又称为电子表格，主要用来存储、处理数据，是工作簿中的一张表，也是Excel 完成一项工作的基本单位，可用于对数据进行组织和分析。同一个工作簿里的每张工作表有唯一的名称，显示在工作表标签上，根据需要可以更改。

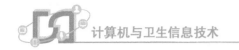

1. 工作表的基本操作

（1）插入工作表：单击工作表标签来选定工作表。单击图 4-2 中右侧的"插入工作表"按钮，可以插入新的工作表"Sheet4"，并且"Sheet4"是当前活动的工作表。

Excel 2010 的默认工作表数为 3 个，可以改变该默认值，其操作是：单击"文件"选项卡中的"选项"命令，弹出"Excel 选项"对话框，选择"常规"选项卡，在"新工作簿内的工作表数"框中输入新设定的工作表数，单击"确定"按钮即可。

（2）删除工作表：右键单击要删除的工作表标签，在弹出的快捷菜单中选择"删除"。如果删除"Sheet4"，可以看到选中的工作表"Sheet4"被删除，并且"Sheet3"成为当前活动的工作表。

（3）移动工作表：

1）在同一个工作簿中移动工作表：如果要在一个工作簿中调整工作表的顺序，可单击工作表标签，沿着选项卡拖动选中的工作表到达新的位置，释放鼠标左键即可将工作表移到新的位置。在拖动过程中，屏幕上会出现一个黑色的三角形，指示工作表插入的位置。

2）将工作表移到另外一个工作簿中：在原工作簿工作表的选项卡右键单击要移动的工作表，在出现的快捷菜单中选择"移动或复制工作表"命令，弹出"移动或复制工作表"对话框，如图 4-5 所示；在"工作簿"列表框中，选择目的工作簿，单击"确定"按钮即可。

（4）复制工作表：

1）在工作簿中复制工作表：例如学生成绩表是建立在工作簿中的工作表"Sheet1"，将其在"Sheet2"与"Sheet3"之间复制一份。具体的操作步骤如下：

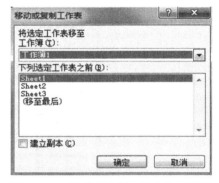

图 4-5 "移动或复制工作表"对话框

a. 在工作表选项卡中按下 Ctrl 键，同时单击"Sheet1"工作表，并沿着选项卡拖动选中的工作表到达"Sheet2"与"Sheet3"之间的位置。

b. 此时在屏幕上可以看到在"Sheet2"与"Sheet3"之间有一黑色三角形。

c. 松开鼠标键，在"Sheet2"与"Sheet3"之间就插入了一张含有数据的新表，并自动命名为"Sheet1（2）"。

2）将工作表复制到其他工作簿中：与工作表移到其他工作簿中的操作相同，只是在"移动或复制工作表"对话框中勾选"建立副本"复选框，单击"确定"按钮即可。

（5）重命名工作表：例如将学生成绩表工作簿中的"Sheet1（2）"更名为"17 级 8 班成绩单"。具体操作步骤如下：在工作表选项卡上双击"Sheet1（2）"工作表（或者右击后选"重命名"），屏幕上工作表选项卡上"Sheet1（2）"工作表名出现反像显示，输入"17 级 8 班成绩单"，按回车键，在屏幕上的工作表选项卡中可以看到重命名后的工作表。

（6）设置工作表标签颜色：右击工作表标签，在弹出的快捷菜单中选择"工作表标签颜色"，在展开的颜色列表中单击一种需要的颜色即可，如图 4-6 所示。

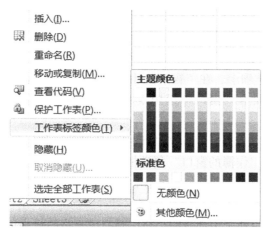

图4-6 设置工作表标签颜色

2. 设置工作表背景 有时为了美化表格，需要设置整张工作表的背景。操作步骤如下：

（1）如图4-7所示，选中需要添加背景的工作表，单击"页面布局"选项卡，在"页面设置"组中单击"背景"按钮，将弹出"工作表背景"窗口。

（2）在"工作表背景"窗口中选择需要插入工作表的背景图片。

（3）单击"插入"按钮，返回到原工作表中。

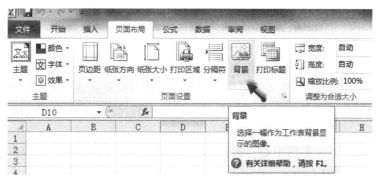

图4-7 单击"背景"按钮

3. 对多张工作表同时操作

（1）选择多张工作表：

1）选择全部工作表：在某个工作表的标签上单击鼠标右键，在弹出的快捷菜单中选择"选定全部工作表"命令，就可以选择当前工作簿中所有工作表。

2）选择连续的多张工作表：单击第一张要选中的工作表标签，按住 Shift 键不放，再单击要选中的最后一张工作表标签，就可以选择连续的多张工作表。

3）选择不连续的多张工作表：单击要选择的工作表标签，按住 Ctrl 键不放，再依次单击其他要选择的工作表标签，就可以选择不连续的多张工作表。

（2）同时对多张工作表进行操作：选择一组工作表，然后在组内的其中一张工作表中输入数据和公式，并进行格式化等操作，然后单击其他工作表标签，取消工作表组合，可看到，在所有选定的工作表中，均有输入的数据和公式。

（3）同时查看多个工作表：如果在一个工作簿中同时查看不同的工作表，可在"窗口"组中单击"新建窗口"按钮，Excel 将创建一个新的窗口（多次单击该按钮，将创建多个窗口）。具体操作步骤如下：

1）单击"视图"选项卡，在"窗口"组中再单击"新建窗口"按钮。

2）在"视图"选项卡"窗口"组中，单击"全部重排"按钮，弹出"重排窗口"对话框。

3）在"重排窗口"对话框中选择"平铺"单选项。如果只显示活动工作簿的工作表，可勾选"当前活动工作簿的窗口"复选框。

4）单击"确定"按钮，即可在工作簿中查看到平铺的工作表。

（三）单元格

单元格是表格中行与列交叉部分的小格，是组成表格的最小单位。单个数据的输入和修改都在单元格中进行。每一单元格在工作表中有唯一的位置，称为单元格地址。单元格地址由单元格所在的列标和行号构成，如"A6"，表示第 A 列第 6 行的单元格。

三、保护工作表与工作簿

1. 保护工作簿　在 Excel 2010 中可以对工作簿进行保护，其他人则无法修改工作簿。操作步骤如下：

（1）打开需要保护的工作簿文档。

（2）在"审阅"选项卡的"更改"组中，单击"保护工作簿"按钮。

（3）在弹出的"保护结构和窗口"对话框中选择需要的复选框，这里有"结构"和"窗口"两个复选框供选择。

1）结构：将阻止其他人对工作表的结构进行修改，包括查看隐藏的工作表，移动、删除、隐藏工作表或更改工作表的名称，将工作簿移动或复制到另一工作表中等。

2）窗口：将阻止其他人修改工作表窗口的大小和位置，包括移动窗口、调整窗口大小或关闭窗口等。

（4）在"密码"文本框中输入密码，单击"确定"按钮，在随后弹出的对话框中再次输入相同的密码确认。

2. 取消工作簿的保护

（1）打开需要取消保护的工作簿文档。

（2）在"审阅"选项卡的"更改"组中单击"保护工作簿"按钮。

（3）这时会弹出"撤销工作簿保护"对话框，输入密码。

（4）单击"确定"按钮。

3. 保护整个工作表　用户除了可以对工作簿进行保护外，还可以对指定的工作表进行保护。操作步骤如下：

（1）选定要保护的工作表。

（2）单击"审阅"选项卡，在"更改"组中单击"保护工作表"按钮，弹出"保护工作表"对话框。

（3）在"保护工作表"对话框中勾选"保护工作表及锁定的单元格内容"复选框。输入保护工作表的密码。在"允许此工作表的所有用户进行"提供的选项中勾选允许用户操作的选项。

（4）单击"确定"按钮。

如需要撤销保护，单击"审阅"选项卡，在"更改"组中单击"撤销工作表保护"按钮，在弹出的"撤销工作表保护"对话框中输入保护密码即可。

第二节　工作表的编辑

一、单元格的选取

1. 选取一个单元格　在进行数据的输入或编辑之前，必须先选取目标单元格，被选定的单元格叫作活动单元格。选取单元格的操作方法如下：

（1）用鼠标单击待选定的单元格，使其变为活动单元格。

（2）单击"名称框"，输入单元格的地址，按回车键。

注意选中单元格和编辑单元的区别：编辑单元格是双击单元格，将光标插入单元格里，并有光标闪烁提示；选中单元格时，单元格里面没有光标。

工作表中默认选定的单元格是 A1 单元格，活动单元格是当前可以输入或编辑数据的单元格，边框为黑色，其对应的列标和行号都被高亮显示，同时在"名称框"显示该单元格地址，在编辑栏显示单元格内容。

2. 选取连续的单元格区域　连续选取单元格区域的操作方法如下：

（1）选取目标区域左上角的单元格，按住左键拖动鼠标至该区域的右下角单元格后释放左键。

（2）先选取区域左上角的单元格，将指针指向该区域右下角的单元格，按住 Shift 键的同时单击鼠标左键。

（3）单击"名称框"，输入单元格区域地址（如 A2：D15），按回车键。

如果取消已选定的单元格区域，单击工作表中的任意单元格即可。

3. 选取不连续的单元格区域　先选定一个单元格（或单元格区域）后，按住 Ctrl 键，同时单击选取其他目标单元格（或单元格区域）。

4. 选取整行、整列

（1）选定一行：单击行号。

（2）连选多行：单击连续多行中的第一行行号，拖动鼠标至最后一行，释放鼠标左键。

（3）跳选多行：选定某行号后，按住 Ctrl 键，单击选定其他行。

整列的选取与整行的选取方法相同，用鼠标单击或拖动列标即可。

5. 选定整个工作表　单击工作表左上角行号和列标交叉处的"全选"按钮，或者使用 Ctrl+A 组合键。

二、数据输入

单元格中可以存放文本、数字、时间、日期及函数和公式等。下面详细介绍数据的输

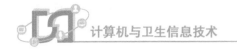

入方法与不同数据的显示效果。

（一）常见数据的类型

单元格中常见的数据类型有3种，包括文本型、数值型、日期时间型。

1. 文本型数据　文本型数据包括字母、数字、标点符号及其他符号。字符与数字的混合输入也作为文本常量。输入一般数据的步骤如下：

（1）单击要输入数据的单元格。

（2）直接通过键盘输入内容，输入的内容将同时显示在单元格和编辑栏中。

（3）按下回车键或者用鼠标单击其他单元格，也可单击☑按钮确认输入内容。

在输入文本时，默认对齐方式为单元格内左对齐。当输入的文本长度超过单元格的宽度时，超出部分将被隐藏或放到下一空单元格内。若要完全放置在本单元格内，单击"开始"选项卡，在"对齐方式"组中单击📄自动换行按钮，或者按 Alt+Enter 组合键强制换行。

输入数字形式的字符串时，如学号、身份证号等。在字符串前加英文状态下的单引号，这是数字变文本的快捷方法。例如，要在单元格内输入"001"，应输入"'001"，单引号是英文字符，以示与数字型数据的区别。或者单击"开始"选项卡，在"数字"组中打开文本框右侧的下拉按钮，在列表组中选择"文本"，将单元格设置为文本格式后输入。

2. 数值型数据　数值型数据由"0、1、2、3、4、5、6、7、8、9、+、-、*、/、%、（）、\$、E、e"等组成。为方便各行各业的使用，系统准备了各种各样的数据格式。

在单元格中输入数字时，系统默认的常规格式：整数（789）、小数（3.21），数字在单元格中的对齐方式为右对齐。当数字的长度超过11位时，系统会自动使用科学记数法来表示。例如，输入"202058889000"，单元格中显示为"2.02059E+11"。

当输入负数时，是在输入的数字前加"-"号，或将数字用"（）"括起来，如"-389"或"（389）"。当输入分数时，是在输入的分数前加0和空格，如"3/4"表示为"0 3/4"；输入带分数的整数时，整数与分数之间加空格，如"4 3/4"。

3. 日期时间型数据　在 Excel 中规定了一些不同形式的日期和时间格式，以满足不同的需要。通过按下组合键"Ctrl+;"输入系统当前日期，通过按下组合键"Ctrl+Shift+;"输入系统当前时间。

Excel 中会对输入的数据进行自动判断。文本数据与其他数据最大的不同在于：数值数据、时间和日期数据可以进行算术运算，而文本数据不能参与算术运算。不同类型的数据显示效果也不相同，默认的文本是左对齐显示，数字、时间、日期是右对齐显示。

（二）自动填充数据

使用 Excel 时，经常需要输入大量的有一定关系的数据，可以使用 Excel 的自动填充功能来提高工作效率。

1. 自动填充连续的数据　如果在工作表中需要在某列或某行输入连续的编号（1、2、3、…、99），由于这些编号是连续的数据，可以使用自动填充快速输入。

如在 A1 中输入数字"1"。选中此单元格（注意选中和编辑的区别），然后将鼠标指针移动到该单元格的右下角，注意鼠标形状，此时指针变成填充句柄（黑色实心十字形）。按住鼠标左键向下拖动到要结束的位置，释放鼠标。此时，用鼠标拖动的区域被自动填充为"1、1、1、…"。在被填充区域的右下角出现"自动填充选项"，单击此按钮，在弹出的菜单中可以进一步设置填充的最终效果。

- 复制单元格：填充内容变为复制 A1 单元格的内容。
- 填充序列：按照连续的方式进行填充。
- 仅填充格式：不填充内容，只复制 A1 单元格的格式。
- 不带格式填充：按默认方式填充或复制，但不带格式。

使用鼠标右键也可以自动填充。选定 A1 单元格，鼠标指向右下角，用鼠标右键拖动填充句柄到目的单元格后松开，立即会弹出一个快捷菜单，与"自动填充选项"基本相同。

2. 自动填充等差数列　所谓等差数列，是指相邻数据之间具有相同的步长。如 10、15、20、25、30 这一组数字，相邻的差都为 5。对于这类数据，Excel 也可以进行自动填充。操作步骤如下：

（1）在两个相邻的单元格（可以横向相邻或者纵向相邻）中输入两个数据，如 10 和 15。

（2）同时选中这两个单元格。

（3）将鼠标移动到填充柄处，此时指针形状变为填充句柄（黑色实心"十"字形）。

（4）按住鼠标左键向下或向后拖动到结束位置，释放鼠标即可。

3. 自动填充等比数列　所谓等比数列，是指相邻数据之间具有相同的比例。如 3、6、12、24、48 这一组数据，公比是 2。对于这类数据，Excel 也可以进行自动填充。方法与自动填充等差数列相比。不同之处是，在后者的步骤（4）中拖动鼠标时要按住右键拖动到目标位置，然后释放鼠标，此时立即弹出快捷菜单，选择"等比序列"选项即可。

4. 自定义填充序列　文本序列也可以自动填充。如下面序列都可以自动填充：星期一、星期二、…、星期日，一月、二月、…、十二月。

利用"自定义序列"对话框填充数据序列，可自己定义要填充的序列。首先选择"文件"选项卡下的"选项"命令，打开"Excel 选项"对话框，如图 4-8 所示。单击左侧的"高级"选项，在"常规"栏目下单击"编辑自定义序列"，打开"自定义序列"对话框，如图 4-9 所示，在对话框中利用"添加"按钮，用户就可以根据自己需要添加数据序列。

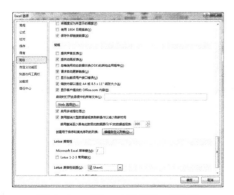

图 4-8　"Excel 选项"对话框

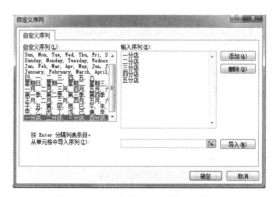

图 4-9　"自定义序列"对话框

三、编辑单元格

单击任何一个单元格，这个单元格的四周就会粗线条包围起来，它就成了活动单元格，表示用户当前正在操作该单元格，其地址在编辑栏的名称框中显示。通过使用单元格地址，可以很清楚地表示当前正在编辑的单元格，用户也可以通过地址来引用单元格的数据。由于一个工作簿文件中可能有多个工作表，为了区分不同工作表的单元格，可在单元格地址前面增加工作表名称。工作表与单元格地址之间用"！"分开。如"Sheet3！B9"，表示该单元格是"Sheet3"工作表中的"B9"单元格。

以单元格为对象，常用的操作有选中、插入、删除、移动及调整单元格大小等。

1. 插入单元格、行或列　插入单元格的操作步骤如下：

（1）先选定单元格，选定的单元格的数量即是插入单元格的数量，例如选择 3 个，则会插入 3 个单元格。

（2）单击"开始"选项卡，在"单元格"组中单击"插入"下拉按钮，弹出"插入"下拉列表。

（3）在下拉列表中选择"单元格"，弹出"插入"单元格对话框。

（4）选择"插入"单元格对话框中所需项，如"活动单元格右移"或"活动单元格下移"复选框。

（5）单击"确定"按钮，即可插入单元格。

如果在"插入"下拉列表中选择了"行"或"列"命令，则会在选定的单元格位置直接插入一行或一列。另外，也可用快捷菜单的方法插入单元格、行或列，操作步骤如下：

（1）右击要插入的单元格。

（2）在弹出的快捷菜单中单击"插入"命令。

（3）在弹出的"插入"对话框中选择相应的复选框。

（4）单击"确定"按钮，完成单元格、行或列的插入。

对插入的行，是在所选单元格的上方插入一空行；对插入的列，是在所选单元格的左侧插入一空列。

2. 删除单元格、行或列　删除单元格、行或列的方法如下：

（1）右击选定的要删除的单元格、行或列。

（2）在弹出的快捷菜单中单击"删除"命令，出现"删除"对话框。

（3）选定相应的复选框，单击"确定"按钮。

也可单击"开始"选项卡，在"单元格"组中单击"删除"下拉按钮，在弹出的下拉列表中选择"删除单元格"。

3. 移动单元格　移动单元格就是将一个单元格或若干个单元格中的数据或图表从一个位置移至另一个位置。移动单元格的操作如下：

（1）选择所要移动的单元格。

（2）将鼠标放置到该单元格的边框位置，当鼠标下方出现十字箭头形状的光标时，按下左键并拖动，即可移动单元格。

也可在"开始"选项卡里的"剪贴板"组中，通过先"剪切"再"粘贴"，来移动单元格。

4. 行高和列宽的调整　系统默认的行高和列宽有时并不能满足需要，这时用户可以调整行高和列宽。

（1）用鼠标拖动调整行高或列宽：修改行高和列宽最简单的方法就是用鼠标拖动，具体操作是将鼠标放到两个行或列标号之间，鼠标变成双向箭头形状，按下该形状的鼠标并拖动，即可调整行高或列宽。

（2）精确设置行高或列宽：选定整行或整列。单击"开始"选项卡中"单元格"组的"格式"下拉按钮，在下拉列表中单击"行高"或"列宽"。在弹出的对话框中输入数值，单击"确定"按钮即可。或者直接在选中的区域右击，在弹出的快捷菜单中选择行高或列宽。

（3）自动调整行高和列宽：选定要调整行高或列宽的区域，在"开始"选项卡"单元格"组中单击"格式"按钮，在列表中单击"自动调整行高"或"自动调整列宽"选项。此时，Excel 会对选定区域的行高或列宽进行自动调整，以使列宽或行高按照单元格中数据的长度或高度来调整。

5. 隐藏行、列

（1）选择目标行（或列）。

（2）在选中的区域内单击鼠标右键，在出现的快捷菜单中选择"隐藏"命令。

行或列被隐藏后，行号和列标也被隐藏。

6. 取消隐藏的行或列

（1）选择包含被隐藏行（或列）的上下相邻的行（或左右相邻的列）。

（2）单击鼠标右键，在出现的快捷菜单中选择"取消隐藏"命令。

若选取整张工作表，单击"开始"选项卡中"单元格"组的"格式"按钮，在下拉菜单中选择"隐藏或取消隐藏"下的"取消隐藏行"或"取消隐藏列"命令，将显示所有被隐藏的行或列。

7. 合并单元格　合并单元格是 Excel 中使用最频繁的操作。操作步骤是选择需要合并的多个单元格，单击"开始"选项卡，在"对齐方式"组中单击"合并后居中"按钮，则所选单元格区域合并为一个单元格，且单元格内容水平居中。如果在"开始"选项卡的"对齐方式"组中单击"合并后居中"按钮旁边的下拉按钮，则会展开一个列表，在列表中选择不同的选项，其合并效果也不相同。

四、格式化单元格

在 Excel 中，工作表中的单元格只是显示效果，并不具有实际的框线。如果要制作可供打印的表格，需要为单元格添加边框、底纹等其他操作。此外，还可以设置单元格中数据的字体格式、对齐方式、数字格式等操作，使表格更加美观。

（一）设置单元格字体

为了使工作表中的标题和重要数据等更加醒目、直观，在 Excel 2010 中可以对单元格内的文字进行格式设置，其功能几乎和 Word 一样强大。使用格式设置可以在对数据进行存储和处理的同时，实现对数据的排版设计，使表格看起来更加专业、美观。

选择"开始"选项卡的"字体""对齐方式""数字"组，单击其右下角的　按钮，

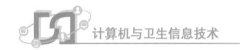

都会弹出"设置单元格格式"对话框，利用对话框，可以对单元格的格式进行设置。

在 Excel 2010 中，设置字体格式的方法和在 Word 中使用的方法基本一致。

方法一：使用"字体"组设置字体、字号、字形和颜色。先选定单元格或单元格区域，在"开始"选项卡中的"字体"组中设置字体格式。该"字体"组中有各种功能选项，如对字体、字号、字形和颜色等的设置，见图 4-10。

方法二：使用"字体"对话框设置字体、字号、字形和颜色。选定单元格或单元格区域，单击"字体"组右下角的对话框启动按钮。弹出"设置单元格格式"对话框，打开"设置单元格格式"对话框中的"字体"标签，通过该对话框设置字体格式，如图 4-11 所示。

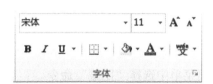

图 4-10　"字体"组

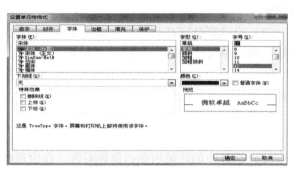

图 4-11　"设置单元格格式"对话框

（二）设置单元格数字格式

前面介绍了单元格的数据可以分为文本、数字、日期等类型。对于 Excel 工作表中的数据类型，可以根据需要为它们设置多种格式。如表 4-2 所示为"开始"选项卡下"数字"组各按钮名称及功能。

表 4-2　"数字"组各按钮名称及功能

按钮	名称	功能
常规	数字格式	选择单元格中值的显示方式；百分比、货币、日期或时间等
♔	会计数字格式	为选定单元格选择替补货币格式
%	百分比样式	将单元格值显示为百分比
,	千位分隔样式	显示单元格值时使用千位分隔符
⁺⁰⁸	增加小数位数	通过增加显示的小数位数，以较高精度显示值
⁺⁰⁸	减少小数位数	通过减少显示的小数位数，以较低精度显示值

系统默认情况下，数字格式是"常规"格式。在 Excel 2010 中，除了可以使用"设置单元格格式"对话框中"数字"标签完成设置外，还可直接使用"开始"选项卡中的"数字"组来完成，操作方法如下：单击"数字"组右下角的对话框启动按钮，在打开的"设置单元格格式"对话框中，单击"数字"选项卡，在"分类"中选择数据类型，如图 4-12 所示。

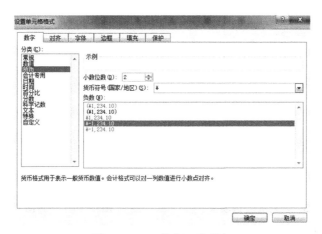

图4-12　"数字"选项卡

（三）设置单元格边框和底纹

Excel 中各个单元格的四周都是没有边框线的，用户在窗口中看到的只是虚的网格线。用户可以为单元格添加边框与底纹，以提升单元格的显示效果，突出显示工作表重点内容。

1. 设置单元格边框

●方法一：选定单元格或单元格区域，选择"开始"选项卡，在"字体"命令组中单击"边框"按钮旁的下拉按钮，在弹出的下拉列表中选择边框的类型。

●方法二：利用"设置单元格格式"对话框中的"边框"标签，可完成对单元格或单元格区域边框样式和颜色的设置。如要取消已有的边框，在对话框中的"线条样式"中选择"无"。

2. 设置单元格底纹

●方法一：选定单元格或单元格区域，选择"开始"选项卡，在"字体"组中单击"填充颜色"按钮旁的下拉按钮，在弹出的下拉列表中选择相应的颜色。

●方法二：利用"设置单元格格式"对话框中的"填充"标签，可以设置所选单元格或单元格区域的背景色和图案。

（四）设置对齐方式

1. 使用"对齐方式"组设置对齐方式　打开 Excel 文档，选中需要设置的单元格或单元格区域，选择"开始"选项卡中的"对齐方式"组，该组中有不同的对齐方式，如"水平对齐"和"垂直对齐"，单击相应按钮即可设置对齐方式。

2. 使用"设置单元格格式"对话框设置对齐方式　选定单元格或单元格区域，在"开始"选项卡中单击"对齐方式"组右下角的对话框启动按钮，打开"设置单元格格式"对话框，在"对齐"选项卡中"水平对齐"和"垂直对齐"的下拉列表框中设置对齐方式，如图 4-13 所示。

3. 设置数据的旋转角度　通常在制作斜线表头时，文字需要旋转到某一角度显示。在"开始"选项卡的"对齐方式"组中，单击"方向"按钮，则打开"方向"的下拉列表，通过该下拉列表可以设置文字的旋转方向，如图 4-14 所示。

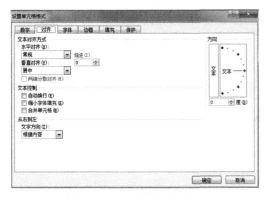

图 4-13 "对齐"选项卡

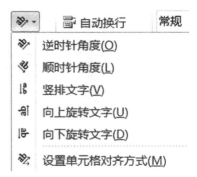

图 4-14 "方向"按钮的下拉列表

（五）设置"样式"组

样式是一系列格式的集合，是单元格字体、字号、对齐、边框和图案等一个或多个设置特性的组合。在 Excel 中，使用单元格样式，可以快速地为单元格设置外观。

样式包括内置样式和自定义样式。内置样式为 Excel 内部定义的样式，用户可直接使用；自定义样式是用户根据需要自己定义的组合设置，须定义样式名。样式的设置是利用"开始"选项卡内的"样式"命令组完成的，其中几个按钮名称及功能如表 4-3 所示。

表 4-3 "样式"组按钮名称及功能

按钮	名称	功能
条件格式	条件格式	根据条件使用数据条、色阶和图标集，以突出显示相关单元格，强调异常值，以及实现数据的可视化效果
套用表格格式	套用表格格式	通过选择预定义表样式，快速设置一组单元格的格式并将其转换为表
单元格样式	单元格样式	通过选择预定义样式，快速设置单元格格式。也可定义自己的单元格样式

1. 设置条件格式 条件格式可以对含有数值或其他内容的单元格或者含有公式的单元格应用某种条件来决定数值的显示格式。使用条件格式可以让单元格中的颜色或图案根据单元格中的数值而变化，是一种更加直观地表现数据的方式。

（1）使用数据条：数据条是条件格式中常用的一种，它是根据单元格中数据值的大小，而在单元格显示不同的颜色变化。

（2）使用图标集：图标集是根据单元格中数值的大小使单元格显示随数据变化的图标。

（3）突出显示单元格规则：在 Excel 2010 中，用户可以标识出符合特定条件的单元格，用不同的颜色来表示数据的分布或等级。其操作方法如下：

●方法一：选定单元格区域，选择"开始"选项卡的"样式"组，单击"条件格式"命令，选择其下的"突出显示单元格规则"操作，在下一级菜单中选择符合的进行操作。

如果已有的规则不符合要求，可在下一级菜单中选择"其他规则"，如图4-15所示。

●方法二：打开"新建格式规则"对话框，在"只为满足以下条件的单元格设置格式"选项区中设置条件，如图4-16所示。

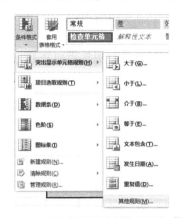

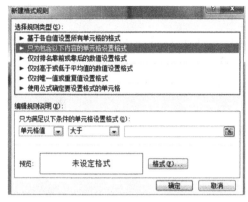

图4-15　"突出显示单元格规则"菜单　　　　图4-16　"新建格式规则"对话框

2. 自动套用格式　　自动套用格式是把Excel提供的显示格式自动套用到用户指定的单元格区域中，使用户在最短的时间内完成表格格式的设置。自动套用格式是利用"开始"选项卡中"样式"组中的"套用表格格式"按钮来完成的。

3. 使用单元格样式　　为单元格套用样式，可以使用户在最短的时间内为单元格应用最好的格式效果。具体操作步骤如下：

（1）选定单元格区域：选择"开始"选项卡下的"样式"命令组，单击"单元格样式"命令，选择"新建单元格样式"，弹出"样式"对话框。

（2）在"样式"对话框的"样式名"栏内输入样式名称，单击"格式"按钮，弹出"设置单元格格式"对话框。

（3）在"设置单元格格式"对话框中完成"数字""对齐""字体""边框""图案"的设置，单击"确定"按钮。

利用"单元格样式"可以使用内置样式或已定义的样式，或对已有样式进行修改，修改方法与创建样式方法一致。如果要删除已定义的样式，打开"单元格样式"的下拉列表，右键单击要删除的样式名称后，单击"删除"命令。

第三节　公式与函数

在Excel 2010中，用户可以使用公式和函数进行计算和统计分析。公式由用户自定义设置，而函数是预定义的内置公式。

一、公式的使用

公式是在工作表中对数据进行分析与计算的等式。公式的组成一般分3部分：等号、运算项、运算符。运算项包括常量、单元格或区域引用、标志、名称或工作表函数等。

1. 公式的运算符

（1）算术运算符：包括加、减、乘、除、百分比、乘方等基本运算。

（2）比较运算符：其运算结果产生逻辑值 TRUE（真）或 FALSE（假）。

（3）文本运算符：用连字符"&"把两个或多个文字值连接起来，求得一个连接的文字值。

（4）引用运算符：在公式中如要引用单元格或单元格区域的地址进行运算，必须加引用运算符。引用运算符有 3 种：区域引用"："，联合引用"，"，交叉引用运算符是一个空格。其含义、说明与示例如表 4-4 所示。

表 4-4　引用运算符

运算符	含义	说明	示例
：	区域引用	引用冒号前后两个单元格之间的区域	A1：B5，A1 与 B5 之间的矩形单元格区域
，	联合引用	多个单元格或单元格区域的联合引用	SUM（A1：B3，D5），A1 与 B3 之间的单元格区域及 D5 单元格
空格	交叉引用	引用两个区域交叉的公共部分，两个区域之间用一个空格	SUM（A3：D10 B1：C12），A3：D10 与 B1：C12 之间用一个空格，即相当于计算 SUM（B3：C10）

2. 公式的运算顺序　在公式的各类运算符中，运算优先顺序依次为：引用运算符、算术运算符、文字运算符、比较运算符。若改变运算优先级，应把公式中优先计算的部分用圆括号"（）"括起来，圆括号内的运算仍按优先级次序进行。

3. 输入公式　在 Excel 中输入公式的步骤如下：

（1）选取放公式的单元格。

（2）输入等号"＝"。

（3）在等号"＝"后输入公式表达式。

（4）单击编辑栏上的输入（√）按钮或按回车键确定，则该单元格中显示计算结果。

4. 公式的出错提示　如果公式不能正确算出结果，系统将在公式单元格中显示一个错误值。各项错误值的含义见表 4-5。

表 4-5　公式错误值含义

错误值	含义
#####	输入或计算结果的数值太长，单元格显示不下。须调整列宽
#VALUE!	使用了错误的函数参数或使用了错误的数据类型
#DIV/0!	公式中除数为 0，引用空单元格或引用了包含 0 值的单元格
#NAME?	公式中使用了 Excel 不能识别的单元格名称
#N/A!	当在函数或公式中没有可用数值时，将产生错误值
#REF!	单元格引用无效，如引用的单元格被删除或引用不存在的单元格
#NUM!	公式或函数中某一数值有问题。一般是使用了非法的函数参数
#NULL!	使用交叉引用运算符（空格），对两个不相交的单元格区域引用

5. 公式的修改 选取公式所在单元格，然后在编辑栏中进行修改，按回车键确认。

6. 公式的移动、复制、删除

（1）公式的移动：公式的移动与单元格数据的移动方法相同（参见第二节）。

（2）公式的复制：公式复制是数据计算过程中的常用操作，有以下几种方法。

• 方法一：用填充柄复制公式。选取公式单元格，指向单元格右下角填充柄，按住左键拖至目的位置，释放左键，可将公式复制到相邻的一个或若干个连续的单元格。

• 方法二：用快捷键复制公式。选取包含公式单元格的某列若干单元格，按 Ctrl+D 快捷键，则向下复制公式；选取包含公式单元格的某行若干单元格，按 Ctrl+R 快捷键，则向右复制公式。

（3）公式的删除：选定公式单元格，按 Delete 键。

7. 单元格引用 在工作表中，每个单元格都有自己唯一的地址，如"A3""F8"等，如果这个地址出现在公式中，则称为引用，即单元格地址在公式中被称为单元格引用。引用的目的在于指明运算项位置，即运算项所在单元格地址。

一个公式可引用同一工作表上的数据，也可引用不同工作表甚至不同工作簿上的数据。移动公式时，公式中的单元格引用不会更改；而复制公式时，公式中的单元格引用将根据引用类型不同而发生相对变化。

根据公式被复制后引用随之发生变化的状况，将引用分为 3 种：相对引用、绝对引用和混合引用。

（1）相对引用：是指把一个单元格引用的公式复制或填充到一个新的位置时，公式中的单元格随着目标单元格位置的改变而相对改变。Excel 中默认的是相对引用。相对引用记为 A2、B2、…，如图 4-17 所示。

	A	B	C	D	E	F
	数据1	数据2	公式原位置	公式复制位置	结果	备注
1						
2	8	9	=A2+B2		17	原始公式在C2，与两个运算项同一行，且三者紧相邻，如左侧显示：A2=8,B2=9,A2+B2=8+9=17
3	6	1				
4	7	2				
5	9	3		=B5+C5	3	随着公式复制到D5，则两个引用变了，但两者与D5的相对关系没有变，三者仍在同一行，且紧相邻，如第5行黑框内所示：B5=3，C5=0，B5+C5=3+0=3。
6	5	4				
7						

图 4-17 相对引用

（2）绝对引用：是指当把一个含有单元格引用的公式复制到一个新的位置时，公式中的单元格引用不会发生改变。无论将公式复制到哪个单元格中，都将引用同一个单元格。运算项地址始终为原始引用，但公式与引用的相对关系发生变化。绝对引用记为 $B$2、…，如图 4-18 所示。

（3）混合引用：在同一个引用中，行（列）为绝对引用，列（行）为相对引用。混合引用记为：$A3（绝对引用列而相对引用行）、A$3（相对引用列而绝对引用行）。

扫码看微课

	A	B	C	D	E	F
1	数据1	数据2	公式 原位置	公式 复制位置	结果	备注
2	8	9	A2+$B$2		17	原始公式在C2，与两个运算项在同一行，且三者紧相邻，如左侧显示：A2为相对引用，$B$2为绝对引用。A2=8，$B$2=9，A2+B2=8+9=17
3	6	1				
4	7	2				
5	9	3		=B5+$B$2	12	随着公式复制到D5，则第一个引用变了，但第二个是绝对引用，没有变。如第5行黑框内所示：B5=3，$B$2=9，B5+$B$2=3+9=12。
6	5	4				
7						

图 4-18　绝对引用

二、函数的使用

函数是 Excel 定义好的具有特定功能的内置公式。函数通过引用参数来接收数据并返回结果，可以单独使用，也可以在公式或函数中再嵌套函数，以便进行更复杂的计算和分析。

Excel 有非常丰富的函数，可分为财务、日期与时间、数学与三角函数、统计、查找与引用、数据库、文本、逻辑和信息函数九大类。

1. 函数的语法

（1）单独的函数位于公式之首，以等号开始；嵌套的函数前面不加等号。

（2）函数名称后是括号（），括号必须成对出现。

（3）括号内是函数的参数，以逗号分隔多个参数。参数可以是数值、文本、逻辑值、数组、错误值或单元格引用。

2. 函数的参数　先看以下几个函数：

SUM（1，2，3，4），SUM（x，y，z）

SUM（A2，B2，C2），SUM（A3+2，B3-1，C3＊D3）

函数的参数具有以下特征：

（1）参数可以是常量，如"1、2、3、4"等；可以是变量，如未知数"x、y、z"等；可以是单元格地址引用，如"A2，B2"、单元格区域"C3：F8"等；可以是一个表达式或一个函数。

（2）有的函数不需要参数，有的需要多个参数，其中有些参数是可以选择的。

（3）参数的类型和位置必须满足函数语法的要求。

3. 使用"自动求和"按钮 Σ 插入函数　在工作表中经常会遇到求和、平均值、最大值、最小值、计数等问题，"自动求和"按钮 Σ 提供了快捷的方法。

三、常用的函数

1. 求和函数

●功能：计算多个参数值的和。

●格式：SUM（Number1，Number2，…）。

2. 求平均值函数

●功能：求多个参数值的平均值。

● 格式：AVERAGE（Number1，Number2，…）。

3. 计数函数

● 功能：计算单元格区域中数值项的个数。

● 格式：COUNT（Number1，Number2，…）。

4. 求最大值函数

● 功能：找出多个数值中的最大值。

● 格式：MAX（Number1，Number2，…）。

5. 条件计数

● 功能：计算某个区域满足给定条件的单元格数目。

● 格式：COUNTIF（Range，Criteria）。

6. 排名函数

● 功能：返回某数字在一列数字中相对其他数值大小的排位。

● 格式：RANK（Number，Ref，Order），Number 为指定的数字，Ref 为一组数或对一个数据列表的引用。非数字值将被忽略，Order 指定排位方式，如为"0"或忽略，为降序；非零值，为升序。

例如：对"学生成绩表"中的"总成绩"由大到小排序，在 I5 单元格中输入公式"=RANK（H5，$H$5：$H$18，0）"。其中，H5 为第 1 个学生的总成绩，H5：H18 为数据区域，0 为降序排列数据，向下拖动填充柄到最后一个学生，则得到每个学生总成绩的名次，如图 4-19 所示。

I5		fx	=RANK(H5, $H$5:$H$18, 0)					
	A	B	C	D	E	F	G	H	I
1									
2			**2014级护理8班成绩表**						
3					2014-2015学年下学期				
4	学号	姓名	英语	计算机	解剖	生理	政治	总分	名次
5	001	曹操	80	87	78	89	98	432	6
6	002	司马懿	68	88	95	90	78	419	7
7	003	诸葛亮	99	98	90	99	95	481	1
8	004	刘备	65	68	65	68	68	334	13
9	005	孙权	78	85	88	48	59	358	12
10	006	夏侯惇	95	92	85	68	64	404	8
11	007	王朗	66	78	80	28	50	302	14
12	008	赵云	98	96	94	86	87	461	3
13	009	关羽	90	92	94	97	95	468	2
14	010	张飞	80	86	84	40	88	378	10
15	011	马超	66	80	78	80	90	394	9
16	012	李宇春	80	88	97	90	97	452	5
17	013	王菲	68	69	80	86	70	373	11
18	014	周杰伦	86	92	94	97	90	459	4

图 4-19　根据"总成绩"排"名次"

7. 当前日期函数

● 功能：返回计算机系统的当前日期。如果系统日期设置正确，则返回当天日期。

● 格式：TODAY（）。

8. 求年份函数

● 功能：返回某日期的年份。

● 格式：YEAR（Serial-number）。

9. 求月份函数

● 功能：返回某日期的月份。

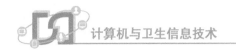

● 格式：MONTH（Serial-number）。

10. 求日子函数

● 功能：返回某日期的日子。

● 格式：DAY（Serial-number）。

11. 条件转换函数

● 功能：判断一个条件是否满足，如果满足返回一个值；如果不满足，则返回另一个值。

● 格式：IF（Logical-test，Value-if-true，Value-if-false）。

说明：IF 函数的作用是根据 logical-test 逻辑计算的真假值返回不同结果。IF 可以嵌套 7 层，用 value-if-false 及 value-if-true 参数可构造复杂检测条件。

例如：在图 4-20 中，对 E3 单元格中计算得到的学生的综合成绩，在 G3 单元格转换成"优秀"（85 分及以上）和"合格"（60~84 分）及"未通过"（小于 60 分）3 个等级。则选择"插入"菜单中的"函数"，再选择 IF 函数，在其对话框的对应栏中输入有关数值。如只显示成绩大于等于 60 分为合格，否则为未通过，则 F3 框中输入：=IF（F3>=60，"合格"，"未通过"）。

当要对多个条件判断时，称为 IF 函数有嵌套使用，一般直接在编辑栏输入函数表达式。

例如，上例在 G3 单元格中转换成优秀、合格、未通过 3 个等级，在 F3 单元格应输入公式：=IF（E3>=85，"优秀",IF（E3>=60，"合格"，"未通过"））。对其他学生数据转换，利用自动填充功能来完成，其结果如图 4-20 所示。

	F3		fx	=IF(E3>=85,"优秀",IF(E3>=60,"合格","未通过"))		
	A	B	C	D	E	F	G
1	学生基本情况表						
2	学号	姓名	笔试成绩	上机成绩	综合成绩	结论	
3	001	曹操	88	78	83	合格	
4	002	司马懿	90	60	75	合格	
5	003	诸葛亮	98	68	83	合格	
6	004	刘备	65	70	67.5	合格	
7	005	孙权	55	61	58	未通过	
8	006	夏侯惇	28	80	54	未通过	
9	007	王朗	36	40	38	未通过	
10	008	赵云	88	95	91.5	优秀	
11	009	关羽	90	98	94	优秀	
12	010	张飞	60	95	77.5	合格	
13	011	马超	70	95	82.5	合格	

图 4-20　IF 函数的嵌套使用

第四节　图表的使用

一、图表的基本概念

Excel 提供了多种标准的图表类型，每一种都具有多种组合和变换。在众多的图表类型中，选用哪一种图表更好呢？根据数据的不同和使用要求的不同，可以选择不同类型的图表。图表的选择首先主要与数据的形式有关，其次才考虑感觉、效果和美观性。工作表中的数据若用图表来表达，可使数据更具体、更易于了解。只要选择适合的样式，马上就能制作出一张具有专业水平的图表。

1. 图表类型　"图表"组中包括"柱形图""折线图""饼图""条形图""面积图""散点图""其他图表"，其功能如表4-6所示。

表4-6　"图表"组

按钮	名称	功能
	柱形图	柱形图用于比较相交于类别轴上的数值大小
	折线图	折线图用于显示随时间变化的趋势
	饼图	饼图用于显示每个值占总值的比例。各个值可以相加，或仅有一个数据系列且所有值均为正值时，可使用饼图
	条形图	条形图是用于比较多个值的最佳图表类型
	面积图	面积图突出一段时间内几组数据间的差异
	散点图	散点图也称XY图，用于比较成对的数值，如果图表上的值不以X轴为顺序，或表示多个独立的度量时，可使用XY图
	其他图表	其他图表用于插入股价图、曲面图、圆环图、气泡图或雷达图

2. 图表的组成元素　图表的基本组成如下：

●图表区：整个图表及其包含的元素。

●绘图区：在二维图表中，以坐标轴为界并包含全部数据系列的区域。在三维图表中，绘图区以坐标轴为界并包含数据系列、分类名称、刻度线和坐标轴标题。

●图表标题：一般情况下，一个图表应该有一个文本标题，它可以自动与坐标轴对齐或在图表顶端居中。

●数据分类：图表上的一组相关数据点取自工作表的一行或一列。图表中的每个数据系列以不同的颜色和图案加以区别，在同一图表上可以绘制一个以上的数据系列。

●数据标记：图表中的条形、面积、圆点、扇形或其他类似符号，来自于工作表单元格的单一数据点或数值。图表中所有相关的数据标记构成了数据系列。

●数据标志：根据不同的图表类型，数据标志可以表示数值、数据系列名称、百分比等。

●坐标轴：为图表提供计量和比较的参考线，一般包括X轴、Y轴。

●刻度线：坐标轴上的度量线，用于区分图表上的数据分类数值或数据系列。

●网格线：图表中从坐标轴刻度线延伸开来并贯穿整个绘图区的可选线条系列。

●图例：是图例项和图例项标识的方框，用于标识图表中的数据系列。

●图例项标示：图例中用于标识图表上相应数据系列的图案和颜色的方框。

●背景墙及基底：三维图表中包含在三维图形周围的区域，用于显示维度和边角尺寸。

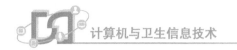

●数据表：在图表下面的网格中显示每个数据系列的值。

二、图表的创建

认识 Excel 的图表类型后，下面以实际的例子来介绍如何在工作表中建立图表对象，将令人眼花的数据转变成美观、易于辨别、有高低趋势变化的图表，看起来也更为专业、更有说服力。

图表是图形化的数据，它由点、线、面等图形与数据文件按特定的方式组合而成。一般情况下，用户使用 Excel 工作簿内的数据制作图表，生成的图表也存放在工作簿中。图表是 Excel 的重要组成部分，具有直观形象、双向联动、二维坐标等特点。

在 Excel 2010 中创建图表比较便捷，方式灵活。在"插入"选项卡"图表"组中有很多选项可以选择。具体操作步骤如下：

（1）在工作表中，选中要创建图表的数据源区域，如图 4-21 所示。

（2）选中"插入"选项卡"图表"组中的"柱形图"，打开"柱形图"下拉列表，如图 4-22 所示。

	A	B	C	D	E	F
1	学号	姓名	地理	数字	英语	总分
2	001	高天	90	70	75	235
3	002	吴巍	85	65	85	235
4	003	李洁	76	86	95	257
5	004	潘登	62	95	68	225
6	005	秦岭	95	68	67	230
7	006	周旋	36	63	82	181
8	007	王山	85	75	83	243
9	008	张文	75	85	84	244
10	009	卓不凡	84	76	76	236
11	010	李凌	45	92	68	205
12	011	许进	65	82	95	242
13	012	何言	45	94	68	207
14	013	曲奇	75	86	76	237

图 4-21　学生成绩表

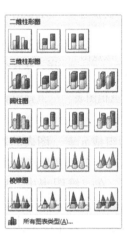

图 4-22　"柱形图"下拉列表

"柱形图"下拉列表选项区中包含"二维柱形图""三维柱形图""圆柱图""圆锥图""棱锥图"选项，用于设置图表数据的形状。本例中从"柱形图"列表中选中"簇状柱形图"，即可插入如图 4-23 所示的"簇状柱形图"图表。

在"插入"选项卡"图表"组中有很多图表的类型，用户可以选择需要的图标类型，也可以选择"插入"选项卡"图表"组右下角的"创建图表"按钮，显示整个"图表样式"库，如图 4-24 所示。

图表生成后，可以对其进行编辑，如制作图表标题、向图表中添加文本、设置图表选项、删除数据系列、移动和复制图表等。

三、图表的编辑

图表的编辑是指对图表中各个对象的编辑，单击选中已经创建的图表，在 Excel 2010 窗口原来选项卡的位置右侧增加"设计""布局""格式"3 个图表工具选项卡，以方便对图表进行编辑和美化。

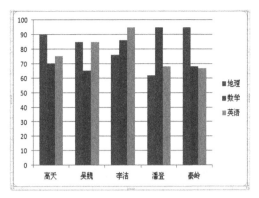

图4-23　"簇状柱形图"图表

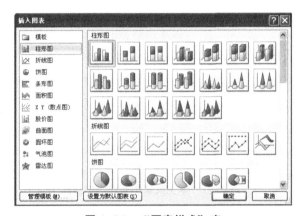

图4-24　"图表样式"库

1. 图表的"设计"选择卡　单击选中图表，再单击选中"图表工具"的"设计"选项卡，如图4-25所示。

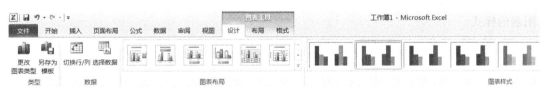

图4-25　"图表工具"的"设计"选项卡

（1）图表的数据编辑：在"设计"选项卡的"数据"组中，单击"选择数据"，弹出"选择数据源"对话框，如图4-26所示，可以实现对图表应用的数据进行添加、编辑、删除等操作。

在如图4-26所示的对话框中也可以单击"切换行/列"按钮，可以在工作表行或工作表列绘制图表中的数据系列之间进行快速切换。数据行/列之间的切换还可以通过单击"设计"选项卡上"数据"组中的"切换行/列"来完成。

（2）图表布局：如果Excel创建的图表布局不是我们所需要的，还可以在"设计"选项卡中的"图表布局"组中重新选择一种布局。每种布局都包含了不同的图表元素，如果所选择的布局包含了图表标题，单击标题框就可以输入图表的标题。

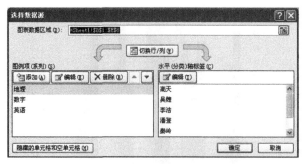

图 4-26 "选择数据源"对话框

例如选中学生成绩图表，单击"设计"选项卡中"图表布局"组的布局，修改图表标题为"学生成绩表"，纵坐标轴标题为"分数"，图表将修改为如图 4-27 所示。

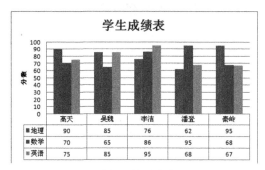

图 4-27 学生成绩图表布局的修改

（3）图表类型与样式的修改：在"设计"选项卡中的"类型"组中，单击"更改图表类型"，打开"更改图表类型"对话框，选择其他合适的图表类型后，单击"确定"按钮即可更改图表的类型。

对已经选定的图表类型，在"设计"选项卡中的"图表样式"组中，可以重新选定图表的样式。

2. 图表的"布局"选项卡　单击选中图表，再单击选中"图表工具"的"布局"选项卡，如图 4-28 所示。

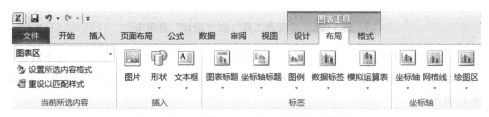

图 4-28 "图表工具"的"布局"选项卡

在"布局"选项卡的"标签"组中，可以设置图表标题、坐标轴标题、图例及显示位置、数据及显示位置等。

在"布局"选项卡的"插入"组中，可以为图表插入图片、形状、文本框等。

3. 图表的"格式"选项卡　单击选中图表，再单击选中"图表工具"的"格式"选项卡，如图 4-29 所示。

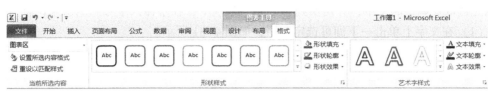

图 4-29 "图表工具"的"格式"选项卡

为图表元素设置格式，需要选中图表元素。选中图表元素的方式有两种：一种是直接在图表区域中单击图表元素；另一种是在"布局"选项卡的"当前所选内容"组中的下拉列表框中选择图表元素。选中图表元素后，可以在"布局"选项卡的"形状样式"组中单击需要的样式，或者单击"形状填充""形状轮廓"或"形状效果"，然后选择需要的格式选项。

在"布局"选项卡的"艺术字样式"组中，可以为所选图表元素设置艺术字样式。

若要为所选图表中的文本元素设置常规文本格式，可以右键单击或选择该文本，然后在"浮动工具栏"上单击需要的格式选项；也可以单击"开始"选项卡"字体"组上的格式化按钮。

选择创建好的图表，边框上有 8 个控制点，将鼠标定位在图表上，通过拖动鼠标，可将图表移动到指定位置。将鼠标定位在控制点上，当指针变成双向箭头时，拖动鼠标可调整图表大小。

如果要删除图表，选中要删除的图表，按 Delete 键即可删除图表；也可以右击要删除的图表，在弹出的快捷菜单中单击"剪切"。

4. 移动图表的位置　建立在工作表中的图表对象，位置和大小都可能不是很理想，只要稍加调整即可。

直接拖曳图表对象的外框，即可移动图表，黑色框线代表图表物件移动后的新位置。

5. 调整图表的大小　如果图表的内容没办法完整显示，或是觉得图表太小看不清楚，可以拖曳图表对象周围的控点来调整。

如图 4-30 所示，拖曳图表外框的控点可调整图表的宽度或高度，拖曳对角控点可同步调整宽、高。

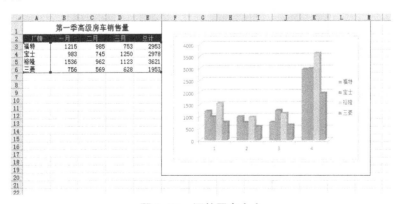

图 4-30 调整图表大小

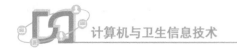

6. 调整字的大小　如果调整过图表的大小后，图表中的文字变得太小或太大，那么可以先选取要调整的文字，并切换到"开始"选项卡，在字体区字号列示窗来调整。

（1）在文字上单击一下即可选定文字，如图4-31所示。

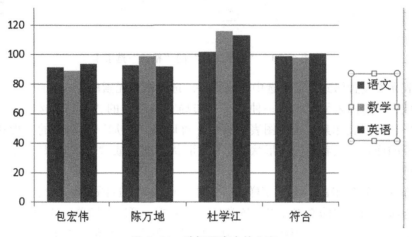

图4-31　选择图表中的文字

（2）拉下字号列示窗，调整文字大小，如图4-32所示。

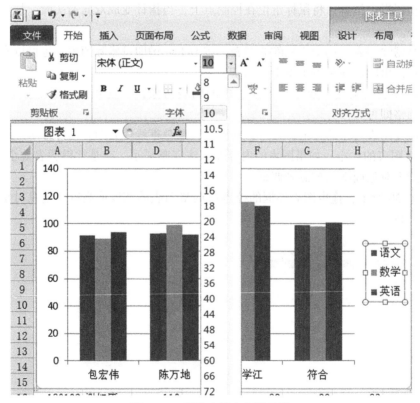

图4-32　图表中的文字调整后

四、图表格式化

一份好的图表，不但要正确选图，还要绘制标准，也要兼顾美观。因此，当一份图表创建、编辑之后，还要进行图表的格式化。图表格式化的关键是打开每个组成元素的格式对话框，之后的操作就非常简单。

1. 图表区格式化　指向图表区双击左键，打开"设置图表区格式"对话框，有"填充""边框颜色""边框样式""隐影"等选项，可设置图表区的边框、填充、隐影等。

2. 绘图区格式化　指向绘图区双击左键，打开"设置绘图区格式"对话框，可为绘图区设置特色边框和背景。

依此类推，图表格式化非常易操作，想对哪个元素进行格式化就双击哪个元素以打开相应的格式对话框，而后进行相应的设置即可。

五、创建及编辑迷你图

"迷你图"组中包括"折线图""柱形图""盈亏"，如表4-7所示。

表4-7　"迷你图"组

按钮	名称	功能
折线图	折线图	在单个单元格中插入一个折线图图表
柱形图	柱形图	在单个单元格中插入一个柱形图图表
盈亏	盈亏	在单个单元格中插入一个盈亏图表

迷你图是Excel 2010的一个新增功能，它是绘制在单元格中的一个微型图表，用迷你图可以直观地反映数据系列的变化趋势。与图表不同的是，当打印工作表时，单元格中的迷你图会与数据一起进行打印。创建迷你图后还可以根据需要对迷你图进行自定义，如高亮显示最大值和最小值、调整迷你图颜色等。

1. 迷你图的创建　迷你图包括折线图、柱形图和盈亏图3种类型，在创建迷你图时，需要选择数据范围和放置迷你图的单元格，如图4-33所示为某公司硬件部2013年销售额

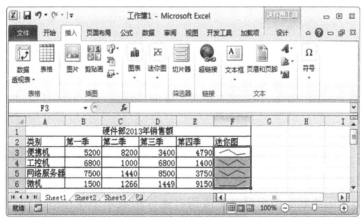

图4-33　迷你图效果图

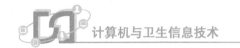

情况以迷你图的形式直观显示的效果图。

若要完成图 4-33 所示的迷你图效果，操作步骤如下：单击要创建迷你图的表格的任意单元格，单击"插入"丨"迷你图"丨"折线图"，弹出"创建迷你图"对话框，选择"数据范围"，选择"位置范围，"单击"确定"按钮即可，如图 4-34 所示。

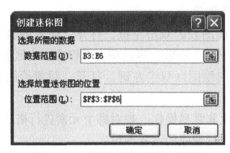

图 4-34　"创建迷你图"对话框

2. 迷你图的编辑　在创建迷你图后，用户可以对其进行编辑，如更改迷你图的类型、应用迷你图样式、在迷你图中显示数据点、设置迷你图和标记的颜色等，以使迷你图更加美观。具体方法如下：

（1）为迷你图显示数据点：选中迷你图，勾选"设计"选项卡"显示"组中的"标记"复选框，则迷你图自动显示数据点，如图 4-35 所示。

（2）更改迷你图类型：在"设计"选项卡"类型"组中可以更改迷你图类型，如更改为柱形图或盈亏图。

（3）更改迷你图样式：在"设计"选项卡"样式"组中可以更改迷你图样式，单击迷你图样式快翻按钮，在展开的迷你图样式中选择所需的样式。

（4）迷你图颜色设置：在"设计"选项卡"样式"组中可以修改迷你图颜色，单击"标记颜色"按钮可以修改标记颜色，如图 4-36 所示。

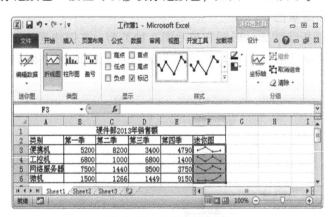

图 4-35　标记后迷你图

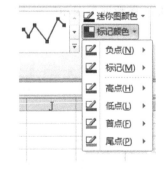

图 4-36　"标记颜色"菜单

（5）迷你图源数据及位置更改：单击"设计"选项卡"迷你图"组中的"编辑数据"按钮，在弹出的级联菜单中可以更改所有迷你图或单个迷你图的源数据和显示位置，只需重新选取即可。

（6）迷你图的清除：单击右键，在弹出的快捷菜单中选择"迷你图"级联菜单中的

"清除所选的迷你图"或"清除所选的迷你图组",可以删除迷你图。或者单击"设计"选项卡"分组"组中"清除"按钮,选择"清除所选的迷你图"或"清除所选的迷你图组",也可以删除迷你图。

第五节　数据分析与处理

Excel 2010提供了强大的数据管理功能,如数据的排序、筛选、汇总等,利用这些功能可以方便地从大量数据中猎取所需数据、重新整理数据,以及从不同的角度观察和分析数据。

一、建立数据清单

在Excel中,用来管理数据的结构称为数据清单。数据清单是一个二维表,表中包含多行多列,其中,第一行是标题行,其他行是数据行。数据清单中的列相当于数据库中的字段,列标题相当于数据库中的字段名称,数据行相当于数据库中的一个记录。在数据清单中,行和行之间不能有空行,同一列的数据具有相同的类型和含义。

建立数据清单时,可以直接在工作表中输入标题行和输入数据来建立。

注意:在每张工作表上只能建立并使用一份数据清单。也应避免在一张工作表上建立多份数据清单,因为某些数据清单管理功能(如筛选)等一次也只能在一份数据清单中使用。

使用数据清单,应当注意遵循下列准则:

(1)将类型相同的数据项置于同一列中。

(2)使数据清单独立于其他数据:在工作表中,数据清单与其他数据间至少要留出一个空列和一个空行,以便在执行排序、筛选或插入自动汇总等操作时,有利于Excel检测和选定数据清单。

(3)将关键数据置于清单的顶部或底部:这样可避免将关键数据放到数据清单的左右两侧。因为这些数据在Excel筛选数据清单时,可能会被隐藏。

(4)注意显示行和列:在修改数据清单之前,应确保隐藏的行或列也被显示。因为如果清单中的行和列没有被显示,那么数据有可能会被删除。

(5)避免空行和空列:避免在数据清单中随便放置空行和空列,将有利于Excel检测和选定数据清单,因为单元格开头和末尾的多余空格会影响排序与搜索,所以不要在单元格内文本前面或后面键入空格,可采用缩进单元格内文本的办法来代替键入空格。

二、数据排序

数据排序是指按一定的规则把一列或多列无序的数据变成有序的数据。Excel提供了多种方法对工作表区域进行排序,用户可以根据需要按行或列,按升序、降序或自定义序列排序。当用户按行进行排序时,数据列表中的列将被重新排列,但行保持不变;如果按列进行排序,行将被重新排列而列保持不变。

下面将介绍简单排序、多关键字排序、自定义排序数据。

1. 简单排序　简单排序指按照单个列的值进行排序。对图4-37所示学生成绩表中的"数学"成绩，按"降序"排列。

（1）选择D列的任意一个单元格。

（2）单击"数据"选项卡，在"排序和筛选"组中单击↓按钮，所有的记录都按照数学成绩从高到低排序。

	A	B	C	D	E	F
1	学号	姓名	性别	数学	语文	计算机
2	201401001	张三	男	86	86	89
3	201401002	郭靖	男	88	85	95
4	201401003	令狐冲	男	89	90	92
5	201401004	黄药师	男	100	98	86
6	201401005	李四	女	90	88	85
7	201401006	李秋水	女	90	82	75

图4-37　学生成绩表

2. 多关键字排序　多关键字排序是指对选定的数据区域按照两个以上的关键字进行排序的方法。我们可以将图4-38所示职工档案表中的数据列表按"出生年月"关键字进行排序。操作步骤如下：

	A	B	C	D	E	F	G	H	I
1	姓名	性别	民族	籍贯	出生年月	年龄	工作日期	文化程度	基本工资
2	林海	女	汉	浙江绍兴	1965年11月	43	1988年8月	中专	¥ 2,000.00
3	陈鹏	男	回	陕西蒲城	1984年11月	24	2003年12月	研究生	¥ 2,500.00
4	刘学燕	女	汉	山东高青	1967年4月	42	1986年9月	大学本科	¥ 2,400.00
5	黄璐京	女	汉	山东济南	1971年1月	38	1993年1月	大专	¥ 3,000.00
6	王卫平	男	回	宁夏永宁	1972年3月	37	1989年12月	大学	¥ 3,200.00
7	任水滨	女	汉	河北青县	1980年11月	28	2004年12月	大学	¥ 2,500.00
8	张晓寰	男	汉	北京长辛店	1965年11月	43	1994年1月	大专	¥ 1,900.00
9	许东东	男	汉	江苏沛县	1966年7月	42	1986年4月	研究生	¥ 2,200.00
10	王川	男	汉	山东历城	1970年11月	38	1995年2月	大学肄业	¥ 2,400.00
11	连威	男	汉	湖南南县	1981年5月	28	2004年7月	大学本科	¥ 3,100.00
12	高琳	女	汉	河北文安	1972年3月	37	1997年9月	研究生	¥ 3,000.00
13	沈克	女	满	辽宁辽中	1982年4月	27	2005年12月	大学本科	¥ 2,600.00
14	艾芳	男	汉	福建 南安	1983年12月	25	2005年6月	研究生	¥ 2,700.00
15	王小明	男	汉	湖北恩施	1963年10月	45	1988年9月	大学本科	¥ 2,300.00
16	胡海涛	男	汉	北京市	1969年10月	39	1988年10月	大学本科	¥ 2,100.00
17	庄凤仪	男	汉	安徽太湖	1971年11月	37	1994年10月	大学本科	¥ 2,500.00
18	沈奇峰	男	汉	山西万荣	1981年1月	28	2004年2月	大专	¥ 3,000.00
19	金星	女	汉	江苏南通	1955年6月	53	1972年9月	高中	¥ 3,100.00
20	岳晋生	男	藏	四川遂宁	1962年11月	46	1979年7月	研究生	¥ 3,200.00

图4-38　职工档案表

（1）单击数据列表中的任意一个单元格。

（2）单击"数据"选项卡，在"排序和筛选"组中单击"排序"按钮，弹出"排序"对话框。如图4-39所示。

（3）在弹出的"排序"对话框中选择"主要关键字"下拉列表框中的"出生年月"，"排序依据"选择默认的"数值"，"次序"选择"升序"。

（4）添加好主要关键字后，单击"添加条件"按钮，此时在对话框中显示"次要关键字"，在下拉菜单中选择"文化程度"，然后再单击"添加条件"按钮，添加第三个排序条件，选择"基本工资"及其他选项，如图 4-40 所示。

（5）单击"确定"按钮即可。

在 Excel 2010 中，排序条件最多可以支持 64 个关键字。

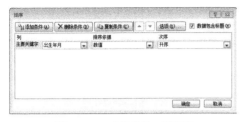

图 4-39　"排序"对话框

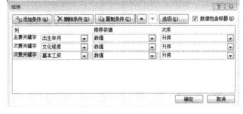

图 4-40　多关键字"排序"对话框

3. 自定义排序　Excel 除了根据数字、字母的顺序进行排序外，还可以按需要自行设置。如果用户对数据的排序有其他特殊要求，可以单击"排序"对话框中的"次序"下拉列表中的"自定义序列"选项，如图 4-41 所示，利用所打开的对话框来完成排序，如图 4-42 所示。

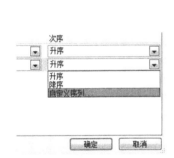

图 4-41　"自定义序列"选项

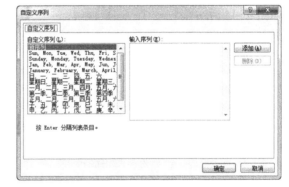

图 4-42　"自定义序列"对话框

三、数据筛选

筛选数据列表的意思就是将不符条件的记录隐藏起来，这样可以更方便地让用户对数据进行查看。Excel 提供了自动筛选、自定义筛选和高级筛选数据列表的命令。

1. 自动筛选　自动筛选是一种简单快速的筛选方法，一般情况下可满足大部分工作的需要。操作步骤如下：

（1）单击数据列表中的任意单元格。

（2）单击"数据"选项卡，在"排序和筛选"组中单击"筛选"按钮，此时在数据列表中的每一个字段名称的右侧出现一个筛选按钮。

（3）单击"文化程度"字段右侧的下拉按钮，在列表中显示出包含这个特定行信息的全部数据（如果选择"大专"选项，将会列出所有文化程度是大专的记录），如图 4-43 所示。

（4）单击"确定"按钮即可。

在数据表格中，如果单元格填充了颜色，使用 Excel 2010 还可以按照颜色进行筛选。

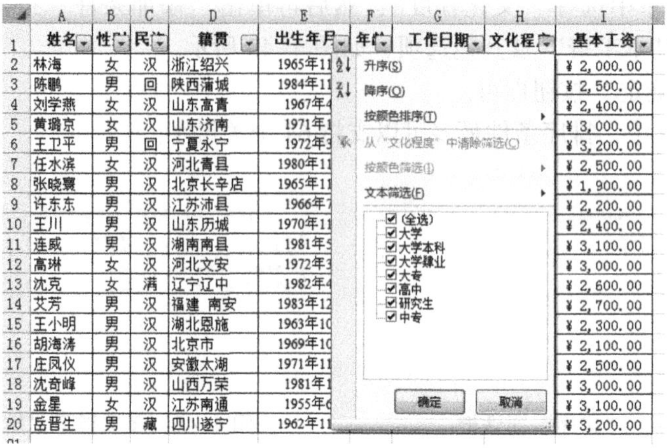

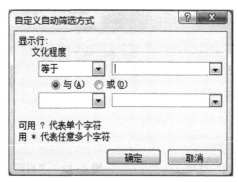

图4-43　数据筛选

2. 自定义筛选　在自动筛选下拉列表里的"文字筛选"子列表中，选择"自定义筛选"命令，可打开"自定义自动筛选方式"对话框，在对话框中可以设置筛选条件，在条件中可以使用通配符，其中问号（？）代表任意单个字符，星号（＊）代表任意一组字符，如图4-44所示。

图4-44　"自定义自动筛选方式"对话框

3. 高级筛选　高级筛选适用于复杂的筛选条件，如果条件比较多，可以使用"高级筛选"来进行。使用高级筛选功能可以一次把我们想要看到的数据都找出来。

如图4-38的数据表，要把性别为男、文化程度为研究生、基本工资大于2000元的人显示出来。操作步骤如下：

（1）先设置一个条件区域，第一行输入排序的字段名称，在第二行中输入条件，建立一个条件区域，如图4-45所示。

（2）选中数据区域中的一个单元格，单击"数据"选项卡，在"排序和筛选"组中单击"高级"按钮，弹出"高级筛选"对话框，如图4-46所示。

（3）单击"高级筛选"对话框中"条件区域"框中的拾取按钮，选中设置的条件区域，单击拾取框中的按钮，返回"高级筛选"对话框。

（4）单击"确定"按钮，表中就是所希望看到的结果了。

高级筛选可以设置行与行之间的"或"关系条件，也可以对一个特定的列指定3个以上的条件，还可以指定计算条件，这些都是它比自动筛选优越的地方。高级筛选的条件区域应该至少有两行，第一行用来放置列标题，下面的行则放置筛选条件，需要注意的是，这里的列标题一定要与数据清单中的列标题完全一样才行。在条件区域的筛选条件的设置中，同一行上的条件认为是"与"条件，而不同行上的条件认为是"或"条件。

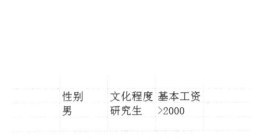

图4-45　条件区域

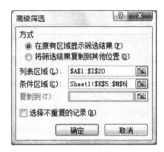

图4-46　"高级筛选"对话框

四、分类汇总

分类汇总是Excel中最常用的功能之一，它能够快速地以某一个字段为分类项，对数据列表中的数值字段进行各种统计计算，如求和、计数、平均值、最大值、最小值、乘积等。分类汇总时，必须先对要分类汇总的字段进行排序。

如图4-47所示的这张各部门工资统计表，希望可以得出数据表中每个部门的员工实发工资之和。操作如下：

	A	B	C	D	E	F	G
1				各部门工资统计表			
2							
3	部门	姓名	基本工资	奖金	住房基金	保险费	实发工资
4	办公室	陈鹏	￥ 800.00	￥ 700.00	￥ 130.00	￥ 100.00	￥ 1,270.00
5	人事处	胡海涛	￥ 613.00	￥ 600.00	￥ 100.00	￥ 100.00	￥ 1,013.00
6	财务处	连威	￥ 800.00	￥ 700.00	￥ 130.00	￥ 100.00	￥ 1,270.00
7	办公室	王卫平	￥ 685.00	￥ 700.00	￥ 100.00	￥ 100.00	￥ 1,185.00
8	统计处	沈克	￥ 613.00	￥ 600.00	￥ 100.00	￥ 100.00	￥ 1,013.00
9	办公室	张晓寰	￥ 685.00	￥ 600.00	￥ 100.00	￥ 100.00	￥ 1,085.00
10	办公室	杨宝春	￥ 613.00	￥ 600.00	￥ 100.00	￥ 100.00	￥ 1,013.00
11	人事处	王川	￥ 613.00	￥ 700.00	￥ 100.00	￥ 100.00	￥ 1,113.00
12	后勤处	林海	￥ 685.00	￥ 700.00	￥ 130.00	￥ 100.00	￥ 1,155.00
13	后勤处	刘学燕	￥ 613.00	￥ 600.00	￥ 100.00	￥ 100.00	￥ 1,013.00
14	人事处	许东东	￥ 800.00	￥ 700.00	￥ 130.00	￥ 100.00	￥ 1,270.00
15	人事处	艾芳	￥ 685.00	￥ 700.00	￥ 100.00	￥ 100.00	￥ 1,185.00
16	统计处	庄凤仪	￥ 800.00	￥ 700.00	￥ 130.00	￥ 100.00	￥ 1,270.00
17	人事处	王小明	￥ 613.00	￥ 600.00	￥ 100.00	￥ 100.00	￥ 1,013.00
18	统计处	沈奇峰	￥ 685.00	￥ 600.00	￥ 100.00	￥ 100.00	￥ 1,085.00
19	统计处	岳晋生	￥ 613.00	￥ 600.00	￥ 100.00	￥ 100.00	￥ 1,013.00
20							

图4-47　各部门工资统计表

（1）单击部门单元格，单击"数据"选项卡中的升序按钮，把数据表按照"部门"进行排序。

（2）在"数据"选项卡中单击"分类汇总"按钮，弹出"分类汇总"对话框。

（3）在"分类汇总"对话框里的"分类字段"下拉列表框中选择"部门"，选择"汇总方式"为"求和"，在"选定汇总项"选择"实发工资"，如图4-48所示。

（4）单击"确定"按钮即可，如图4-49所示。

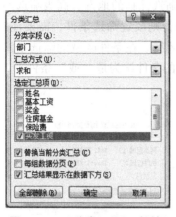

图 4-48　"分类汇总"对话框　　　　图 4-49　各部门工资表

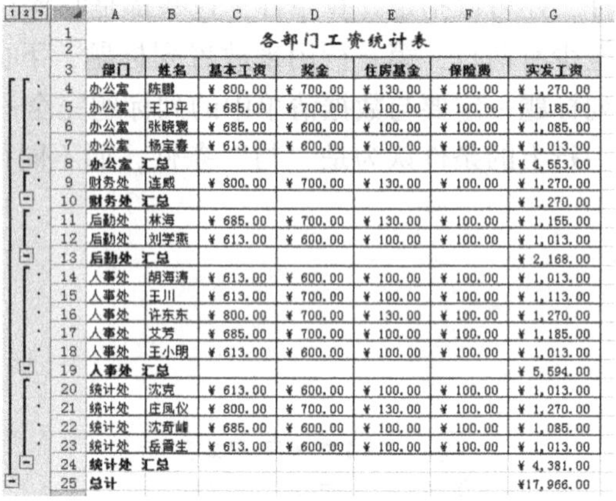

在分类汇总中，数据是分级显示的，现在工作表的左上角出现了这样的一个区域，单击"1"按钮，在表中就只有这个总计项出现了，如图 4-50 所示。

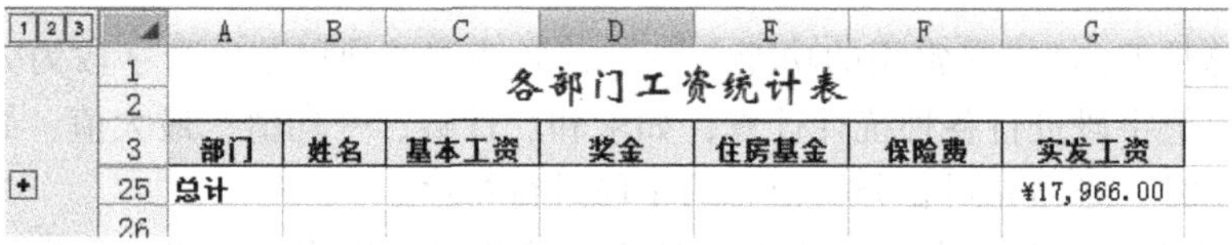

图 4-50　"实发工资"总计项

单击"2"按钮，出现各部门的汇总，如图 4-51 所示。

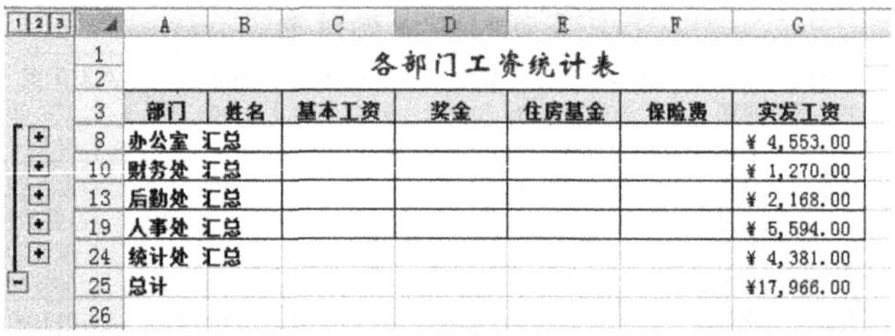

图 4-51　各部门汇总

单击"3"按钮，可以显示所有的内容。

取消分类汇总，在"分类汇总"对话框里单击"全部删除"按钮，即可删除分类汇总。

第六节　数据打印

在很多时候，需要将创建的电子表格打印出来。为了使打印出来的格式清晰、美观，并附加页眉、页脚等信息，就需要在打印之前进行设置。操作步骤是：先进行页面布局设置（如果打印工作表一部分时，还需要先选定打印的区域），再进行打印预览，最后打印输出。

一、页面布局

利用"页面布局"选项卡内的功能组，可以控制打印出的工作表的版面，包括主题、页面设置、调整为合适大小和工作表选项等，如图4-52所示。或者在"页面布局"选项卡中的"页面设置"组中，单击右下角启动按钮，在弹出的"页面设置"对话框中设置，如图4-53所示。

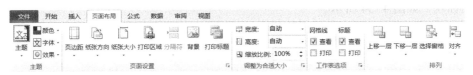

图4-52　"页面布局"选项卡

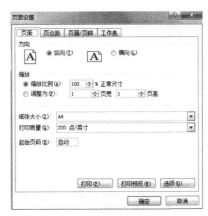

图4-53　"页面"选项卡

（一）页面设置

1. 页边距　设置页边距，可单击"页面布局"选项卡，在"页面设置"组中单击"页边距"按钮，在弹出的下拉列表中可以选择已定义好的页边距。也可以在下拉列表中选择"自定义边距"选项，在"页面设置"对话框的"页边距"选项卡中设置"上""下""左""右"边距。

2. 纸张方向　单击"页面布局"选项卡，在"页面设置"组中单击"纸张方向"按钮，在弹出的下拉列表中可以选择"纵向"或"横向"打印，默认为纵向打印。

3. 纸张大小　Excel 2010纸张默认为A4纸，如果更改纸张，可单击"页面布局"选项卡，在"页面设置"组中单击"纸张大小"按钮，在弹出的下拉列表中选择所需的纸张类型。或者在"页面设置"对话框中的"页边距"选项卡中设置。

4. 打印区域　设置当前工作表的打印区域，在编辑中帮助工作表页面进行设置，同时在编辑中可以实时观察数据是否超出打印边界，包括"设置打印区域"与"取消打印区域"两个选项。

5. 分隔符　单击后在所选单元格左上方插入分隔符，并以此为下一页的开始，单击后将会以虚线形式标出上页的结束与下页的开始。其选项有"插入分页符""删除分页符""重设所有分页符"3个选项。

6. 背景　为当前工作表添加背景，添加背景之后此按钮自动变化为"删除背景"按钮。

7. 打印标题　一个工作表要多页才能完全打印时，就要对工作表的标题或表中的列标题进行设置。在 Excel 中，可以使用"页面设置"组中的"打印标题"或"页面设置"对话框中的"工作表"选项卡来完成。利用"打印区域"右侧的切换按钮选定打印区域，利用"打印标题"下两行右侧的切换按钮选定行标题或列标题区域，为每页设置打印行或列标题，如图 4-54 所示。

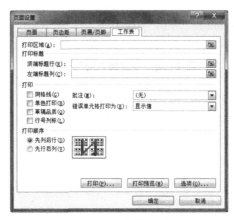

图 4-54　"工作表"选项卡

8. 页眉/页脚　页眉是打印页顶部出现的文字，页脚则是打印页底部出现的文字。页眉和页脚通常在编辑状态下是不可见的，如要查看，可以通过打印预览功能来查看。

利用"页面设置"对话框的"页眉/页脚"选项卡，在"页眉"和"页脚"的下拉列表中选择系统已有的页眉格式和页脚格式，如图 4-55 所示。

除了使用系统提供的页眉和页脚样式外，还可以由用户自己定义页眉和页脚。使用对话框中的"自定义页眉"和"自定义页脚"按钮，在打开的对话框中完成所需的设置，如图 4-56 所示。

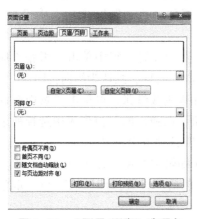

图 4-55　"页眉/页脚"选项卡

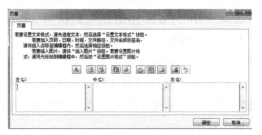

图 4-56　"页眉"对话框

（二）调整为合适大小

"调整为合适大小"组与之前"页面设置"对话框中"页面"选项卡中的"缩放"

栏相同。"调整为合适大小"组是对当前工作表进行调整，以适合打印要求。

1. 宽度 收缩适合打印的宽度，使其适合需要的页数。单击右侧箭头，进行缩放页数选择，或单击"其他页"，打开"页面设置"对话框，在"缩放"栏中设置。

2. 高度 缩放调整合适的高度，使其适合更多的页面或要求。单击右侧箭头，选择缩放的页数。

3. 缩放比例 单击调整页面缩放比例，使其适合需要的打印要求。

（三）工作表选项

"工作表选项"组是对当前工作表的显示情况进行设置。此命令组与"页面设置"对话框中"工作表"选项卡的"打印"栏相同。选取和取消"网格线"的"查看"选项，将显示和取消工作表中的网格线；选取和取消"标题"的"查看"选项，将显示和取消工作表中的列标和行号，如图 4-57 所示。如果选取了"打印"选项，也将行号列标及网格线一同打印，如图 4-58 所示。

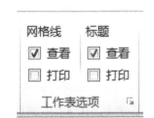

图 4-57 "工作表选项"组

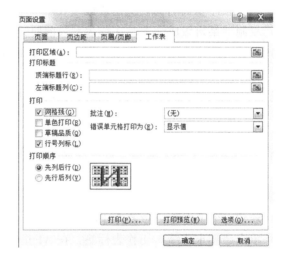

图 4-58 "工作表"选项卡

二、打印预览

在实际打印工作表之前，一般都要先通过打印预览在屏幕上观察打印的结果，以免在正式打印时才发现不可挽回的错误。打印预览可通过单击"文件"选项卡，再单击"打印"命令，在窗口的右侧可预览到工作表的实际打印效果。也可利用"页面设置"对话框"工作表"选项卡下的"打印预览"命令来实现。

三、打印输出

打印预览完成以后，即可进行打印操作设置。单击"文件"选项卡，在列表中单击"打印"命令，在"打印"命令右侧的窗口中选择打印份数、页数、单面打印或双面打印等，设置完成后单击"打印"按钮。

实训 4-1 工作表操作及数据的输入

【实训目的】

（1）掌握工作簿的新建、保存。

（2）掌握工作表的基本操作。

（3）掌握常用数据的输入方法。

【实训要求】

（1）新建"lx_ 1.xlsx"工作簿。

（2）在 Sheet1 前面插入一个新工作表。

（3）删除 Sheet3 工作表，将 Sheet1 移动到最后。

（4）将 Sheet1 重命名为"某班级成绩表"。

（5）复制"某班级成绩表"工作表到最前面，并将副本重命名为"期末成绩"。

（6）设置"期末成绩"工作表标签颜色为标准色蓝色。

（7）在"期末成绩"工作表中第一列输入 1、2、3、4、…、8 有序数字。

（8）在工作表"Sheet2"中，在 B 列，由 B1 开始，依次输入下列文字：正数、负数、小数、分数、百分数、科学记数、时间、日期。

（9）在 C 列相应位置输入合适的数据类型。

（10）同时选择"期末成绩"和"某班级成绩表"工作表，在 D1 中输入身份证号，在 D2 中输入一个 18 位的身份证号码。

【操作提示】

（1）新建一个工作簿，命名为"lx_ 1.xlsx"。第（2）~（6）步骤过程略。

（2）单击"期末成绩"工作表标签，在 A1 里面输入数字 1，在 A2 里面输入数字 2，选中这两个单元格，按照序列填充的方法向下拖动到 A8。

（3）在 B1 中输入"正数"，并依次在 B 列按第（8）步中的要求输入各型数据名称。

（4）在 C1 中，输入"59"或其他数，按回车键。在 C2 中输入"-56"，按回车键。在 D2 中写出操作步骤。在 C3 中输入小数，注意输入法状态是英文半角。

（5）要在 C4 中输入分数"12/23"：单击 C4，输入"0"、一个空格、"12""/" "23"，单击"确定"按钮。

（6）在 C5 中输入百分数"15%"：选取 C5，输入"15""%"，单击"确定"按钮。

（7）在 C6 中输入"1024000000"的科学记数形式：在 C6 中输入"1024000000"、单击"开始"|"数字"，打开"单元格"格式对话框里的"数字"选项卡，在"分类"列表中单击"科学记数"|"确定"，则上述数据变成" 1.E+09 "的形式。

（8）在 C7 中输入"14：28"时间数据。

（9）在 C8 中输入日期"2020 年 8 月 8 日"：分别输入年、月、日，中间用"/"或"-"分开，单击"确定"按钮。用快捷键"Ctrl+;"可快速输入当前日期。

（10）单击"期末成绩"工作表标签，按住 Ctrl 键不放，再单击"某班级成绩表"工作表标签。在 D1 中输入身份证号，选中 D2，将单元格格式改为文本，输入一个 18 位的号码。

（11）保存工作簿。

实训 4-2 单元格格式设置

【实训目的】

（1）掌握单元格的设置方法。

（2）掌握行高、列宽的设置方法。

（3）掌握条件格式的设置方法。

【实训要求】

新建"2018 级护理 8 班成绩表.xlsx"，按要求进行内容编辑。

（1）启动 Excel 2010，建立一个新工作簿，在 Sheet1 工作表中输入数据。在 A2 单元格输入"2018 级护理 8 班成绩表"，在 A3 单元格输入"2018-2019 学年下学期"，其他数据如图 4-59 所示，将工作簿以文件名"2018 级护理 8 班成绩表.xlsx"保存。

	A	B	C	D	E	F	G
1							
2	2018级护理8班成绩表						
3	2018-2019学年下学期						
4	学号	姓名	英语	计算机	解剖	生理	政治
5	1	周莹	98	89	88	98	99
6	2	吴聘	95	59	57	78	78
7	3	沈星移	84	78	78	84	58
8	4	刘备	85	68	69	98	69
9	5	赵白石	26	77	95	85	67
10	6	王世均	88	85	45	65	58
11	7	许褚	85	88	55	95	89
12	8	诸葛亮	96	78	85	75	47
13	9	关羽	87	95	98	86	78
14	10	张飞	54	68	77	68	57
15	11	曹操	69	40	77	78	78
16	12	司马懿	78	50	98	94	59
17	13	孙权	55	68	56	58	55
18	14	周瑜	78	97	86	75	78

图 4-59　2018 级护理 8 班成绩表

（2）设置表格主标题格式：设置"2018 级护理 8 班成绩表"字号 18，黑体加粗，在 A2：G2 单元格区域合并居中。

（3）设置表格副标题格式：设置"2018-2019 学年下学期"字号 12，楷体，在 A3：G3 单元格区域跨列居中。

（4）设置表格表头（列标题所在列）格式：14 号楷体、加粗，淡红色底纹、深蓝色字体，水平和垂直均居中对齐。

（5）设置表标题行（第 2 行）行高为 30，其他各行行高为 20。"姓名"和"学号"列两列列宽均为 12，其他数据列列宽均为 10。

（6）设置表格其他内容的格式：除表头外，其他内容均为 12 号宋体，颜色为黑色；各成绩单元格为数值型格式，小数位 1 位，水平居中、垂直居中。

（7）设置条件格式：设置表内所有小于 60 的成绩，均以红色加粗显示。

（8）设置表格式边框：设置表格外框线为粗实线、内框线为细实线，表头下方为双细实线。

（9）为数据区域添加合适的底纹。

【操作提示】

（1）启动 Excel 2010：在 Sheet1 中输入标题。输入学号数据，使用序列填充。

（2）输入其他数据。

（3）应用"字体"组中的"字体""字号""字形"按钮进行字体设置：单击 A2 单元格，在"开始"选项卡的"字体"组单击"字号"旁边箭头 11 ，从下拉列表中选择 18，也可以在字号框中直接输入 18 后按回车键；单击"字体"下拉框，选择"黑体"；再单击"加粗"按钮 **B**。选择 A2：G2 单元格区域，即按住鼠标左键从 A2 单元格拖选至单元格 G2，单击"合并后居中"按钮 合并后居中 ，实现单元格合并且标题居中显示。

（4）应用"对齐方式"组中的"居中对齐""左对齐""右对齐""合并居中"按钮，进行字体的对齐方式设置：单击 A3 单元格，单击"字号"下拉框 11 ，选择 12；单击"字体"下拉框，选择"楷体"。选择 A3：G3 单元格区域，然后单击"开始"选项卡"对齐方式"组的对话框启动按钮 ，打开"设置单元格格式"对话框，并显示"对齐"选项卡，在"水平对齐"下拉菜单中选择"跨列居中"。

（5）设置表头格式：选择表头单元格区域 A4：G4，右击鼠标。系统打开快捷菜单，选择"设置单元格格式"命令，弹出"设置单元格格式"对话框，在"字体"选项卡中设置字号 14、字体为楷体、字形为加粗、颜色为深蓝色；在"对齐"选项卡中设置"水平对齐"为"居中"，"垂直对齐"为"居中"；在"填充"选项卡中，在颜色面板上单击"深蓝色"颜色块，单击"确定"按钮。选择要求的改变行高列宽的行或者列，单击"开始"|"格式"|"行高"（列宽），输入要求的数字即可。

（6）设置表格其他内容的格式：选中表格除表头外的其他单元格，在"格式"工具栏的字体文本框中输入"12"后按回车键，单击"颜色"下拉按钮，选择黑色，如数据颜色已为黑色，则不必再设置。

（7）应用"数字"组中的"数字格式"按钮进行数字的设置：单击单元格 C5，在按住 Shift 键的同时单击单元格 G18，选择所有成绩单元格。在"数字"组的"数字格式" 常规 下拉列表中选择"数字"，默认小数位是两位。再单击一次"减少小数位"按钮 ，减少一个小数位。再单击"对齐"功能组的"垂直居中"按钮 ，以及"居中"按钮 ，即设置数据在水平和垂直方向上均居中。

（8）设置条件格式：选中所有成绩单元格，在"开始"选项卡的"样式"功能组单击"条件格式"按钮 ，在下拉列表中选择"突出显示单元格"中的"小于"命令，弹出"小于"对话框，如图 4-60 所示。在对话框最右端的文本框中单击并输入"60"，在

"设置"下拉列表中选择"自定义格式"命令，打开"设置单元格格式"对话框的"字体"选项卡，选择字形为"加粗"，在"颜色"下拉颜色板中单击选择"红色"，然后单击"确定"按钮，关闭"设置单元格格式"对话框，再单击"小于"对话框的"确定"按钮，这时选定区域中符合条件的数值都以红色加粗显示。

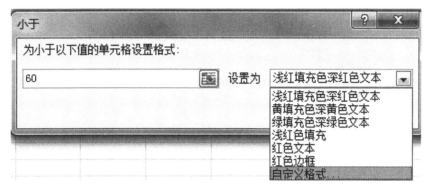

图4-60 "小于"对话框

（9）设置表格式边框：选中表格区域A4：G18，单击"开始"选项卡"字体"功能区的"边框"下拉列表 ▾，选择"所有框线" ▾，即设置选区所有框线为细线；再次选择"边框"下拉列表中的"粗匣框线" ▾，即设置选区外边框为粗线；选择A4：G4区域，再打开"边框"下拉列表，选择"双底框线" ▾，至此所有框线设置完成。

（10）选择所有数据区域，打开"字体"对话框或者"对齐方式"对话框、"数字"对话框，单击"填充"选项卡，选择合适的颜色，单击"确定"按钮。保存文件。

实训4-3 公式、函数的使用

【实训目的】

（1）掌握公式的使用。

（2）掌握函数的使用。

【实训要求】

打开"2018级护理8班成绩表.xlsx"工作簿，按要求进行内容编辑。

（1）在Sheet1最右侧添加4列，分别存放平均分、总分、排名和等级。

（2）利用函数求平均分、总分，平均分保留一位小数。利用排名函数按总分从高到低排名次。

（3）利用IF函数计算学生等级（如果总分>=450为优秀，总分<320为不合格，其他为合格）。

（4）设置新列列宽为10，新数据水平和垂直均居中显示，标题跨列居中。

（5）在Sheet2中输入如图4-61所示数据，将A1：E1单元格区域合并及居中，字号为18、字体为隶书。

（6）利用函数在C13和D13单元格分别计算"销售金额"和"成交笔数"的总计，在E3：E12区域利用公式计算"占总销售额的百分比"，其公式为"占总销售额的百分比=

销售金额/销售金额总计",并设置该区域单元格格式为"百分比",保留一位小数。

(7)选择区域 A2：E13，设置字号为 10，将列宽设置为"自动调整列宽"，并为该区域添加标准色"蓝色""双线型"的内、外边框。

	A	B	C	D	E
1	销售额TOP10行业数据				
2		书名	销售金额	成交笔数	占总销售额的百分比
3		Windows 7教程	221, 111, 089	1, 111, 111	
4		Windows XP教程	10, 630, 793	134, 567	
5		Word教程	97, 604, 863	1, 456, 789	
6		Excel教程	208, 767, 122	2, 345, 698	
7		PowerPoint教程	63, 508, 442	356, 789	
8		办公与文秘教程	5, 120, 500	104, 500	
9		Photoshop教程	271, 590	12, 345	
10		五笔字型教程	304, 928	23, 456	
11		MS office教程	2, 037, 180	67, 906	
12		计算机文化基础	1, 313, 546	34, 567	

图 4-61　销售额 TOP10 行业数据

【操作提示】

(1)在 Sheet1 中的 H4、I4、J4、K4 里分别输入平均分、总分、名次、等级。

(2)光标定位在 H5 里，单击"公式"选项卡，单击自动求和按钮下面的三角，选平均数，按下回车键求得曹操的平均分。

(3)光标定位在 I5 里，单击"公式"选项卡，单击自动求和按钮（注意：这时所求和包括了平均分，是不对的），出现了选择范围的虚线框，用鼠标圈选曹操的各科成绩（C5：G5），按回车键，求得曹操的总分。

(4)光标定位在 J5 里，输入函数"＝rank（I5，＄I＄5：＄I＄18，0）"。光标定位在 K5，输入函数"＝IF(H2>＝450,"优秀"，IF（H2>＝320,"合格"，"不合格"））"。

(5)选中 H5，鼠标指向右下角，按照前面所讲序列填充的方法往下拖动到 H18。

(6)分别选中 I5、J5、K5，方法同上。也可以同时选中 H5：K5，向下填充。

(7)设置新列格式，添加表格边框。

(8)在工作表 Sheet2 中输入数据，选中 A1：E1，单击"合并后居中"按钮。在 C13 和 D13 中利用 SUM 函数求和。

(9)在 E3 中输入公式"＝C3/＄C＄13"，向下填充，设置单元格格式为"百分比"，保留一位小数，并为数据添加表格边框。

扫码看微课

(10)保存文件。

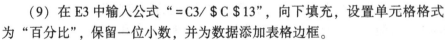

实训 4-4　建立数据图表

【实训目的】

(1)掌握插入图表并编辑的方法。

(2)掌握插入迷你图的方法。

【实训要求】

打开"2018 级护理 8 班成绩表.xlsx"工作簿，按要求进行内容编辑。

（1）将 Sheet1 工作表复制到最后，将副本改名为"迷你图"，将"Sheet1"重命名为"图表"，将"图表"工作表中刘备、关羽、张飞三位同学的英语和计算机成绩，在当前工作表中建立簇状柱形图图表。

（2）设置图表标题为"蜀国成绩表"，横坐标轴标题为姓名，纵坐标轴标题为分数。

（3）将图表中"计算机"的填充色改为红色斜纹，"浅色上对角线"图案。

（4）为图表中"计算机"的数据系列添加数据标签。

（5）更改纵坐标轴刻度设置。

（6）设置图表背景为"渐变填充"，边框样式为"圆角"，将图表放置在 A19：H38。

（7）在"迷你图"工作表中，在 L 列为所有同学的 5 科成绩添加迷你折线图，并添加高点和低点。

（8）设置纸张方向为"横向"，大小为"A4"，上下页边距均为 1.8 cm，左右页边距均为 2 cm，工作表在水平方向上居中对齐。

（9）页眉内容为"2018 级护理 8 班成绩表"，靠右显示。页脚为当前页码和总页码，居中对齐。

（10）设置好后另存为"蜀国成绩图表.xlsx"。

【操作提示】

（1）打开"2018 级护理 8 班成绩表.xlsx"文件。将 Sheet1 复制并重命名两个工作表的名字。在"图表"工作表中选择 B3：D3 区域的数据，按住 Ctrl 键，选择 B7：D7 和 B12：D13 区域。

（2）单击功能区中的"插入"|"图表"|"柱形图"，在弹出的列表中选择"二维柱形图"中的"簇状柱形图"。

（3）选中图表，激活功能区中的"设计""布局"和"格式"选项卡。单击"布局"|"标签"|"图表标题"，在弹出的列表中选择"图表上方"命令。在图表中的标题输入框中输入图表标题"蜀国成绩表"，单击图表空白区域完成输入。

（4）单击"布局"|"标签"|"坐标轴标题"，在弹出的列表中分别完成横坐标与纵坐标标题的设置。

（5）双击计算机数据系列或将鼠标指向该系列，单击鼠标右键，在弹出的菜单中单击"设置数据系列格式"。在打开对话框的"填充"面板中选择"图案填充"的样式，设置前景色为"红色"，选择"浅色上对角线"，如图 4-62 所示。

（6）选中计算机数据系列，单击"布局"|"标签"|"数据标签"，在弹出的下拉列表中选择"数据标签外"命令。

（7）双击纵坐标轴上的刻度值，打开"设置坐标轴格式"对话框，在"坐标轴选项"区域中将"主要刻度单位"设置为"20"，如图 4-63 所示。设置完毕后，单击"关闭"按钮。

（8）分别双击图例和图表空白处，在相应的对话框中进行设置，图表区的设置参考图 4-64 和图 4-65。

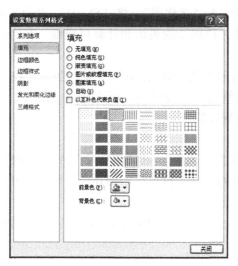

图 4-62 "设置数据系列格式"对话框

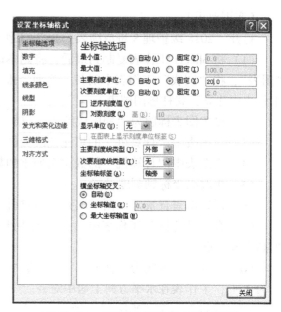

图 4-63 "设置坐标轴格式"对话框

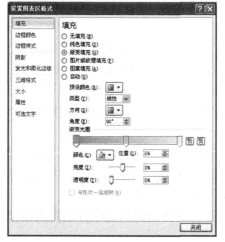

图 4-64 设置"填充颜色"

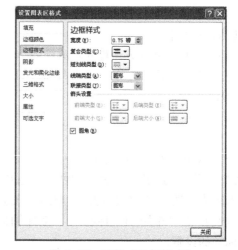

图 4-65 设置"边框样式"

（9）单击图表内空白处，然后按住鼠标左键进行拖动，将图表移动到工作表内的一个适当位置。选中图表，然后拖动图表四周的控制点，调整图表的大小。将图表放置在A19：H38。

（10）在"迷你图"工作表中单击 L5 单元格，插入"迷你图"选项中的"折线图"。在弹出的"创建迷你图"对话框中选择数据范围 C4：G4。确定后出现第一个同学的迷你折线图，在"迷你图工具"中勾选高点和低点。选定 J4 拖拉填充句柄至 J17。

（11）打开"页面布局"选项卡，在"页面设置"组单击对话框启动按钮，打开"页面设置"对话框，单击"页面"选项卡，在"方向"栏选择"横向"单选按钮，在"纸张大小"下拉列表框中选择A4。单击"页面设置"对话框中的"页边距"选项卡，分别在"上""下"和"左""右"数值框中输入1.8和2，勾选"居中方式"对齐栏中的"水平"复选框。

（12）单击"页面设置"对话框中的"页眉/页脚"选项卡。单击"自定义页眉"，系统弹出"页眉"对话框，在"中"文本框中输入"2018级护理8班成绩表"。在"页脚"下拉列表中选择"第1页，共1页"，单击"确定"按钮，关闭"页面设置"对话框。

（13）在"文件"菜单中单击"打印"命令，可以看到打印预览效果。观看设置效果，符合要求可单击"打印"按钮🖨进行打印；如不合适，可在此对话框中修改各项设置。

扫码看微课

（14）将 Excel 表另存为"蜀国成绩图表.xlsx"文件。

实训 4-5　数据分析与处理

【实训目的】

（1）掌握数据排序方法。

（2）掌握数据筛选及高级筛选的方法。

（3）掌握数据分类汇总的方法。

（4）掌握页面布局设置方法

【实训要求】

（1）新建"工资表.xlsx"，在 Sheet1 工作表中输入图 4-66 所示内容，并将 Sheet1 工作表中的内容复制至 3 个新工作表中。将 4 个工作表名称分别更改为"排序""筛选""高级筛选""分类汇总"。将 Sheet2 和 Sheet3 工作表删除。

	A	B	C	D	E
1	糖果公司工资表				
2	姓名	部门	基本工资	奖金	津贴
3	王贺	设计部	850	600	100
4	张二	研发部	1000	550	150
5	尚珊	销售部	800	800	200
6	刘涛	设计部	900	600	110
7	高兴	研发部	1200	800	150
8	赵蕾	设计部	1100	600	100
9	孙峰	研发部	1300	500	150
10	王力	设计部	900	600	100
11	苗苗	研发部	1000	500	150
12	刘默	销售部	800	1000	200
13	赵丽	销售部	800	1100	200

图 4-66　某公司工资表

（2）使用"排序"工作表中的数据，以"基本工资"为主要关键字，"奖金"为次要关键字降序排序。

（3）使用"筛选"工作表中的数据，筛选出"部门"为设计部并且"基本工资"大于等于 900 元的记录。

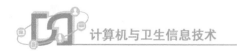

（4）使用"高级筛选"工作表中数据，筛选出"部门"为设计部或者"基本工资"大于1000元的记录。将筛选条件放置从B15开始，筛选结果放置从A20开始。

（5）使用"分类汇总"工作表中的数据，以"部门"为分类字段，将"基本工资"进行"平均值"分类汇总。

（6）以分类汇总结果为基础，创建一个簇状柱形图，对每个部门基本工资进行比较，并将该图表放置在一个名为"柱状分析图"新工作表中。

（7）在"排序"工作表中，设置纸张方向为"横向"，大小为"A4"，上下左右页边距均为2 cm，工作表在水平方向上居中对齐。页眉内容为"糖果公司"。

【操作提示】

1. 工作表的管理

（1）新建一个"工资表.xlsx"文件，打开。

（2）右击工作表中的"Sheet1"标签，在弹出的菜单中单击"移动或复制"命令，打开"移动或复制工作表"对话框，选中"Sheet2"选项，选中"建立副本"复选框。

（3）单击"确定"按钮，将增加一个复制的工作表，它与原来的工作表中的内容相同，默认名称为Sheet1（2）。用同样的方法创建另外两张工作表。

（4）右击工作表Sheet1标签，在弹出的菜单中单击"重命名"命令，然后在标签处输入新的名称"排序"。用同样的方式修改其他3个工作表的名称。

（5）右击工作表Sheet2标签，在弹出的菜单中单击"删除"命令，则删除该工作表标签。用同样的方法将工作表Sheet3删除。

2. 数据排序

（1）使用"排序"工作表中的数据，将鼠标指针定位在数据区域任意单元格中，单击功能区中的"数据"|"排序和筛选"|"排序"，弹出"排序"对话框。在"主要关键字"下拉列表中选择"基本工资"选项，在"次序"下拉列表中选择"降序"选项。

（2）单击"添加条件"按钮，增加"次要关键字"设置选项，在"次要关键字"下拉列表中选择"奖金"选项，"次序"下拉列表中选择"降序"选项。

（3）单击"确定"按钮，即可将员工按基本工资降序方式进行排序，基本工资相同则按奖金进行降序排序。

3. 数据筛选

（1）使用"筛选"工作表中的数据，将鼠标指针定位在第2行任一单元格中，单击功能区中的"数据"|"排序和筛选"|"筛选"，这时在第2行各单元格中出现下拉按钮。

（2）单击"部门"单元格中的下拉按钮，在弹出的下拉列表中选择"设计部"。单击"确定"按钮，即可筛选出部门为"设计部"的数据。

（3）单击"基本工资"单元格的下拉按钮，在弹出的下拉列表中选择"数字筛选"|"大于或等于"选项。

（4）在打开的"自定义自动筛选方式"对话框中，设置"基本工资大于或等于900"。

（5）单击"确定"按钮，即可筛选出"基本工资"大于等于900元的记录。

（6）分别单击"部门"和"基本工资"单元格中的下拉按钮，在弹出的下拉列表中选择"全部"选项，则会显示原来所有数据。

4. 高级筛选

（1）选择 B2：C2 区域并复制，粘贴到 B15：C15。在 B16 中输入"设计部"，在 C17 中输入">1000"（条件不在一行表示"或"，在同一行表示"与"）。

（2）选择 A2：E13，单击"数据"选项卡，在"排序和筛选"组中单击"高级"按钮，弹出"高级筛选"对话框。选择"将筛选结果复制到其他位置"。

（3）单击"高级筛选"对话框中"条件区域"框中的拾取按钮，选中设置的条件区域 B15：C17，单击拾取框中的按钮，返回高级筛选对话框。

（4）单击"高级筛选"对话框中"复制到"框中的拾取按钮，选中要放置筛选结果的区域 A20：E25（注意：此处选择的列数一定要和原数据一致，行数不限）。

（5）单击"确定"按钮，表中就是所希望看到的结果了。

5. 分类汇总

（1）使用"分类汇总"工作表中的数据，将鼠标指针定位在数据区域任意单元格中，单击功能区中的"数据"|"排序和筛选"|"排序"，弹出"排序"对话框。在"主要关键字"下拉列表中选择"部门"选项，在"次序"下拉列表中选择"升序"选项。

（2）单击"确定"按钮，即可将数据按部门的升序方式进行排序。

（3）单击功能区中的"数据"|"分级显示"|"分类汇总"，弹出"分类汇总"对话框。在"分类字段"下拉列表中选择"部门"，"汇总方式"下拉列表中选择"平均值"，"选定汇总项"列表框中选择"基本工资"。

（4）选中"替换当前分类汇总"与"汇总结果显示在数据下方"两项，单击"确定"按钮，效果如图 4-67 所示。

	A	B	C	D	E
1		糖果公司工资表			
2	姓名	部门	基本工资	奖金	津贴
3	王贺	设计部	850	600	100
4	刘涛	设计部	900	600	110
5	赵蕾	设计部	1100	600	100
6	王力	设计部	900	600	100
7		设计部 平均值	937.5		
8	尚珊	销售部	1300	800	200
9	刘默	销售部	800	1000	200
10	赵丽	销售部	800	1100	200
11		销售部 平均值	966.667		
12	张二	研发部	1000	550	150
13	高兴	研发部	1200	800	150
14	孙峰	研发部	1300	500	150
15	苗苗	研发部	1000	500	150
16		研发部 平均值	1125		
17		总计平均值	1013.64		

排序　筛选　分类汇总

图 4-67　汇总后的工作表效果图

6. 创建图表

（1）建立图表：

1）选中工作表中的 B2：C2，按住 Ctrl 键，选择 B7：C7、B11：C11 和 B16：C16 的数据区域。

2）在选中数据的状态下，在"插入"选项卡的"图表"组中单击"柱形图"按钮，在其下拉列表中选择"簇状柱形图"图表样式，此时，会在工作表生成一个图表。

（2）移动图表：选中新生成的图表，在图表工具"设计"选项卡"位置"组中单击"移动图表"按钮，打开"移动图表"对话框，选中"新工作表"单选框，在右侧的文本框中输入"柱状分析图"，单击"确定"按钮即可新建一个工作表且将此图表放置于其中。

（3）设置页面方向及大小：选择"排序"工作表，打开"页面布局"选项卡，在"页面设置"组单击对话框启动按钮，打开"页面设置"对话框，单击"页面"选项卡，在"方向"栏选择"横向"单选按钮，在"纸张大小"下拉列表框中选择 A4。

（4）设置页边距：单击"页面设置"对话框中的"页边距"选项卡，分别在"上""下""左""右"数值框中输入 2，勾选"居中方式"对齐栏中的"水平"复选框。

扫码看微课

（5）设置页眉和页脚：单击"页面设置"对话框中的"页眉/页脚"选项卡。单击"自定义页眉"，系统弹出"页眉"对话框，在文本框中输入"糖果公司"，然后单击"确定"按钮。

7. 保存工作簿。

（王　照）

扫码看本章 PPT

扫码看本章小结

扫码做练习题

第五章

演示文稿软件**PowerPoint 2010**

通过对本章的学习，学生要能够识记 PPT 基本概念和基础操作；理解幻灯片版式、母版、占位符的概念；应用幻灯片格式化、插入对象、幻灯片外观设置、幻灯片放映等操作制作自己需要的简单演示文稿。此外，还要理解演示文稿制作的常见规范并应用于自己的演示文稿制作过程中。

王女士要代表公司向客户展示一种新型医疗器械，需要向客户介绍新产品的开发、使用、后期维护等内容。在展示过程中需要使用文字、图像、表格、图表、视频等多种媒体形式。在大屏幕上进行以上演示，最适合的电脑软件就是演示文稿软件 Microsoft Office PowerPoint。

第一节 PowerPoint 2010 概述

演示文稿（Microsoft Office PowerPoint 2010）是美国微软公司出品的办公软件系列重要组件之一。用户不仅可以在投影仪或者计算机上进行演示，也可以将演示文稿打印出来制作成胶片，以便应用到更广泛的领域中。Microsoft Office 演示文稿是一种图形程序，是功能强大的制作软件。

一个演示文稿就是一个扩展名为 .PPTX 的文件。演示文稿是由多张幻灯片组成的，而演示文稿中的每一页就叫作幻灯片，每张幻灯片都是演示文稿中既相互独立又相互联系的内容。

一套完整的演示文稿文件一般包含片头动画、PPT 封面、前言、目录、过渡页、图表页、图片页、文字页、封底、片尾动画等，所采用的素材有文字、图片、图表、动画、声音、影片等。国际领先的演示文稿设计公司有 ThemeGallery、PoweredTemplates、PresentationLoad、锐普 PPT 等。目前中国的演示文稿应用水平逐步提高，应用领域越来越广，主要的演示文稿网站包括锐普 PPT 论坛、扑奔网等。

演示文稿正成为人们工作、生活的重要组成部分，在工作汇报、企业宣传、产品推介、婚礼庆典、项目竞标、管理咨询等领域，演示文稿都具有不可替代的作用。

一、演示文稿的启动与退出

Microsoft Office 2010 安装好之后并不会在桌面上建立程序的快捷方式，需要启动 PPT 程序时用户可以打开"开始"菜单，选择"所有程序"选项，在"Microsoft Office"菜单项内单击"Microsoft PowerPoint 2010"即可启动程序。

用户也可以双击桌面或文件夹内的 PPT 文档，这样既启动了 PowerPoint 2010，同时也打开了该文档。

退出 Microsoft PowerPoint 2010 的方法也有两种。一是单击窗口的关闭按钮，如果 PowerPoint 2010 只打开了一个文档，文档和程序会同时关闭，但是如果 PowerPoint 2010 打开了多个文档，这种方法只关闭当前的文档而不会退出 PowerPoint 2010；另一种方法是单击"文件"菜单中的"退出"，这样可以关闭全部打开的文档，同时退出 PowerPoint 2010。

二、PowerPoint 2010 窗口的组成

启动 Microsoft PowerPoint 2010 后，用户将会看到如图 5-1 所示的窗口。一个完整的演示文稿就如同一部拍摄完成的电影，PowerPoint 2010 窗口就像是一间电影厂，这里有拍摄电影需要的一切，就等"导演"——用户，来开始工作了。

1. 标题栏　标题栏显示用户当前正在编辑的演示文稿名称。有时候我们会同时编辑多个演示文稿，检查这里会让用户分辨出自己正在编辑哪一个演示文稿。

2. 快速访问工具栏　该栏列出了一些 PowerPoint 2010 中常用的功能，以便用户可以快速访问。用户还可以单击该栏右侧的"自定义快速访问工具栏"按钮，选择常用的功能放在此处。

3. "文件"菜单　使用"文件"菜单可创建新文件、打开或保存现有文件和打印演示文稿。这些功能基本上是对整个演示文稿进行的操作，新建、打开、保存、另存为、关闭、退出等操作是 Office 通用的。

4. 普通视图与大纲视图　此处是对查看幻灯片的方式进行切换。普通视图侧重于显示幻灯片的整体布局效果，大纲视图侧重于显示幻灯片的文字内容。普通视图与大纲视图只是对幻灯片的两种不同查看方式，并不改变幻灯片的内容，其他视图模式也一样。

5. 选项卡　选项卡包含 PowerPoint 2010、PowerPoint 2003 及更早版本中的菜单和工具栏上的命令与其他菜单项，旨在帮助用户快速找到完成某项任务所需的命令。PowerPoint 2010 把早期版本的几乎全部菜单内容都重新整合到选项卡中，这个区域是用户制作演示文稿使用最频繁的区域。

PowerPoint 2010 一共有"开始""插入""设计""切换""动画""幻灯片放映""审

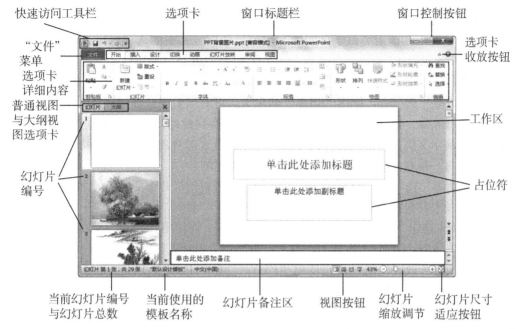

图 5-1　PowerPoint 2010 窗口组成

阅""视图"8 个常规选项卡。常规选项卡中的选项在用户选中相应的对象之前大都是不可用的，在用户选择了相应的选项之后才会变得可用。

除此之外，PowerPoint 2010 中还包括"绘图工具""图片工具""图表工具""表格工具""SmartArt 工具""公式工具""音频工具""视频工具"等隐藏选项卡，这些隐藏选项卡会在用户选择了相关对象之后自动出现在常规选项卡的右边，取消选中之后又会自动消失。当用户用鼠标指向某一功能按钮时，PowerPoint 2010 系统会自动地把该按钮的功能与快捷键显示出来，以帮助用户更快捷地认识和使用各种功能。

下面逐一介绍一下常规选项卡：

（1）"开始"选项卡：使用"开始"选项卡，可插入新幻灯片、选择幻灯片版式，设置幻灯片上的文本、段落的格式，使用查找、替换等功能。使用该选项卡功能之前，用户一般需要做好"选中"或"定位光标"之类的工作。"开始"选项卡共包括"剪贴板""幻灯片""字体""段落""绘图""编辑"6 组功能。值得注意的是，有些功能组中显示的选项并不完整，如果用户想要使用该组的其他设置，可以单击该组右下角的"详细设置"按钮，即可对该组全部设置项目进行操作，如图 5-2 所示段落组的"详细设置"按钮，单击此处可以打开段落组的全部设置。其他选项卡和功能组中的"详细设置"按钮与此类似，不再赘述。

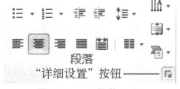

图 5-2　"段落"组

（2）"插入"选项卡：使用"插入"选项卡，可将表、形状、图表、页眉或页脚插入演示文稿中。基本上该选项卡的作用就是让各种"演员"出现在"舞台"上，共包括"表格""图像""插图""链接""文本""符号""媒体"7 个功能组。

（3）"设计"选项卡：使用"设计"选项卡，可自定义演示文稿的背景、文字和图形色彩与风格的搭配、页面设置。该选项卡共包括"页面设置""主题""背景"3个功能组。其中"主题"功能组类似于早期版本的模板功能，其中的选项就像是对"舞台"和"演员"展开的"美工""布景"工作。"主题"功能组是一种可以快速对演示文稿进行美化工作的"成套化妆品"。

（4）"切换"选项卡：使用"切换"选项卡，可对当前或全部幻灯片的播放方式进行添加、更改或删除。该选项卡共包括"预览""切换到此幻灯片""计时"3个功能组。如果说一个演示文稿是一部戏，那么每张幻灯片就是这部戏的每一幕。"切换"选项卡就是用来决定每一幕戏是如何拉开大幕呈现在观众眼前的。

（5）"动画"选项卡：使用"动画"选项卡，可对幻灯片上的对象添加、更改或删除动画。该选项卡共包括"预览""动画""高级动画""计时"4个功能组。用户可以使用"插入"选项卡决定"哪个演员"有资格站在舞台上。而使用"动画"选项卡，我们可以决定"舞台"上的每一个"演员"在舞台上是如何给观众进行表演的。

（6）"幻灯片放映"选项卡：使用"幻灯片放映"选项卡，可以对幻灯片进行放映、自定义幻灯片放映的设置和对幻灯片的分辨率进行设置。该选项卡共包括"开始放映幻灯片""设置""监视器"3个功能组。通过此选项卡可以对演示文稿进行后期播放处理，就像是电影拍摄完毕以后要对胶片进行剪辑一样。

（7）"审阅"选项卡：使用"审阅"选项卡，可检查拼写、更改演示文稿中的语言、给演示文稿添加批注、比较当前演示文稿与其他演示文稿的差异。该选项卡共包括"校对""语言""中文简繁转换""批注""比较"5个功能组。

（8）"视图"选项卡：使用"视图"选项卡可以改变视图模式、查看幻灯片母版、改变幻灯片显示大小与色彩、管理PowerPoint 2010中的多个窗口及编辑宏。该选项卡共包括"演示文稿视图""母版视图""显示""显示比例""颜色/灰度""窗口""宏"7个功能组。

除了上述8个常规选项卡之外，PowerPoint 2010还提供了一批隐藏选项卡，这些隐藏选项卡将在以后具体使用时再详细讲解。

6. 选项卡收放按钮　单击该按钮可以收起/弹出选项卡，从而使工作区的面积变小或者变大。

7. 工作区　工作区是用户制作演示文稿的主要区域，工作区以幻灯片为单位呈现，制作者要表达的全部内容都将在这里出现。工作区既是工作平台，又是展示平台。

8. 占位符　占位符就是预先设计好的，出现在一个固定位置的虚框，等待用户向其中添加内容。占位符本身只占据幻灯片中的一块位置，并不包含实质性内容。所以在用户向占位符中输入内容之前，占位符本身并不对播放效果产生任何影响，就像它根本不存在一样。尽管有些占位符中会出现"单击此处添加标题"之类的提示语，在播放时这些也都不会显示，这些文字只是提醒用户应该怎样使用占位符的一种提示信息。

文本占位符在幻灯片中通常表现为一个含有提示语的文本框，一旦单击鼠标之后，提示语会自动消失。但是占位符并不等同于普通的文本框，普通的文本框不预设格式，占位符是预先设计好各种格式的，特别是文本占位符。

PPT的占位符共有5种类型，分别是标题占位符、文本占位符、数字占位符、日期占位符和页脚占位符。用户可以在幻灯片中对占位符进行设置，还可以在母版中进行如格式、显示和隐藏等占位符项目的设置。

9. 幻灯片编号　幻灯片编号是用来标识某一幻灯片在演示文稿中所处位置的工具。用户可以在此处轻松地查看每张幻灯片的前后次序，也可以通过右键单击等方式在此处对幻灯片进行整体性操作。

10. 当前幻灯片编号与幻灯片总数　当前幻灯片编号向用户报告目前正在编辑第几张幻灯片；幻灯片总数向用户报告目前演示文稿内共有几张幻灯片。

11. 当前使用的模板名称　此处显示的是用户在"设计"选项卡"主题"功能组中选择的主题名称。

12. 幻灯片备注区　很多用户认为幻灯片备注区的作用并不明显。但事实恰恰相反，幻灯片备注区域是用来在制作演示文稿之前把每张幻灯片的制作细节以文字的形式标注在幻灯片下方，以指导整个演示文稿的制作过程。这就像在拍电影之前要先写好剧本是一样的。我们把这种写在幻灯片备注区类似于电影剧本的文字叫作脚本。编写脚本是制作演示文稿前期准备工作的重要部分，养成编写脚本的习惯会使用户制作演示文稿的效率大大提高。有时候，编写脚本所用的时间甚至会远远超过制作需要的时间。

13. 视图按钮　此处列出了"普通视图""幻灯片浏览""阅读视图""幻灯片放映"4种视图模式供用户快速切换。

14. 幻灯片缩放调节与幻灯片尺寸适应按钮　幻灯片缩放调节可以改变幻灯片的显示大小，从而可以让用户检查幻灯片的局部或者整体，通常我们用"Ctrl+鼠标滚轴"来快速执行此操作。"幻灯片尺寸适应按钮"可以让幻灯片正好适应当前窗口的大小。

熟悉PowerPoint 2010的窗口组成，对后期的学习有至关重要的作用，它是制作演示文稿的基础，可以让我们的工作事半功倍，应给予重视。演示文稿文件的基本操作（新建，打开，保存，关闭）与Word、Excel的操作方式类似，在此就不再赘述。

第二节　幻灯片编辑与文本格式化

一、新建幻灯片

演示文稿是由多张幻灯片组成的，用户可以根据需要在演示文稿的任意位置新建幻灯片。常用的新建幻灯片的方法主要有如下两种。

1. 通过快捷菜单新建幻灯片　启动PowerPoint 2010，在新建的空白演示文稿的"幻灯片"窗格空白处单击鼠标右键，在弹出的快捷菜单中选择"新建幻灯片"命令，如图5-3所示。

2. 通过选择版式新建幻灯片　版式用于定义幻灯片中内容的显示位置，用户可根据需要向里面放置文本、图片及表格等内容。通过选择版式新建幻灯片的方法是：启动PowerPoint 2010，选择"开始"|"幻灯片"组，单击"新建幻灯片"按钮右下部的黑色三角按钮，在弹出的下拉列表中选择新建幻灯片的版式，如图5-4所示，新建一张带有版式的幻灯片。

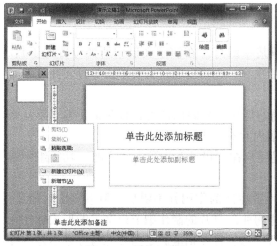

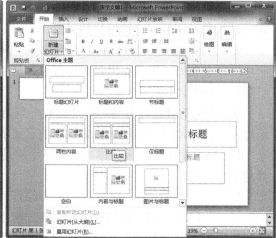

图 5-3　新建幻灯片　　　　　　　　　　　**图 5-4　选择幻灯片版式**

二、编辑幻灯片

1. 选择幻灯片　在幻灯片中输入内容之前，首先要掌握选择幻灯片的方法。根据实际情况不同，选择幻灯片的方法也有所区别。主要有以下几种。

（1）选择单张幻灯片：在"幻灯片/大纲"窗格或幻灯片浏览视图中，单击幻灯片缩略图，可选择单张幻灯片，如图 5-5 所示。

（2）选择多张连续的幻灯片：在"幻灯片/大纲"窗格或幻灯片浏览视图中单击要连续选择的第 1 张幻灯片，按住 Shift 键不放，再单击需要选择的最后一张幻灯片，释放 Shift 键后两张幻灯片之间的所有幻灯片均被选择，如图 5-6 所示。

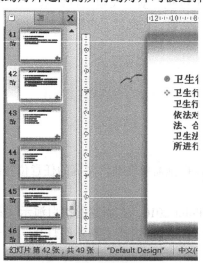

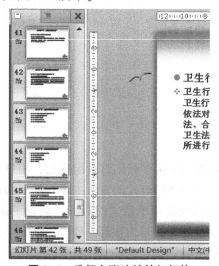

图 5-5　选择单张幻灯片　　　　　　　　**图 5-6　选择多张连续的幻灯片**

（3）选择多张不连续的幻灯片：在"幻灯片/大纲"窗格或幻灯片浏览视图中，单击要选择的第 1 张幻灯片，按住 Ctrl 键不放，再依次单击需要选择的幻灯片，可选择多张不连续的幻灯片，如图 5-7 所示。

（4）选择全部幻灯片：在"幻灯片/大纲"窗格或幻灯片浏览视图中，按 Ctrl+A 组合键，可选择当前演示文稿中所有的幻灯片，如图5-8所示。

2. 移动和复制幻灯片　演示文稿可根据需要对各幻灯片的顺序进行调整。在制作演示文稿的过程中，如果要制作的幻灯片与某张幻灯片非常相似，可复制该幻灯片后再对其进行编辑，这样既能节省时间又能提高工作效率。下面就对移动和复制幻灯片的方法进行介绍。

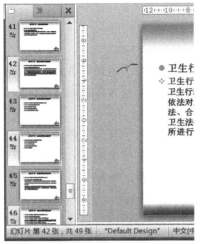
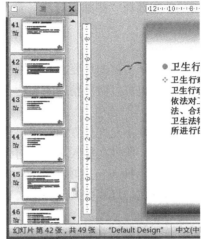

图5-7　选择多张不连续的幻灯片　　　　　图5-8　选择全部幻灯片

（1）通过鼠标拖动移动和复制幻灯片：选择需要移动的幻灯片，按住鼠标左键不放拖动到目标位置后释放鼠标完成移动操作，如图5-9所示。选择幻灯片后，按住 Ctrl 键的同时拖动到目标位置可实现幻灯片的复制，如图5-10所示。

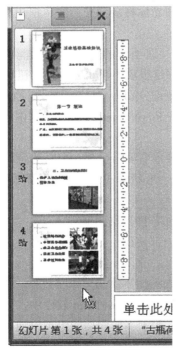
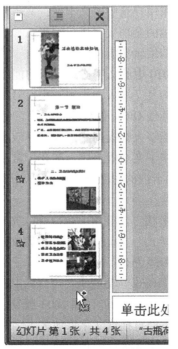

图5-9　移动幻灯片　　　　　　　　图5-10　复制幻灯片

（2）通过菜单命令移动和复制幻灯片：选择需要移动或复制的幻灯片，在其上单击鼠标右键，在弹出的快捷菜单中选择"剪切"或"复制"命令，然后将鼠标定位到目标位置，单击鼠标右键，在弹出的快捷菜单中选择"粘贴"命令，完成移动或复制幻灯片。

3. 删除幻灯片　在"幻灯片/大纲"窗格和幻灯片浏览视图中可对演示文稿中多余的幻灯片进行删除。其方法是：选择需要删除的幻灯片后，按 Delete 键或单击鼠标右键，在弹出的快捷菜单中选择"删除幻灯片"命令。

三、文字与文本框的输入、编辑

文字是制作演示文稿的重要工具，是用户表达自己想法的最好方式。尽管有些演示文稿甚至不需要文字也可以做出精彩的表达，但是文字仍然是大多数用户在大多数情况下首选的表达方式。

PowerPoint 2010 不允许孤立的文字出现在幻灯片内，所有文字都必须写在文本框内才能出现在幻灯片中。所以在输入文字之前必须要先在幻灯片上插入一个文本框，然后才可以输入文字。选择"插入"选项卡中的"文本框"按钮，鼠标指针会变为"↓"形状，此时拖动鼠标即可在幻灯片中画出一个文本框。

在建立新幻灯片时，PowerPoint 2010 会提供一些版式供用户选择，这些版式中预先设置好的文本框（占位符）内也可以输入文字。

在对文字进行编辑之前要先选中文字。对文字的选中和对文本框的选中是两种不同的操作。选中文字只需要用鼠标在文字上面拖动即可；对文本框的选中需要单击文本框的边框。

如果用户只选中了文本框内的部分文字，文本框边线为虚线，此时只对被选中的文字进行编辑。如果用户选中了文本框，文本框内的光标将会消失，文本框边线为实线，此时将会对文本框内的全部文字进行编辑。

对于文字的编辑功能，主要集中在"开始"选项卡的"字体"功能组中。这些功能按钮与 Word 2010 中的文字格式按钮功能相近，这里就不再重复讲述按钮功能。

值得一提的是，增大字号和减小字号的快捷键分别为"Ctrl+]"和"Ctrl+["，虽然这两个快捷键在其他 Office 软件中也适用，但是在 PowerPoint 2010 中，这两组快捷键的便捷性更加明显，能够大幅提高用户的工作效率。

当用户选中了文本框之后，在 8 个常规选项卡右侧会出现一个新的隐藏选项卡"绘图工具"，该选项卡内的功能组包括"插入形状""形状样式""艺术字样式""排列""大小"5 个功能组。

●"插入形状"功能组：可以插入文本框和各种自选图形。

●"形状样式"功能组：用来设置文本框内部使用什么样的颜色，文本框的边线使用什么样的样式和颜色。

●"艺术字样式"功能组：可以给文本框内的文字添加艺术字效果。该功能是 Power-Point 2007 版之后的新功能，在 2003 版及以前版本的 PowerPoint 软件中，艺术字都是一种独立的对象，不能直接给文字添加艺术字效果。艺术字样式功能组可以使用户方便、快捷地对文本框内的文字进行美化。

●"排列"功能组：可以用来设置文本框在幻灯片中的上下层次、文本框的对齐与分布、组合文本框、旋转文本框。

● "大小"功能组：用来精确设置文本框的高度与宽度。

第三节 插入对象

PowerPoint 2010 中的对象种类很多，各有自己的用途。所有的对象都是用来表达用户的想法的，不同的对象表达方式不同、侧重点不同，表现力也不一样。常用的对象都集中在"插入"选项卡内。本节主要介绍一些常用对象的插入方法。

一、插入图片

图片是 PowerPoint 2010 中重要的对象，使用频率仅次于文字。在 PowerPoint 2010 中，插入图片的功能按钮在"插入"选项卡的"图像"功能组内，该功能组内共有"图片""剪贴画""屏幕截图""相册"4 个按钮。图片可以插入占位符内，也可以直接插入幻灯片中。

1. 将图片插入占位符 一般的内容占位符中部会有 6 个插入对象用的按钮，如图 5-11 所示。

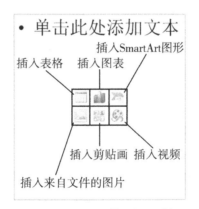

图 5-11 向占位符中插入对象

单击"插入来自文件的图片"按钮，打开"插入图片"对话框，在"插入图片"对话框内选择图片后单击"插入"按钮，即可把图片插入占位符。

2. 将图片插入幻灯片 用户也可以根据需要把图片直接插入幻灯片中。单击"插入"选项卡中的"图片"按钮，同样会弹出"插入图片"对话框。在"插入图片"对话框内选择图片后单击"插入"按钮，即可把图片插入幻灯片。

上述两种情况表面上看差别不大，其结果也貌似相同。差别在于：插入占位符的图片会按照占位符预先设置好的大小和位置进入幻灯片；插入幻灯片的图片大小为图片的原始大小，不进行大小调节，位置会放在幻灯片的正中位置。如图 5-12 所示为图片插入占位符和插入幻灯片的区别。

图片进入幻灯片后，双击图片会在 8 个常规选项卡右侧出现一个隐藏选项卡"图片工具"，共包括"调整""图片样式""排列""大小"4 个功能组。

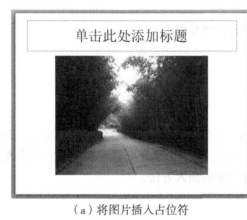 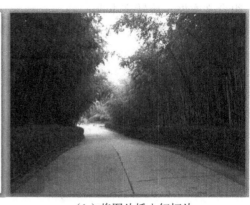

（a）将图片插入占位符　　　　　　　　　（b）将图片插入幻灯片

图 5-12　图片插入占位符与插入幻灯片的区别

● "调整"功能组：主要对图片进行色调色相、图片压缩、图片重设、艺术效果等设置，其中"艺术效果"功能中包含了很多专业绘图软件中使用的滤镜效果，能够对图片进行艺术化设置。

● "图片样式"功能组：主要可以对图片进行外观、外框、形状设置。其中"图片版式"功能可以把图片和 SmartArt 图形结合在一起，形成一种新型的特效。

● "排列"功能组：主要用来设置图片的上下排列次序、对齐与分布、组合、旋转等效果。

● "大小"功能组：主要用来精确设置图片的高与宽。

二、插入表格

PowerPoint 2010 允许用户向幻灯片内插入表格。与插入图片类似，插入表格也可以把表格插入占位符或直接插入幻灯片。

1. 将表格插入占位符　单击占位符中的"插入表格"按钮，在弹出的"插入表格"对话框中输入行数与列数后单击"确定"按钮即可插入表格。如图 5-13 所示。

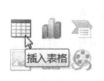 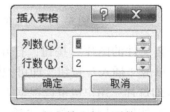

（a）单击"插入表格"　　　　　　　　（b）输入行、列数

图 5-13　将表格插入占位符

2. 将表格插入幻灯片　单击"插入"选项卡中的"表格"按钮，选择"插入表格"选项，在弹出的"插入表格"对话框中输入行数与列数后单击"确定"按钮，即可插入表格。

在此选项中可以选择手动绘制表格或者插入 Excel 格式的电子表格。

插入表格完毕后，单击表格，在 8 个常规选项卡右侧会出现一个隐藏的"表格工具"

选项卡，用户可以使用此选项卡对表格进行各种设置。"表格工具"选项卡又包含"设计""布局"两个子选项卡。

"设计"选项卡中包含"表格样式选项""表格样式""艺术字样式""绘图边框"4个功能组。

- "表格样式选项"功能组：用来设置对表格的哪一部分做突出显示设置。
- "表格样式"功能组：用来对表格的边框、底纹和阴影映像效果进行设置。
- "艺术字样式"功能组：可以对表格内的文字外观进行各种艺术效果设置。
- "绘图边框"功能组：向用户提供手动绘制、擦除表格的工具。

"布局"选项卡中包含"表""行和列""合并""单元格大小""对齐方式""表格尺寸""排列"7个功能组。

- "表"功能组：提供了表格的行列选择工具及"查看网格线"开关。
- "行和列"功能组：提供了对表格的行列进行插入和删除的工具。
- "合并"功能组：提供合并与拆分单元格的功能。
- "单元格大小"功能组：提供了对单元格进行高和宽的设置功能及表格行与列的分布功能。
- "对齐方式"功能组：用来设置文字在单元格中的位置，以及文字方向和单元格边距。
- "表格尺寸"功能组：用来设置表格的总高度和总宽度。
- "排列"功能组：用来设置表格的层次、对齐、组合、旋转。

三、插入插图

PowerPoint 2010 中插图包括"形状""SmartArt 图形"和"Excel 图表"3 种。与图片类似，这 3 种插图也分为插入占位符和插入幻灯片两种情况，这里只介绍把插图插入幻灯片的操作。

1. 插入形状　形状在 PowerPoint 2010 的早期版本中叫作"自选图形"，是一种利用鼠标绘制的图形。除了线型之外，其他的封闭图形内均可添加文字。要向形状中添加文字，可以右键单击形状，选择"编辑文字"菜单项，即可向形状内输入文字。上文中提到的文本框也可以看作是一种特殊的可直接添加文字的矩形。

插入形状的方法为：单击"插入"选项卡中的"形状"按钮，在弹出的菜单中选择一种形状，之后鼠标变为"十"字形，在幻灯片中拖动鼠标即可画出相应的形状。

形状插入完成后，单击形状，在常规选项卡右侧会出现一个名为"绘图工具"的隐藏选项卡。该选项卡的主要功能在第二节结尾处已经介绍过，此处不再重复讲解。

2. 插入 SmartArt 图形　SmartArt 图形是一种信息和观点的视觉表达形式。在 PowerPoint 2010 中，可以通过从多种不同布局中进行选择来创建 SmartArt 图形，从而快速、轻松、有效地传达信息。SmartArt 图形是 Office 2007 版之后出现的一种新对象，它可以让一般的普通用户也能快速、便捷地制作出设计师级别的华丽图形，让图形制作功能变得更加强大、快捷。

插入 SmartArt 图形，需要单击"插入"选项卡中的"SmartArt"按钮，在弹出的"选择 SmartArt 图形"对话框中选择一种图形，单击"确定"按钮，即可在幻灯片中插入一个

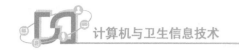

SmartArt 图形。

PowerPoint 2010 提供了"列表""流程""循环""层次结构""关系""矩阵""棱锥图""图片" 8 类 SmartArt 图形，不同类别的图形适用于不同的场合，表 5-1 列出了不同的 SmartArt 图形的适用情况。

表 5-1　不同 SmartArt 图形的适用情况

SmartArt 类型	要执行的操作
列表	显示无序信息
流程	在流程或时间线中显示步骤
循环	显示连续的流程
层次结构	创建组织结构图、显示决策树
关系	对连接进行图解
矩阵	显示各部分如何与整体关联
图片	使用图片传达或强调内容
棱锥图	显示与顶部或底部最大一部分之间的比例关系

每一个插入幻灯片的 SmartArt 图形都是由多个文本框和形状相互叠加组合而成的。在 SmartArt 图形中，凡是书写"［文本］"字样的位置均可单击后输入文字。用户在对 SmartArt 图形进行输入和设置时，应注意不要打乱组成 SmartArt 图形的文本框和形状位置及层次。

选中 SmartArt 图形后，常规选项卡右侧会出现一个名为"SmartArt 工具"的隐藏选项卡，该选项卡包含"设计"和"格式"两个子选项卡，利用这两个选项卡可以对 SmartArt 图形进行详细的设置。

"设计"选项卡中包含"创建图形""布局""SmartArt 样式""重置" 4 个功能组。

● "创建图形"功能组：可以给 SmartArt 图形里添加/减少子形状，改变子形状之间的关系。

● "布局"功能组：用来改变对 SmartArt 图形的初始选择。

● "SmartArt 样式"功能组：用来改变 SmartArt 图形的色彩和表现形式。

● "重置"功能组：对 SmartArt 图形进行重设和转换。

"格式"选项卡中包含"形状""形状样式""艺术字样式""排列""大小" 5 个功能组。

● "形状"功能组：其作用是，当 SmartArt 图形有三维效果时可以关闭三维效果对 SmartArt 图形进行设置，之后再开启三维效果。还可以改变 SmartArt 图形中形状的大小和外观。

● "形状样式"功能组：用来设置 SmartArt 图形内部使用什么样的颜色，SmartArt 图形的边线使用什么样的样式和颜色。

● "艺术字样式"功能组：可以给 SmartArt 图形内的文字添加艺术字效果。

● "排列"功能组：可以用来设置 SmartArt 图形在幻灯片中的上下层次，SmartArt 图形的对齐与分布、组合与旋转。

● "大小"功能组：用来精确设置 SmartArt 图形的高度与宽度。

3. 插入 Excel 图表　Excel 图表是对数字表格的一种直观表达方式，使用 Excel 图表可以使数据表格的表现力更强、更有说服力，是一种常用的数据表达方式。Excel 图表是以 Excel 工作表为数据基础的，需要改变 Excel 图表的数据时，必须在 Excel 工作表中更改相应的数据。PowerPoint 2010 提供了与 Excel 2010 之间的功能链接通道，用户可以很方便地在 PowerPoint 2010 中编辑 Excel 工作表。

插入 Excel 图表，需要单击"插入"选项卡中的"图表"按钮，在弹出的"插入图表"选项卡中选择一种图表，然后在自动打开的 Excel 窗口中输入相关数据，关闭 Excel 窗口。

选中幻灯片中的 Excel 图表后，常规选项卡右侧会出现"图表工具"选项卡。"图表工具"选项卡的具体用法与 Excel 2010 中的用法相同，用户可以参考 Excel 2010 中的内容。

四、插入页眉页脚、日期时间、幻灯片编号

插入页眉页脚、日期时间、幻灯片编号都是对演示文稿添加标注信息。这些信息都会添加到演示文稿的页眉页脚位置，在每张幻灯片中都会显示。通常页脚显示在幻灯片的正下方，日期和时间显示在幻灯片的左下方，幻灯片编号显示在幻灯片的右下方。

单击"插入"选项卡中的"页眉和页脚""日期和时间""幻灯片编号"3 个按钮之一，都会打开"页眉和页脚"对话框，如图 5-14 所示。

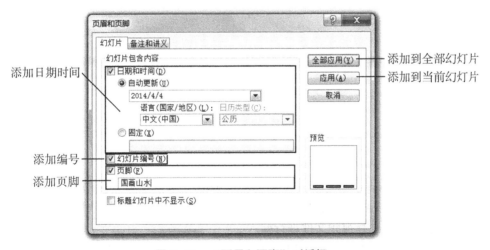

图 5-14　"页眉和页脚"对话框

（1）勾选"日期和时间"复选框可添加时间和日期，选择"自动更新"添加当前日期，选择"固定"输入指定日期。

（2）勾选"幻灯片编号"复选框可添加编号。

（3）勾选"页脚"复选框可输入页脚需要的文字。

（4）单击"全部应用"按钮，以上选项添加到每一张幻灯片中。

（5）单击"应用"按钮，以上选项添加到当前幻灯片中。

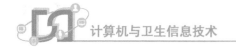

五、插入音频与视频

PowerPoint 2010 可以向演示文稿内添加音频和视频的剪辑，丰富演示文稿的内容，增强演示文稿的听觉与视觉表现力。

1. 插入音频　PowerPoint 2010 "插入"选项卡中的"音频"按钮分为上下两部分。单击下半部分可弹出选择菜单，供用户选择音频来源；单击上半部分弹出"插入音频"对话框，供用户选择音频文件进行插入。

（1）选择"文件中的音频"菜单项，与单击"音频"按钮的上半部分一样会弹出"插入音频"对话框，供用户选择音频文件。

（2）选择"剪贴画音频"菜单项，会打开 Office 自带的音频库供用户选择。

（3）选择"录制音频"菜单项，则会打开 Windows 自带的录音机软件进行录音。

无论用哪种方法向演示文稿中插入音频，音频对象总是以如图 5-15 所示的样子出现在幻灯片内，同时会出现"音频工具/播放"选项卡。"音频工具/播放"选项卡包括"预览""书签""编辑""音频选项"4 个功能组。

- "预览"功能组：可以播放音频。
- "书签"功能组：可以对音频时间轴添加/删除标志点，以方便对音频进行剪辑。
- "编辑"功能组：可以截取音频的片段并对音频添加淡出淡入效果。
- "音频选项"功能组：可以控制音频的音量，设置音频的播放方式及播放行为。

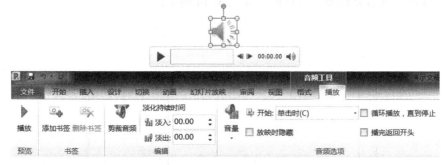

图 5-15　"音频工具/播放"选项卡

2. 插入视频　PowerPoint 2010 "插入"选项卡中的"视频"按钮分为上下两部分。单击下半部分可弹出选择菜单，供用户选择视频来源；单击上半部分弹出"插入视频文件"对话框，供用户选择视频文件进行插入。

与以前版本相比，PowerPoint 2010 拓展了自己的解码器类型，能够兼容更多的视频格式，常见的视频格式均可插入演示文稿内进行播放。

（1）选择"文件中的视频"菜单项与单击"视频"按钮的上半部分一样会弹出"插入视频文件"对话框，供用户选择视频文件。

（2）选择"来自网站的视频"菜单项，可以通过输入视频嵌入码的方式把网页中的视频插入演示文稿。该功能要求计算机必须连接网络。

（3）选择"剪贴画视频"菜单项，则会打开 Office 自带的视频库供用户选择视频文件。

（4）插入视频操作完成后，视频文件会以一个黑色矩形框的形式出现在幻灯片中。同时，选项卡栏会出现"视频工具/播放"选项卡。

"视频工具/播放"选项卡包括"预览""书签""编辑""音频选项"4个功能组。

- "预览"功能组：可以播放视频。
- "书签"功能组：可以对视频时间轴添加/删除标志点以方便对视频进行剪辑。
- "编辑"功能组：可以截取视频的片段并对视频添加淡出淡入效果。
- "视频选项"功能组：可以控制视频的音量，设置视频的播放方式及播放行为。

第四节　演示文稿的外观格式

一、幻灯片版式

幻灯片版式是 PowerPoint 2010 软件中的一种常规排版的格式，通过幻灯片版式的应用，可以更加合理、简洁、快速地对文本框、图片等对象完成布局。合理使用版式可以大量节省用户的排版时间，是高级用户常用的一种手段。

幻灯片版式包含要在幻灯片上显示的全部内容的格式设置、位置和占位符。占位符是版式中的容器，可容纳如文本（包括正文文本、项目符号列表和标题）、表格、图表、SmartArt 图形、影片、声音、图片及剪贴画等内容。而版式也包含幻灯片的主题（颜色、字体、效果和背景）。如图 5-16 所示，此图显示了 PowerPoint 2010 幻灯片中可以包含的所有版式元素。

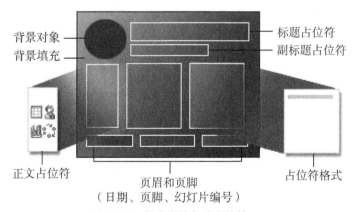

图 5-16　版式中的各种占位符

PowerPoint 2010 软件中已经内置了 11 个版式类型供用户使用，利用这些版式可以轻松完成幻灯片的制作和运用。用户也可以创建满足自己特定需求的自定义版式。

在新建幻灯片时，单击"开始"选项卡中的"新建幻灯片"按钮的下半部分，用户可以选择使用哪种版式。单击"开始"选项卡中的"版式"按钮，用户可以随时在编辑过程中改变当前幻灯片的版式。此外，用户还可以使用鼠标右键单击幻灯片的空白区域来改变当前幻灯片的版式。

"标题幻灯片"和"标题和内容"版式是最常用的两种版式。究竟每张幻灯片应该使用哪种版式要依具体情况而定，用户可以把每张幻灯片打算使用哪种版式提前书写在空白幻灯片下方的备注栏内。

PowerPoint 2010 允许用户在"视图"选项卡中的"幻灯片母版"功能中自定义适合自己使用的版式，相关内容将在本节第四部分"使用母版"中进行介绍。

二、幻灯片主题

根据微软公司的官方描述，PowerPoint 2010 主题是一组统一的设计元素，使用颜色、字体和图形设置演示文稿的外观，主题类似于 PowerPoint 2010 早期版本中的模板，可以作为一套独立的美化方案应用于演示文稿中。使用主题可以简化高水准演示文稿的创建过程，让普通用户也可以快速地把自己的作品美化为具有专业水准的演示文稿。

通常使用主题的办法应该是：首先把所有的幻灯片都准备好，然后把所有需要输入的对象，如文字、图片、形状、表格等全部输入完毕，不做任何排版操作。此时演示文稿并未做任何美化，我们可以在这时选择"设计"选项卡"主题"功能组中提供的主题，对整个演示文稿进行全方位的一次性美化。在各种主题中，名为"Office 主题"的是不包含任何修饰的空白主题，可以用来删除演示文稿中已经存在的主题。

如图 5-17 所示，应用主题会对演示文稿的背景、字体、颜色、版式、形状效果等诸多方面产生影响。

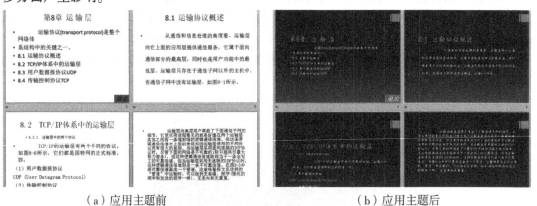

（a）应用主题前　　　　　　　　　　　　（b）应用主题后

图 5-17　应用主题前后对比

应用新的主题会更改演示文稿的主要详细信息。艺术字效果将应用于 PowerPoint 2010 的标题中。表格、图表、SmartArt 图形、形状和其他对象将进行更新以相互补充。此外，在 PowerPoint 2010 中，甚至可以通过变换不同的主题来使幻灯片的版式和背景也发生显著变化。当用户将某个主题应用于演示文稿时，通过一个单击操作即可完成对演示文稿格式的重新设置。

如果用户对主题的某些方面的修饰并不满意，可以通过"设计"选项卡中的"颜色"按钮更改主题中的各种颜色搭配，通过"字体"按钮更改主题中文字的字体，通过"效果"按钮更改主题各种形状的显示效果，通过"背景样式"按钮选择不同的背景。

三、幻灯片背景

幻灯片背景是一种使用颜色、图案、纹理、图片等方法对幻灯片白色底板进行美化的排版方式。

许多用户习惯于向幻灯片内插入一张事先准备好的图片，然后把该图片放在幻灯片的最底层作为背景使用。事实上这种做法既浪费了大量时间又增大了演示文稿的空间占用，同时还容易在制作幻灯片时造成错误的选中，从而给之后的编辑带来麻烦。

与插入幻灯片的图片不同，作为背景添加到幻灯片白板上的对象会与幻灯片结合为一体，不允许移动，不允许改变大小，只能通过特定的操作进行修改。这样制作背景上述缺陷均不会再存在，应该是我们首选的制作背景方式。

最简单的设置背景的方法就是使用主题进行设置，PowerPoint 2010 中的主题会自动给演示文稿设置一个与文字、色彩搭配的背景，用户不需要做其他操作。

如果用户对主题提供的背景并不满意，可以选择自己想要的背景。单击"设计"选项卡中的"背景样式"按钮后，在弹出的菜单中选择"设置背景格式"，可以打开"设置背景格式"对话框。右键单击幻灯片的空白区域，也可以选择"设置背景格式"菜单项，打开"设置背景格式"对话框。

在"设置背景格式"对话框的"填充"选项卡内，用户可以选择使用哪种方式设置背景。当用户选择了图片或纹理作为背景时，通过"图片更正""图片颜色""艺术效果"3 个选项卡，可以设置图片或纹理背景的细节。

四、使用母版

幻灯片母版是幻灯片层次结构中的顶层幻灯片，用于存储有关演示文稿的主题和幻灯片版式（版式：幻灯片上标题和副标题文本、列表、图片、表格、图表、自选图形和视频等元素的排列方式。）的信息，包括背景、颜色、字体、效果、占位符大小和位置。

每个演示文稿至少包含一个幻灯片母版。修改和使用幻灯片母版的主要优点是，用户可以对演示文稿中的每张幻灯片（包括以后添加到演示文稿中的幻灯片）进行统一的样式更改。使用幻灯片母版时，由于无须在多张幻灯片上键入相同的信息，因此节省了时间。如果演示文稿中包含大量幻灯片，使用幻灯片母版就显得特别方便。

由于幻灯片母版影响整个演示文稿的外观，因此在创建和编辑幻灯片母版或相应版式时，用户将在"幻灯片母版"视图下操作。

最好在开始构建各张幻灯片之前创建幻灯片母版，而不要在构建了幻灯片之后再创建母版。如果先创建了幻灯片母版，则添加到演示文稿中的所有幻灯片都会基于该幻灯片母版和相关联的版式。

如果在构建了各张幻灯片之后再创建幻灯片母版，则幻灯片上的某些项目可能不符合幻灯片母版的设计风格。可以使用背景和文本格式设置功能在各张幻灯片上覆盖幻灯片母版的某些自定义内容，但其他内容（如页脚和徽标）则只能在"幻灯片母版"视图中修改。

编辑幻灯片母版，用户需要单击"视图"选项卡中的"幻灯片母版"按钮，即可打开幻灯片母版编辑窗口，如图 5-18 所示。

从图 5-18 中可以看到，幻灯片母版窗口左侧列出了当前幻灯片中的母版。PowerPoint 2010 默认只有一个母版，而该母版中包含了演示文稿中的 11 个预设版式。在母版和版式中显示的所有对象都是占位符，用来规划幻灯片中各种对象的布局。

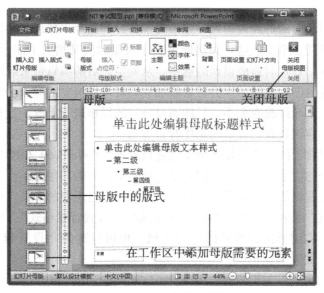

图 5-18　打开幻灯片母版窗口

如果用户所编辑的演示文稿中每张幻灯片上都需要出现相同的内容，那么用户就可以把该内容添加至母版当中，这样母版会把用户添加的内容自动显示在每一张幻灯片上并且把该内容保护起来，不允许用户在编辑幻灯片时对该内容进行编辑。

例如：我们要在当前演示文稿的右部添加一个徽标和一组文字，可以先选中母版，然后使用"插入"选项卡中的各种功能在幻灯片母版的右部进行添加。编辑完成后单击"关闭母版视图"按钮，这时，母版中的图片与文字就会出现在每一张幻灯片中，同时也出现在每一种版式中，如图 5-19 所示。

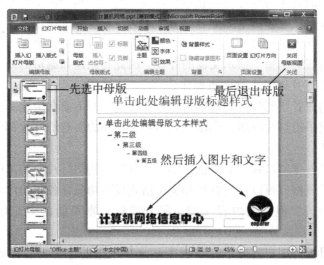

图 5-19　向母版中添加图片与文字

如果用户在编辑之前选中的是母版中的某一种版式，例如"标题和内容"版式，那么需要先选中幻灯片母版窗口左侧的"标题和内容"版式，然后再添加图片与文字，单击

"关闭母版视图"按钮。这时可以发现，刚才添加的图片与文字只出现在应用了"标题和内容"版式的幻灯片中，其他幻灯片中并未出现，如图5-20所示。

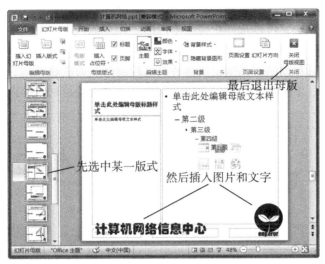

图5-20　向版式中添加图片与文字

此外，"幻灯片母版"选项卡中共有"编辑母版""母版版式""编辑主题""背景""页面设置""关闭"6个功能组。

- "编辑母版"功能组：用来添加新的母版、新的版式，删除及重命名版式。
- "母版版式"功能组：用来向空白版式中添加占位符，设置是否显示标题和页脚。
- "编辑主题"功能组：用来使用主题对母版和版式进行美化。
- "背景"功能组：用来编辑母版和版式的背景图案。
- "页面设置"功能组：用来设置母版和版式的页面大小和方向。
- "关闭"功能组：用来退出母版视图，回到幻灯片编辑视图。

第五节　演示文稿的放映

绝大部分的演示文稿是为了在各种设备上进行放映。演示文稿制作完成后，用户往往需要先在计算机中对演示文稿进行放映，以检查演示文稿中有无错误和不当之处，以便于进行更正和修改。

一、放映幻灯片

用户在制作演示文稿的全过程中随时可以播放自己的作品。选择"幻灯片放映"选项卡中的"从头开始"按钮，可以从第一张幻灯片开始播放，或者按F5键。选择"幻灯片放映"选项卡中的"从当前幻灯片开始"按钮，可以从当前幻灯片开始放映，或者按快捷键Shift+F5。

放映幻灯片是把幻灯片以全屏的方式进行播放，用户添加的切换和动画及声音效果均会播放出来。开始放映后，用户可以通过鼠标单击对幻灯片向下翻页，使用鼠标滚轴向上

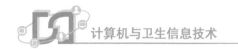

或向下翻页，或者使用鼠标右键单击后从"定位到幻灯片"菜单项选择跳转到哪一页。

在幻灯片放映的过程中，用户可以从右键快捷菜单内的"指针选项"中进行选择，使鼠标变为一种画笔，向正在播放的幻灯片内进行涂改和标记，如图5-21所示。

退出幻灯片的放映，可以选择快捷菜单内的"结束放映"菜单项，退回到幻灯片的编辑界面，或直接按快捷键Esc。

这里提到的幻灯片放映都是指由演讲者自己控制播放的放映方式，播放操作由演讲者自己进行各种控制。下面将介绍如何让幻灯片脱离演讲者的控制自动进行播放。

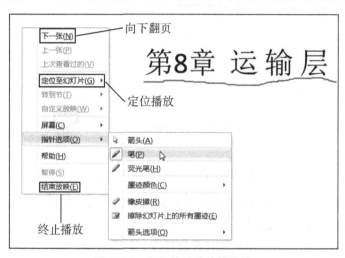

图 5-21　幻灯片放映快捷菜单

二、设置放映时间

设置放映时间的目的是为了使幻灯片可以脱离人工自动播放。设置放映时间主要是通过"幻灯片放映"选项卡中的"排练计时"和"录制幻灯片演示"两个按钮来实现。

单击"排练计时"按钮后，幻灯片就会自动开始播放。同时屏幕上会出现一个"录制"工具栏对每张幻灯片的播放时间和播放总时间进行计时，如图5-22所示，此时用户可以按照正常方式对幻灯片进行播放，直到播放完毕。结束放映时，PowerPoint 2010会提示用户对刚才的计时进行保存。保存后下次再播放幻灯片，就会按照保存的排练计时来自动播放，不需要手工操作。

"排练计时"功能只对幻灯片的播放计算时间，并把计算好的时间保存在演示文稿内，并不负责把幻灯片播放时用户使用的屏幕笔画等其他效果保存在幻灯片内。

"录制幻灯片演示"功能的用法与"排练计时"类似。所不同的是，"录制幻灯片演示"功能不仅可以对幻灯片的放映进行计时，还允许用户在计时的同时对幻灯片内容进行讲解，并把讲解声音以旁白的形式录制下来，与演示文稿一起保存起来。此外，"录制幻灯片演示"功能还允许用户把幻灯片播放时用户使用的屏幕笔画等效果与演示文稿保存在一起。幻灯片播放、旁白、屏幕笔画等效果共用一个时间轴，这样在下次放映演示文稿时这些对象就可以按照预先设计好的方式自动向观众播放。

第8章 运 输 层

- 运输协议(transport protocol)是整个网络体系结构中的关键之一。
- 8.1 运输协议概述
- 8.2 TCP/IP体系中的运输层

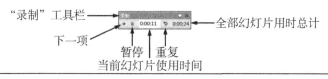

图 5-22　排练计时

三、设置放映方式

在 PowerPoint 2010 中，用户可以根据需要使用 3 种不同的方式进行幻灯片的放映，即演讲者放映方式、观众自行浏览方式及在展台浏览放映方式。

"演讲者放映（全屏幕）"是常规的放映方式。这种放映方式通常是在一台计算机中或者在一台投影仪上放映。在放映过程中，可以使用人工控制幻灯片的放映进度和动画出现的效果；如果希望自动放映演示文稿，可以使用"幻灯片放映"菜单上的"排练计时"命令设置幻灯片放映的时间，使其自动播放。

如果演示文稿在小范围放映，同时又允许观众动手操作，可以选择"观众自行浏览（窗口）"方式。这种放映通常是在小型局域网内进行的。在这种方式下，演示文稿出现在小窗口内，并提供命令在放映时移动、编辑、复制和打印幻灯片，移动滚动条从一张幻灯片移到另一张幻灯片。有一个明显的特征是在"观众自行浏览"方式中，演讲者可以看到演示文稿下方的备注信息，而观众是看不到这些信息的。

如果演示文稿在展台、摊位等无人看管的地方放映，可以选择"在展台浏览（全屏幕）"方式。将演示文稿设置为在放映时不能使用大多数菜单和命令，并且在每次放映完毕后一段时间内观众没有进行干预，会重新自动播放。当选定该项时，PowerPoint 2010 会自动设定"循环放映，Esc 键停止"的复选框。

要选择不同的放映方式，用户可以单击"幻灯片放映"选项卡中的"设置幻灯片放映"按钮，从而打开"设置放映方式"对话框，如图 5-23 所示。

除了可以选择放映方式之外，在"设置放映方式"对话框中还可以通过"放映幻灯片"功能组对参与放映的幻灯片进行选择。通过"换片方式"选择是手动放映还是使用排练计时进行自动放映。

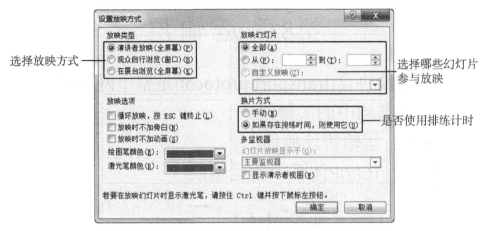

选择放映方式

选择哪些幻灯片
参与放映

是否使用排练计时

图 5-23　设置放映方式

第六节　制作演示文稿的一些建议

制作演示文稿的目的只有一个——表达自己的想法。由于制作者水平的差异，不同的演示文稿表现力天差地别、参差不齐。如果设计的 PowerPoint 2010 演示文稿杂乱无章、文本过多、不美观，就不能在演示的时候吸引别人的注意力并有效地传递重要信息，那么这种表达方式就是失败的。下面介绍一些能帮助用户制作出专业且引人注目的 PowerPoint 2010 演示文稿的原则和方法。

一、保持简单

PowerPoint 2010 演示文稿本身从来不是演示的主角，听众才是主角。幻灯片仅仅是用来辅助听众倾听、感受或接收您传达的信息的，只起到辅助作用，所以不要让幻灯片喧宾夺主，不要制作的过于繁杂或充满各种无用的文字、图片、背景、动画等，应该力求简洁。

幻灯片应该留有大量的空白空间，或实体周围的空间。不要被迫用妨碍理解的标识或其他不必要的图形或文本框来填充这些空白区域。幻灯片上的混乱越少，它提供的视觉信息就越直观。

二、限制要点与文本数量

演示文稿演示的对象是观众，但用一条又一条的要点表达会令观众生厌，应用文本也要遵循这一原则。很多优秀的演示文稿可能根本没有文本。由于今天人们过于依赖文本型幻灯片，这听起来可能有些不可思议，但如果没有演示者的解说，再优秀的 PowerPoint 2010 幻灯片也几乎没有什么意义。要记住，幻灯片的目的在于支持解说者的叙述，而不是使解说者成为多余的人。幻灯片内的文字过多只能说明制作者的记忆力太差，根本记不住自己要说的是什么，所以只好依赖幻灯片内的文字来代替自己记忆。

如图 5-24 所示，说明了幻灯片对文字数量的限制。

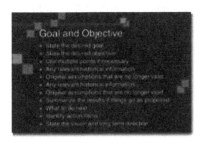

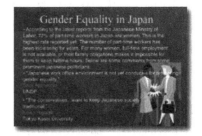

这样的幻灯片文字过多，让人昏昏欲睡

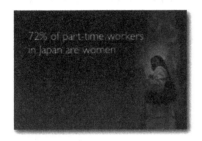

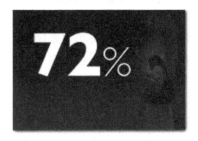

推荐这种针对性强的幻灯片　　　　　　　这样的效果更能突出主题

图5-24　限制文字数量

　　条件允许的话，除了 PowerPoint 2010 幻灯片以外，最好还要准备一份书面资料，强调并详细说明演示中的内容。向观众发送说明幻灯片的详细书面宣传材料比仅用 PowerPoint 2010 幻灯片更利于观众理解演示的内容。在演示完成以后，再向观众发放一份详细的宣传材料或印刷物，就不必用大量文本来填充 PowerPoint 2010 幻灯片了。

　　在进行播放时，只要涉及文本，应逐字阅读幻灯片上的文字，且绝不能将背朝向观众。

三、限制幻灯片切换与动画

　　制作 PowerPoint 2010 演示文稿的时候加入一些动画当然不错，但应坚持使用最精致、专业的动画。使用动画的前提也是要辅助幻灯片内容，内容与形式的良好结合是应遵循的首要原则。过多的动画使用对演示文稿的播放只会起到负面作用，应该谨慎使用动画与幻灯片切换效果，仅仅突出要点就可以了。

　　对于要点来说，使用简单的从左至右显示的动画即可，移动或飘动动画会显得过于沉闷与缓慢。应该对要点使用什么样的动画并没有统一的标准，应该根据演示文稿的内容与演讲者的表达意图选择合适的动画。

　　与文字的使用类似，动画的使用也要尽量少、简洁、统一，尽量避免动画过多、花哨、杂乱。一帧接一帧的动画很快就会让听众感到厌烦。至于幻灯片之间的切换，只需使用两三种类型的切换特效。尽量避免在所有幻灯片之间添加特效，只对需要强调的幻灯片添加即可。

四、使用高质量的图片

　　使用高质量的图片，包括照片。可以用数码相机拍摄高质量的相片，购买专业图库，或使用网络上的大量优质图像资源。绝不要将小尺寸、低分辨率的相片简单拉伸使它适合幻灯片的布局，这样做只会进一步降低图片的分辨率。

尽量避免使用 PowerPoint 2010 剪贴画或其他卡通式的艺术线条。而且如果软件中包含这些内容，很可能观众以前就看过无数次。在 20 年前使用这些内容可能会让人感兴趣，但如今还应用剪贴画，则会降低作品的专业水准。当然也有例外情况，并不是所有的 PowerPoint 2010 剪贴画都让人生厌，但还是小心谨慎地使用它们为好。如果剪贴画的内容有利于表达作者的想法，那么使用剪贴画也无不可。

建议在幻灯片中使用人物图片，因为人物照片有助于增加观众与幻灯片之间的情感联系。如果相片处于次要地位，就需要降低不透明性，并在 PhotoShop 中增加一个高斯模糊或动态滤镜；如果相片位于主要区域，希望观众注意它（如产品图片），那么图片可以变得更为显著，且不需要添加很多（或根本不需要）文字说明。

五、建立一个视觉主题，但避免使用常见官方模板

很明显，在整个演示中需要一个一致的视觉主题，但 PowerPoint 2010 中的大多数模板，观众已经看了无数次（另外，用模板开始演示的效果并不那么强烈）。观众期待看到一个包含新鲜内容的独特演示，因为没有人会对千篇一律的演示感兴趣，所以必须避免使用辅助性的图片。如随处可见的常见官方模板，它只能说明演示非常刻板，或提前就设计完成了。

可以制作自己的背景模板，它更能够适应自己的需要。然后可以将这个 PowerPoint 2010 文件保存为设计模板（扩展名为 .potx），这个新模板就会出现在微软标准模板中，方便以后使用。

六、应用适当的图表

经常有用户问自己这个问题："我需要多少细节？" 通常制作者不愿意在幻灯片的图表中加入过多的数据。有几种以图表形式显示数据的方法，如图 5-25 所示是需要记住的图表工具。

（1）圆饼图：用于显示比例。将分割块的数目限制在 4~6 块，用颜色或碎化的方式突出最重要的块。

（2）柱状图：用来显示一段时间内数量的变化情况。将竖条的数目限制在 4~8 条最佳。

（3）条形图：用来比较数量。例如，比较公司四个部门的销售额。

（4）曲线图：用于说明趋势。例如，图 5-25（d）中这幅简单的曲线图说明销售在逐年增长，且增长趋势良好。最后的箭头强调一个问题：将来的发展似乎不错。

通常来说，表格最适于比较并行数据资料，但是可能缺乏视觉效果。例如，如果希望说明自己所在的部门做出的贡献显著高于其他两个部门，最好以柱状图或者条形图的形式进行说明。但如果希望弱化自己所在的部门贡献低于其他部门这一事实，用表格传达信息就可减少人们的注意力或感情色彩，如图 5-26 所示。可能表格和图表中的数据是完全一样的，但是用表格和图表进行表达，观众的观看效果却有很大差别。

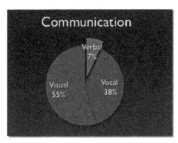

（a）圆饼图

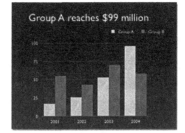

（b）柱状图

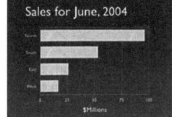

（c）条形图

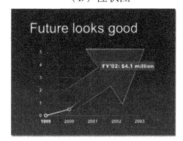

（d）曲线图

图 5-25 常用的几种图表

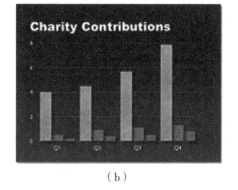

（a）   （b）

图 5-26 表格与图表的不同表达效果（包含相同数据的表格与图表）

七、合理使用色彩

色彩激发情感，颜色可传递感情。合适的颜色具有说服与促进能力。研究表明，色彩能够使人提高兴趣，改善学习过程中的理解与记忆能力。

一般颜色可分为两类：冷色（如蓝和绿）和暖色（如橙或红）。冷色最适合作背景色，因为它们不会引起人们的注意。暖色最适于用在显著位置的主题上（如文本），因为它可以造成扑面而来的效果。因此，绝大多数 PowerPoint 2010 幻灯片的颜色方案都使用蓝色背景、黄色文字也就不足为奇了。使用时不必每次都使用这种颜色方案，也可以做一些改变。

如果在暗室（如大厅）中进行演示，使用深色背景（深蓝、灰等）再配上白或浅色文字可取得不错的效果。但如果计划将灯打开，白色背景配上深色文字处理会得到更好的

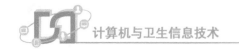

效果。即在灯光明亮的房间内，用深色背景配浅色文字效果不佳，但浅色背景配深色文字会更好地维持视觉效果。

对于幻灯片颜色的设置应注意：文字色彩不宜超过 3 种，文字颜色与背景颜色要形成色差，色调的冷暖要搭配形成一致的色调风格。

有一点要特别指出的是：严禁在具有多重色彩的图片上面书写文字，这样会造成部分文字与图片中的某些色彩失去色差，从而给观看者带来阅读困难。

八、选择适当的字体

字体可传递微妙的信息，所以须仔细选择字体。用户应该尽量在整个幻灯片演示中使用相同的字体，补充字体不要超过两种。确信自己了解各种字体之间在播放时可能出现的差异。

含有大量文本的材料，大多用笔画较粗的字体。对于屏幕演示而言，由于幻灯机的分辨率相对较低，使用笔画较粗的字体可以使文字更清晰。不管使用哪种字体，文字的大小都必须保证每个观看者都看得清文字。

九、应用视频或音频

适当的时候应使用视频或音频。应用视频短片对具体的例子进行说明，可提高主动认知能力，这是人们自然的学习方式。在 PowerPoint 2010 中，不必利用应用程序或打开录像机就可使用视频短片。应用视频不仅可以更好地说明展示者的观点，还可以作为变换口味的手段激发观众的兴趣。

用户还可以在幻灯片中使用音频剪辑（如采访过程），但要尽量避免使用 PowerPoint 2010 中的嘈杂音效（如过渡幻灯片时使用的号角声或掌声）。在动画中使用过量的声效，容易使观众丧失兴趣。

以上这些建议并不是严格的规定，用户在制作演示文稿时要结合实际灵活掌握，具体情况具体分析，才能做出高水平的作品。

实训 5-1 使用及保存模板

【实训目的】

学会使用模板创建 .potx 模板文件，能够把制作好的 PPT 文档使用"另存为"功能存储为模板文件。

【实训要求】

利用本地"现代型相册"模板新建演示文稿，使用 Office.com 中的"欢迎回到学校"模板新建演示文稿，保存自定义模板。

【操作提示】

模板是 PPT 的骨架性组成部分。传统的 PPT 模板包括封面、内页两张背景，供添加 PPT 内容。近年来，国内外的专业 PPT 设计公司对 PPT 模板进行了提升和发展，内含片头动画、封面、目录、过渡页、内页、封底、片尾动画等页面。页面内可以包含各种文本框占位符，各种图形、图片、表格、图表、SmartArt 图形，还可以包含主题、颜色、字体、效果，以及幻灯片切换方式和对象的动画效果。PowerPoint 2010 模板文件的扩展名为. potx。

模板对于演示文稿就像衣服对于人，一套好的模板可以使一篇演示文稿的形象迅速提升，大大增加可观赏性。同时模板可以使演示文稿表达的思路更清晰、逻辑更严谨，更方便处理图表、文字、图片等内容。模板又分为动态模板和静态模板。

1. 利用本地"现代型相册"模板新建演示文稿

（1）运行 PowerPoint 2010 程序，打开软件窗口。

（2）单击"文件"菜单，选中"新建"菜单项。

（3）单击"样本模板"按钮，如图 5-27 所示。

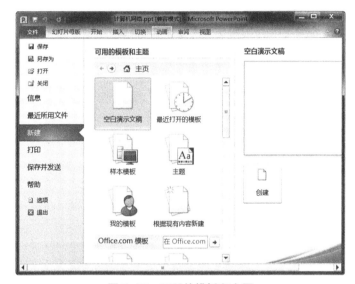

图 5-27　可用的模板和主题

（4）进入"样本模板"页面后，用户可以看到可供选择的本地模板图标。单击"现代型相册"后，可以在页面右上角预览窗口内看到该模板的预览图，单击"创建"按钮即可创建基于"现代型相册"的新演示文稿，如图 5-28 所示。

（5）如图 5-29 所示为基于"现代型相册"的新演示文稿，用户可以在此基础上继续对演示文稿进行编辑。

2. 使用 Office. com 中的"欢迎回到学校"模板新建演示文稿

（1）运行 PowerPoint 2010 程序，打开软件窗口。

（2）单击"文件"菜单，选中"新建"菜单项。

（3）在"Office. com 模板"栏目中选择"PowerPoint 演示文稿和幻灯片"类别中的"教育演示文稿"子类别，如图 5-30 所示。

（4）此时 PowerPoint 开始搜索网络，搜索完成后显示出该类别中的模板。如图 5-31所示，选中"欢迎回到学校演示文稿"模板，单击"下载"按钮即可开始下载该网络模板。

（5）网络模板下载完成后会自动应用在 PowerPoint 2010 窗口中，如图 5-32 所示。用

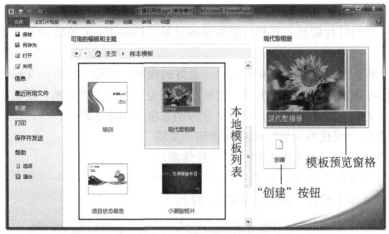

图 5-28   选择本地模板

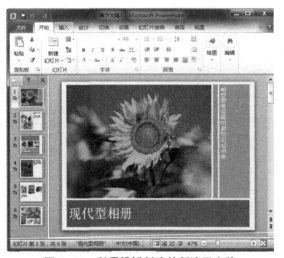

图 5-29   利用模板创建的新演示文稿

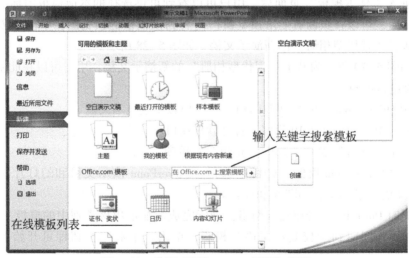

图 5-30   选择"Office.com 模板"类别

户可以在此基础上继续对演示文稿进行编辑。

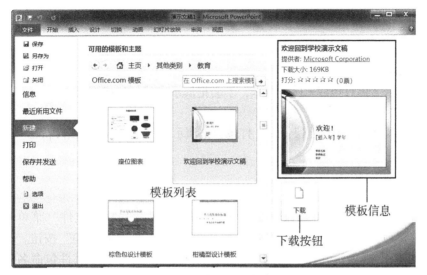

图 5-31　选择、下载网络模板

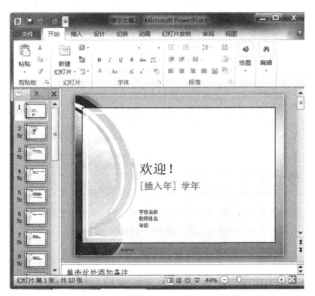

图 5-32　基于"欢迎回到学校"模板的演示文稿

3. 保存自定义模板

（1）先利用母版和占位符编辑好演示文稿。

（2）单击"文件"菜单，选择"保存并发送"菜单项。

（3）选择"更改文件类型"选项后，选择"模板（＊.potx）"，单击窗口下方的"另存为"按钮，即可把演示文稿保存为模板文件。

扫码看微课

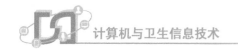

【实训目的】

掌握把演示文稿打包成 CD 的技术，学会把演示文稿创建成视频。

【实训要求】

把演示文稿"计算机网络 . pptx"打包，把演示文稿"计算机网络 . pptx"转存为视频文件。

【操作提示】

1. 将演示文稿打包成 CD

（1）在 PowerPoint 2010 窗口中编辑演示文稿完毕后，选择"文件"菜单中的"保存并发送"菜单项，选择"将演示文稿打包成 CD"，单击"打包成 CD"按钮。

（2）如图 5-33 所示，在弹出的"打包成 CD"对话框中，给文件包命名后选中需要打包的文件，单击"复制到文件夹"按钮。在弹出的"复制到文件夹"对话框中输入打包后的文件夹名称和位置后，单击"确定"按钮，即可把演示文稿打包。

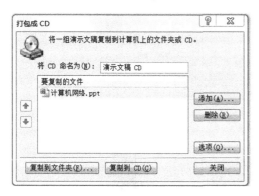 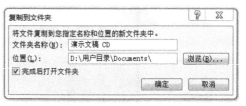

　　（a）"打包成CD"对话框　　　　　　　　　　（b）"复制到文件夹"对话框

图 5-33　执行"打包"操作

2. 用演示文稿创建视频

（1）在 PowerPoint 2010 窗口中编辑演示文稿完毕后，选择"文件"菜单中的"保存并发送"菜单项，选择"创建视频"。

（2）如图 5-34 所示，在创建视频页面中设置视频文件的分辨率和视频是否附加排练计时和旁白，单击"创建视频"按钮。

（3）在弹出的"另存为"对话框中输入视频文件的文件名和保存位置，单击"保存"按钮，即可开始将演示文稿转换为 WMV 视频。

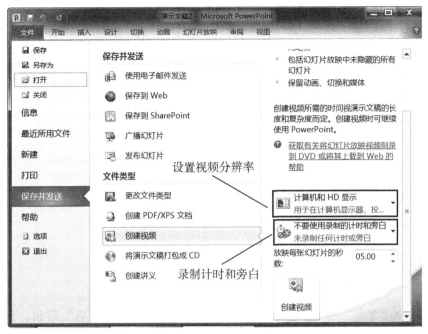

图 5-34　创建视频

实训 5-3　向演示文稿中添加幻灯片切换与动画效果

【实训目的】

学会设置幻灯片切换效果，掌握对幻灯片添加动画效果的技术。

【实训要求】

对本地文件"实训演示 .pptx"添加幻灯片切换与动画效果。

【操作提示】

1. 添加幻灯片切换

（1）打开"实训演示 .pptx"文件，选择"切换"选项卡。

（2）选择"分割"切换方式，再单击"效果选项"按钮，选择"左右向中央收缩"选项。在"声音"选项中选择某个声音后就可以在幻灯片切换的同时播放该声音。

（3）"持续时间"选项中的时间决定了幻灯片切换的时间长短，时间越长换片动作越慢，时间越短换片动作越快。这里选择 6s。

（4）"全部应用"按钮可以将以上设置好的切换方式和持续时间定义到演示文稿内的全部幻灯片上，这样此演示文稿的所有幻灯片的切换方式都是"分割"，"效果选项"都是"左右向中央收缩"，"持续时间"都是 6s。

2. 添加动画

（1）打开"实训演示 .pptx"文件，选择"动画"选项卡。在添加动画之前要先确定哪些对象要添加动画，哪些对象不添加。这里要对"文字"和"节标题"添加对象，"章

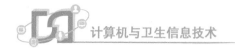

标题"不添加,如图 5-35 所示。

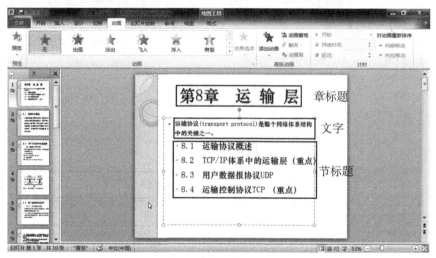

图 5-35 确定加动画的对象

(2) 选中"文字"部分,选择"缩放"动画,单击"动画窗格"按钮,打开右侧的"动画窗格"就可以看到所有动画的详情。此时在文字部分和动画窗格中,都可以看到一个动画顺序号"1",如图 5-36 所示。在"动画窗格"中每一个动画列表的最右端都有一个动画设置详细按钮,单击可以打开详细设置菜单。

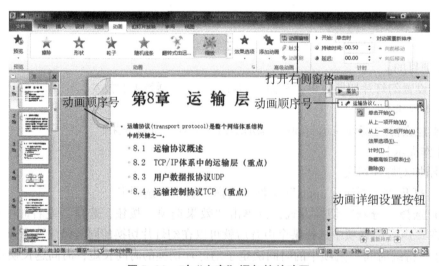

图 5-36 对"文字"添加缩放动画

在详细设置菜单里选择"从上一项之后开始",意思是文字部分的动画在幻灯片出现之后就马上自动播放。对于幻灯片中的第一个动画,"上一项"都是指幻灯片切换出来这个动作。

(3) 选中"节标题"部分的四行文字,然后选择"飞入"动画,效果选项选择"自左侧",如图 5-37 所示。此时四行文字的动画顺序号都是"2",说明四行文字应用了相同的动画并同时开始播放。

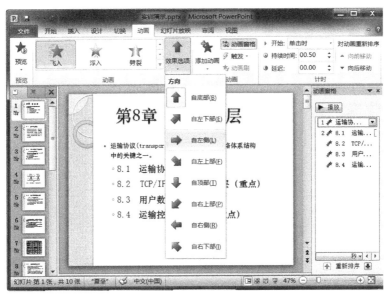

图 5-37　对"节标题"添加飞入动画

（4）自上而下把四个节标题的详细设置菜单都选择为"单击开始"，此时动画顺序号从原来的1、2、2、2、2变为1、2、3、4、5，如图5-38所示，表示四个节标题的动画由原来的同时播放改变为按顺序依次播放。

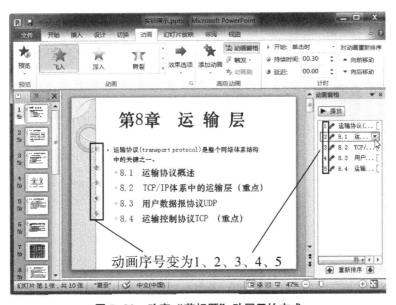

图 5-38　改变"节标题"动画开始方式

（5）选中第四张幻灯片，同时选中两个下箭头，选择动画为"擦除"效果，选项为"自顶部"，持续时间设置为2s，如图5-39所示。持续时间越长，动画的播放速度就越慢。

（6）选中第九张幻灯片中的爆炸图形"丢失"，动画选择"轮子"，持续时间改为0.5s，然后单击"添加动画"按钮，在弹出的菜单中选择强调动画的"放大/缩小"，如

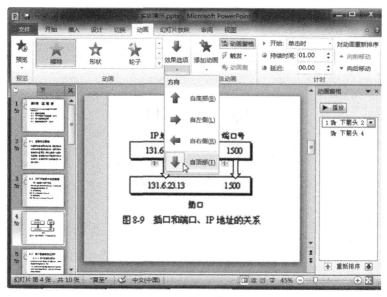

图 5-39　设置下箭头动画

图 5-40 所示。然后把"放大/缩小"动画设置为"从上一项之后开始"。此时"丢失"对象就同时具有了两种动画，在前面的出现动画播放完毕后自动播放强调动画。

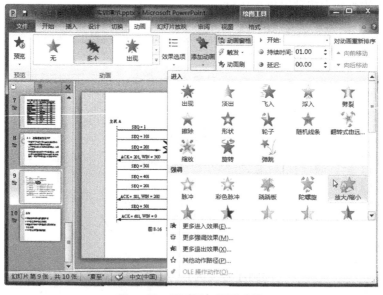

图 5-40　同时添加两种动画

（7）单击强调动画的右侧详细设置按钮，在弹出的详细设置菜单中选择"效果选项"，在弹出的"放大/缩小"对话框的"计时"选项卡中，把"重复"项目设置为 3，如图 5-41 所示。

扫码看微课

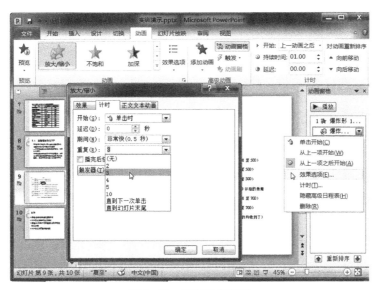

图 5-41　动画重复播放

（陈　懋）

扫码看本章 PPT

扫码看本章小结

扫码做练习题

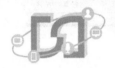

计算机与卫生信息技术

第二篇

卫生信息技术基础

第六章

卫生信息学

学习要点

识记卫生信息学的定义和研究内容，识记数据与信息、信息与知识之间的关系及数据、信息与知识之间的转换，识记卫生信息标准与标准化的基本概念、信息标准化的方法、常用卫生信息标准。理解卫生信息学的知识构成和应用领域、卫生信息和卫生知识的管理、我国卫生信息标准化工作进展情况。了解卫生信息学的发展趋势，卫生数据管理、信息管理与知识管理之间的关系，国际上主要的卫生信息标准化组织。

情景导入

为响应国家"十三五"卫生与健康暨现代医疗卫生体系建设规划，国内多地医疗机构开始采用电子病历，力求通过"互联网+健康医疗"来进一步改善医疗服务质量，预计到2020年，将建成全面的健康信息平台，实现所在地区各大医院信息的互联互通。电子病历（EMR），又叫作计算机化的病案系统，它是用电子设备（计算机、健康卡等）保存、管理、传输和重现的数字化病人医疗记录。电子病历可以存储病人的所有数据并实时更新数据，同时可以将血压、血检等多方数据综合。集电子病历、互联网健康咨询、网上预约、移动支付、检验检查结果查询、健康档案查询、随访跟踪和健康管理等功能于一体的卫生信息系统的开发，将促使智慧医疗更好地惠及于民。

第一节　卫生信息学概念

自20世纪70年代以来，新兴的信息科学与古老的医学科学及其他相关医疗卫生学科相互融合，诞生了一门新型的交叉学科——卫生信息学（Health Informatics）。关于这门学科的名称，也有教材中使用医学信息学（Medical Informatics）这一术语，对于二者之间的区别这里不再进行深入讨论，本书使用"卫生信息学"这一术语进行表述。作为一门新型的交叉学科，卫生信息学的发展正在迅速地影响和改变着传统医学及相关医疗卫生学科，

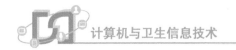

并促进了卫生信息技术（Health Information Technology，HIT）产业的快速发展。

一、卫生信息学的定义

卫生信息学最早起源于 20 世纪 50 年代初，曾用名包括医学计算机科学（Medical Computer Science）、医学信息科学（Medical Information Science）、计算机在医学中的应用（Computers in Medicine）、医学信息学，以及医学与护理信息学（Medical and Nursing Informatics）等专一化术语。其中，医学信息学这一术语始于 20 世纪 70 年代后期。

随着信息科学在医疗卫生各个领域的应用和发展，卫生信息学的研究范围也随着人们对这一交叉学科的不断研究而拓展。现阶段，卫生信息学的定义是：卫生信息学是一门研究利用信息技术进行医疗卫生学科相关数据、信息和知识的获取、处理、存储、检索并有效管理与利用的学科。卫生信息学是一门新兴的、多学科的、交叉型的综合学科，以计算机科学、管理科学、生物物理学及生物数学等作为研究工具，以医疗卫生领域内相关数据为研究对象，前者是其方法学，后者是其应用领域。

传统的卫生信息学侧重于医疗卫生文献资料的管理与分析研究，现代卫生信息学则主要是将信息技术应用到医药卫生各个领域，利用医疗卫生信息化的基础实施和医疗卫生信息系统，全方位地涉及所有领域的医疗卫生信息处理，包括从医院财务管理、医学图像处理到临床信息处理，从农村医疗信息化、社区医疗信息化到医院医疗信息化、区域医疗信息化、远程医疗信息化等。

卫生信息学定义中涉及 3 个重要概念，即数据、信息和知识。数据是原始符号，信息是经过分析的可用的数据，而知识是信息组成的一系列法则和公式。例如，"39"是数据，"39 摄氏度"是信息（体温），"腋窝体温 39 摄氏度"是知识（高热）。

二、卫生信息学的知识构成

由 Shortliffe 教授提供的生物医学信息学的知识框架如图 6-1 所示。左侧表示卫生信息学研究对象的层次，可以从分子水平逐级上升到基因水平、蛋白质水平、亚细胞水平、细胞水平、组织水平、器官水平、个体水平，再上升到公共卫生水平；右侧表示该学科所采用或与其相关的科学技术，包括计算机科学、临床医学及生物工程学、基础生物医学科学、认知学及管理学、流行病学及生物统计学等。由两者的交叉衍生出生物医学信息学的若干亚学科，比如，生物信息学、影像信息学、临床信息学、公共卫生信息学等。以上统称为生物医学信息学。

考虑到我国在医疗卫生方面术语应用的传统和惯例，本章仍使用"卫生信息学"这一术语，且不涉及生物信息学层次的内容。

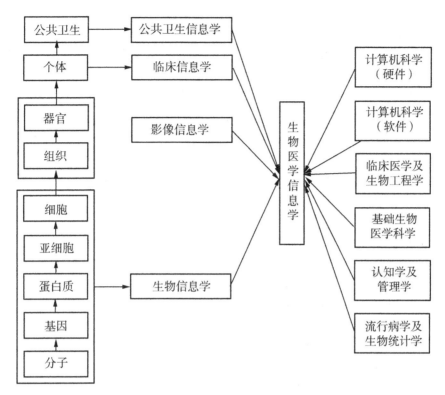

图 6-1　生物医学信息学的知识框架

三、卫生信息学的研究内容

信息技术已广泛应用于医疗卫生领域，其作用也日益重要，如何利用信息技术更好地为医疗机构的医疗、卫生、科研和教学服务，已越来越为人们所关注。卫生信息学在医学实践、医学教育及医学研究中发挥了重要作用，并逐渐渗透到医疗健康、生物医学等领域的信息加工和信息交流等各方面，如电子病历系统、临床决策支持系统、医学图像处理系统、生物信号分析处理等。卫生信息学既有明显的应用性，又有其基础理论性，随着卫生信息学相关研究与应用的不断发展，其研究内容也日益明确。

目前，卫生信息学可以分出 3 个不同层次的研究内容：计算机科学基础、应用方法信息学及应用信息学，其中，卫生信息技术主要属于第一层次，卫生信息处理主要属于第二个层次，医疗卫生信息系统的设计、开发与应用研究主要属于第三个层次。这三者是相辅相成的，卫生信息技术主要是针对医疗卫生信息系统的研究与开发，医疗卫生信息系统的功能越强大、越全面，越能开展对卫生信息学应用方法的研究，有利于广泛处理医学和卫生科学领域中的信息。

（一）卫生信息技术

在信息社会里，人们掌握和处理的信息越来越多，然而要想充分地开发和利用这些信息资源，就必须对大量的信息进行识别、存储、处理与传递。卫生信息技术（HIT）是以计算机技术和通信技术为主，研究卫生信息的获取、传输和处理的一门综合性技术。目前，卫生信息技术已经在我国医疗卫生领域中得到广泛的应用，促进了我国卫生信息化的

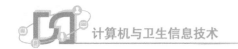

建设。卫生信息技术主要涉及以下基本技术：

1. **计算机网络**　计算机网络技术是密切结合计算机技术和通信技术的一门综合性技术。计算机网络是按照网络协议，将地理位置上分散的、独立的计算机相互连接的集合，它具有共享硬件、软件和数据资源的功能。

目前，计算机网络技术已经在我国医疗卫生信息化建设中得到了广泛的应用，例如，卫生政务信息网络、公共卫生信息网络、医疗服务信息网络、卫生监督信息网络、远程医疗服务网络等。卫生信息化网络基础设施的建设是我国卫生信息化建设中不可缺少的支撑基础。

2. **数据库**　数据库技术是作为数据处理中的一门新技术而发展起来的，它是计算机科学技术中发展最快的领域之一，也是应用最广的技术之一。

目前，信息资源已成为各级医疗卫生机构的重要财富和资源。数据库的建设规模、数据库信息量的大小和使用频度已成为衡量我国医疗卫生信息化程度的重要标志。我国正在着重建设一批卫生信息资源数据库群，包括卫生技术标准类数据库群、医疗类数据库群、医学科技类数据库群、疾病监测防疫类数据库群、妇女儿童类数据库群、食品卫生类数据库群、卫生统计信息类数据库群等。

数据库技术与计算机网络技术的结合又使人们对医疗卫生信息的利用突破了时间和空间的限制，使其成为医疗卫生信息平台的重要支撑，从而在卫生信息领域得到了蓬勃的发展和迅速的推广应用。

3. **软件工程**　软件工程是研究计算机软件开发和软件管理的一门工程学科，是计算机科学技术领域中的一个重要分支。

医疗卫生信息系统作为一种综合集成的、复杂的数据库应用系统软件，涉及面广，工作量大，其开发质量的好坏和开发效率的高低直接影响到各机构卫生信息化工作的顺利进行。为了保证医疗软件的开发质量和开发效率，减少软件运行、维护和管理的困难，必须用科学正确的软件工程技术和方法来对整个软件生存周期（包括软件定义、开发、维护与管理等）进行指导，这在卫生信息平台开发实践中有着非常重要的作用。

4. **医疗企业集成**（Integrated Healthcare Enterprise，IHE）　又称医疗企业整合或医疗信息集成，是为实现医疗信息全面集成而制定的一种信息交换、共享的框架，以促进已有的 DICOM、HL7 等卫生信息标准在临床、护理治疗中的协同使用。

IHE 的基本方法是集成规范。IHE 集成规范通过一组角色和它们之间的信息交易，对某个领域（例如放射学）的某个工作流程场景中的集成问题通过选择和规范现有标准定义解决方案。

5. **数据仓库与数据挖掘**　数据仓库是决策支持系统和联机分析应用数据源的结构化数据环境，研究和解决从数据库中获取信息的问题。数据挖掘是指从存放在数据库、数据仓库或其他信息库中的大量数据中获取有效的、新颖的、潜在有用的、最终可理解的模式的非平凡过程。

数据仓库与数据挖掘技术是近十几年来兴起的一种新的数据库应用技术，也是信息技术应用领域最前沿的技术，已成为信息技术领域研究和应用的热点。实践证明，数据仓库与数据挖掘技术在提高决策支持水平、信息质量和应变能力等方面具有重要意义。数据仓库与数据挖掘技术应用于医疗卫生信息系统，可以集成所有医疗机构不同结构且丰富的业务数据，从而构成中央式的卫生信息平台，并实现对卫生决策分析的支持，为卫生战略决策提供科学依据。

（二）卫生信息处理

在信息社会中，信息、物质与能量构成现实世界的三大要素。卫生信息包括生物医学和医疗卫生健康领域的各种信息，以及人类的卫生信息处理过程。对于人类的个体来说，卫生信息处理的基本过程包括信息获取、信息传递、信息处理与再生、信息利用等。其中，信息获取涉及信息感知、信息识别等子步骤；信息传递涉及信息变换、信息传输、信息交换等子步骤；信息处理与再生涉及信息存储、信息检索、信息分析、信息加工、信息再生等子步骤；而信息利用则涉及信息转换、信息显示、信息调控等子步骤。

（三）医疗卫生信息系统

医疗卫生信息系统是结合生物医学和卫生健康的科学理论与方法，并应用信息技术实现预防保健、医疗服务等一体化管理和决策的系统。医疗卫生信息系统是信息技术在生物医学和卫生健康领域的典型应用。目前，常见的医疗卫生信息系统包括医院信息系统、临床信息系统、妇幼保健信息系统、社区卫生信息系统、临床决策支持系统、远程医疗系统等。

虽然人们在医疗卫生信息系统的理论与应用开发方法及相关的医院管理、卫生管理模式等方面进行了许多研究，但由于医疗卫生环境和管理目标复杂多变等系列因素的影响，目前大多数医疗软件仍很难长期地、稳定地、可靠地运行，很难达到预期的效果。信息技术在医疗卫生领域的理论与应用研究仍是一项艰巨任务。

四、卫生信息学的应用领域

20世纪90年代以来，全球进入一个全新的发展时期，经济的发展推动了信息产业的增长，信息已成为一个国家重要的经济资源之一。全球化、知识化和信息化已经成为世界经济发展的三大特征，它们都以信息技术的广泛应用为基础。近些年来，英国、美国、加拿大、澳大利亚等一些国家先后投入巨资开展了国家级和地方级的以电子健康档案和电子病历数据共享为核心的区域性卫生信息化建设。我国卫生信息化建设经历了从无到有，从局部到全局，从医院向其他各个业务领域不断渗透的过程，医院信息化与区域卫生信息化逐渐成为医疗卫生服务体系不可或缺的部分，也是卫生信息学的两个主要应用领域。

（一）医院信息化

1. 电子病历概念　根据国家卫生部于2009年12月颁布的《电子病历基本架构与数据标准（试行）》，电子病历是指由医疗机构以电子化方式创建、保存和使用的，重点针对门诊、住院病人（或保健对象）临床诊疗和指导干预信息的数据集成系统，是居民个人在医疗机构历次就诊过程中产生和被记录的完整、详细的临床信息资源。

电子病历是记录医疗诊治对象医疗服务活动记录的信息资源库，以计算机可处理的形式存在，并且能够安全地存储和传输，医院内授权用户可对其进行访问。

2. 医院业务与医院信息化关系　医院业务主要包括临床医疗业务和医院管理业务两大类，而医院管理业务可划分为医疗管理和运营管理。医院信息化要求以电子病历为出发点，围绕与电子病历相关的医疗业务和管理业务，以及相应的网络、硬件、软件、安全、标准等支撑体系，进行规划与设计，最终促进信息资源在临床医疗和医院管理中的高效利用，进而提高医疗质量、减少医疗问题、降低医疗成本、优化资源配置、提高医疗效率。

临床医疗业务信息化需要全面支持医院医护人员的临床活动，涵盖病人诊疗过程的所有环节，规范临床诊疗流程，采集、存储、处理和显示病人临床诊疗信息，积累和提供医学知识，提高医护人员工作效率，并支持临床咨询、辅助临床决策，为病人提供优质、高效的医疗服务。

医院管理业务信息化要求融合成功的医院管理思想和技术，运用现代化管理理念和流程，整合医院已有信息资源，创建一套支持医院整体运行管理的统一高效、互联互通、信息共享的系统化医院运营和医院资源管理平台。

3. 医院信息化与电子病历　医院信息化需要以电子病历为核心进行临床信息系统的统一规划，使之覆盖病人整个诊疗过程中的所有医疗业务和相关管理业务。

4. 医院信息化建设基本原则　医院信息化作为卫生信息化的重要组成部分，其建设过程是一项复杂工程。医院信息化建设的基本原则包括以下几个方面：

（1）按照整体设计、系统集成、分步实施、突出重点、实用高效的原则，对医院信息系统进行优化设计。

（2）完善数据标准和通信标准体系，促进信息互认共享。

（3）防止和减少"信息孤岛"问题，并逐步通过区域卫生信息平台实现与传染病报告、卫生应急、卫生监督、医疗服务、新农合、妇幼卫生、社区卫生、采供血等方面的信息系统对接，连点成面，促进医药卫生信息系统整体建设。

（4）加强医院信息的数据挖掘与综合利用，充分发挥信息在临床决策中的作用。

（5）充分发挥信息技术在改善监管和绩效考核中的作用，提高医院医疗行为的监管效率。

（二）区域卫生信息化

1. 电子健康档案概念　根据国家卫生部于 2009 年 5 月颁布的《健康档案基本架构与数据标准（试行）》，健康档案是指居民健康管理（疾病防治、健康保护、健康促进等）过程规范、科学的记录，它是以居民个人健康为核心，贯穿其整个生命过程，涵盖各种健康相关因素，实现多渠道信息动态收集，满足居民自我保健和健康管理、健康决策需要的信息资源。

根据国家卫生部于 2009 年 5 月颁布的《基于健康档案的区域卫生信息平台建设指南（试行）》，电子健康档案又称为电子健康记录，即电子化的健康档案，是指关于医疗保健对象健康状况的信息资源库。该信息资源库以计算机可处理的形式存在，并且能够安全地存储和传输，各级授权用户均可访问。

电子病历是电子健康档案的主要信息来源和重要组成部分。电子健康档案对电子病历的信息需求并非全部，具有高度的目的性和抽象性，是电子病历在概念上的延伸和扩展。

2. 区域卫生信息化与电子健康档案　一般说来，区域至少是区、县，也可以是更大的地市、直辖市，甚至全国、全球。这里的区域概念是指具有独立财政支持和完整的医疗卫生体系的行政区划地区（包括地级市或副省级城市及直辖市的区）。其中，独立财政支撑指的是独立的税收和财政预算。

2009 年 4 月，中共中央、国务院颁布《关于深化医药卫生体制改革的意见》和《医药卫生体制改革近期重点实施方案（2009—2011 年）》，标志着我国新一轮医药卫生体制改革（简称新医改）全面启动。新医改方案把"建立实用共享的医药卫生信息系统"列为"八大支柱"之一，卫生信息化被提到前所未有的高度，获得了难得的发展机遇。这就要求卫生信息化建设必须服务于、服从于新医改，从而决定了卫生信息化建设思路必须摈弃原有单个业务驱动模式，重点转向"以人为本"的健康信息系统建设。以电子健康档案为核心的区域卫生信息化建设将成为卫生信息化新的建设重点。

3. 区域卫生信息化建设涉及的四大要素　一是居民电子健康档案；二是基于健康档案的区域卫生信息平台；三是基于区域卫生信息平台的业务应用系统；四是国家统一的信息标准与规范。其中，电子健康档案是核心，区域卫生信息平台是支撑，信息标准与规范是基础，业务应用系统则是实现医疗卫生机构信息化、保证电子健康档案数据来源的前提条件。

以电子健康档案为核心的区域卫生信息化建设是一项非常复杂的系统工程，其业务范围涉及医疗服务、疾病控制、妇幼保健、社区卫生等卫生业务各方面，在关键技术上涉及数据交换、数据存储、信息安全、信息标准等，还涉及管理模式、保障机制、法制建设等管理问题。

区域卫生信息化构建了医疗卫生机构之间的互联互通、信息共享机制，实现区域卫生协同，惠及居民，为解决长期困扰我国医疗卫生领域的"信息孤岛""信息烟囱"问题提供了系统性的解决方案和长远的战略发展思路。

五、卫生信息学的发展趋势

目前，卫生信息学研究已全方位地涉及医疗卫生和健康领域，成为世界各国医疗卫生建设的重要组成部分。卫生信息学发展日新月异，有很多机遇，但同时也面临诸多挑战，其发展趋势可以概括为如下几个方面。

（一）电子病历是卫生信息学可持续发展领域

电子病历（EMR）是居民个人在医疗机构历次就诊过程中产生和被记录的完整、详细的临床信息资源，是记录医疗诊治对象医疗服务活动记录的信息资源库。电子病历是现代医疗机构临床工作开展所必需的业务支撑核心，也是居民电子健康档案的主要信息来源和重要组成部分。电子病历建设是实现区域范围以居民个人为主线的临床信息共享和医疗机构协同服务的前提基础。不仅能保证健康档案"数出有源"，还有助于规范临床路径、实现医疗过程监管，促进提高医疗服务质量和紧急医疗救治能力。

近年来，电子病历已成为卫生信息学的研究重点，其中，基于电子病历的区域医疗协同、基于电子病历的临床数据挖掘与应用、电子病历安全和隐私保护等已成为卫生信息学研究迫切需要解决的热点问题。

（二）电子健康是卫生信息学发展的重要战略方向

电子健康（e-Health）是信息技术和时代同步发展的产物。社会的进步使人们日渐关注人类自身的健康，而信息技术的快速发展也逐渐渗透到人类生活的各个角落，尤其是新型传感技术与智能信息处理技术应用于健康感知与监控，大大降低了健康与安全事故的发生率。电子健康是指以计算机网络为依托、以健康需求为导向、以电子健康档案（EHR）为基础，提供个性化服务的国民健康综合信息平台。

近几年，一些主要发达国家和地区纷纷制定和推进基于物联网与云计算技术的医疗健

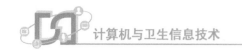

康信息化（医疗健康云），通过先进的感知技术实现医疗健康信息的准确、综合、实时感知，通过便捷的、全方位的通信技术实现医疗系统的互联互通，通过高效的数据处理技术实现医疗健康信息全面、科学的分析与决策。

电子健康为全面掌控人群健康信息，做好疾病预防、控制和健康促进等带来了全新的机遇。同时，电子健康的发展将对我国今后人口与健康领域的服务信息化、管理信息化产生深远影响，并且与人口决策支持系统的建设高度关联。因此，作为各国医疗卫生体制改革和健康服务体系建设必备的重要基础，电子健康的研究和应用必将成为卫生信息化发展的重要战略方向。

（三）数字医疗技术是提高医院未来竞争力的关键

数字医疗即医疗服务的数字化、网络化、信息化，是指通过计算机科学和现代网络通信技术及数据库技术应用于整个医疗过程的一种新型的现代化医疗方式，是公共医疗的发展方向和管理目标。

数字医疗设备的出现，大大丰富了卫生信息学研究的内涵和容量。从一维信息的可视化（如心电、脑电等重要的电生理信息）到二维信息的可视化（如 CT、MRI、彩超、数字 X 线机等医学影像信息），再到三维或四维信息可视化（如实时动态显示的三维心脏），这些信息极大地丰富了医生的诊断技术，使医学进入了一个全新的可视化的信息时代（如外科手术导航、影像立体重建、人工器官的个性化再造、有创诊疗手术的虚拟仿真等）。

在数字化医疗中，病人能以最少的流程完成就诊，医生诊断准确率大幅度提高，实现医疗设备与医疗专家的资源共享等，从而能极大地提高医院竞争力。目前，数字医疗主要关注数字化医疗设备、数字化医疗网络、数字化医疗系统及基于数字化医疗系统的服务等方面的研究。

（四）医疗卫生信息系统的开发和应用正逐步向纵深发展

医疗卫生信息系统是卫生信息学学科的基础课题，随着信息技术在医疗卫生各个领域的深入应用，医疗卫生信息系统建设获得了较好的经济效益和社会效益，并逐步向纵深发展。

随着医院信息化的持续深入，不仅医院的管理模式和管理理念发生了根本性的变革，而且病人就医流程、医疗业务流程等都有了创新变化。同时，医院信息系统的开发和应用正在向纵深发展，从侧重于经济运行管理，逐步向临床服务、业务运营、管理决策进行延伸。一方面，以医院管理和电子病历为重点，推进医院信息化建设，需要对现有医院管理信息系统（HMIS）、实验检验系统（LIS）、图像存储与传输系统（PACS）、临床信息系统（CIS）等医疗软件进行完善和集成。另一方面，需要进一步拓展数字医院建设范畴，积极研发诸如数字化虚拟仿真、临床知识库、临床诊疗决策支持、数字医疗机器人等相关的数字医疗系统，不断丰富卫生信息学的研究内涵。

远程医疗与区域医疗信息化正在对医疗资源合理利用发挥更积极的作用，缓解了医疗资源紧张状况。通过区域卫生信息平台和系统实现区域医疗业务协作、业务联动和协同信息共享，可进一步拓展卫生信息学研究的应用范畴。

第二节　卫生信息管理

信息技术发展和应用所推动的信息化，给人类经济和社会生活带来了深刻的影响。21世纪被称为信息时代，信息已经普遍存在于人类社会各个领域。人类社会形态从生产力的角度看，可以分为农业社会、工业社会、信息社会。在信息社会中，信息成为比物质和能源更为重要的资源，以开发和利用信息资源为目的的信息经济活动迅速扩大，逐渐取代工业生产活动而成为国民经济活动的主要内容。卫生信息是涉及一切与生命健康科学相关的信息，其应用范围遍及医疗卫生各个领域。因此，如何将卫生信息作为一种重要资源并加以管理已成为卫生信息学的重要组成部分。

一、数据、信息与知识

在信息社会中，由于数据、信息和知识三者之间有着密切的相关性，它们常被混淆使用。其实，数据是形成信息和知识的源泉，它只是记录事物的原始符号，没有考虑数据之间的种种关系。人们可以不断解释或分析数据，从而创造出信息或知识。

（一）数据与信息

数据（data）是从客观世界中收集的原始素材。从形式上讲，数据可以是数字、文字、图片、声音、动画、影像等任意一种可供加工处理的表达形式。也可以说，数据是适合于人或计算机通信、解释或处理的形式方法对信息进行表达。信息（information）是对数据的解释，是从数据中提取的有意义的或有用的事实，即被解释的数据称为信息。显然，信息是根据人们的目的按一定要求进行加工处理所获得的有用的数据。

数据与信息之间的关系：数据是信息构成的基础；信息是数据处理后的有用数据。在信息管理层次中，较低层次的信息往往会成为较高层次信息的数据。从这个意义上说，信息由低向高传递的过程也是信息（数据）不断综合提炼的过程。

（二）信息与知识

知识（knowledge）具有内在的复杂性和开放性，这使得人们很难对其进行较为明确的定义。《韦伯斯特词典》对知识的解释是：知识是通过实践、研究、联系或者调查获得的关于事物的事实和状态的认识，是对科学、艺术或者技术的理解，是人类获得的关于真理和原理的认识的总和。

信息与知识之间的关系：人们不仅可以通过信息感知世界、认识世界和改造世界，而且能够将获得的信息转变为知识，继而再转化为智慧（主观知识），并作为人类认识世界和改造世界的武器进而产生新的知识，新的知识又会转化为新的信息，并通过一定的物质载体记录下来，可以进行存储、传递和使用（客观知识）。由此可见，知识是经过加工的信息，是信息增值链上的一种特定的信息。

（三）数据、信息与知识之间的转换

信息在数据解释和决策中扮演着关键的角色。从数据到信息再到知识的过程，是一个不断重用和提炼的过程，数据在不断使用中提升为信息，信息在反复应用中转化为知识。例如，临床医生对病人进行诊断时，需要获得该病人与疾病诊断的相关信息。为此，医生

可以通过现有的各种载体，以便获得尽可能多的与疾病诊断有关的数据。比如，医生可通过中医的望、闻、问、切的传统方法，也可以通过测量体温、血压、血常规检验、肝功能检验、CT、B超、心电图、脑电图等各种手段来获取与病人病症相关的数据。而且，医生是通过其以往的经验和知识，有目的、有选择性地收集所需要的数据，然后对这些数据进行解释和分析，最后获得与病人诊断结果相关的有用数据，即信息，从而进行诊断决策。显然，体温、血压、CT图像、检验数据及中医的四诊数据等均是病人当时体征的反映，是医生明确诊断信息（或知识）所必需的数据。

　　临床医生在观察某一病人过程中产生的数据，以及对这些数据进行解释或推理得到有利于诊断决策的信息的过程，如图6-2所示。图中标有"信息"的箭头表示反馈给临床医生的第一个循环。通过仔细研究大量类似的医学方面解释的过程，或者通过收集来自大量病人的数据解释，最后归纳推理得到新的见解和信息（知识）。然后，这些知识又被增添到医学知识体系中。反过来，这些知识又可以作为解释其他数据的数据。这些过程可以借助计算机开发相应的临床决策支持系统软件来实现。

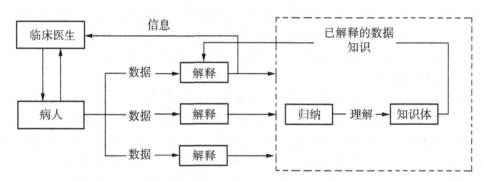

图6-2　临床数据、信息与知识的转换过程

二、卫生信息的管理

　　卫生信息是指一切与生命健康科学有关的信息，它来源于人类对生命科学的研究和理论创见。因此，卫生信息涵盖的范围非常广泛，包括从分子到组织、器官、个体、群体水平。卫生信息管理就是要对这整个范围的信息及所涉及的相关服务进行相应的管理。

（一）卫生信息

　　医疗卫生机构是卫生数据、信息和知识密集型的组织。卫生信息涉及医疗卫生各个领域，内容广泛而复杂。我们可以根据不同的划分原则，从不同的角度对卫生信息进行如下分类。

　　1. 根据卫生信息的存在方式分类　可以划分为人体内信息与人体外信息。人体内信息是指与生命现象有关的在人体内不同层次（基因、核酸、蛋白质、细胞、器官、系统、整体等）发生、传递、接收并执行生命系统功能的各种信息。人体外信息是指与医学研究、医疗活动、医院管理及药学研究、药物生产、流通和使用等有关的各种信息。

　　人体内信息是生物信息学（Bioinformatics）的主要研究领域，主要包括：与生命遗传有关的信息、与生命活动的调控有关的信息、与生物电磁有关的信息、与脑和神经系统有关的信息、与视觉和光处理有关的信息、与生物体结构和微光机电系统有关的信息，以及与基因芯片和蛋白质芯片有关的信息等。而对基因层次的信息研究是近年来生物信息学研究的重点，并由此形成新的分支学科——医学基因组学，包括基因组信息的获取、处理、存储、分配和解释，揭示基因组信息结构的复杂性及遗传信息的根本规律。

人体外信息是卫生信息学研究的对象，是卫生信息管理的主要研究领域。人体外信息主要包括：与临床观察、疾病诊断和治疗有关的信息、与临床医学决策有关的信息、与计算机医学应用系统有关的信息、与医学和药学研究和开发有关的信息、与医学信息处理有关的信息、与医学数据库的研制与管理及利用有关的信息、与社区医疗和共享医疗有关的信息、与临床护理有关的信息、与公共卫生和卫生保健有关的信息、与医学教育与管理有关的信息等。

2. 根据卫生信息的来源分类 可以划分为系统内部信息与系统外部信息。系统内部信息主要来自医学领域各业务部门、医疗卫生活动全过程、医学科学和技术的发展及医学卫生行政管理等，并以统计、报表、原始数据、分析、总结、资金、供应、库存、设备、药品、床位、人员、原始记录、病案、规章、标准等形式表现出来，多属一次信息。系统内部的信息是医学信息的重要来源，也是获取医学信息的重要渠道。

系统外部的信息是指反映医学卫生系统外部环境变化的信息。各种类型的相关学科文献、各级政府和相关部门、社会组织和学术团体及普通公民，都可能提供、传递和使用的医学信息。

医学模式的转变，要求卫生信息更加普遍化、大众化和公开化。"全民健康"观念的普及和世界卫生组织（WHO）提出和倡导的"人人享有卫生保健"的目标，使得社会对卫生信息的需求不断扩大，形成"产生信息、获取信息、使用信息和传递信息"的良性循环。

（二）卫生信息管理阶段划分

卫生信息管理有着非常悠久的历史。人类自从有了医疗行为，就开始了卫生信息管理工作。医院产生后，卫生信息管理开始逐步规范，并为医学临床研究奠定了基础。现代信息技术在医疗工作中的应用，则使卫生信息管理发生了革命性的变革。

概括地讲，卫生信息管理可以划分为 4 个发展时期。

1. 传统管理时期 传统管理时期为 20 世纪 50 年代以前。这一时期主要以手工方式为主、机械化操作为辅来管理病人病历及其他的医学文献，因此也可以称为医学文献管理时期。

2. 技术管理时期 技术管理时期为 20 世纪 50 年代至 20 世纪 80 年代初。随着计算机的发明并在医学工作中的应用，医疗机构开始使用计算机来处理医学数据和信息。首先是在操作层上实现计算机化，包括医院的财务管理、病案首页管理，随之而来的是医院管理信息系统，主要在医疗机构的部分科室进行日常工作的计算机管理。

3. 信息管理时期 信息管理时期为 20 世纪 80 年代以来。这一时期是在技术管理时期的基础上，将医疗机构信息活动涉及的各种要素（数据和信息、信息生产者、信息管理技术等）都作为信息资源的要素而纳入管理的范畴。

规模较大的医疗机构成立信息管理的专门机构，如信息科、信息中心等，医院信息化也从管理工作信息化转向临床工作信息化，为医务人员配备工作站，普遍使用电子病历、医学辅助决策支持系统、图像传输与管理系统等，从而使医疗机构的医学信息与医务人员的活动联系起来，形成了以信息资源为主要特征的集成管理，卫生信息管理也得以真正建立在科学、合理的基础之上。

4. 卫生知识管理时期　卫生知识管理是医疗机构信息管理的发展方向。随着生物医学技术的快速发展和信息技术在医疗机构各项工作中的普遍应用，当前医院信息化的核心问题已经不是数据或信息资源开发的问题，而是如何充分利用这些数据和信息的问题。因此，医院信息化问题又上升到一个新的层次，即如何利用医学数据或信息取得医学知识，如何利用医学知识指导临床决策，获取最大的社会效益和经济效益。

正如德鲁克（Peter. Drucker）所指出的："管理的本质不是技术和程序，管理的本质是使得知识富于成效。"因此，由信息管理向知识管理的延伸和发展是 21 世纪卫生信息化发展的首要趋势。

三、卫生知识的管理

卫生知识管理是卫生信息管理发展的高级阶段，同时，医疗机构是知识密集型组织。因此，实施知识管理很有必要。

（一）卫生知识

卫生知识是人类同疾病斗争的过程中所积累的经验和认识的总和。为了更好地认识卫生知识的特征，以便进行管理、开发和利用，可以对卫生知识进行分类研究。

卫生知识可以分为卫生显性知识和卫生隐性知识两大类。卫生显性知识是指医疗机构中能够以编码化的文字、图像、声音等形式存在于书本、数据库、磁盘、光盘等载体上的有形知识，如医学书籍、杂志、文本病历、影像片、电子数据库等各类文档中的知识。卫生隐性知识是依附于医务人员的大脑、诊疗程序或某种情景中的无形的非编码化的知识，如医务人员的临床经验、诊疗能力及技巧等。

在卫生知识体系中，显性知识和隐性知识既相互区别，又相互依靠、相互转化。显性知识是相对独立的物质实体（如图书馆、病案室等机构的信息资源），隐性知识则以无形的方式存在，隐含在人的日常工作和程序中。在全部的卫生知识中，隐性知识是主体，显性知识仅仅是卫生知识整体冰山的一角，隐性知识则是隐藏在冰山底部的大部分。隐性知识是智力资本，是给大树提供营养的树根，显性知识不过是树的果实。

在医疗机构的各项工作中，隐性知识比显性知识更完善、更能创造价值，因此它是决定医疗行为成功与否的关键。

（二）临床工作中医学知识的形成

在临床工作中，从医学数据提升到医学知识，大体上要经历 4 个环节。

1. 发现病人的现实需求和潜在需求　由于医学知识最终是为病人服务的，因此，在信息提升为知识的过程中，对信息的选择、分析和评价始终都应该紧紧围绕病人的需求。

由于受自身知识结构的限制，病人在表述自身需求的时候，在初始阶段可能会是含混、粗略和不清晰的，它需要医务人员通过良好的沟通技巧引导病人表述自己的需求，使病人在信息的交流中不断深化对自身需求的认识和理解，同时激发出其潜在需求的意识，这样才能使信息的选择和分析过程有的放矢，目标明确。

2. 对现有的信息源进行选择和评价　医学知识用来支持医务人员的决策和行动，主要是用来解决临床的实际问题，因此信息的获取更多地依赖于对病人实际状况的考察与分析。

在这个过程中，掌握病人的第一手资料非常必要。医务人员要善于通过各种方式获取病人的信息，除了利用各种检查、检验仪器外，还要善于通过对病人的观察和与病人的交流获取病人信息。

3. 过程分析和问题诊断阶段　医务人员在收集和处理大量第一手信息和第二手信息的基础上，根据特定的程序和分析方法，识别和发现病人疾病的主要原因。

在这一阶段，医务人员主要调动自身的隐性知识，包括专业技能、经验、发现问题和分析问题的能力，来对疾病给予解释和说明。

4. 将信息提升为知识　这是最关键的环节，也是信息增值潜力最大的环节。在这一阶段，医务人员要在准确把握病人需求的基础上，针对病人的疾病提供治疗方案和参考意见。这并不仅仅是对病人信息汇总和归纳的过程，而是根据信息中所提供的信号和依据提出自己创见的过程，也就是知识创新的过程。

医务人员要凭借自身的洞察力和前瞻性，对病人的当前问题和可能的预后提出看法，这是在大量采集和分析已有客观信息的基础上提出的主观看法。从这个意义上讲，医务人员所拥有的决策能力取决于他所拥有的隐性知识，而不仅仅是显性知识。

（三）知识管理

知识管理（Knowledge Management，KM）是 20 世纪 90 年代在学科领域中兴起的一个新领域，当前已经发展成为影响最广、作用最大的管理领域之一，成为一门受到广泛关注的富于生命力的新学科。知识管理是指对知识进行管理及运用知识进行管理的过程。

知识管理的对象是知识和知识资源；知识管理的目标是实现知识共享；知识管理的核心是知识创新并最大限度地激发人的潜在智力资源。

知识管理有狭义和广义之分。狭义的知识管理是针对知识本身的管理，包括对知识的创造、获取、加工、存储、传播和应用的管理；广义的知识管理不仅包括对知识本身的管理，还包括对与知识有关的各种资源和无形资产的管理，涉及知识组织、知识设施、知识资产、知识活动、知识人员等的全方位、全过程的管理。

到目前为止，知识管理还没有一个被大家公认的定义。综合国内外对知识管理的研究，大体上可以分为 3 个学派：技术学派、行为学派和综合学派。

1. 技术学派　以美国为代表的技术学派认为"知识管理就是对信息的管理"。技术学派的研究者和专家们一般都有计算机科学和信息科学的教育背景，重视信息管理系统、人工智能、重组和群件的设计与构建，认为知识等于对象，并可以在信息系统中被标识和处理。

2. 行为学派　以日本为代表的行为学派认为"知识管理就是对人的管理"。行为学派的研究者和专家一般都有哲学、心理学、社会学或商业管理的教育背景。他们重视对人类个体的技能或行为的评估、改变，对他们来说，知识等于过程，是一个对不断改变着的技能等的一系列复杂的、动态的安排。

3. 综合学派　综合学派专家认为"知识管理不但要对信息和人进行管理，还要将信息和人连接起来进行管理；知识管理要将信息处理能力和人的创新能力相互结合起来，增强组织对环境的适应能力"。综合学派的专家既对信息技术有很好的理解和把握，又有着丰富的经济学和管理学知识。他们推动着技术学派和行为学派互相交流、互相学习，从而

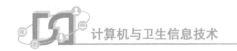

融合为自己所属的综合学派。

进入 21 世纪，信息技术，尤其是网络技术的发展和知识经济的兴起，构成了卫生信息管理发展的新背景，将知识管理理论和技术应用于卫生信息管理工作，是卫生信息学理论更新和学科重建的必然选择。

（四）卫生知识管理

卫生知识管理是对卫生知识的产生、收集、组织、传播、交流和应用等相关过程的系统管理，包括对显性医学知识和隐性医学知识的管理。卫生知识管理是知识管理理论和技术在医疗机构各项工作中的具体运用。

卫生知识管理的核心是要创造一种显性医学知识与隐性医学知识相互转化的机制和平台，实现卫生知识有序化及卫生知识的交流与共享，提高医务人员和医疗机构整体的医学知识水平、技能与素质，实现医学知识创新和技术创新，提高医疗技术水平和服务质量，使医疗机构在日趋激烈的市场竞争中求得生存和发展。

四、卫生数据管理、信息管理与知识管理之间的关系

早在 20 世纪 80 年代，美国学者 D. A. Marchand 和 F. W. Horton 就提出信息管理的 5 个发展阶段，即物的控制、自动化技术的管理、信息管理、商业竞争分析与智慧、知识管理。知识管理被认定是信息管理发展的高级阶段。

（一）数据管理和信息管理是知识管理的基础

在卫生信息管理的实际工作中，知识管理与数据管理、信息管理具有非常密切的关系。在卫生信息增值链上，数据管理、信息管理和知识管理既相互支持又相互依存。

卫生数据管理是以计算机科学为中心，重点研究信息管理和知识管理的技术基础，内容包括数据库的规则、流程、控制、维护、设计、操作和安全，目的是确保医疗机构的数据流能够被及时、准确地采集和汇总。

卫生信息管理以管理科学为中心，将信息、经费和人力资源共同视为医疗机构的战略资源，重点研究在信息技术基础之上，如何有效地采集、获取、集成和利用信息资源，以满足当前和未来的信息需求。

在管理对象上，信息管理包含了信息技术和信息资源两个要素。数据管理和信息资源管理为知识管理奠定了基础。

（二）知识管理是信息管理和数据管理发展的高级阶段

卫生知识管理仍然以管理科学为核心，将信息和知识资源视为医疗机构的战略资源。从管理对象上讲，知识管理包含了信息技术、信息资源和人力资源 3 个要素。

知识管理追求的目标是在利用信息技术搭建的网络平台上，把人力资源和信息资源整合起来，形成知识资源的快速流动和共享，实现隐性知识（人力资源）和显性知识（信息资源）的相互转化，并推动知识创新，尽可能缩短知识创新的周期，降低知识创新的成本，使医疗机构的知识资源能够不断地创造新的价值。

第三节 卫生信息标准化

信息的产生、存储、传递涉及不同的应用软件系统，如果各系统采用私有的数据字典、存储格式和信息交换标准，将使系统与系统之间的信息交互无法进行；而如果采用信息标准化，系统就可以和所有遵循同样标准协议的其他系统进行交互，从而实现行业内的信息共享与互动。因此，信息标准化是在信息化发展到一定程度时所出现的一种必然需求。

在科学领域中，医疗卫生是专有名词最多、最深奥、最难以统一规范的领域之一，却是与人类生命、健康关系最密切的领域之一。随着医疗卫生信息化的发展，传统手工操作时代"非标准化"的矛盾日益突出。随着电子病历、电子健康档案及数字化医疗设备的大量应用，以及区域卫生信息平台、医院信息平台、医疗保险信息平台的发展，要求卫生信息必要跨部门、跨地域进行交互、协同与共享，这更需要卫生信息标准化。因此，卫生信息标准成为医疗卫生信息化的首要任务。

一、标准与标准化

标准和标准化的概念、标准特性、标准化原理等是标准化科学的基础理论。

（一）标准

国家标准 GB/T 20000.1—2002 中对标准（standard）的解释：标准是指为了在一定范围内获得最佳秩序，经协商一致制定并由公认机构批准，共同使用和重复使用的一种规范文件。标准宜以科学、技术和经验的综合成果为基础，以促进最佳共同效益为目的。标准是科学技术成果转化为生产力的桥梁，是科学管理的重要组成部分，是衡量产品和工程质量的技术依据，是进行全面质量管理的基础。

《中华人民共和国标准化法》将中国标准分为国家标准、行业标准、地方标准（DB）、企业标准（QB）4 级。其中，国家标准的编号由国家标准的代号、国家标准发布的顺序号和国家标准发布的年号（采用发布年份的后两位数字）构成。

国家标准又可分为强制性国标（GB）和推荐性国标（GB/T）。强制性国标是保障人体健康、人身安全、财产安全的标准和法律及行政法规规定强制执行的国家标准；推荐性国标是指生产、检验、使用等方面，通过经济手段或市场调节而自愿采用的国家标准。但推荐性国标一经接受并采用，或各方商定同意纳入经济合同中，就成为各方必须共同遵守的技术依据，具有法律上的约束性。

（二）标准化的概念

国家标准 GB/T 20000.1—2014 中对标准化（standardization）的解释：为了在既定范围内获得最佳秩序，促进共同效益，对现实问题或潜在问题确立共同使用和重复使用的条款以及编制、发布和应用文件的活动。《中华人民共和国标准化法条文解释》中对标准化的解释：标准化是指在经济、技术、科学及管理等社会实践中，对重复性事物和概念通过制定、发布和实施标准，达到统一，以获得最佳秩序和社会效益的过程。

标准化是一种以制定标准和贯彻实施标准为主要内容的全部活动过程。标准化工作搞好了，对加快发展国民经济、提高产品和工程质量、提高劳动生产率、充分利用资源、保护环境和人民健康都有重要作用。

（三）标准化的基本特征

标准化的概念，准确地揭示了标准化的基本特征，包括：标准化活动领域的广泛性、标准化活动的动态性和过程性、标准化活动的目的性和效益性。

1. 标准化活动领域的广泛性　标准化活动的领域包括"经济、技术、科学及管理等社会实践"。这个领域具有非常广泛性的特点，它几乎包括了人类生活和生产活动的所有范围。

2. 标准化活动的动态性和过程性　在标准化概念中，"对重复性事物和概念，通过制定、发布和实施标准，达到统一"，表达了标准化活动的动态性和过程性特征。标准化的核心是标准的制定、修订、发布和实施。实施标准是标准化的主要内容和基本任务。因此，标准化过程实质上是执法监督过程，并且规定了相应的法律责任。

3. 标准化活动的目的性和效益性　在标准化概念中，"获得最佳秩序和社会效益"是标准化活动的基本出发点。它集中概括地阐明了标准化的目的和作用，同时也是衡量和评价标准化活动的依据，更是标准化活动的直接效果。标准化是国民经济和社会发展中一项重要的技术基础工作。

标准化的上述概念与特征，表明了标准化活动是一个不断循序渐进、螺旋式上升的运动过程。标准化就是根据客观情况的变化不断地促进这个循环过程的进行和发展。标准化又是一个不断的社会实践过程，标准化活动的深度和广度都是没有止境的，需要全社会、各级政府和各行各业共同完成。由此可见，标准化的过程是一个复杂而庞大的社会系统工程。

（四）标准化的基本原理

标准化的基本原理是从标准化实践过程中总结出来的，是对标准化活动过程的规律性的认识。它既是客观存在的法则，又是指导标准化实践的理论依据。标准化的基本原理可以概括为8个字，即简化、统一、协调、优化。

1. 简化原理　标准化的本质就是简化。简化是针对具有同种功能的标准化对象而言的，是对标准化对象发展的一种限定。当其多样性的发展规模超出了必要的范围时，消除多余的、可替换的和低功能的环节，保持其构成的精炼、合理，使总体功能最佳。

例如，对于"药品分类编码系统"，我们必须涵盖全部药品，筛选出药品的名称、剂量、规格和价格等基本属性，但对每一药品的化学结构、原料构成、生产工艺等内容进行简略。

2. 统一原理　统一原理是指标准化对象中的某些事物的某些方面或某一方面在其发展过程中具有的一致性，是把同一事物的两种以上的表现形态归并为一种或限定在一个范围内的标准化形式。正确选择统一对象，确定合适的统一时机和统一的范围是统一化的前提。

例如，药品的名称，可以有通用名、化学结构名、拉丁名和众多的商品名，但是所采用国家颁布的药品通用名是统一的、经久不变的。

3. 协调原理　协调原理是针对标准系统的，它以系统的观点处理标准内部和标准之间的关系。我们可以把每一个具体的标准看作是一个系统，构成标准的各个部分可以看作是功能单元，也可构成子系统。每一个标准又与另外的一些标准密切相关，进而形成更大的系统。一定的系统具备一定的功能。标准系统的功能取决于各子系统的功能及各子系统之间相互适应的程度。为了达到整体系统功能最佳，必须对各子系统进行协调，人为地加以干预，使系统中各组成部分或各相关因素之间建立起合理的秩序或相对平衡的关系。协调是标准化活动的一项基本任务，是标准化活动中经常的大量的工作。

例如，"药品分类编码系统"除药品通用名外，医疗保险部门偏重于药品价格信息，药房偏重药品库存信息，医生偏重药品的药理信息。筛选哪些内容并以统一的方式表达是多方协调一致的结果。

4. 最优化原理　　最优化原理是指按照特定的目标，在一定的限制条件下，对标准系统的构成因素及其关系进行选择、设计或调整，使之达到最理想的效果。

标准化的最终目标是"取得最佳的共同利益"。标准化活动的结果是否符合这个总目标，要加以衡量和比较。最优化原理就是适应这种需要，并且用于指导标准化活动，以便达到总目标。应用最优化原理，要求在标准化活动中始终贯穿着"最优"思想。最优化原理要求达到最优，特别是达到总体最优。要实现这一点，就必须运用先进的技术手段。要运用数学方法和计算机技术，从众多的可行方案中选出最优方案。

（五）卫生信息标准与标准化

卫生信息标准是指在医疗卫生事务处理过程中，对其信息采集、传输、交换和利用时所采用的统一的规则、概念、名词、术语、代码和技术。

卫生信息标准化是指围绕卫生信息技术的开发，信息产品的研制，信息系统建设、运行与管理而开展的一系列标准化工作。卫生信息标准化活动是在一定范围内，对医疗卫生信息的表达、采集、传输、交换和利用等内容，通过制定、发布和实施标准，达到规范统一，有利于对卫生信息进行准确、高效、科学的处理。

2003 年我国受到非典（SARS）疫情的突然袭击，由于医疗卫生机构各部门的信息系统数据标准不统一，许多医院建设数年、投资巨大的信息系统不能迅速地与防疫机构和政府部门进行信息交换，造成 SARS 疫情不能及时、准确地上报，公共卫生信息无法在网络上有效交流应用，卫生行政部门对信息的管理等存在漏洞，信息不灵、沟通不畅，难以及时、准确地掌握疫情，导致卫生系统应对措手不及，这个教训是十分深刻的。

二、分类与编码

分类和编码是信息标准化的主要方法之一。

（一）分类

分类（classification）是指某一领域内概念的序化和原理的序化。分类的准则首先取决于某一领域的应用目的，然后依从于这一目的，根据某一概念分类，再将这些类别依照属性关系有序排列。分类法实质是一个序化系统，即将某一要素或特征作为分类的依据，并将所有分类的对象按照这个要素或特征的序化关系或内在规律进行排序。

分类的基本方法包括线分类法、面分类法和混合分类法。

1. 线分类法　　也称等级分类法，是按选定的若干属性（或特征）将分类对象逐次地分为若干层级，每个层级又分为若干类目，形成分类体系。统一分支的同层级类目之间构成并列关系，不同层级类目之间构成隶属关系。同层级类目互不重复，互不交叉。例如，我国行政区划编码就是采用线分类法的 6 位数字码。其中，第 1、2 位表示省（自治区、直辖市），第 3、4 位表示地区（市、州、盟），第 5、6 位表示县（市、旗、镇、区）。线分类法也是卫生信息标准中最常用的分类法，如国际疾病分类（International Classification of Diseases，ICD）。

2. 面分类法　是按选定分类对象的若干属性（或特征），将分类对象按每一个属性（或特征）划分成一级独立的类目，每一组类目构成一个"面"，然后根据需要将有关"面"中的相应类目按"面"的指定排列顺序组配在一起，形成一个新的复合类目。

3. 混合分类法　是将线分类法和面分类法进行组合使用。

分类法实质是一个序化系统，即将某一要素或特征作为分类的依据，并将所有分类的对象按照这个要素或特征的序化关系或内在规律进行排序。贯穿整个分类过程中的序化标准称为轴，如果分类系统只采用一个序化标准，就称为单轴分类系统，否则称为多轴分类系统。

这里以国际疾病分类（ICD）来说明分类的序化原理。建立 ICD 的目的是为了对疾病和健康问题进行统计分析。疾病和健康问题是分类的对象，它们具有病因、部位、病理和临床表现等四大特征，这些特征可以作为分类的依据，每个依据是一个分类的轴线，多个依据就形成多轴系统。当确定一个轴心进行具体分类时，可以依据特性中所包含的属性关系再分为"类目""亚目""细目"等，这三者之间从属关系就形成了序列。

在 ICD 的"某些传染病和寄生虫病"分类中，各类目是以不同的致病原因分类的，如 A00 为霍乱（霍乱弧菌感染），A01 为伤寒（伤寒杆菌感染），A06 为阿米巴（阿米巴原虫感染）……类目下亚目却按疾病的其他特性进行分类，例如：A06 类目下属的亚目是依据疾病情况（急性/慢性）和病理改变（痢疾/原虫寄生）两个轴心进行分类，如 A06.0 为急性阿米巴痢疾，A06.1 为慢性肠道阿米巴病，A06.2 为阿米巴非痢疾性结肠炎肿，A06.3 为肠道阿米巴肿。

（二）编码

编码是指定一个对象或事物的类别代码或类别集合代码的过程。例如，用文字表示对象"急性阿米巴痢疾"，我们可以用代码"A06.0"表示，A06.0 包含了这种疾病的若干信息：病因是阿米巴原虫导致的传染病，临床表现是急性的、痢疾样的。

编码的基本方法包括命名法编码和分类法编码。

1. 命名法编码　是以具体事务为对象，对每一个事务给以唯一的、明确的代码名称。

2. 分类法编码　是指首先将某一范畴的对象分类，再对每一类至每一个具体对象予以编码。分类法编码是卫生信息标准编码中最常用的编码方式。

三、国际上主要的卫生信息标准化组织

国际及国内广为应用的标准都是由标准发展组织（Standards Develepment Organization，SDO）所批准和推广。SDO 主要是非政府性的专业学术组织或机构。而且，此类组织一般不直接制定标准，而是通过选择或培育各个领域中最适用、最优化的标准加以论证、批准和推广。目前，国际公认的具有权威性的有关卫生信息的组织主要有国际标准化组织、美国国家标准学会、欧洲标准化委员会、美国材料与实验协会等。

（一）国际标准化组织

国际标准化组织（International Organization for Standardization，ISO），成立于 1947 年 2 月 23 日，总部设在瑞士日内瓦。

ISO 主要活动是制定国际标准，协调世界范围的标准化工作，组织各成员国和技术委员会进行情报交流，以及与其他国际组织进行合作，共同研究有关标准化问题。

ISO/TC 215 是 ISO 负责卫生信息学标准的技术委员会，1998 年 8 月在美国的奥兰多正式成立，秘书处设在美国国家标准学会。TC 215 的职能范围是卫生信息领域的标准化、卫生信息和通信技术，专门致力于医疗卫生领域内不同卫生信息系统之间的通信技术的标准化，达到在各个不同的、相对独立的系统之间数据的兼容性及互用性，保证数据在统计上的兼容性（比如分类），尽量减少不必要的冗余。ISO/TC 215 每年举行两次全体成员国大会，日常工作通过互联网进行。

ISO/TC 215 已发布和正在研制的所有健康信息标准，主要可分为数据结构类标准、数据交换类标准、语义内容类标准、信息安全类标准、健康卡标准、药房与医药电子商务类标准、设备类标准、电子健康档案业务需求类标准等。

ISO/TC 215 还下设顾问组和 3 个特别小组，它们分别是：消费者政策小组（Consumer Policies）、移动卫生（Mobile Health）小组、Web 应用（Web Applications）小组。

（二）美国国家标准学会

美国国家标准学会（American National Standards Institute，ANSI）是一个私人非营利性组织，成立于 1918 年，其成员包括 1 100 个公司、30 个政府机构、250 个各领域的组织。ANSI 不制定标准，但它协助标准开发和利用，提供论坛解决分歧，对私营机构和政府提出的标准要求进行协调，达成一致意见，以避免重复工作。

美国国家卫生保健信息标准委员会（American National Standards Institute's Healthcare Informatics Standards Board，ANSI HISB）是 ANSI 的专业技术委员会，负责卫生信息的收集、制定和推广工作。

ANSI HISB 的业务范围包括：

（1）卫生保健模型和电子版的卫生保健记录。

（2）卫生保健数据、图像、声音和信号的相互交换。

（3）卫生保健代码和术语。

（4）诊断仪器和卫生保健设施的交流。

（5）卫生保健协议、知识和统计数据库的交流。

（6）卫生保健信息的隐私、保密和安全。

（7）涉及或影响医疗保健信息的相关领域。

（三）欧洲标准化委员会

欧洲标准化委员会（Comité Européen de Normalisation，CEN）于 1961 年成立，是以欧洲国家为主体，由国家标准机构组成的非营利性国际标准化机构，总部设在比利时布鲁塞尔。

CEN 在医学领域包括两个专业的技术委员会：CEN/TC 251（医学信息）和 CEN/TC 224（病人数据卡）。其中，CEN/TC 251 成立于 1991 年，专门研究各个临床信息系统之间的通信、信息交换等卫生信息标准，它包含以下工作组：Working Group Ⅰ：Information Models（信息模型）、Working Group Ⅱ：Terminology and Knowledge Representation（术语学与知识表达）；Working Group Ⅲ：Security，Safety and Quality（保密、安全和质量）；Working Group Ⅳ：Technology for Interoperability（互操作技术）。CEN/TC 251 已通过美国国家标准学会的医疗信息学标准计划编制小组（Healthcare Information Standards Planning Panel，HISPP）与美国医疗标准化组织建立了合作关系。

（四）美国材料与试验协会

美国材料与试验协会（American Society for Testing and Materials，ASTM）是目前美国最大的非政府标准组织，成立于 1898 年。ASTM E31 技术委员会成立于 1970 年，专门负责卫生信息相关标准的开发，包括与卫生信息相关的体系结构、内容、存储、安全性、保密性、功能，以及用于卫生保健、卫生保健决策支持、病人特定信息与知识的信息交流。

四、常用卫生信息标准

卫生信息标准主要是指卫生信息表达类标准，是卫生信息标准化的基础。下面介绍国际主要的若干个卫生信息标准。

（一）国际疾病分类 ICD

国际疾病分类（International Classification of Diseases，ICD）是根据疾病的某些特征，按照规划将疾病分门别类，并用编码方法进行表示的系统。目前，全世界通用的是第 10 次修订本《疾病和有关健康问题的国际统计分类》，并被通称为 ICD-10。

1. ICD 发展简史　ICD 的产生大约可以追溯到一百多年以前。

1853 年，在布鲁塞尔召开的国际统计学会议上，提出并制定了在全世界范围内使用的疾病分类统一名称。

1893 年，国际统计研究院专业学会提出《国际死亡原因编目》分类方案，并于 1900 年出版 ICD 第 1 版，列出 192 种疾病，其第 6 次修订由 WHO 于 1940 年承担，首次引入疾病分类，并强调继续保持按病因分类的哲学思想。

1975 年，《国际死亡原因编目》第 9 次修订版出版，即世界广泛使用的 ICD-9。ICD-9-CM（International Classification of Diseases，9th Revision Clinical Modification）是 ICD-9 在美国的临床修订版，更适合于临床需要。

1992 年，《国际死亡原因编目》第 10 次修订版 ICD-10 出版，共列出 14 400 种疾病种类，并更名为《疾病和有关健康问题的国际统计分类》（International Statistical Classification of Diseases and Related Health Problems 10th Revision）。ICD-10 大大扩展了 ICD-9 疾病分类的数量，增加了细致程度，并且适应于流行病学及保健评估的需求，编码方式亦更加科学、实用。ICD-10 目前在欧洲已得到广泛应用，但由于 ICD-9-CM 在美国已被嵌入众多的医院计价、补偿、财务系统中，因此，美国国家卫生统计中心编制了 ICD-10-CM。

近几十年来，ICD 已被世界卫生组织许多成员国所接受，成为疾病、损伤及死亡原因的统一分类标准化工具，也可用于医院临床的疾病诊断与手术操作的分类、存储、检索及统计，用于人口问题、临床医学、卫生保健及卫生政策研究。ICD 对世界卫生组织掌握各国动态及进行国际交流对比，起着重要作用。

2. ICD 在国内的应用　国内接受 ICD 较晚。1981 年 1 月，经卫生部批准，世界卫生组织在我国建立了国际疾病分类合作中心，要求在我国逐渐使用和推广国际疾病分类。

1985 年 4 月，为了国际卫生统计信息交流和对比，逐步实现疾病分类和死因分类国际标准化及卫生机构、人员分类标准化，卫生部颁布了国际疾病分类第九版（ICD-9）中文版。

1987 年卫生部发布文件，要求医院采用 ICD-9 作为疾病分类统计报告标准，并于 1993 年由国家技术监督局发布《疾病分类与代码》的国家标准，将 ICD-9 完全等同于国家标准。目前我国普遍使用的是第 10 版，即 ICD-10。

2011 年 12 月，为加强医疗服务信息监管，满足临床路径管理、医保费用结算、付费方式改革等医改工作需要，卫生部发布《疾病分类与代码》（GB/T 14396—2001）修订版，即在 4 位 ICD-10 标准代码的基础上拓展到 6 位代码，共对 22 542 个疾病进行了扩展，扩展码的疾病条目来源于部分省市疾病编码字典库及医院出院病人数据库。《疾病分类与代码》（GB/T 14396—2001）等效采用世界卫生组织《疾病和有关健康问题的国际统计分类》（ICD-10），广泛应用于医疗卫生服务、医疗保险、公安、民政等领域。

3. ICD 分类原则和编码方法　ICD 分类原则采用以病因为主，以解剖部位、临床表现、病理为轴心的基本原则。ICD 编码方法采用"字母数字编码"形式的 3 位代码、4 位代码、5 位代码表示。

ICD 分类的基础是对疾病的命名，疾病的命名又是根据它的内在本质或外部表现特性来给予的。因此，疾病的本质和表现特性是分类的依据，分类与命名之间存在一种内存的对应关系，临床表现包括症状、体征、分期、分型、性别、年龄、急慢性、发病时间等。

ICD 分类原则和编码方法主要包括以下几个方面：

（1）分类采用 3 个层次：类目、亚目、细目。两个层次之间是从属关系，例如，亚目从属于类目，并继承了类目的基本特性。

·类目：ICD-10 类目码为前 3 位编码，包括一个字母和两位数字。3 位类目码具有实际意义，可作为统计分类使用。例如，S81 表示小腿开放性损伤，S82 表示小腿骨折。

·亚目：ICD-10 亚目码为前 4 位编码，包括 1 个字母、3 位数字和 1 个小数点。4 位亚目码是 3 位码的亚分类，同样具有统计分类意义。例如，S82.0 表示髌骨骨折。

·细目：ICD-10 细目编码为 5 位代码，包括 1 个字母、4 位数字和 1 个小数点。ICD-10 细目码提供一个与四位数分类轴心不同的新的轴心分类，其特异性更强。例如，S82.01 表示髌骨开放性骨折。

（2）双重分类（星号和剑号分类系统）：剑号表示疾病原因，星号表示疾病的临床表现。例如，结核性心包病编码为 A18.8↓I32.0＊，其中 A18.8↓表示疾病由结核杆菌所致，I32.0＊表示疾病部位在心包。

（二）系统医学命名法

系统医学命名法（The Systematized Nomenclature of Human and Veterinary Medicine, SNOMED）直译为"人类与兽类医学系统术语"，是一种系统化和多轴的临床用语词汇表，支持疾病的多方面编码，用于描述和表达复杂的临床症状和诊断。

SNOMED 的前身是美国病理医师学会（College of American Pathologists，CAP）疾病术语和分类委员会（Committee on Nomenclature and Classification of Disease）于 1965 年出版的《系统化病理学术语表》（Systematized Nomenclature of Pathology，SNOP）；1974 年，CAP 出版了 SNOMED。后经多次修订，于 1993 年 9 月出版了 SNOMED 第三版，称为 SNOMED Ⅲ（SNOMED International）；1998 年 8 月出版了 SNOMED 3.5；2000 年 5 月出版了

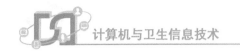

SNOMED RT（Reference Terminology）；2002 年 1 月出版了 SNOMED CT（Clinical Terms）。

截至 2005 年 7 月，SNOMED CT 收录了 366 170 个与临床知识相关的概念，这些概念被分别组织在临床发现（clinical finding）、操作与干预（procedure/intervention）、可视实体（observable entity）、人体结构（body structure）、有机体（organism）、物质（substance）、药物和生物制品（pharmaceutical/biologic product）、标本（specimen）、修饰值（qualifier value）、物体（physical object）、物理力（physical force）、事件（events）、环境和地点（environments/geographical locations）、社会资源（social context）、（context-dependent categories）、分段和比例（staging and scales）、连接概念（linkage concept）及特殊概念（special concept）共 18 个不同的层级结构（hierarchies）中，包含 993 420 个英语描述或同义词，以适应临床概念表达的可变性。

目前，SNOMED 为世界上最完整的具有国际化和多文种特点的临床参考术语，在世界范围内不仅广泛用于病理、肿瘤、放射等领域，而且也正成为临床病案信息索引的标准。

（三）诊断相关组 DRG

诊断相关组（Diagnosis Related Groups，DRG）是美国以住院病人医疗费用及住院天数作为主要影响因素的疾病群代码系统，专门用于美国医疗保险预付款制度的分类编码标准。

DRG 根据病人的年龄、性别、住院天数、临床诊断、病症、手术、疾病严重程度及转归等因素，把病人分入 500 个左右的相关组，然后决定应该给医院多少补偿。

美国 DRG 基本编码是由美国卫生保健财务管理署（Health Care Financing Administration，HCFA）制定的，疾病诊断是基于 ICD-9-CM。世界上已有许多国家引进和修改编码，以适合本国的需要。

我国医疗保险费用大都是按项目付费的方法，这不利于控制医疗费用上涨，也不利于医院提高自身的医疗质量和管理水平。DRG 是可以借鉴的一种疾病分类标准。

（四）通用过程术语 CPT

通用过程术语（Current Procedural Terminology，CPT）是美国付账赔偿系统中采用的编码方式，为基于消费来定义诊断和治疗过程提供编码策略，每年由美国医学会（American Medical Association，AMA）发布一次，目前为第 4 版 CPT4。

在美国，卫生保健财务管理署（CFA）和多数医生账单的付款方均要求使用 CPT4。

CPT4 是医院所使用的临床操作与提供服务的分类编码与术语标准。CPT4 编码分为 6 个大类：评价与管理、麻醉学、外科、放射科、病理/实验室和临床。在每一大类的内部，编码均按一定的规律排列。例如麻醉编码顺序与身体部位有关等。

CPT4 临床编码一般是按专科（眼科、心血管、呼吸等）编排。

（五）国际肿瘤疾病分类 ICD-O

国际肿瘤疾病分类（ICD-O）是 WHO 经过广泛的试验和基于 ICD-9 的研发基础，于 1976 年发表了国际肿瘤疾病分类第一版，1990 年根据 ICD-10 扩展形成第二版。

ICD-O 把基于 ICD 的四位解剖学代码和形态学代码组合起来。其中，形态学代码包含了肿瘤临床表现代码与组织学分级和鉴别代码。在 SNOMED 和国际 SNOMED 的形态学轴分类中，已采用了这些肿瘤形态学代码。ICD-O 在癌症登记上得到了广泛应用。

（六）国际社区医疗分类 ICPC

国际社区医疗分类（International Classification of Primary Care，ICPC）是由全科医生/家庭医生国立学院、大学和学会世界组织（WONCA）建立的分类法。ICPC 比 ICD-9 更为全面和细化，不仅含有诊断编码，而且包含就诊原因、治疗原因和实验结果的代码。

在大部分社区医疗信息系统中，实验结果直接用编码的数值表示，这样就不需要手工编码，药物处方模块则会自动为药物及其他处方数据存储代码。ICPC 和早期的 WONCA 分类法相兼容，如 ICHPPC-2-Defined（社区医疗卫生服务的国际分类法）和 IC-Process-PC。因为代码从 ICHPPC-2-Defined 中衍生，故应用隐含标准（代码作进一步细化）。

ICPC 是两轴系统。第一个轴主要是面向机体各系统（器官和系统）的字母编码，另一个轴是医学组分编码，组分编码是二位数编码，组分编码含 7 个编码集。在该系统中，肺炎编码为 R81 编码（R 表示呼吸道，81 表示诊断组分编码）。应用于多个器官系统的代码仅用二位数组分描述，如过程代码 42（电子跟踪）可通过代码 K42 用作心电图登记，这些代码需要与器官系统的字母相复合。

ICPC 可用于根据 SOAP 准则（S 代表主观信息，如主诉；O 代表客观信息，如化验和实验结果；A 代表评价，如诊断；P 代表计划，如诊断性检查、治疗、药物等）来组织结构化的社区医疗病历。当遇到更详尽的细分或指定同义词之类的情况，则可选择性地应用第四位数字，这是编码规则的混合现象。

ICPC 可用来组织病情记录，包括从发病开始至治愈的病情进展。一个疾病过程可能包括几次就诊。每次就诊的问题都应分别编码。对原发疾病的并发症也是如此，开发 ICPC 的委员会根据 ICD-9 和 ICD-10 做了修改。因此，ICPC 适用于开发社区电子病历。

（七）Read 临床分类

Read 临床分类（Read Clinical Classification，RCC），又称 Read 编码，是英国全科医生 James Read 于 20 世纪 80 年代初个人开发的。1990 年为英国国家医疗保健服务部（NHS）采用。临床术语工程（Clinical Terms Project）对 RCC 进行了进一步扩展。临床术语工程是由 NHS 首席执行官领导下的工作组，包括皇家医学院、联合顾问委员会、英国医学协会的总医疗服务委员会和 NHS 执行官的代表加以实施。

RCC 是为电子病历系统特别开发的，其目的是覆盖病历中可能使用的所有术语。它们按章节排列，覆盖医疗卫生的所有方面。每一代码代表一临床概念和相关的"首选术语"。每个代码可与许多在常用语言中使用的同义词、首字母缩写词、人名名称、缩略词连接起来。这些概念以分级的结构排列，其下一级代表更细化的概念。

RCC 使用五位字母数字代码，理论上允许有 6.5 亿多个代码。RCC 与所有广泛使用的标准分类法如 ICD-9、ICD-9-CM、OPCS-4、CPT-4 和诊断相关组（Diagnosis-Related Groups，DRGs）相兼容并相互参照。在所有代码方案中，都存在这种编码细节的分级关系。在 RCC 第三版中，分级关系的术语可能有多个父概念。3.1 版中，增加了以特殊可控方式的组合代码的能力。

（八）北美护理诊断协会码

护理学作为一门独立的学科，有属于自己专业的医学概念、术语和知识。因此，国际上一些护理组织在发展护理标准编码体系上十分活跃，其中突出的是北美护理诊断协会码（North American Nursing Diagnosis Association，NANDA），这也是国内应用较广的护理

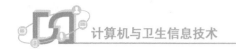
标准。

NANDA 是用来描述病人对疾病和健康问题反应的护理诊断标准，与 ICD-9-CM 着重描述疾病本身不一样。

NANDA 于 1994 年通过，内容简洁，共有 128 项，分属于交换、交流、关系、评价、选择、感情、领悟、了解和感觉等 9 个人体反应形态。而且，NANDA 编码十分紧凑。

（九）一体化医学语言系统

一体化医学语言系统（Unified Medical Language System，UMLS），又称统一医学语言系统，是 1986 年由美国政府投资，美国国立卫生院和国立医学图书馆承担的最重要的、规模最大的医学信息标准化项目。它可以解决类似概念的不同表达问题，可以使用户很容易地跨越在病案系统、文献摘要数据库、全文数据库及之间的屏障。

UMLS 主要由包含医学概念的元词库（Metathesaurus）和语言网络（Semantic Network）两部分组成。UMLS 元词库是 UMLS 的核心数据库，包含来自于 40 多种不同的术语系统和词汇汇编的生物医学概念和术语，提供了对 MeSH、ICD-9-CM、SNOMED、RCC、CPT4 等编码系统之间的交叉参照，因而能够能帮助解决许多医学信息交换中的难题，有极高的使用价值。UMLS 语言网络提供了元词库中所有概念的一致分类法，为语义类型间连接提供了网状结构和生物医学领域间的重要关系。

UMLS 主要旨在供卫生信息学领域的信息系统开发人员使用。它跨越了多种不同的卫生信息标准，搭建了一个统一的医学语言平台，提供了标准和其他数据、知识资源之间的交叉参照，从而将不同的医学词汇系统整合为一。这样，医学工作者和研究者可以轻易地跨越病案、文献和数据库之间的屏障，从繁杂庞大的医学数据中获取所需信息，避免不同标准系统中类似概念的不同表达而带来的困惑和困难。

五、我国卫生信息标准化工作

我国区域卫生信息化建设起步较晚，尚处于逐步建立、完善和提高的过程中，卫生信息标准化工作还比较薄弱。近几年，为了推动以居民健康档案为基础的区域卫生信息平台与业务应用系统建设，以及以医院管理和电子病历为重点的医院信息化建设，卫生部以业务协同、互联互通的卫生信息标准作为优先发展和研发对象，在电子病历及健康档案信息标准化方面，其技术规范和标准已经实现了统一。

（一）医院信息系统基本功能规范

1998 年，卫生部公布了《医院信息系统（HIS）软件基本功能规范（试行）》。它对提高医院信息系统软件质量，加快卫生信息化基础设施建设和规范管理都起到了重要的指导作用。但是，随着计算机网络技术的迅速发展，以及卫生部重大医改政策的实施及医疗模式的转变，原来的《医院信息系统软件基本功能规范（试行）》已不能适应新形势的需要。根据国际医院信息化发展趋势及我国医院信息化发展的现状与需求，卫生部于 2002 年重新修订发布了《医院信息系统基本功能规范》。该修订版为卫生部信息化工作领导小组评审医院信息系统提供了一个基本依据，亦是当时商品化医院信息系统必须达到的基本要求。

（二）国家卫生信息标准基础框架

2003 年非典疫情的暴发，同时暴露了当时我国医疗卫生信息不能及时、有效共享的弊病，医疗卫生机构在信息利用方面留下了"信息不畅、决策延误、指挥不灵"的深刻教训，卫生信息标准缺位问题全面凸显。《国家卫生信息标准基础框架》是我国医疗卫生部信息化领导小组委托中国医学信息学会标准化委员会开展的一个重要课题，于 2003 年 11 月开始研究，2007 年 10 月国内首次研制了《国家卫生信息数据模型》《卫生信息元数据描述框架》与《国家卫生数据字典》等标准文本。

《国家卫生信息标准基础框架》主要完成了以下研究任务：

（1）从信息学的角度，提出了卫生信息的分类方法和分类框架。

（2）在国家卫生统计指标体系概念框架的基础上，将卫生统计指标内容进一步系统化。

（3）采用实体-关系模型方法，建立了《国家卫生信息数据模型》。

（4）开发了《卫生信息元数据描述框架》，规范了元数据描述类型的基本结构。

（5）研制了《国家卫生数据字典》，提供了卫生统计报告数据元和元数据标准。

（6）建立了《国家卫生数据字典》元数据资源库，为数据资源交换和共享提供了技术手段。

《国家卫生信息标准基础框架》对我国医疗卫生信息标准研究提出指导性意见，对推进我国卫生信息标准化工作有重要意义。

（三）健康档案基本架构与数据标准

2009 年 5 月，卫生部卫生信息标准专业委员会制定了《健康档案基本架构与数据标准（试行）》。该标准主要包括健康档案基本架构和健康档案数据标准等内容。

（1）"健康档案基本架构"的主要内容包括：①健康档案的基本概念和系统架构。②健康档案的作用和特点。③健康档案的基本内容和信息来源。

（2）"健康档案数据标准"的主要内容包括：①健康档案相关卫生服务基本数据集标准。②健康档案公用数据元标准。③健康档案数据元分类代码标准。

《健康档案基本架构与数据标准（试行）》旨在统一和规范健康档案的信息内涵，指导健康档案数据库及相关健康管理信息系统的开发设计，支持健康档案与相关卫生服务活动及其他信息资源库相互间的数据交换与共享；同时为相关卫生服务活动的信息管理规范化与标准化提供依据，为构建整体的卫生信息模型和国家卫生数据字典提供基础信息资源。

健康档案的各项标准是一个不断完善的过程，将随着业务发展和实际需要，在今后应用中不断补充、不断发展。

（四）电子病历基本架构与数据标准

电子病历是现代医疗机构开展高效、优质的临床诊疗、科研及医疗管理工作所必需的重要临床信息资源，也是居民健康档案的主要信息来源。而且，标准化电子病历及以其为核心的新一代医院信息系统建设是实现区域范围以居民个人为主线的临床信息共享和医疗机构互联互通、协同服务的前提基础。

2009 年 12 月，卫生部和国家中医药管理局组织制定了《电子病历基本架构与数据标准（试行）》。该标准是我国卫生领域制定、发布的首部国家级具有中西医结合特点的电子病历业务架构基本规范和数据标准。

《电子病历基本架构与数据标准（试行）》主要包括电子病历基本架构和电子病历数

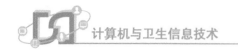

据标准等内容。

（1）"电子病历基本架构"的主要内容包括：①电子病历的基本概念和系统架构。②电子病历的基本内容和信息来源。

（2）"电子病历数据标准"的主要内容包括：①电子病历数据结构。②电子病历临床文档信息模型。③电子病历临床文档数据组与数据元标准。④电子病历临床文档基础模板与数据集标准。

（钮　靖）

扫码看 PPT　扫码看本章小结　　扫码做练习题

医院信息系统

学习要点

熟悉医院信息系统的主要结构及流程；掌握门急诊信息系统中建档、挂号、收费的操作方法，药品信息管理系统中药房划价、发药、退药的操作方法，药库采购、入库、盘点、申领、统计的操作方法，以及住院信息系统中预约、登记、交款、出院、床位管理的操作方法；了解医院信息系统的发展状况及面临的问题与挑战。

医院信息系统是现代医院运营的必要技术支撑，它能够以现代化、科学化、规范化的手段来加强医院的管理，简化病人的就医流程，提高医院各部门的工作效率。

情景导入

李某，男，50岁，9月1日在家属陪伴下来院，此前李某从未在本院就医，此次他想要就诊内科的张医生，由于当日张医生没有排班，所以想要在9月3日张医生排班时找张医生就诊。

请思考：如何为李某在9月3日预约内科的张医生？李某从未在本院就医，如何为他办理健康档案？

第一节　医院信息系统概述

医院信息系统（Hospital Information System，HIS）是一个高度集成化的医院计算机信息管理系统。作为医学信息学（Medical Informatics）的重要分支，现在被大家普遍接受的对 HIS 的定义为：应用先进的计算机和通信设备，为医院的各部门提供病人医疗信息和行政管理信息的收集、整理、处理、提取和分析的能力，并满足所有授权用户的功能需求。它的目的在于能够使医疗卫生人员有效地从事医院的医疗和管理工作。随着计算机技术发展的日新月异，HIS 系统已广泛地被国内外的大多数医院所采用，是现代医院建设中不可或缺的基础设施与环境支撑。

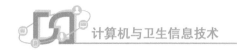

一、医院信息系统的基本目标与定位

(一)医院信息系统的基本目标

HIS 的发展和实现可以回溯到 20 世纪 50 年代末和 60 年代初。最初的 HIS 主要被用于实现财会账目和医院库房等类似功能的管理。从 20 世纪 60 年代开始，HIS 逐渐转向用于医护人员使用的病人信息的存储方面。第一个面向病人信息管理的 HIS 是 1967 年在美国盐湖城 LDS 医院投入使用 HELP 系统，HELP 系统的开发定位于通过收集病人的信息来辅助已有的医学知识数据库，从而帮助医生进行临床决策。在欧洲，第一个成功的基于同样目的的 HIS 是瑞士 Geneva 医院于 1978 年开发完成并投入使用的 DIOGENE 系统。然而由于计算机技术的限制，HIS 的发展直到 20 世纪 80 年代，仅限于简单的数据管理和分析，即使是在整个 80 年代，由于计算机价格的昂贵和缺乏简单易用的视窗操作系统，HIS 也仅仅被用于极少数的大医院。随着计算机技术的发展，如今 HIS 已经渗透到医疗卫生机构的各个角落，在美国有着数以千计的 HIS，一些大的医疗机构，都已经实现了 LIS、RIS、PAC、以知识库为基础的临床分析和决策支持等各信息系统的结合。

纵观我国 HIS 的发展历程，20 世纪 90 年代以前，由于中国 IT 还未具规模影响力，一切都在默默摸索阶段。1992 年至 1995 年，一些医院的信息科开始自己写软件，一些还能称得上"系统"的自编软件出现。1995 年后才真正有了 HIS，出现了专门的 HIS 公司，有了 HIS 行业，HIS 的发展也从专门的收费、药房系统到提供完整的解决方案，从单机的 DBF 到网络版大型数据库，从 DOS 操作系统到 Windows 操作系统。伴随着这个发展过程，国内如雨后春笋般地出现了数以百计的 HIS 公司，这也进一步地推动了中国 HIS 的蓬勃发展。

随着计算机技术和硬件的高速发展，HIS 在国内绝大多数大中型医院都已经得到了广泛的普及。从管理的功能上来看，国内的 HIS 已经比较成熟，和国外的 HIS 差别不大。但是国内 HIS 几乎所有的信息系统都还对应于欧美早期的管理理念，基本上都处于简单的数据输入、存储、管理和检索的阶段，还没有上升到智能临床分析和决策支持的层次。这种理念体系决定了医院在 HIS 方面的投资主要是集中在简单的硬件升级和数据库的管理上，这在很大程度上决定了尽管今天我们已经处在信息技术高速发展的时期，在过去的 10 多年 HIS 发展历程中，HIS 的实际开发水平距离国际先进水平仍然有着比较大的一段距离。

医院内部信息化进展可大致分为 3 个阶段：医院信息系统（HIS）阶段、临床管理信息系统（CIS）阶段、局域医疗卫生服务（GMIS）阶段。国际上医疗比较发达的国家正逐渐由 CIS 阶段向 GMIS 阶段过渡。然而，我国开展了信息化建设的医院均属于第一阶段，在层次上、标准上和观念上都与国外存在着很大的差距。

(二)医院信息系统的定位

医院信息系统相对于传统手工管理模式有着巨大优势，这种优势可概括为：①快速、有效地访问数据。②提高数据存储的质量。③有效提高各部门的协调合作和通信能力。④减少医院的投入。⑤减少人为的医疗错误。⑥保障护士用于病人监护的时间。⑦提高病人诊断治疗的质量。

具体而言，医院信息系统对医院有以下意义：

(1) 信息化是卫生部等级医院评审和管理需要：随着卫生部出台三级综合医院评审标

准 2011 版，全国医院信息化建设水平将会有新的提升。从整个标准体系看，从医疗服务到医疗质量控制，从医院宏观管理到精细化管理，从人工管理到智能管理，从就医环境到便民措施等，始终贯穿着强化信息化这条主线。也只有通过医院全面信息化，才能更加规范、科学地落实医院的各项管理，提高医院综合水平和社会效益、经济效益。

（2）有效提高医院决策水平信息化，使医院在获取、传递、利用医疗服务信息资源方面更加灵活、快捷，大大增强了决策者的信息处理能力和方案评估抉择能力，使管理决策更加规范化、科学化，从而提高决策的效率和效益。

（3）业务流程重组和组织结构优化信息化从根本上改变了医院收集、传输、处理和利用信息的方式，不仅解决了传统手工管理的种种弊端，更会使管理智能化、就医流程简化、医疗行为规范化，避免医疗差错，增加医疗安全系数。同时，精简了管理人员的数量和管理层次，使传统的塔形结构趋于扁平化，从而再造了医院的工作流程，不但改进和强化了集成管理，而且对医院固有的经营和管理模式产生深刻的变化，带来根本性的变革。

（4）有效降低医院运行成本：信息技术的应用范围涉及整个医院的经济活动，它可以直接影响医院价值链条中任何一环的成本，改变和改善成本结构。信息化使医院更有效地管理和利用资源，减少浪费，财务管理更加规范，信息资源的发掘将会给医院带来不可估量的财富。

（5）增强医院的综合竞争实力：信息化建设带给医院新思想、新观念，可以及时、准确、全面地为临床医生提供病人信息，使之增强医疗质量意识，对病人服务更加周到，医患关系更加密切。医院通过信息化，可及时获取国内外医学科学的最新技术、科研等信息，为临床循证管理决策提供科学数据，拓宽各类人员的视野。

总之，医院信息化不仅能简化工作程序、降低劳动强度、提高工作效率，更重要的是能带来医疗手段的重大变革、服务方式的彻底改变。

二、医院信息系统的总体设计思路

（一）医院信息系统的特点

医院信息系统作为管理信息系统的一个子类，具有其自身很强的特点和复杂性，这是由医院本身的目标、任务和性质决定的，它不仅要同其他所有管理信息系统一样追踪管理伴随人流、财流、物流所产生的管理信息，从而提高整个医院的运作效率，而且还应该支持以病人医疗信息记录为中心的整个医疗、科学、科研活动。

广义地说，医院信息管理系统是管理信息系统在医院环境的具体应用，它必定具有一些与其他管理信息系统共有的特性。但是，医院信息系统具有许多不同于一般管理信息系统的特点，为医院信息系统的设计与实现带来更高的难度，更多的复杂性。

（1）在许多情况下，它需要极其迅速的响应速度和联机事务处理能力。在一个急诊病人入院抢救的情况下，迅速、及时、准确地获得他的既往病史和医疗记录的重要性是显而易见的。

（2）医疗信息的复杂性：病人信息是以多种数据类型表达出来的，不仅是文字类型的数据，而且经常需要图形、图表、影像等类型的数据。

（3）信息的安全、保密性要求高：病人医疗记录是一种拥有法律效力的文件，它不仅在医疗纠纷案件中，而且在许多其他法律程序中均会发挥重要作用，有关人事的、财务

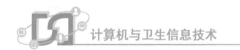

的，乃至病人的医疗信息均有严格的保密性要求。

（4）数据量大：任何一个病人的医疗记录就像一部内容不断增加的、图文并茂的书，而一个大型综合性医院拥有上百万份病人的病案是常见的。

（5）缺乏医疗信息处理的标准：这是另一个突出地导致医院信息系统开发复杂化的问题。目前医疗卫生界极少有医学信息表达、医院管理模式与信息系统模式的标准与规范。计算机专业人员在开发信息系统的过程中要花费极大精力去处理自己并不熟悉的领域的信息标准化问题，甚至要参与制定一些医院管理的模式与算法。医学知识表达的规范化，即如何把医学知识翻译成一种适合计算机的形式，是一个世界性的难题，而真正的病人电子化病历的实现，有待于这一问题的解决。

（6）高水平的信息共享需求：一个医生对医学知识（例如某种新药品的用法用量、使用禁忌，某一种特殊病例的文献描述与结论等）、病人医疗记录（无论是在院病人还是若干年前已死亡的病人）的需求可能发生在他所进行的全部医、教、研的活动中，可能发生在任何地点，而一个住院病人的住院记录摘要也可能被全院各有关临床科室、医技科室、行政管理部门所需要。因此信息的共享性设计、信息传输的速度与安全性、网络的可靠性等也是医院信息系统必须保证的。

（二）医院信息系统的要求

（1）医院信息系统应满足整体一致性、开放集成性、安全可靠性、先进性和灵活性等基本要求。

（2）实用性是评价医院信息系统的主要标准：医院信息系统应该符合现行医院体系结构、管理模式和运作程序，能满足医院一定时期内对信息的需求。它是现代化医院管理工作中不可缺少的重要组成部分，并能对提高医疗服务质量、工作效率、管理水平和在为医院带来一定的经济效益与社会效益方面产生积极的作用。

（3）医院信息系统不是简单地模拟现行手工管理方法，而是根据医院现代化管理模式采用科学化、信息化、规范化、标准化理论设计建立的。在建设医院信息系统之前，医院必须首先规范自身的管理制度及运行模式。医院信息系统建设的过程，应是自身规范管理模式和管理流程、提高工作效率、不断完善运行机制的过程。

（4）医院信息系统是一个综合性的信息系统，它的应用软件功能涉及国家有关部委制定的法律、法规，包括医疗、教育、科研、财务、会计、审计、统计、病案、人事、药品、保险、物质、设备等方面。因此，评价医院信息系统，首先必须保证与我国现行的有关法律、法规、规章制度相一致，并能满足各级医疗机构和各级卫生行政部门对信息的要求。

三、医院信息系统的结构和主要流程

医院信息系统的组成主要由硬件系统和软件系统两大部分组成。在硬件方面，要有高性能的中心服务器、大容量的存储装置、遍布医院各部门的用户终端设备及网络设备、数据通信线路等，组成信息资源共享的计算机网络结构。在软件方面，需要具有面向多个用户和多种功能的计算机软件系统，包括系统软件、数据库管理软件、应用软件和软件开发工具等，要有各种医院信息数据库及医院信息化应用管理系统。

从性质上来说，医院信息系统分为操作系统软件、数据库管理系统软件、网络管理系

统软件、医院信息系统软件。

医院信息系统又可以分为医院管理信息系统（HMIS）和临床管理信息系统（CIS）两大类。本章主要是针对"医院管理信息系统"和"临床管理信息系统"中的基本模块如"门诊管理子系统""住院收费管理子系统""医护管理子系统""药房管理子系统""药库与物资管理子系统""综合运营管理子系统"的具体操作方法进行介绍。

（一）医院信息系统的结构

医院管理信息系统（HMIS）的主要目标是支持医院的行政管理与事务处理业务，减轻事务处理人员的劳动强度，辅助医院管理，辅助高层领导决策，提高医院的工作效率，从而使医院能够以少的投入获得更好的社会效益与经济效益。HMIS 主要包括财务系统、人事系统、住院病人管理系统、药品库存管理系统。按照业务层级来分，HMIS 分为"业务层""管理层""支撑层" 3 个层次。如图 7-1 所示为医院信息系统结构。

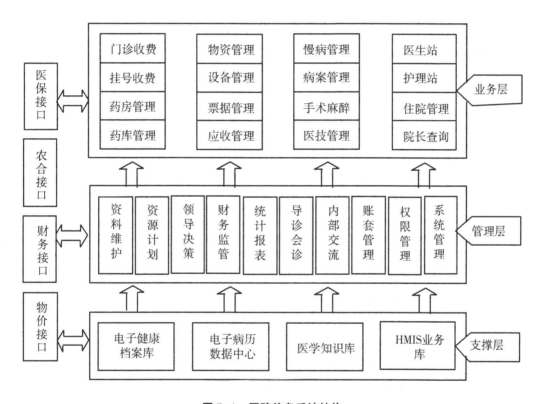

图 7-1　医院信息系统结构

（二）医院信息系统的主要流程

《牛津词典》里对流程的定义：流程是指一个或一系列连续有规律的行动，这些行动以确定的方式发生或执行，导致特定结果的实现。

国际标准化组织在 ISO9001：2000 质量管理体系标准中对流程的定义：流程是指一组将输入转化为输出的相互关联或相互作用的活动。

任何一条流程都包含了流程的 6 个要素，即资源、过程、过程中的相互作用（结构）、结果、对象和价值。同样，HMIS 中的流程也包含了这 6 个要素。下面来介绍两条在医院管理信息系统中常用的流程。

1. 门诊就诊流程　门诊就诊流程是病人前往医院进行门诊就诊所需要进行的一系列活动，包括门诊挂号、门诊医生就诊、检查判断、住院判断、开具处方、处方划价、门诊收费、门诊领药等。医院门诊就诊的基本流程如图 7-2 所示。

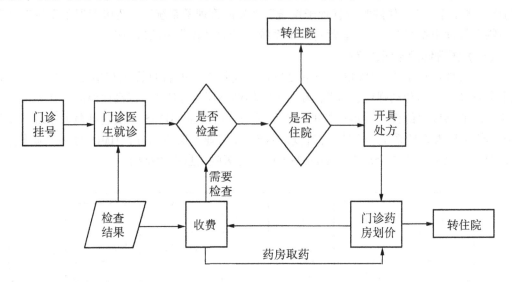

图 7-2　门诊就诊的基本流程

（1）门诊挂号：病人到医院门诊就诊时，首先要进行门诊挂号。现在也有部分民营医院已经取消了挂号环节而采用门诊导诊台直接导诊模式。

（2）门诊医生就诊：当指定了相应的科室后，病人前往医生处进行问诊。

（3）检查判断：经过医生问诊后确定是否需要病人进行检查，如需检查的，首先根据医生开具的检查单、检验单到收费室交纳相关费用后再进行相应检查，并将检查结果返回门诊医生处。

（4）住院判断：如因病情需要进行住院的，即可转到住院部进行住院治疗，并由住院医生开具相应医嘱，而不再由门诊医生单独开具处方。

（5）开具处方：如不需要进行住院治疗的，由门诊医生直接根据病情开具相应处方。

（6）处方划价：病人根据医生开具的处方前往药房进行处方划价操作。

（7）门诊收费：根据门诊药房的划价金额进行交费。

（8）门诊领药：门诊交费完成后，返回药房进行领药。

（9）离院：完成上述操作后离院。

2. 住院流程　住院流程是指病人到院接受住院治疗时所需要经过的一系列流程，包括病人入院、入院收费、医生开具医嘱、护士执行医嘱、医嘱记账、离院结算等。医院住院的基本流程如图 7-3 所示。

（1）病人入院：住院流程中的病人入院分为门诊转住院、转入院和普通入院 3 种。其中：

1）门诊转住院是指病人在门诊就诊过程中，经过门诊医生的诊断需要进行住院治疗的病人，直接转为住院。

2）转入院是指病人由于病情或家庭、个人情况从其他医院转入本院进行治疗。

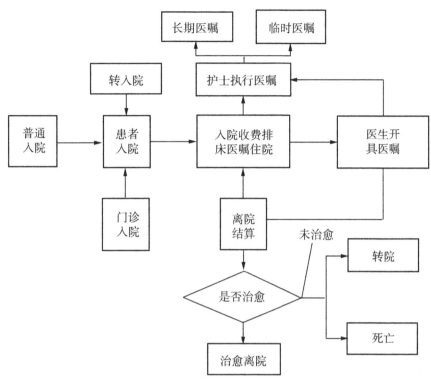

图7-3 住院基本流程

3）普通入院是指病人自行选择到本院直接进行住院治疗。

（2）入院收费：为住院病人办理入院手续，收取住院费用押金，并安排病人床位。

（3）医生开具医嘱：医生根据病人的病情开具长期医嘱或临时医嘱。

（4）护士执行医嘱：医生开具的医嘱分为临时医嘱和长期医嘱两类。临时医嘱是指医生对病人的临时安排，一般只需要执行一次。长期医嘱是指医生在病人住院期间开具的需要重复执行的一系列的治疗安排。

（5）医嘱记账：所有由医生开具并通过护士执行之后的医嘱，需要进行医嘱记账以便最后出院结算。

（6）离院结算：治疗阶段完成之后通过医生开具出院医嘱、办理出院结算工作。病人出院一般有3种情况：第一种是治愈出院，第二种是死亡，第三种是转院或病人由于个人原因要求出院。第三种情况一般统称为未愈离院。

四、基于电子病历的医院信息系统

一个完善的医院信息系统通常由上百个子系统组成，牵涉众多的专业领域。这么庞大的系统需要非常专业化的软件开发分工，整合不同厂商有特色的专业系统是医院信息系统的发展趋势。医院信息化能够取得成功，必须保证各个系统的有效集成和数据的高度共享。然而这些系统通常是随着医院的发展需求逐步建设的，它们来源于不同的厂家，基于不同的技术，缺乏统一的信息交换标准，这些系统的集成整合已经逐渐成为制约医院数字化发展的主要障碍。而如何把这些系统连接，实现各部门各专业信息共享就成了医院信息化建设中面临的一大难题。如果以传统的方式在各系统之间做接口的话，就将出现众多的接口，这会给医院信息系统的稳定性、安全性、可靠性、效率等带来巨大的隐患，同时使医院的运行维护成本成倍增长，如果医院要对其中一个应用系统进行升级或更换，就必须再做众多的数据接口。

在此背景下，需要打造一个公共的医院信息平台来代替原来数量众多的点到点数据接口，为医院信息化建设提供标准和规范。只要各应用系统都支持这些标准和规范，原则上就能与应用信息平台进行数据交换，并能同与平台相连的应用系统进行数据交换。医院信息平台的建设，为医院信息化建设提供标准和规划，并为医院内部信息共享提供一个共享和利用平台，同时为医院对外部（如区域卫生数据中心）提供一个统一的信息对外出口。

电子病历是现代医疗机构临床工作开展所必需的业务支撑系统，也是居民健康档案的主要信息来源和重要组成部分。电子病历建设是实现区域范围以居民个人为主线的临床信息共享和医疗机构协同服务的前提基础。不仅能保证健康档案"数出有源"，还能有助于规范临床路径、实现医疗过程监管，促进提高医疗服务质量和紧急医疗救治能力。医院信息平台应以电子病历为核心和基础，围绕电子病历开展建设。

（1）从业务开展来看：临床业务是医院的主要业务，而电子病历是临床业务数据的源头，只有当医生开出处方处置单后，其他业务才开始配合运作。电子病历不仅是临床业务的核心，也是医院收费的依据。

（2）从活动流程看：医院的各种流程都是围绕以病人为中心来制定的，电子病历也就成了各种流程的核心。

（3）从信息流转上看：医院所有服务都是围绕病人开展的，产生的信息主要集中在电子病历上，电子病历成为医院各部门之间信息交换的载体和桥梁，同时也是信息的交汇处。

以病人为中心，以电子病历为核心，围绕与电子病历相关的诊疗业务、管理业务及支撑体系，通过医院信息平台促进信息资源在临床医疗和管理运营中的高效利用，进而提高医疗质量、减少医疗问题、降低医疗成本、优化资源配置、提高医疗效率。

第二节　门急诊信息系统

一、概述

医疗机构的门诊和急诊是病人就医最先到达的地方，也是衡量一个医院服务水平的窗口，在医院的医疗服务中占有重要的地位。传统的门急诊信息系统是以财务核算为中心，由挂号系统、收费系统、候诊系统、药房系统等组成，属于医院管理信息系统的范畴。由于其功能单一，互相独立，已经难以适应医院信息化发展的需要，因此随着数字化医院建设的逐步推进，新型门急诊信息系统成为重要的发展趋势。

门急诊信息系统作为医院信息系统（HIS）的一个子系统，属于联机事务处理（OLTP）的范畴，能为病人提供方便、快捷的就医环境，有助于提高医院的服务质量和工作效率。

（1）门急诊工作的特点要求门急诊信息系统达到以下目标：①操作简便、快捷、准确、可行，避免和减少操作人员的人为差错。②方便病人就诊，缩短就诊时间，减少排队现象。③能进行病人的唯一身份管理，建立病人健康档案。④在医生工作站录入信息，以病人信息为中心，实现数字化管理。

（2）门急诊信息系统对系统性能的要求如下：①响应时间。②可靠性。③数据可靠性。④程序正确性。⑤灵活性。⑥安全性。

二、门急诊信息系统的功能

门急诊信息系统，是对门诊及急诊快速建档、充值、挂号、收费等进行综合管理的子系统。

（一）快速建档

单击"门诊" | "快速建档" | "建档"，弹出"建档"窗口，如图7-4所示。

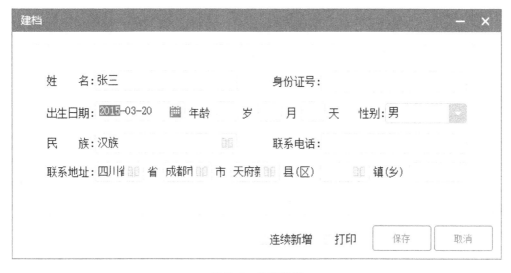

图7-4 快速建档

手工输入信息如下：

（1）病人姓名：输入病人姓名，按回车键，姓名为必须填写项目。

（2）身份证号：输入病人的身份证号码，按回车键。

（3）出生日期：直接输入病人出生年月日或年龄如"20"岁，按回车键，出生日期和年龄则显示在窗口中；如果身份证号码输入正确，出生日期则自动填写。

（4）选择性别：选择病人性别，按回车键。

（5）选择民族：选择病人民族，按回车键。

（6）联系电话：输入病人联系电话，按回车键。

（7）联系地址：选择病人联系地址，按回车键。

（8）保存档案：如果有多位病人需要建档，则勾选"连续新增"，系统将会保存当前病人的档案并弹出新的"建档"窗口，否则直接单击"保存"按钮或按回车键保存当前病人的档案。

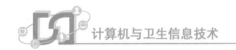

（9）健康 ID：系统将为成功建档的每位病人自动分配一个健康 ID，通过健康 ID，病人可以方便、快捷地利用医院信息平台进行挂号、交费、住院及取药等，医院则可以通过病人的健康 ID 读取病人的基本信息。

（二）预约挂号

单击"门诊" | "预约挂号" | "预约"，弹出"预约挂号"窗口，如图 7-5 所示。

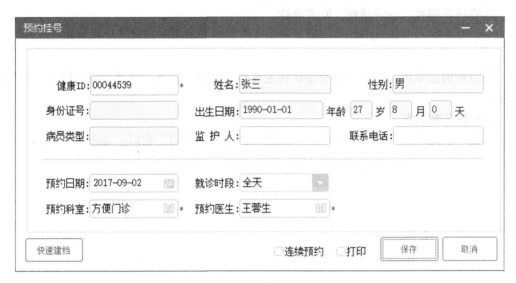

图 7-5 "预约挂号"窗口

手工输入信息如下：

（1）健康 ID：输入病人健康 ID，按回车键，将会在窗口中显示出病人的基本信息。健康 ID 为必须填写项目，如果病人尚未建档，则可以单击"快速建档"按钮进行建档。

（2）监护人：填写病人的监护人，按回车键。

（3）联系电话：输入病人联系电话，按回车键。

（4）选择预约日期：选择要预约的日期，按回车键。

（5）选择就诊时段：选择要预约的就诊时段，按回车键。

（6）选择预约科室：选择要预约的科室，按回车键。

（7）选择预约医生：选择要预约的医生，按回车键。

（8）保存挂号：如果有多位病人需要预约挂号，则勾选"连续预约"，系统将会保存当前病人的预约信息并弹出新的预约窗口，否则直接单击"保存"按钮或按回车键保存当前病人的预约信息。

（三）门诊挂号

单击"门诊" | "门诊挂号" | "普通挂号"，弹出"普通挂号"窗口，如图 7-6 所示。

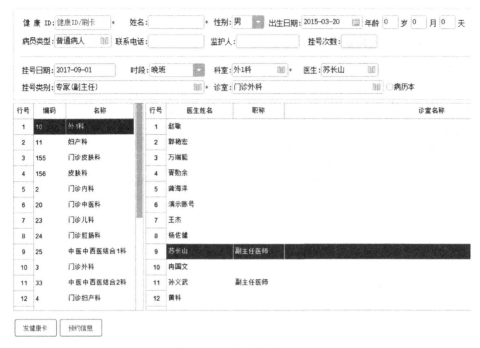

图 7-6　"普通挂号"窗口

1. 病人已经预约　可单击"预约信息"按钮，弹出"调预约签到列表"窗口，如图 7-7 所示。

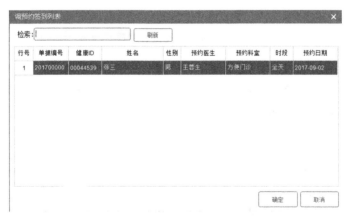

图 7-7　"调预约签到列表"窗口

2. 病人尚未预约　手工输入信息如下：

（1）健康 ID：输入病人健康 ID，按回车键，将会在窗口中显示出病人的基本信息。

（2）病人姓名：输入病人姓名，按回车键。

（3）选择性别：选择病人性别，按回车键。

（4）出生日期：输入病人出生日期或直接输入年龄后，系统会自动转换成相应出生日期。

扫码看微课

（5）病员类型：选择病人类型，按回车键。

（6）选择科室：选择病人要挂号的科室，按回车键。

（7）选择医生：选择病人要挂号的医生，按回车键。

（8）挂号类别：选择相应的"普通"或"专家"，按回车键。

（9）选择诊室：选择病人需要就诊的诊室，按回车键或单击"结算"按钮。

（10）弹出"挂号支付窗口"，显示本次挂号的费用信息，如图7-8所示。

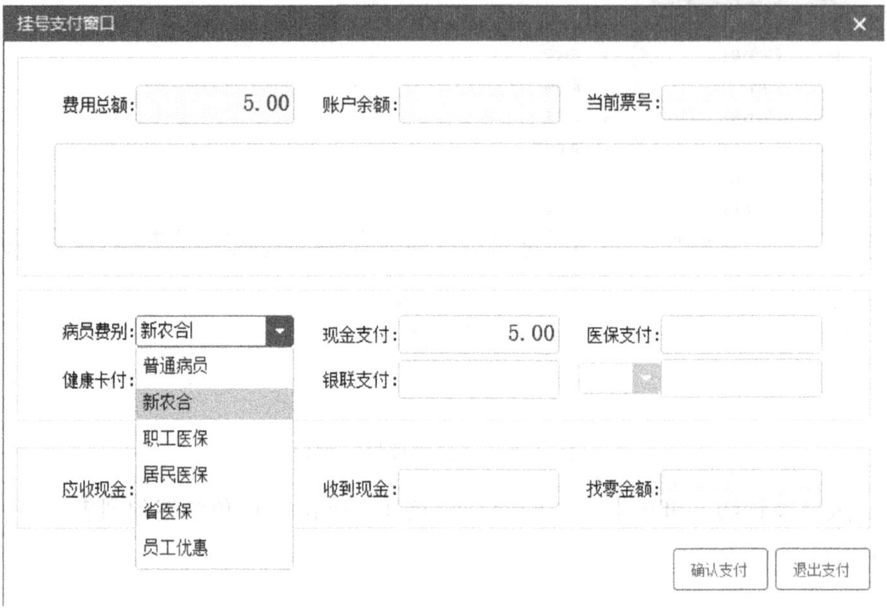

图 7-8　挂号支付窗口

（11）病员费别：选择病员费别，按回车键。

（12）支付方式：可选择"现金支付""医保支付""健康卡付""银联支付""支付宝支付""微信支付""内部医保""支票支付"等多种支付方式，按回车键确认支付或单击"退出支付"按钮，取消支付。

3. 注意事项

（1）在手工输入过程中，从一个输入框跳转到下一个输入框时直接按回车键即可，建议不要用鼠标进行操作，这样可以更好地提升操作速度。

（2）在输入过程中，当出现下拉列表框时可直接用键盘方向键↑↓进行选择，不需用鼠标进行操作。

挂号列表是挂号收费后生成的挂号单所存放的列表，主要用于查询特定时间内挂号明细情况，并对相关票据进行补打票据、修改、作废挂号等操作，如图7-9所示。

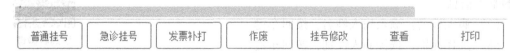

图 7-9　挂号管理

● 发票补打：选择需要进行补打的挂号单据，单击窗口右下角的"发票补打"按钮，即可补打相应的挂号票据。

● 挂号修改：选择需要进行修改的挂号单据，单击窗口右下角的"挂号修改"按钮，则弹出"修改挂号信息"对话框，如图7-10所示。按回车键或单击"保存"按钮保存当前修改，单击"取消"按钮则不保存。

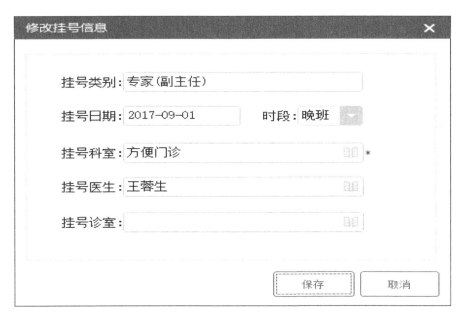

图 7-10 "修改挂号信息"对话框

● 作废：选择需要进行作废的挂号单据，单击窗口右下角的"作废"按钮，则可对相应挂号票据进行作废操作。如果已经打印了发票的挂号单据，在作废时需要输入该发票号码和作废原因。

(四) 门诊收费

单击"门诊" | "门诊收费"，弹出"门诊收费"窗口，如图7-11所示。

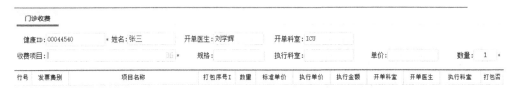

图 7-11 "门诊收费"窗口

手工输入信息如下：

（1）健康 ID：输入病人健康 ID，按回车键，将会在窗口中显示出病人的基本信息

（2）处方医生：选择医生，或输入医生编号，也可以输入医生姓名的拼音简码或五笔简码进行精确查找，然后按回车键。

（3）开单科室：默认显示处方医生所属科室，直接按回车键。

扫码看微课

（4）收费项目：如图 7-12 所示，选择需要收费的项目，也可以通过项目名称的拼音简码或五笔简码进行精确查找，然后按回车键。

编码	名称	计量单位	规格说明	门诊单价	打包
888	糖类抗原测定	项		21	否
889	肿瘤相关抗原测定	项		16	否
890	铁蛋白测定（院外）	项		40	否
891	显形胶质蛋白(AP)测定	项		40	否
892	触珠蛋白测定	项		15	否
894	细菌抗原分析	项		36	否
895	总IgE测定	项		30	否
896	吸入物变应原筛查	项		25	否
899	肿瘤坏死因子测定(TNF)	项		16	否
900	恶性肿瘤特异生长因子(TSGF)测定（院外）	项		60	否

图 7-12　收费项目

（5）执行科室：默认显示处方医生所属科室，按回车键。

（6）单价：单价由系统自动生成。

（7）数量：输入数量值，按回车键。

（8）光标会再次跳到第（4）步"收费项目"输入框，如图 7-13 所示。如需继续为该病人录入其他项目，则依序输入直到录完所有项目为止。

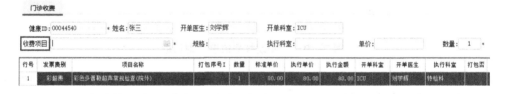

图 7-13　光标再次跳到项目名称

（9）如果不再需要录入其他门诊项目，则直接按回车键或单击"结算"按钮，此时会弹出"门诊支付窗口"，如图 7-14 所示。

下面对有关支付等项目做简单介绍。

- 现金支付：病人需要支付现金。
- 医保支付：病人通过医保账户支付（刷医保卡）。
- 健康卡支付：病人通过健康卡账户支付（刷医院健康卡）。
- 银联支付：病人使用银联卡支付。
- 优惠金额：给病人优惠的金额。
- 挂账支付：病人欠款需要挂账。
- 内部医保：医院内部人员支付。
- 微信支付：病人使用微信支付。
- 支付宝支付：病人使用支付宝支付。
- 支票支付：病人使用支票支付的金额。
- 收到现金：收费员所收到的现金和账户支付的金额。

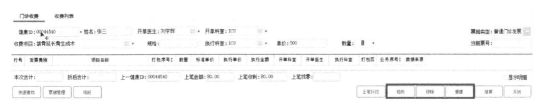

图7-14　门诊支付窗口

●找零金额：收费员找给病人的金额。

●打印发票：勾选"打印发票"，则在支付后打印门诊发票，否则不打印门诊发票。按两次回车键确认支付并且打印门诊发票。

注意事项：在录入门诊收费项目时，如果发现某个项目名称录入有误，可在"门诊收费"界面单击"重建"按钮，清除当前录入的内容；如果要删除已录入完成的项目，可在"门诊收费"界面单击要删除的项目名称，再单击"移除"按钮，则删除此项目记录，如图7-15所示。

图7-15　门诊收费

(五) 收费列表

门诊收费列表是门诊收费后生成的收费单的汇总列表，主要用于查看收费记录、发票补打、门诊病历导出、整单退费及打印。

单击"门诊"｜"收费列表"，弹出"收费列表"窗口，如图7-16所示。

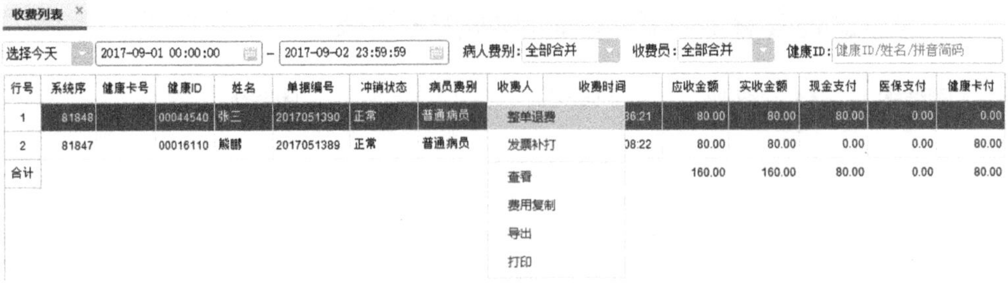

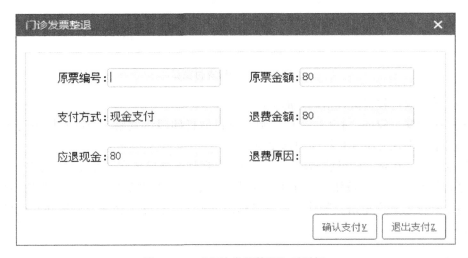

图 7-16　"收费列表"窗口

（1）发票补打：选择要补打发票的行号，单击右键选择"发票补打"，可以补打之前漏打或暂时没有打印的门诊发票。

（2）整单退费：选择要整单退费的行号，单击右键选择"整单退费"，弹出"门诊发票整退"对话框，即可对当前的收费单据进行整单退费，如图 7-17 所示。

门诊发票整退

原票编号：	原票金额：80
支付方式：现金支付	退费金额：80
应退现金：80	退费原因：

确认支付V　　退出支付Z

图 7-17　"门诊发票整退"对话框

（3）打印：选择要打印的行号，单击右键选择"打印"，在弹出的打印窗口中选择"门诊收费列表"或者"门诊收费明细"，再单击"打印"按钮，如图 7-18 所示。

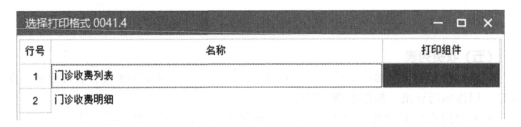

图 7-18　门诊收费打印

第三节 药品信息管理系统

一、概述

药品信息管理系统，是对药房及药库等进行综合管理的子系统，主要围绕药品管理来操作。根据需求，系统主要实现药品库存管理、药房管理两大业务，为用户提供任意时间段的药品库存查询，设置药品库存下限查询。同时，还向用户提供库存报表、销售报表、即将过期药品报表、利润报表等丰富的报表。

二、药品信息管理系统的功能

（一）药房管理

药房管理是对门诊及住院病人的处方进行划价、发药、退药等操作的子系统，主要包括"门诊划价""门诊发药""门诊处方列表""住院划价""住院发药"等功能，下面简单介绍几种。

1. 门诊划价　单击"西药房"｜"门诊划价"，弹出"西药房门诊划价"窗口，如图7-19 所示。

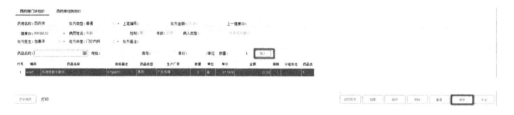

图7-19 "西药房门诊划价"窗口

手工输入信息如下：

（1）药房名称：选择"西药房"，按回车键。

（2）处方类型：选择"普通"，按回车键。

（3）健康 ID：输入病人健康 ID，按回车键，将会在窗口中显示出病人的基本信息。

（4）处方医生：选择处方医生，或输入医生编号，也可以输入医生姓名的拼音简码或五笔简码进行精确查找，按回车键。

（5）处方科室：默认显示处方医生所属科室，直接按回车键。

（6）处方备注：填写该处方的备注信息。

（7）药品名称：如图 7-20 所示，选择需要划价的药品，也可以通过药品名称的拼音简码或五笔简码进行精确查找，选择完成后会自动显示出该药品的规格、库存及单价，按回车键。

| 西药房门诊划价 | 西药房门诊发药 | 西药房门诊处方列表 | 西药房住院划价 | 西药房住院发药 |

药房名称：西药房　　处方类型：普通　　*　　上笔编号：　　　　处方金额：0　　　　　上一健康ID：

健康ID：00016110　*　病员姓名：熊鹏　　　　性别：男　年龄：33岁　病人类型：　　□允许无卡就诊

处方医生：包惠萍　　处方科室：门诊内科　*　处方备注：

药品名称：　　　　　　规格：15mgx14片　　库存：21　　单价：35.4774　/盒　数量：　1　　[加入]

编码	名称	规格描述	剂型	可用数量	零售单价	零售单位	生产厂家	农合类别	医保类别
4347	头孢克肟分散片	0.1gx8片	片剂	86	27.1976	盒	广东先强		
4364	兰索拉唑肠溶片	15mgx14片	片剂	21	35.4774	盒	成都倍特药业有限公司		
4375	布地奈德福莫特罗粉吸入剂（限）	160ug/4.5ug x 60支	粉散剂	8	261.4065	支	瑞典阿斯利康		
4379	康莱特注射液（限）	10g:100ml	注射剂	29	303.1055	瓶	浙江康莱特药业有限公司		
4380	磷酸氯钠注射液	0.5g:10ml	注射剂	346	1.0350	支	天津药业集团新郑股份有限		
4387	盐酸艾司洛尔注射液*	10ml:0.1g	注射剂	3	43.0215	支	齐鲁制药有限公司		
4393	重组人促红素注射液（CHO细胞）	10000iu	注射剂	8	92.5750	支	沈阳三生制药有限公司		
4407	阿卡波糖胶囊（贝希）	50mgx30粒	胶囊	2166	1.5804	粒	四川绿叶制药股份有限公司		
4409	注射用胸腺五肽	1mg	注射剂	93	20.4010	支	成都天台山制药有限公司		
4414	注射用头孢美唑钠	0.5g	注射剂	141	26.6110	支	四川合信药业有限责任公司		

图 7-20　药品名称

（8）数量：输入数量值，按回车键或单击"加入"按钮，将当前药品添加到划价药品列表中。

（9）保存：将需要划价的所有药品添加到划价药品列表中后，单击右下方的"保存"按钮，完成划价操作。

（10）移除药品：如果要移除已添加的某个药品，可在划价药品列表中选中要移除的药品名称，单击右下方的"移除"按钮，即可移除该药品。

（11）修改数量：如果需要修改药品的数量，可在划价药品列表中双击已添加的药品或选中已添加的药品，然后单击"修改"按钮，在弹出的"划价药品修改"窗口中输入要修改的药品数量，单击"确认"按钮完成划价药品修改，如图 7-21 所示。

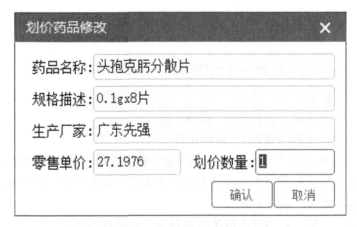

图 7-21　划价药品数量修改

（12）重建划价：如果要删除已添加的所有药品，单击右下方的"重建"按钮即可清空划价药品列表并重置划价窗口所有信息。

2. 门诊发药　单击"西药房"｜"门诊发药"，弹出"西药房门诊发药"窗口，如图 7-22 所示。

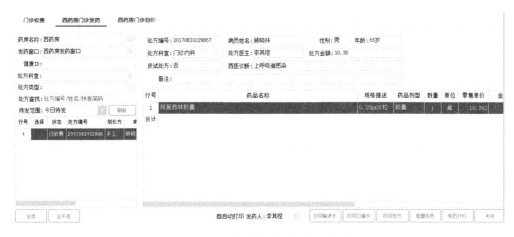

图7-22 "西药房门诊发药"窗口

"西药房门诊发药"窗口默认显示本药房今日所有待发的药品，如果需要查询指定药品，可手工输入信息如下：

（1）药房名称：选择药房名称，按回车键。

（2）发药窗口：选择发药窗口，按回车键。

（3）健康ID：输入健康ID，按回车键。

扫码看微课

（4）处方科室：选择处方科室，按回车键。

（5）处方类型：选择处方类型，按回车键。

（6）处方查找：输入要查找的处方编号，也可以通过药品名称的拼音简码或五笔简码进行精确查找，选择完成后会自动显示出该药品的规格、库存及单价，按回车键。

（7）待发范围：选择待发范围，默认选择为"今日待发"，按回车键。

（8）单个发药：在发药列表中选定要发的行号，单击右下角的"发药"按钮或按快捷键F8，弹出窗口询问是否确定发药，单击"是"按钮确定发药，单击"否"按钮取消发药。

（9）批量发药：在发药列表下方选择"全选"按钮，单击右下角的"批量发药"按钮，弹出窗口询问是否确定批量发药，单击"是"按钮确定批量发药，单击"否"按钮取消批量发药，如图7-23所示。

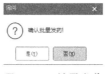

图7-23 批量发药

3. 门诊退药 单击"西药房"｜"门诊处方列表"，弹出"西药房门诊处方列表"窗口，如图7-24所示。

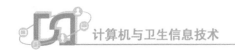

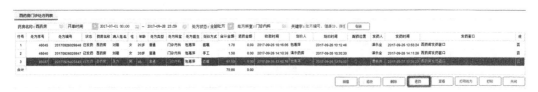

图 7-24　"西药房门诊处方列表"窗口

操作步骤如下：

（1）在"关键字"编辑框中输入"处方编号""健康 ID""病人姓名"中的一项，筛选出"已发药"的处方信息。

（2）选定该处方信息，单击右下方的"退药"按钮，弹出"门诊处方退药"窗口，如图 7-25 所示。

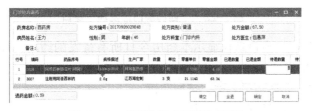

图 7-25　"门诊处方退药"窗口

（3）在待退药品行号的待退数量上双击左键，输入需要退药的数量，单击"确定"按钮，即可完成退药。

（4）如果待退药品为该处方所有药品，则无须输入退药数量，直接单击"全退"按钮即可完成退药。

（5）处方状态为"已收费"时，系统将不允许退药，如图 7-26 所示。

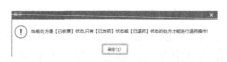

图 7-26　退费失败

4. 住院划价　单击"西药房"｜"住院划价"，弹出"西药房住院划价"窗口，如图 7-27 所示。

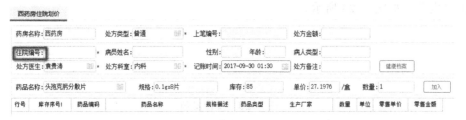

图 7-27　"西药房住院划价"窗口

手工输入信息如下：

（1）药房名称：选择"西药房"，按回车键。

（2）处方类型：选择完处方类型，按回车键。

（3）住院编号：输入病人的住院编号（此处与门诊划价不同），按回车键，将会在窗口中显示出病人的基本信息。

（4）处方医生：选择处方医生或输入医生编号，也可以输入医生姓名的拼音简码或五笔简码进行精确查找，然后按回车键。

（5）处方科室：默认显示处方医生所属科室，直接按回车键。

（6）记账时间：选择该处方的记账时间。

（7）处方备注：填写该处方的备注信息。

（8）药品名称：选择需要划价的药品，也可以通过药品名称的拼音简码或五笔简码进行精确查找，选择完成后会自动显示出该药品的规格、库存及单价，按回车键。

（9）数量：输入数量值，按回车键或单击"加入"按钮，将当前药品添加到划价药品列表中。

（10）保存：将需要划价的所有药品添加到划价药品列表中后，如需继续划价，则勾选"连续"并单击右下方的"保存"按钮完成划价操作，否则直接单击"保存"按钮即可。

（11）移除药品：如果要移除已添加的某个药品，可在划价药品列表中选中要移除的药品名称，单击右下方的"移除"按钮，即可移除该药品。

（12）修改数量：如果需要修改药品的数量，可在划价药品列表中双击已添加的药品或选中已添加的药品，然后单击"修改"按钮，在弹出的"划价药品修改"窗口中输入要修改的药品数量，单击"确认"按钮完成划价药品修改。

（13）重建划价：如果要删除已添加的所有药品，单击右下方的"重建"按钮，即可清空划价药品列表并重置划价窗口所有信息。

5. 住院发药　单击"西药房"｜"住院发药"，弹出"西药房住院发药"窗口，如图 7-28 所示。

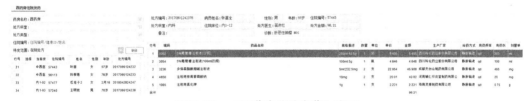

图 7-28　"西药房住院发药"窗口

"西药房住院发药"窗口默认显示本药房今日所有待发的在院处方药品，如果需要查询指定药品，可手工输入信息如下：

（1）药房名称：选择药房名称，按回车键。

（2）发药窗口：选择发药窗口，按回车键。

（3）住院编号：输入病人的住院编号或健康 ID，也可输入病人姓名或拼音简码，按回车键。

（4）处方科室：选择处方科室，按回车键。

（5）处方类型：选择处方类型，按回车键。

（6）待发范围：选择待发范围，默认选择为"在院处方"，按回车键。

（7）单个发药：在发药列表中选定要发药的行号，单击右下角的"发药"按钮或按快捷键"F8"，弹出窗口询问是否确定发药，单击"是"按钮确定发药，单击"否"按钮

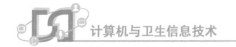

取消发药，如图7-29所示。

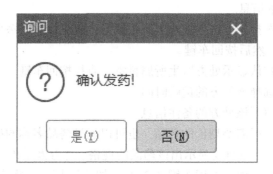

图7-29　确认发药

（8）批量发药：在发药列表下方选择"全选"按钮，单击右下角的"批量发药"按钮，弹出窗口询问是否确定批量发药，单击"是"按钮确定批量发药，单击"否"按钮取消批量发药。

6. 住院退药　单击"西药房" | "住院发药列表"，弹出"西药房住院发药列表"窗口，如图7-30所示。

图7-30　"西药房住院发药列表"窗口

操作步骤如下：

（1）在"关键字"编辑框中输入"住院编号""处方编号""健康 ID""病人姓名"中的一项，筛选出"已发药"的处方信息。

（2）选定该处方信息，单击右下方的"退药"按钮，弹出"西药房住院处方退药"窗口，如图7-31所示。

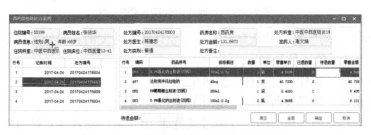

图7-31　"西药房住院处方退药"窗口

（3）如果有多个处方，则先选定要退药的处方编号。

（4）在选定处方待退药品行号的待退数量上双击左键，输入需要退药的数量，单击"确定"按钮即可完成退药。

（5）如果待退药品为该处方所有药品，则无须输入退药数量，直接单击"全退"按钮即可完成退药。

（6）处方状态为"已收费"时，系统将不允许退药。

（二）药库管理

药库管理系统是对院内的药品库房进行整体库存管理的子系统，主要包括"采购计划""采购入库""采购退货""零售调价""科室领用""药房申领""效期统计""库存预警""库存盘点"等功能。

1. 采购计划 单击"新增"按钮，弹出"新建药品采购计划"窗口，如图7-32所示。

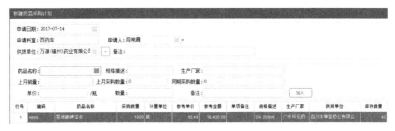

图7-32 "新建药品采购计划"窗口

手工输入信息如下：

（1）申请日期：选择申请日期，按回车键。

（2）申请科室：选择申请科室，按回车键。

（3）申请人：选择申请人，按回车键。

（4）供货单位：选择供货单位，按回车键。

扫码看微课

（5）供货单位备注：输入供货单位备注，按回车键。

（6）药品名称：选择需要采购的药品名称，也可以通过药品名称的拼音简码或五笔简码进行精确查找，选择完成后会自动显示出该药品的规格、厂家，然后按回车键。

（7）药品单价：输入该药品的单价，按回车键。

（8）药品数量：输入要采购该药品的数量，按回车键。

（9）药品备注：输入该药品的采购备注信息，按回车键或单击"加入"按钮将当前药品添加至新建药品采购计划中。

（10）保存提交：将需要采购的药品添加到新建药品采购计划中后，单击右下方的"保存提交"按钮，将采购药品添加到"西药库采购计划"表中。

（11）移除药品：如果要移除已添加的某个药品，可在采购列表中选中要移除的药品名称，单击右下方的"移除"按钮即可移除该药品。

（12）存为草稿：如果本次添加的药品暂时不在采购计划中，可单击"存为草稿"按钮，供下次采购使用。

（13）过单：采购计划提交后必须经过"过单"才能入库。在采购列表中选择已提交的采购计划，单击"过单"按钮，弹出"过单"窗口，如图7-33所示，单击"确定过单"按钮即可完成过单操作。

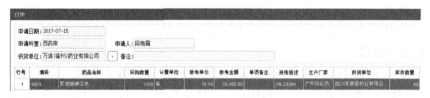

图 7-33 采购计划过单

2. 采购入库 单击"西药库"｜"采购入库",弹出"西药库采购入库"窗口,单击"新增"按钮,弹出"新建药品采购入库单"窗口,如图 7-34 所示。

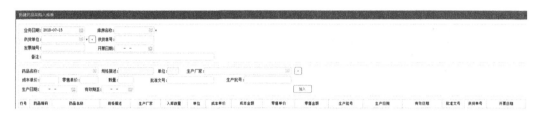

图 7-34 "新建药品采购入库单"窗口

如果需要入库的药品已经通过采购计划审核,可单击"采购计划"按钮,在弹出的"西药库采购计划选择列表"中选择需要入库的计划单号,单击"选择"按钮,即可将采购计划药品信息导入"新建药品采购入库单"中,如图 7-35 所示。

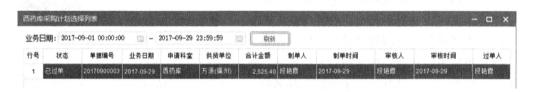

图 7-35 西药库采购计划选择列表

如果要直接添加采购入库单,则手工输入信息如下:

(1)业务日期:选择申请日期,按回车键。

(2)库房名称:选择申请科室,按回车键。

(3)供货单位:选择供货单位,按回车键。

(4)供货单号:选择供货单位,按回车键。

(5)发票编号:输入发票编号,按回车键。

(6)供货备注:输入供货备注,按回车键。

(7)药品名称:选择需要采购的药品名称,也可以通过药品名称的拼音简码或五笔简码进行精确查找,选择完成后会自动显示出该药品的规格、单位,按回车键。

(8)生产厂家:选择该药品的生产厂家,按回车键。

(9)成本单价:输入该药品的成本单价,按回车键。

(10)零售单价:输入该药品的零售单价,按回车键。

(11)采购数量:输入要采购该药品的数量,按回车键。

(12)生产批号:输入该药品的生产批号,按回车键。

(13)生产日期:选择该药品的生产日期,按回车键。

（14）有效期：选择该药品的有效期时间，按回车键或单击"加入"按钮，将当前药品添加至新建药品采购入库单中。

（15）保存提交：将需要采购的药品添加到新建药品采购入库单后，单击右下方的"保存提交"按钮，将采购药品添加到"西药库采购入库"表中。

（16）移除药品：如果要移除已添加的某个药品，可在采购列表中选中要移除的药品名称，单击右下方的"移除"按钮即可移除该药品。

（17）存为草稿：如果本次添加的药品暂时不在采购入库中，可单击"存为草稿"按钮供下次采购入库使用。

（18）过单：采购入库提交后必须经过"过单"审核，在采购入库列表中选择已提交的采购入库单，单击"过单"按钮，弹出"过单"窗口，如图7-36所示。

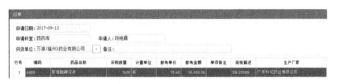

图7-36　采购入库过单

3. 科室领用　单击"西药库"｜"科室领用"，弹出"西药库科室领用"窗口。单击"新增"按钮，弹出"新建西药库科室领用单"窗口，如图7-37、图7-38所示。

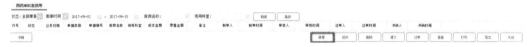

图7-37　"西药库科室领用"窗口

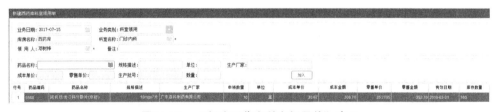

图7-38　"新建西药库科室领用单"窗口

手工输入信息如下：

（1）业务日期：选择业务日期，按回车键。

（2）业务类型：选择业务类型，默认为"科室领用"，按回车键。

（3）库房名称：选择库房名称，按回车键。

（4）科室名称：选择要领用的科室名称，按回车键。

（5）领用人：选择领用人，按回车键。

（6）领用备注：输入领用备注，按回车键。

（7）药品名称：选择需要领用的药品名称，也可以通过药品名称的拼音简码或五笔简码进行精确查找，选择完成后会自动显示出该药品的规格、单位、生产厂家、成本单价、零售单价、生产批号，然后按回车键。

（8）领用数量：输入要领用该药品的数量，按回车键或单击"加入"按钮，将当前

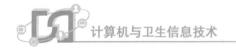

药品添加新建科室领用单中。

（9）保存提交：将需要采购的药品添加到新建科室领用单后，单击右下方的"保存提交"按钮，将药品添加到"西药库科室领用"表中。

（10）移除药品：如果要移除已添加的某个药品，可在领用列表中选中要移除的药品名称，单击其右下方的"移除"按钮，即可移除该药品。

（11）存为草稿：如果本次添加的药品暂时不在领用计划内，可单击"存为草稿"按钮，供下次科室领用使用。

（12）过单：科室领用提交后必须经过"过单"审核，在科室领用列表中选择已提交的领用单，单击"过单"按钮，弹出"过单"窗口，然后单击"确定过单"按钮即可完成过单操作。

4. 药房申领　单击"西药库"｜"药房申领"，弹出"西药库药房申领"窗口，单击"新增"按钮，弹出"新建西药库药房申领单"窗口，如图7-39所示。

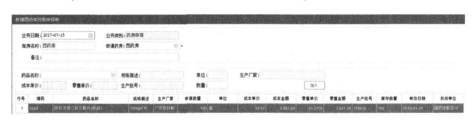

图7-39　"新建西药库药房申领单"窗口

手工输入信息如下：

（1）业务日期：选择业务日期，按回车键。

（2）业务类型：选择业务类型，默认为"药房申领"，按回车键。

（3）库房名称：选择库房名称，按回车键。

（4）申请药房：选择要申领的药房名称如"西药房"，按回车键。

（5）申领备注：输入申领备注，按回车键。

（6）药品名称：选择需要领用的药品名称，也可以通过药品名称的拼音简码或五笔简码进行精确查找，选择完成后会自动显示出该药品的规格、单位、生产厂家、成本单价、零售单价、生产批号，然后按回车键。

（7）申领数量：输入要申领该药品的数量，按回车键或单击"加入"按钮，将当前药品添加至新建药房申领单中。

（8）保存提交：将需要申领的药品添加到新建药房申领单后，单击右下方的"保存"按钮，将药品添加到"西药库科室领药房申领"表中。

（9）移除药品：如果要移除已添加的某个药品，可在领用列表中选中要移除的药品名称，单击右下方的"移除"按钮即可移除该药品。

（10）存为草稿：如果本次添加的药品暂时不在申领计划内，可单击"存为草稿"按钮供下次药房申领使用。

（11）过单：药房申领提交后必须经过"过单"审核，在药房申领列表中选择已提交的领用单，单击"过单"按钮，弹出"过单"窗口，单击"确定过单"按钮即可完成过单操作。

5. 零售调价　单击"西药库" | "零售调价",弹出"西药库零售调价"窗口,单击"新增"按钮,弹出"新建药品零售调价单"窗口,如图7-40所示。

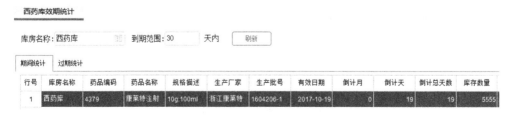

图7-40　"新建药品零售调价单"窗口

手工输入信息如下:

(1) 生效时间:选择生效时间,按回车键。

(2) 调价库房:选择要调整价格的库房名称如"西药库",按回车键。

(3) 调价原因:输入要调价的原因,按回车键。

(4) 药品名称:选择需要调价的药品名称,也可以通过药品名称的拼音简码或五笔简码进行精确查找,选择完成后会自动显示出该药品的规格、单位、生产厂家、生产批号、成本单价、原零售价,然后按回车键。

(5) 现成本价:输入要修改的现成本价,按回车键。

(6) 现零售价:输入要修改的现零售价,按回车键或单击"加入"按钮,将当前药品添加至新建药品零售调价单中。

(7) 保存提交:将需要调价的药品添加到新建药品零售调价单后,单击右下方的"保存提交"按钮,将药品添加到"西药库零售调价"表中。

(8) 移除药品:如果要移除已添加的某个药品,可在领用列表中选中要移除的药品名称,单击右下方的"移除"按钮即可移除该药品。

(9) 存为草稿:如果本次添加的药品暂时不在调价计划内,可单击"存为草稿"按钮供下次调价使用。

(10) 过单:零售调价单提交后必须经过"过单"审核,在调价列表中选择已提交的调价单,单击"过单"按钮,弹出"过单"窗口,单击"确定过单"按钮即可完成过单操作。

6. 效期统计　单击"西药库" | "效期统计",弹出"西药库效期统计"窗口,如图7-41所示。

图7-41　"西药库效期统计"窗口

统计操作如下:

（1）库房名称：选择要统计的库房名称，按回车键。

（2）到期范围：输入要统计的到期范围如"30 天内"，按回车键或单击"刷新"按钮，即可在"期间统计"列表中显示出所有 30 天内即将超过有效期的药品。

（3）单击"过期统计"列表，可以查询已经过期的药品清单。

7. 库存预警　单击"西药库"｜"库存预警"，弹出"西药库库存预警"窗口，如图 7-42 所示。

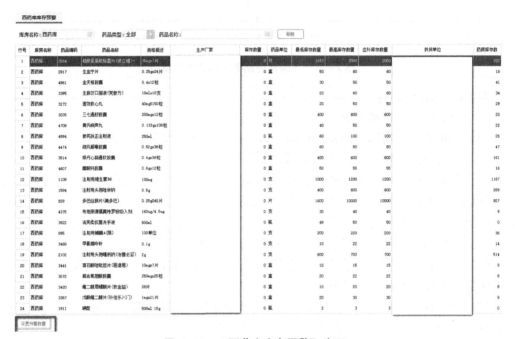

图 7-42　"西药库库存预警"窗口

操作如下：

（1）库房名称：选择要统计的库房名称，按回车键。

（2）药品类型：选择药品类型，按回车键。

（3）药品名称：选择要查看的药品名称，如不选择，默认为所有药库药品，按回车键或单击"刷新"按钮，即可在列表中显示出药品的"库存数量""最低库存数量""最高库存数量""应补库存数量"等信息。

（4）设置预警数量：单击左下方的"设置预警数量"按钮，弹出"库存预警编辑"窗口，如图 7-43 所示。

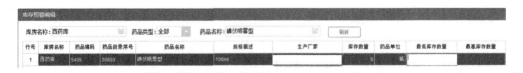

图 7-43　"库存预警编辑"窗口

（5）在"库存预警编辑"窗口中选择要设置预警的药品名称，按回车键或单击"刷新"按钮。

（6）最低库存数量：双击"最低库存数量"，输入数量，按回车键。

（7）最高库存数量：双击"最高库存数量"，输入数量，按回车键即可，需要注意的是最低库存数量不能高于最高库存数量。

8. 库存盘点　单击"西药库" ｜ "库存盘点"，弹出"新建西药库盘点单"窗口，如图7-44所示。图7-45所示为"库存盘点功能"选项。

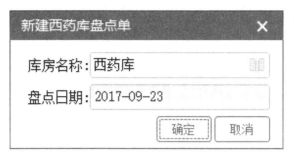

图7-44　"新建西药库盘点单"窗口

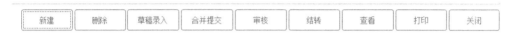

图7-45　"库存盘点功能"选项

操作如下：

（1）在弹出的"新建西药库盘点单"上单击"确定"按钮生成盘点单。

（2）在库存盘点列表中选择刚生成的盘点单，单击右下方的"草稿录入"按钮，弹出"西药库盘点单明细"窗口，如图7-46所示。

行号	药品编码	药品序号	规格描述	药品类型	药品剂型	生产厂家	计量单位	生产批号	成本单价	零售单价	账面库存数	账面成本金	账面零售金	实存数量	实存成本金	实存零售金
1	4364	兰索拉唑肠	15mgx14片	西药	片剂			170204	30.85	35.4775	555	17121.75	19690.01	300	9255.00	10643.25
2	4379	康莱特注射	10g:100ml	中成药	注射剂		瓶	1604206-1	263.57	303.1055	5554	1463867.78	1683447.95	200	52714.00	60621.10
3	4380	葡酸氯钠注	0.5g:10ml	西药	注射剂		支	1608032	0.90	1.0350	555	499.50	574.43	200	180.00	207.00
4	4409	注射用胸腺	1mg	西药	注射剂		支	160501	17.74	20.4010	55555	985545.70	1133377.56	200	3548.00	4080.20
5	4414	注射用头孢	0.5g	西药	注射剂		支	16122003	23.14	26.6110	7777	179959.78	206953.75	200	4628.00	5322.20
6	3393	注射用更昔	0.25g	西药	注射剂			000000	10.3040	10.3040	100	1030.40	1030.40	50	515.20	515.20
7	5350	葡酸川芎嗪	50mgX100	西药	片剂		瓶	000000	14.95	14.95	100	1495	1495	50	747.50	747.50
8	5350	葡酸川芎嗪	50mgX100	西药	片剂		瓶	000000	14.95	14.95	100	1495	1495	50	747.50	747.50

图7-46　"西药库盘点单明细"窗口

（3）选择库房名称和药品名称，按回车键或单击"刷新"按钮即可在列表中显示药品的盘点信息。

（4）依次双击药品所在行号的"实存数量"列并输入实际该药品的库存数量，按回车键确定，全部输入完成后关闭"西药库盘点单明细"窗口。

（5）"草稿录入"后该盘点单状态已更改为"数完录单"，单击"合并提交"按钮可以进行合并提交操作。

（6）"合并提交"后该盘点单状态已更改为"已提交"，单击"审核"按钮可以进行审核操作。

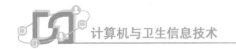

（7）"审核"后该盘点单状态已更改为"已审核"，单击"结账"按钮可以进行结账操作。

（8）"结账"后该盘点单状态已更改为"已结账"，单击"结账"按钮可以进行结账操作。

（9）注意库存盘点的顺序为："草稿录入"｜"合并提交"｜"审核"｜"结账"，此顺序不可跳序使用，否则系统会弹出相关的错误信息提示拒绝操作，如图7-47所示。

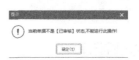

图7-47 西药库盘点错误提示

9. 库存一览表　单击"西药库"｜"库存一览表"，弹出"西药库库存一览表"窗口，如图7-48所示。

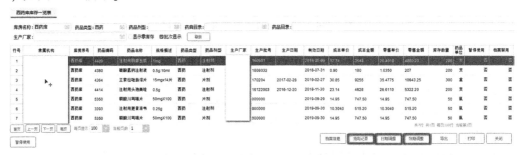

图7-48 "西药库库存一览表"窗口

操作如下：

（1）库房名称：选择库房名称，按回车键。

（2）药品类型：选择药品类型如"西药"，按回车键。

（3）药品剂型：选择药品剂型如"片剂"，按回车键。

（4）药典目录：选择药典目录，按回车键。

（5）药品目录：选择药品目录，按回车键。

（6）生产厂家：选择生产厂家，按回车键。

（7）显示零库存：如果需要只显示零库存的药品，可勾选此选项。

（8）批次显示：如果需要显示药品生产批次等信息，可勾选此选项。

（9）单击"刷新"按钮，即可显示出所有符合条件的药品。

（10）档案信息：在库存一览表中选择要查看档案信息的药品，单击"档案信息"按钮，可查看选中药品的档案信息。

（11）流向记录：在库存一览表中选择要查看流向记录的药品，单击"流向记录"按钮，弹出"药品流向记录"窗口，如图7-49所示。

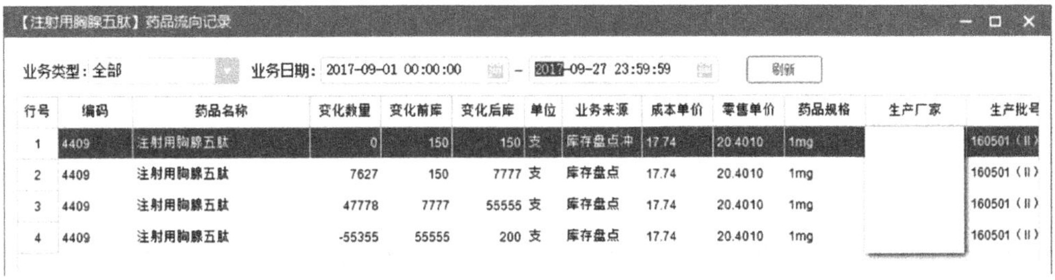

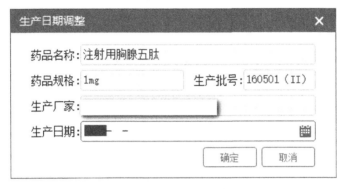

行号	编码	药品名称	变化数量	变化前库	变化后库	单位	业务来源	成本单价	零售单价	药品规格	生产厂家	生产批号
1	4409	注射用胸腺五肽	0	150	150	支	库存盘点冲	17.74	20.4010	1mg		160501（II）
2	4409	注射用胸腺五肽	7627	150	7777	支	库存盘点	17.74	20.4010	1mg		160501（II）
3	4409	注射用胸腺五肽	47778	7777	55555	支	库存盘点	17.74	20.4010	1mg		160501（II）
4	4409	注射用胸腺五肽	-55355	55555	200	支	库存盘点	17.74	20.4010	1mg		160501（II）

图 7-49 "药品流向记录"窗口

（12）生产日期调整：在库存一览表中选择要调整生产日期的药品，单击"日期调整"按钮，弹出"生产日期调整"窗口，如图 7-50 所示。

图 7-50 "生产日期调整"窗口

（13）效期调整：在库存一览表中选择要调整有效期的药品，单击"效期调整"按钮，弹出"药品效期调整"窗口，如图 7-51 所示。

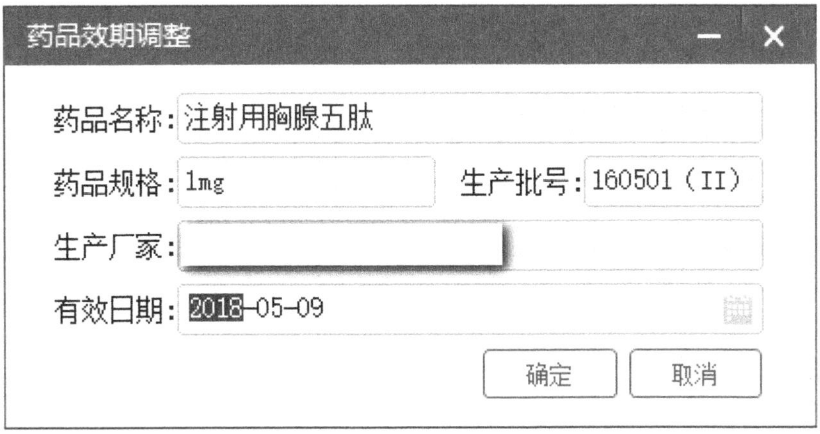

图 7-51 "药品效期调整"窗口

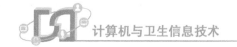

第四节　住院信息系统

一、概述

随着计算机技术的发展和普及，医院需要借助计算机信息技术来提高医院的各项管理能力和自身的工作效率。因此，住院管理信息系统就成为各家医院信息化必备的工具，是医院日常管理不可缺少的工具之一。同时，系统开发工具的智能化、人性化，使得所开发的系统充分满足了医院的各种需要。

二、住院信息系统的功能

住院信息系统是住院中心对住院病人进行住院登记、交款、记账、结算、床位管理、出院等操作的子系统。

（一）住院预约

单击"住院" | "住院预约" | "新增"，弹出"新增"窗口，如图 7-52 所示。

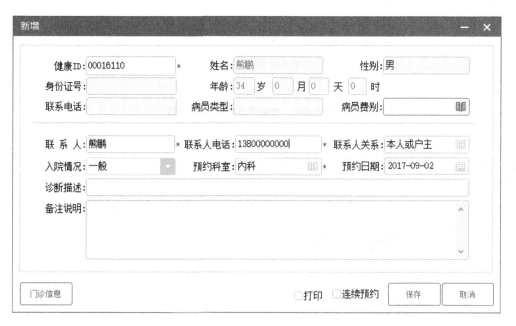

图 7-52　"新增"窗口

手工输入信息如下：

（1）健康 ID：输入病人健康 ID，按回车键，在窗口中显示出病人的基本信息。健康 ID 为必须填写项目，如果要查询病人门诊信息或病人尚未建档，则可以单击"门诊信息"按钮进行查询或建档。如果健康 ID 正确，则自动显示病人的姓名、性别、身份证号、年龄、联系电话及病员类型。

（2）联系人电话：填写病人的联系人电话，按回车键。

（3）联系人关系：选择病人与联系人关系，按回车键。

（4）入院情况：选择病人的入院情况，按回车键。

（5）预约科室：选择要预约的科室，按回车键。

（6）预约日期：选择要预约的日期，按回车键。

（7）诊断描述：输入对该病人的诊断描述，按回车键。

（8）备注说明：输入对该病人的备注说明，按回车键。

（9）保存预约：如果有多位病人需要预约住院，则勾选"连续预约"，系统将会保存当前病人的预约信息并弹出新的预约窗口，否则直接单击"保存"按钮或按回车键保存当前病人的预约信息。

（二）入院登记

单击"住院"｜"入院登记"｜"新增"，弹出"新增"窗口，如图 7-53 所示。

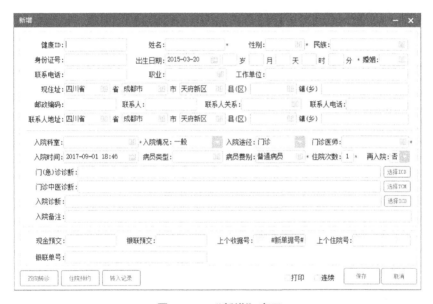

图 7-53　"新增"窗口

如果病人已经预约入院，可单击"住院预约"按钮，弹出"住院预约记录查询"窗口，选择病人的预约信息，单击"确定"按钮即可调用病人预约时所登记的信息，如图 7-54 所示。

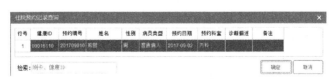

图 7-54　"住院预约记录查询"窗口

如果病人没有预约住院，则手工输入信息如下：

（1）健康 ID：输入病人健康 ID，按回车键，如果健康 ID 正确，则自动显示病人的姓名、性别、民族、身份证号、出生日期、年龄、联系电话等信息。

（2）病人姓名：输入病人姓名，按回车键。

（3）选择性别：选择病人性别，按回车键。

（4）选择民族：选择病人民族，按回车键。

（5）身份证号：输入病人的身份证号，按回车键。

（6）出生日期：输入病人出生年月日或年龄如"20"岁，按回车键，出生日期和年龄则显示在窗口中。

（7）病人婚姻：选择病人的婚姻状况，按回车键。

（8）联系电话：填写病人的联系电话，按回车键。

（9）病人职业：填写病人的职业，按回车键。

（10）工作单位：填写病人的工作单位，按回车键。

（11）病人现住址：填写病人的现住址，按回车键。

（12）邮政编码：填写病人所在地的邮政编码，按回车键。

（13）联系人：填写病人的联系人，按回车键。

（14）联系人关系：选择病人与联系人的关系，按回车键。

（15）联系人电话：填写病人的联系人电话，按回车键。

（16）入院科室：选择病人须入院的科室，按回车键。

（17）入院情况：选择病人入院时的情况，按回车键。

（18）入院途径：选择病人的入院途径，按回车键。

（19）门诊医师：选择病人的门诊医师，按回车键。

（20）入院时间：选择病人的入院时间，按回车键。

（21）病员类型：选择病人的类型，按回车键。

（22）病员费别：选择病人的费别，按回车键。

（23）住院次数：输入病人的住院次数，按回车键。

（24）再入院：选择病人是否首次入院，按回车键。

（25）门（急）诊诊断：选择或输入门（急）诊诊断，按回车键。

（26）门诊中医诊断：选择或输入门诊中医诊断，按回车键。

（27）入院诊断：选择或输入入院诊断，按回车键。

（28）入院备注：输入对该病人的入院备注，按回车键。

（29）现金预交：病人使用现金预交的住院费用。

（30）银联预交：病人使用银联卡预交的住院费用。

（31）保存登记：如果有多位病人需要住院登记，则勾选"连续"，系统将会保存当前病人的住院登记信息并弹出新的登记窗口，否则直接单击"保存"按钮或按回车键保存当前病人的入院登记信息。

（三）住院交款

单击"住院"|"住院交款"，弹出"住院交款"窗口，如图 7-55 所示。

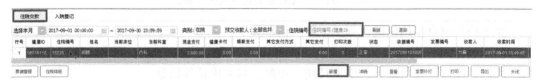

图 7-55　"住院交款"窗口

如果病人已有住院编号或者健康 ID，则可以输入住院编号或健康 ID 查询病人的信息及交款记录，单击"新增"按钮，弹出"新增"交款界面，如图 7-56 所示。

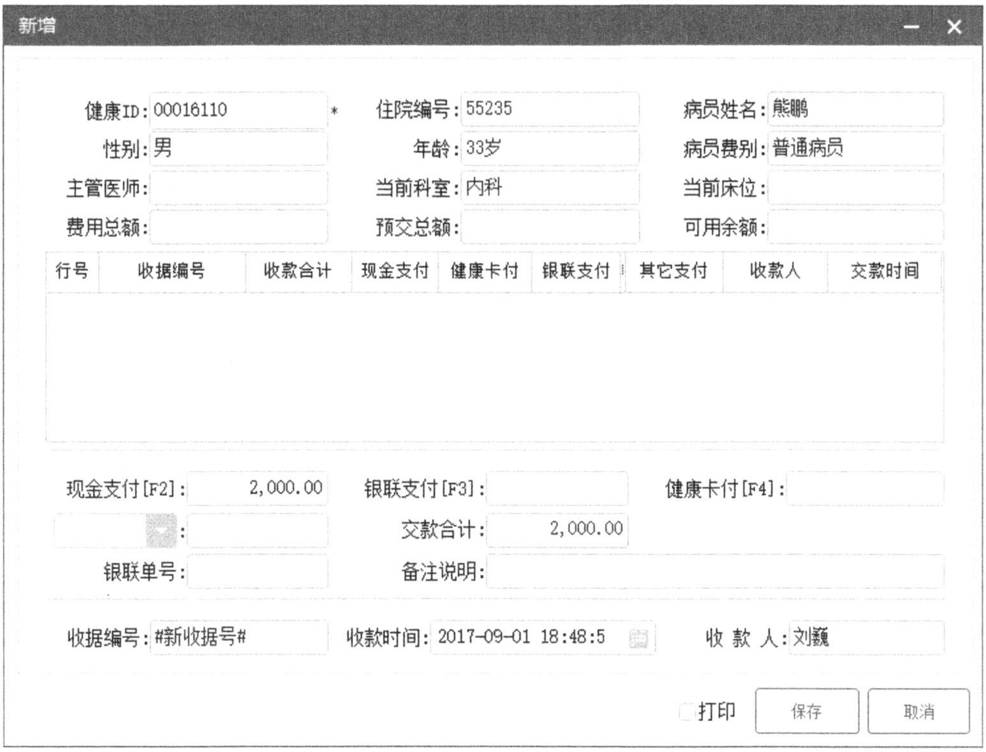

新增							—	×

健康 ID：00016110　　　　*　　　住院编号：55235　　　　病员姓名：熊鹏

性别：男　　　　　　　　　年龄：33岁　　　　　　　病员费别：普通病员

主管医师：　　　　　　　　当前科室：内科　　　　　当前床位：

费用总额：　　　　　　　　预交总额：　　　　　　　可用余额：

行号	收据编号	收款合计	现金支付	健康卡付	银联支付	其它支付	收款人	交款时间

现金支付[F2]：　　2,000.00　　银联支付[F3]：　　　　　　健康卡付[F4]：

　　　　　　　：　　　　　　　　交款合计：　　2,000.00

银联单号：　　　　　　　　　　备注说明：

收据编号：#新收据号#　　　收款时间：2017-09-01 18:48:5　　　收 款 人：刘巍

□打印　　保存　　取消

图 7-56　"新增"交款界面

手工输入信息如下：

（1）健康 ID：输入病人健康 ID，按回车键，窗口中会显示出病人的基本信息及住院主管医师、科室、床位与费用等相关信息。

（2）支付方式：支持多种支付方式。

- 现金支付：病人需要支付现金。
- 健康卡支付：病人通过健康卡账户支付（刷医院健康卡）。
- 银联支付：病人使用银联卡支付。
- 医保支付：病人通过医保账户支付（刷医保卡）。
- 挂账支付：病人欠款需要挂账。
- 内部医保：医院内部人员支付方式。
- 微信支付：病人使用微信支付。
- 支付宝支付：病人使用支付宝支付。
- 支票支付：病人使用支票支付。

（3）保存交款：勾选"打印"，则在支付后打印住院交款发票，否则不打印，单击"保存"按钮或按两次回车键确认交款。

（四）病人出院

单击"住院"｜"出院结算"，弹出"出院结算"窗口，如图7-57所示。

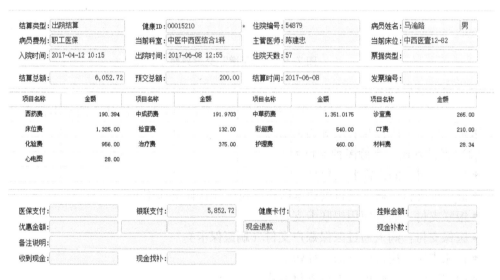

图7-57　"出院结算"窗口

如果病人已有住院编号或者健康ID，则可以输入住院编号或健康ID查询病人的信息及在院交款记录，单击"出院结算"按钮，弹出"出院结算"界面，如图7-58所示。

结算类型：	出院结算		健康ID：00015210		＊	住院编号：54879		病员姓名：马渝路	男
病员费别：	职工医保		当前科室：中医中西医结合1科			主管医师：陈建忠		当前床位：中西医壹12-82	
入院时间：	2017-04-12 10:15		出院时间：2017-06-08 12:55			住院天数：57		票据类型：	
结算总额：	6,052.72		预交总额：	200.00		结算时间：2017-06-08		发票编号：	

项目名称	金额	项目名称	金额	项目名称	金额	项目名称	金额
西药费	190.394	中成药费	191.9703	中草药费	1,351.0175	诊查费	265.00
床位费	1,325.00	检查费	132.00	彩超费	540.00	CT费	210.00
化验费	956.00	治疗费	375.00	护理费	460.00	材料费	28.34
心电图	28.00						

医保支付：		银联支付：	5,852.72	健康卡付：		挂账金额：	
优惠金额：			现金退款		现金补款	
备注说明：						
收到现金：		现金找补：				

图7-58　"出院结算"界面

手工输入信息如下：

（1）健康ID：输入病人健康ID，按回车键，窗口中会显示出病人的基本信息及住院主管医师、科室、床位与费用等相关信息。

（2）支付方式：支持多种支付方式。

（3）保存结算：勾选"打印"，则在支付后打印结算发票，否则不打

扫码看微课

印，单击"保存"按钮或按两次回车键确认出院结算。

需要注意的是，办理出院结算的前提是"住院护理站"已经对病人进行了出院审核，否则，在出院结算时会弹出"当前患者还未做出院审核，不能执行出院结算"的提示，如图 7-59 所示。

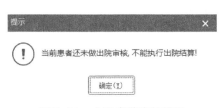

图 7-59　未做出院审核提示

（五）病人排床

单击"住院"|"住院护理站"，弹出"住院护理站"窗口，如图 7-60 所示。"住院护理站"是对已经在本院登记入院的病人进行"床位管理""修改档案""划价""记账""出院审核"等操作的工作站子系统。

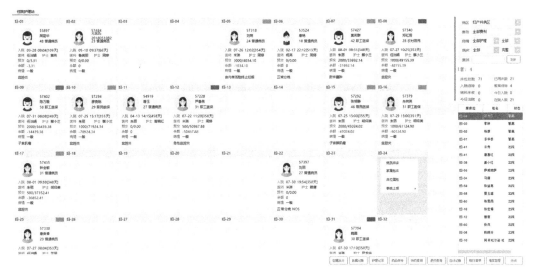

图 7-60　"住院护理站"窗口

操作方法如下：

（1）在空床位编号上单击右键，选择"病员排床"，弹出界面如图 7-61 所示。

（2）在弹出的"排床管理"窗口中选择尚未排床的病人，如图 7-62 所示。

（3）选择"主管医师"和"责任护士"，单击"确定"按钮即可将选定病人排至此床位。

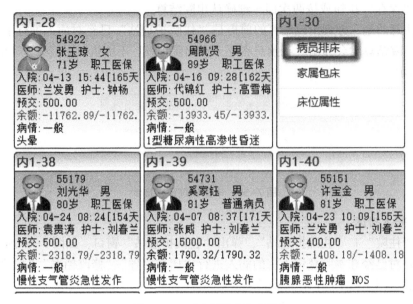

图7-61 "病员排床"界面

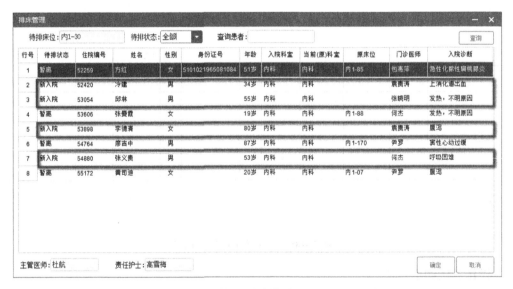

图7-62 "排床管理"窗口

（六）病人换床

单击"住院"│"住院护理站"，弹出"住院护理站"窗口。

（1）在需要换床的病人床号上单击右键，选择"床位管理"│"转床"，如图7-63所示。

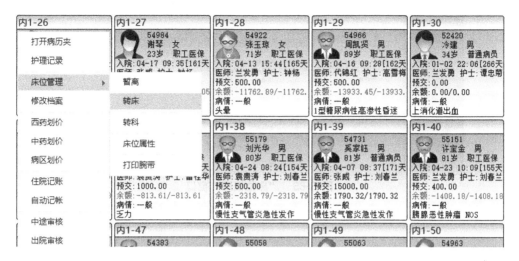

图 7-63　病员转床操作

（2）在弹出的"病员转床"窗口中选择需要转入的床位，单击"保存"按钮，如图7-64 所示。

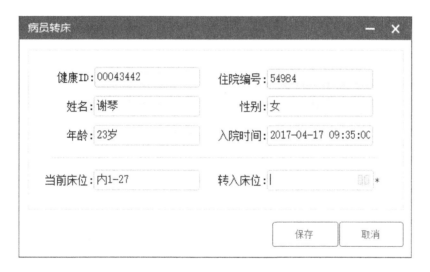

图 7-64　"病员转床"窗口

（七）增加床位

单击"目录"｜"科室床位"，选择左侧"床位档案"子菜单，弹出"床位档案"窗口，如图 7-65 所示。

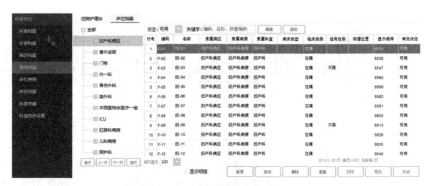

图 7-65 "床位档案"窗口

单击"新增"按钮,弹出"新增"窗口,如图 7-66 所示。

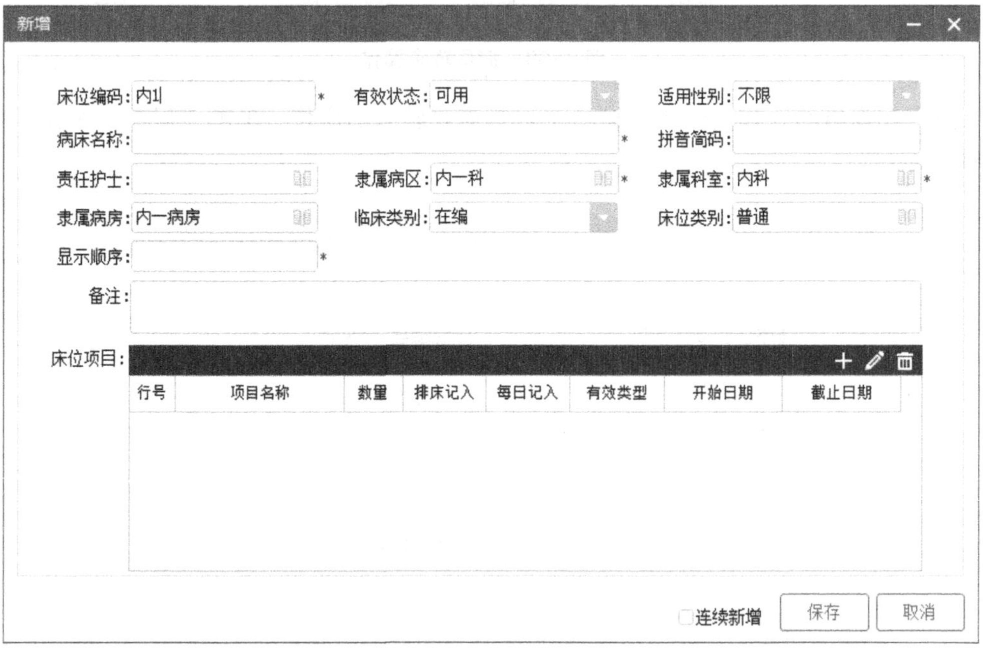

图 7-66 "新增"窗口

- 床位编码:输入床位编码,按回车键。
- 有效状态:选择新增床位的有效状态,按回车键。
- 适用性别:选择新增床位的适用性别,按回车键。
- 病床名称:输入新增床位的病床名称,按回车键。
- 责任护士:选择新增床位的责任护士,按回车键。
- 隶属病区:选择新增床位的隶属病区,按回车键。
- 隶属科室:选择新增床位的隶属科室,按回车键。
- 隶属病房:选择新增床位的隶属病房,按回车键。
- 临床类别:选择新增床位的临床类别,按回车键。

第五节 医院信息系统的发展

一、国内外医院信息化发展状况

（一）国外医院信息化发展

当今，医学信息标准化已成为各国关注的重要课题。世界发达国家投入了大量人力、物力推进医学信息标准化的工作，取得了令人瞩目的成绩。有许多标准已经被广泛承认与应用，如 XML、HL7、UMLS、SNOMED、ICD、DICOM 等。

自 20 世纪 90 年代初，欧洲就开始了医学信息标准化工作。欧洲标准化委员会的卫生信息学分会有 4 个工作小组：信息模型（Information Models），术语和知识库（Terminology and Knowledge Representation），安全、保密和质量（Security，Safety and Quality），互用性技术（Technology for Interoperability），已经开发出用于信息交换、信息安全、设备通信等方面的相关标准达 35 个之多。英国国家卫生部设有专门的卫生信息管理机构，负责制定有关的临床数据标准、技术标准和管理信息标准，并密切结合英国实施的国家卫生保健制度（National Health Services，NHS）出版了《NHS 数据字典与数据手册》，保证了在 NHS 系统内实现信息的共享、交换和有效利用。

美国国家标准学会的卫生保健信息标准委员会（the American National Standards Institute's Healthcare Informatics Standards Board，ANSIHISB）不但参与制定和推广使用 ISO 的标准，而且根据美国的实际需要和行业特点制定自己的标准。HL7（Health Level 7）是美国的一个基于标准化的团体，它是美国最主要的健康信息标准化机构，该机构已开发大量的集中于医院内部通信方面的标准。

在欧洲和美国主动联合以后，1998 年 9 月，国际化组织 ISO 创建了一个新的健康信息组织：国际标准化组织健康信息技术分会（ISO/TC 215 Health Informatics）。该分会共有 21 个国家参加，除了某些欧洲国家外，还有美国、加拿大、澳大利亚、日本和新西兰等。关于健康信息的全球标准化工作已开始进行，工作的重点是医学信息标准开发的基本方法和某些已经建立规范的确认。

国外医院信息化起步较早，尤其是进入 20 世纪 80 年代，医院信息系统的理论已趋向成熟，基于电子病历的诊疗信息共享得到足够的重视，各类标准规范发展较快，政府对行业的关注度也持续加大。早在 1987 年，美国就组织了对"卫生信息标准"这一战略技术的开发与推广。从克林顿总统时代开始，美国展开了一系列的立法，要求医疗机构尽快进入数字时代；布什总统在 2004 年众议院的年度国情咨文中专门强调医院信息系统建设，要求在 10 年内，确保绝大多数美国人拥有共享的个人电子健康记录，并设立一个新的、级别仅低于内阁部长的卫生信息技术协调官员职位。美国现在已拥有美国卫生信息标准 HL7、《健康保险可携带性与责任法案》（简称 HIPAA）、《健康保险改革：电子交流标准》法案、《健康保险改革：安全标准最终规则》（简称 SSFR）、《个人可识别健康信息的隐私标准》、《药品和血液制品的条形码要求》等多个被业界普遍认可的行业规范、标准。美国白宫在 2006 年度联邦政府预算中，为实现电子病历（EMR）设立了 1 025 亿美元的专款，要求医疗界在 10 年内彻底取消传统的纸张病历，让所有美国人都拥有一份个人健康记录。

加拿大政府计划为每一个公民建立个人电子健康档案，2000 年 9 月成立卫生信息网络系统。联邦政府机构和各省卫生行政长官是该系统的成员，任务是加强和促进电子卫生信息系统的发展和实施。采取的投资战略是股份制，允许私有投资进入。2005 年 5 月，加拿大投资 1.4 亿美元用于 EHR 系统中两个关键的板块：药物信息系统和诊断影像系统。

欧洲数字医疗技术水平相对北美滞后，但是其应用普及面却远远优于北美，欧盟正在着手建立覆盖欧盟范围的数字医疗体系。体系比较完善的有英国政府主导的全国医疗数字化计划和瑞典全国范围内推行的数字医疗系统。2005 年春，英国卫生部签署了一份为期 10 年，价值 64 亿英镑的合同来发展医疗卫生信息化，发展重点：电子病历、网上预约、网上处方，以及用数字图像取代 X 光片，使远程病情咨询成为可能。英国政府拨款 60 亿美元建议建设全国统一的电子病历网络系统。他们通过全国数据网，从医院和家庭的电子病历中详细收集、处理冠心病的数据，从而对冠心病预防做出决策支持。

在瑞典，约 85% 的医生使用电子病历。新的电子病历系统能把临床决策支持系统结合到整个医疗服务过程和工作流程中去，并使用标准的医学词汇来规范医学概念，实现计算机化医嘱录入，而且还具备定量分析错误和方法有效性的基本体系，可以达到减少超过一半的可避免的医疗错误的效果。

（二）国内医院信息化发展

我国有关主管部门一直十分关注医学信息标准化工作。早在"九五"期间，就开始了军队卫生信息标准研究的推进工作，并成功研制了《军队卫生信息标准体系表》和《军队卫生信息分类代码表汇编（一）》。2001 年，卫生部有关部门、中国电子学会医药信息学分会和复旦大学医学院就与瑞典的卡罗林斯学院（Karofinska Institute）协作，协助中国创建自己的医学信息学标准体系。2002 年，卫生部制定的《医院信息系统基本功能规范》作为全国医院信息化建设的统一技术标准正式出台，规范了临床诊疗、药品管理、经济管理、综合管理和统计分析的基本功能及其与医疗保险、社区卫生服务、远程医疗系统的外部接口，有力推动了医院信息化建设的进程，提高了医院信息系统软件的标准化水平。随后，在卫生部印发的《全国卫生信息化发展规划纲要（2003—2010 年）》中，将"统一标准"作为医疗卫生信息化建设的基本原则，明确了标准化工作是信息化建设的基础工作，这也是进行信息、交流与共享的基本前提，强调了"统一规范、统一代码、统一接口"在医疗卫生信息化建设中的重要作用。

2004 年，我国成立了卫生信息标准化专业委员会，逐步明确了我国医学信息标准化建设的必经之路——认识、共识、推广应用。至今已经启动和即将启动的相关标准研究项目有数十个之多，如《国家卫生信息标准基础框架》《国家医院信息基本数据集标准研究》《国家公共卫生基本数据集标准研究》《社区卫生信息基本数据集标准研究》等。

从总体上看，我国医学信息标准化工作还处于探索和起步阶段，存在标准体系不完善、标准数量不足，医疗卫生机构参与不够、标准产业脱节，标准意识淡薄、缺乏财政投入，专业人才匮乏、标准研究不够等主要问题。在构筑医学信息系统时，或者无标准可循，或者完全照搬国外的标准。国内有许多医院、软件公司、高等院校及研究机构，开发了大量的医学应用软件。由于没有遵循统一的标准，这些软件兼容性很差，不能很好地达到交流相关医疗信息的目的。并且由于重复开发，浪费了人力和财力。

建立我国医学信息标准是时代的需要，也是促进我国医疗卫生事业发展的重要手段。

鉴于世界上一些国家和地区正在联合起来，共同研究、开发医学信息标准，制定国际医学信息标准，促进全球范围内的远程医疗及医学学科的学术交流，推动医学科学的发展，我国应重视并积极参与医学信息标准化的工作。创建既符合中国国情又能与国际医学信息交流的中国医学信息标准，是当今时代的迫切需要，也是医疗卫生事业发展的必然趋势。

医学信息标准化后，就能够在我国建立可交流的、统一的、规范的医学信息，这样有利于实现医疗卫生机构的全国联网；有利于开展远程医疗，共享医学资源；有利于加强卫生机构方面的合作。有了标准，在建设医学信息系统时，就可避免低水平的重复，节省人力资源，防止投资浪费。有了标准，质量控制才有依据，质量控制的过程也就是标准执行的过程，执行标准有利于我国医疗卫生技术水平的提高。

医学信息标准化工作需要政府机构和医学信息工作者的共同参与，由医疗卫生管理部门总体规划，借鉴国外的先进经验，结合中国的国情，加强协作，抓住当前的有利时机，力争在较短的时间内创建中国的医学信息标准体系。

我国医院于 20 世纪 80 年代初开始开发和应用医院信息系统，经过 30 多年的发展，特别是近七八年来，我国医院信息系统的发展形势令人倍受鼓舞，无论是国家、医院，还是医疗软件公司都投入了大量的人力、物力与财力。二级以上医院基本上都建设了自己的以费用管理为主的信息系统，有些发达的乡、镇医院也建设了以费用管理为主的信息系统，说明医院本身对医院信息系统建设的认识都迈上了一个台阶，信息系统建设为医院带来的效率、效益与管理的提高，更使医院管理层对信息系统建设的重要性和必要性有了更深一步的认识。

在社会信息化进程中，我国医院同样也进入了数字化和信息化时代，大型的数字化医疗设备在医院中越来越广泛地使用，HMIS 系统和 CIS 系统正在普及。医院信息化使医院工作流程发生了改变和创新，并使医院得到了全面发展。现代医学的发展，无论是分子生物学、临床诊疗技术、预防医学还是医院管理，在很大程度上取决于医学信息技术应用的深度与广度。我国的医疗保健制度改革和医疗保险制度的发展，对医院的生存与发展都提出了挑战，医院信息化是医院适应时代改革的必然选择。信息化是实现医院科学管理，提高社会经济效益，改善医疗服务质量的重要途径。现代医学发展需要信息化，医疗改革与医疗保险制度呼唤信息化，医院要在信息化进程中提高与发展。

目前，医院信息系统已经成为医院管理业务运行中必不可少的基础性建设内容。同时，医院信息系统的开发和应用正在向纵深发展，从侧重于经济运行管理，逐步向临床服务、业务运营、管理决策延伸。

二、医院信息化面临的问题与挑战

我国医院信息系统建设已初具规模，许多医院相继建立起全院范围的信息系统，但是医院信息系统的建设依然存在以下问题和难点。

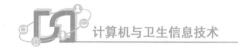

（一）系统集成度较低

单纯从一些相关数据来看，临床信息系统在国内的应用比例并不低。但实际情况是，有相当一部分辅助科室的应用为独立系统。如果去除这部分的应用，集成化应用的比例会大打折扣。相当多的医院内部科室建设有独立的放射 PACS、超声图文报告系统、病理图文报告系统，甚至是实验室信息系统。这些系统很多是科室根据自身业务需要，由科室主导建立起来的。这些系统在建立时并未考虑与医院信息系统的集成，或者当时医院信息系统并不具备集成应用的条件，所以就成为孤立的系统。一个非常常见的现象是，随着医院信息化的发展，这些孤立系统不能与医院信息整体集成，或者厂商更迭，导致这些孤立的系统不得不推倒重来。这不仅导致了资金的浪费，而且原来系统中保存的数据很难在新系统中继承下来。

（二）关注信息的采集，不关注信息的共享与利用

医院信息工作以采集到的数据范围与数量为主要工作目标，而这些数据采集后的共享与深度利用往往被忽略。对于信息化工作来说，信息的采集基本上是投入性的工作，而信息的有效、及时利用才是信息化工作的收益。信息没有利用好，往往使医院无法看到信息化工作的真正回报，医院信息化工作就无法得到医院领导足够的重视。

（三）规范、标准建设情况滞后于医院信息系统应用的要求

国内针对医院信息系统的规范、标准起步较晚，覆盖面与成熟度还不能满足国内医院信息系统建设的基本要求，而国外一些相对成熟的规范、标准与国内实际情况差距不小，应用困难。因此，我国医院信息化建设的过程中，采用的标准、规范很少，信息的共享与交换主要以"点对点"的方式进行，这种方式个性化极强，往往会因为系统升级、更换厂商而带来严重后果。

（四）医学知识库缺乏

临床医学知识库的建立与应用是实现临床信息系统目标的必不可少的条件，像药品知识库、各类疾病的临床指南、临床路径等。国内临床信息系统功能不够深入的一个重要原因是这些知识库的缺失。

知识库的建立是一项专业性极强的工作，需要多学科专家的共同努力、花较大的力气和较大的投入才能实现。国内缺乏专业化的、经过认证或授权的公司从事各类知识库的整理开发工作。虽然个别公司通过引进和整理工作推出了合理用药知识库，但却没有获得广泛应用。究其根源，应用需求不足与知识库质量不高（准确性、完整性、权威性）是重要原因。

（五）缺乏良性的医院信息化发展市场环境

目前，国内的医院信息系统开发商有几百家，而真正建立在现代医院管理基础上，利用信息技术开发成功的医院信息系统屈指可数，普遍存在"全而不强""小而不精"等情况，同时由于缺乏行业技术标准和业务标准，严重制约了医院信息系统开发商做大做强。

（六）缺乏医院信息系统专业人才梯队

医院信息系统是集医院管理、信息技术和计算机网络于一体的综合性信息系统。医院信息系统的设计、管理应该是在启用新技术的同时，利用新技术的优势，结合先进的医院管理思想，对被管理的业务做出全面的综合分析，经过流程再造，给出更为合理的工作流程，满足医院整体管理的各项要求。因此，医院信息系统的设计者、管理者必须是在精通

信息技术和计算机网络的同时，熟悉医院管理的业务规律，两者缺一不可，这也是信息系统建设中的一个最基本的道理。

　　在许多发达国家，医学信息学领域已形成了本科生、硕士生、博士生，以至博士后的规范教育体系，而在我国只有屈指可数的高等院校有相关专业的设置，至今未能培养出一定规模的复合型医学信息专业人才，导致了医院现有的专业人员知识结构层次低、综合素质不高，没有真正深层次的医院信息系统维护及其更新的专业人员。只有少数医院的专业技术人员是由计算机相关专业的本科生担当的，大部分医院只重视硬件设备，留不住专业人才。由于医院信息化人才的严重匮乏，许多医院的信息主管便由行政人员或医务人员担任，其结果导致了大多数医院信息化建设没有整体规划，产生大量"信息孤岛"。基于电子病历的医院信息平台，期望通过建立和完善一系列的相关标准和规范，为重点开展医学信息学基础的理论研究指引方向，从而加快培养一支医学信息学专业的人才队伍。

实训　门急诊挂号、药房门诊划价及门诊发药操作

【实训目的】
掌握医院信息系统门急诊挂号、药房门诊划价及门诊发药的操作。

【实训要求】
病人：顾晓玲；年龄：65；性别：女。现需对其进行门急诊挂号、药房门诊划价及门诊发药。

【操作提示】

一、门急诊挂号

门急诊挂号分预约挂号和现场挂号。预约挂号即为通过互联网方式，如网站、微信、App 等方式预约，是现在比较常用的预约方式；现场挂号分急诊挂号和普通挂号，具体操作步骤如下：

1. 普通挂号操作步骤

（1）单击"门诊"｜"门诊挂号"｜"普通挂号"，弹出"普通挂号"界面，如图7-67所示。

（2）输入健康 ID 后按回车键，病人信息自动关联，选择需要挂号的科室和医生，如图 7-68 所示。然后单击"结算"按钮，最后单击"确认支付"按钮即挂号结束，如图7-69所示。

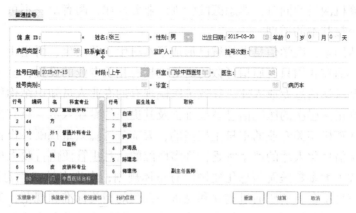

图7-67 "普通挂号"界面

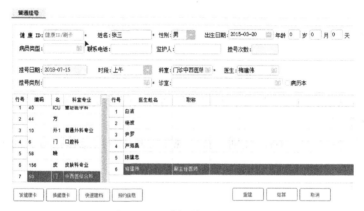

图7-68 选择科室及医生

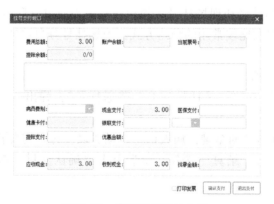

图7-69 普通挂号确认支付

2. 急诊挂号操作步骤

（1）单击"门诊"｜"门诊挂号"｜"急诊挂号"，弹出"急诊挂号"界面，如图7-70所示。

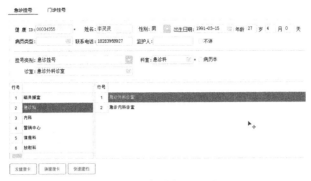

图 7-70 "急诊挂号"界面

（2）输入健康 ID 后按回车键，病人信息自动关联，选择需要挂号的科室，然后单击"结算"按钮，如图 7-71 所示。最后单击"确认支付"按钮即挂号结束，如图 7-72 所示。

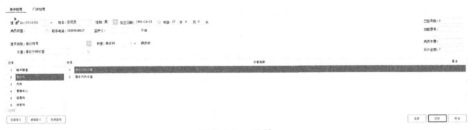

图 7-71 结算

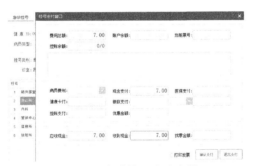

图 7-72 急诊挂号确认支付

（3）门诊挂号结束后信息将显示在当前页，若挂号的科室和医生有误，可以单击下方按钮"挂号修改"，修改挂号信息，如图 7-73 所示。若已挂号但不需要了，可以单击下方按钮"作废"，弹出"退费原因"对话框，填写退费原因即可取消，如图 7-74 和图 7-75 所示。

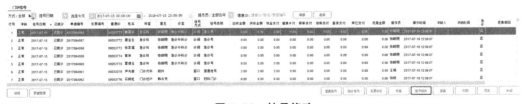

图 7-73 挂号修改

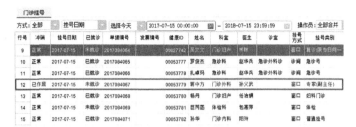

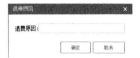

图 7-74　挂号退费

图 7-75　挂号作废

二、门诊药房划价

门诊药房划价功能主要是针对医生开的药品处方进行开药。具体的操作如下：

（1）单击"西药房" | "门诊划价"，输入健康 ID，按回车键，显示出病人信息，如图 7-76 所示。

（2）选择处方医生和处方科室，然后添加药品，单击右边的"加入"按钮，最后单击下方的保存按钮，如图 7-77 和图 7-78 所示。

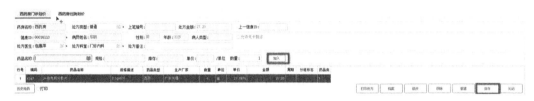

图 7-76　门诊划价

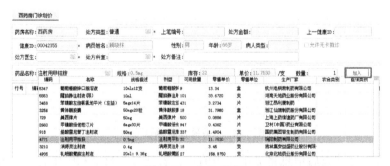

图 7-77　加入药品

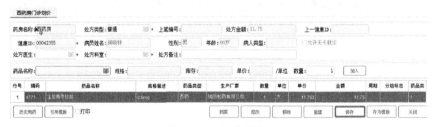

图 7-78　保存操作

三、门诊发药

医生开完处方通过门诊收费结算后即可进行门诊发药，可以选择单个发药或者批量发药。具体操作如下：单击"西药房"｜"门诊发药"，左边的框显示的是今日待发病人的处方信息，选择病人后单击右下角的"发药"按钮，或者单击左下角的"全选"按钮，然后单击"批量发药"并确认，如图7-79和图7-80所示。

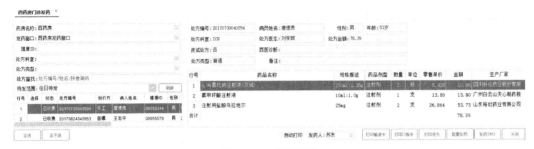

图 7-79　批量发药

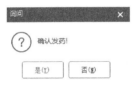

图 7-80　确认发药

（刘　巍）

扫码看 PPT　　扫码看本章小结　　扫码做练习题

临床信息系统

掌握病人医嘱添加的方法、电子病历的撰写方法及对护理记录的操作。

熟悉住院医师工作站及护理工作站的工作流程。

了解移动护理工作站及目前临床信息系统发展的趋势。

病人张大爷，78岁，经门诊医生诊断，须住院治疗观察。请帮助张大爷撰写电子病历，并利用住院管理信息系统办理住院手续。

思考：如何在信息管理系统的护理工作站中进行入院后的护理记录操作？

如何在信息管理系统中办理出院手续？

第一节 医生工作站

一、概述

病房医生工作站（住院医师站）面向病房临床医生，实现了医生日常工作的各种需求，包括下医嘱、写病历、开申请、查报告、填首页、查体温单、病历检索等功能。它将病人在院期间的所有临床医疗信息通过计算机管理，并给医生临床工作提供许多有益的帮助，是一个真正意义上的临床信息系统。通过医生工作站，可以将传统病案中的大部分内容电子化。

医生工作站和护士工作站的链接，将护士的医嘱转抄工作简化为对医生工作站传来的医嘱进行校对，生成执行单。护士站输入的护理等信息也提供给医生站随时查阅，实现了病人信息的共享，提高了工作效率。

临床信息系统主要作用如下：

（1）自动获取或提供信息。具体包括：

1）医生主管范围内的病人基本信息，如姓名、性别、年龄、住院病历号、病区、床号、诊断、病情状态、护理等级、费用情况等。

2）诊疗相关信息，如病史资料、主诉、现病史、诊疗史、体格检查等。

3）医生信息，如科室、姓名、职称、诊疗时间等。

4）费用信息，如项目名称、规格、价格、医保费用类别、数量等。

5）合理用药信息，如常规用法及剂量、费用、功能及适应证、不良反应及禁忌证等。

6）健康档案调阅，如被授权者可实时调阅居民健康档案数据中心的数据。

（2）支持医生处理医嘱。

（3）提供长期和临时医嘱的处理，如医嘱的开具、停止和取消。

（4）支持医生查询资料，如住院信息、检验检查结果，提供对比，提供医嘱执行情况、病床使用情况、处方、病人费用明细等查询。

（5）支持医生按照国际疾病分类标准下达诊断（如入院、出院、术前、术后、转入、转出等），按手术及医疗操作分类标准书写手术名称，支持疾病编码、拼音、汉字等多重检索。

（6）自动审核录入医嘱的完整性，提供对所有医嘱进行审核确认，根据确认后的医嘱自动定时产生用药信息和医嘱执行单，记录医生姓名及时间，确认后不得更改。

（7）所有医嘱均提供备注，医师可以输入相关注意事项。

（8）支持所有医嘱单和申请单打印，符合有关医疗文件的格式要求，必须提供医生、操作员签字栏，打印结果由处方医师签字生效。

（9）自动核算各项费用，支持医保费用核算管理。

（10）自动向有关部门传送检查、检验、诊断、处方、治疗处理、手术、转科、出院等诊疗信息，以及相关的费用信息，保证医嘱指令顺利执行。

（11）按卫生部《电子病历基本规范》的相关要求管理电子病历。

二、医生工作站的功能

医生工作站是提供给住院医生使用并对住院病人的基本治疗信息进行管理的子系统，其主要功能包括业务处理、综合分析、管理控制。

单击横向菜单中的"住院"选项，选择下方的"住院医师站"，如图8-1所示。

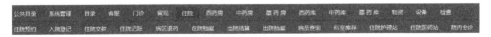

图8-1　住院医师站

打开"病历列表"，如图8-2所示。

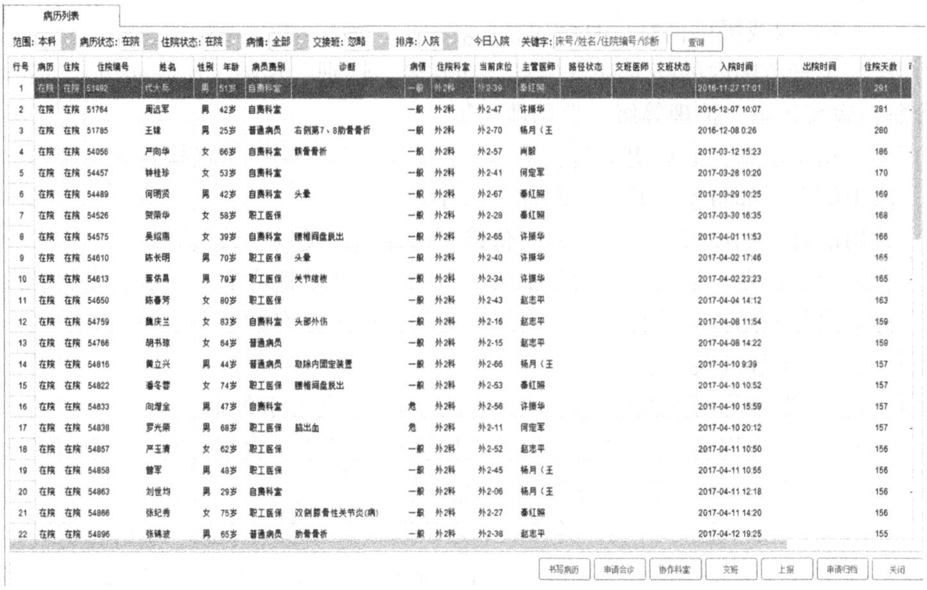

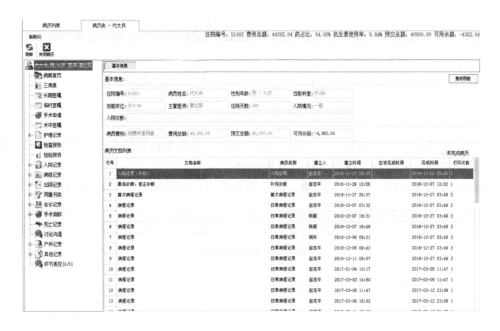

图 8-2　病历列表

（一）业务处理功能

业务处理主要是住院医生对医嘱进行添加、修改、删除等操作，主要是在如图 8-3 所示的病人"病历夹"窗口中进行的。由于长期医嘱、临时医嘱及术中医嘱的操作基本相同，下面仅以长期医嘱为例进行描述。

图 8-3　病历夹

1. 添加医嘱

（1）在图 8-2 所示的病历列表中双击病人姓名进入"病历夹"界面，如图 8-4 所示。

（2）在图 8-4 的左侧菜单中，可以看到病人信息的相关操作项目，找到"长期医嘱"选项，双击弹出如图 8-5 所示的界面。

扫码看微课

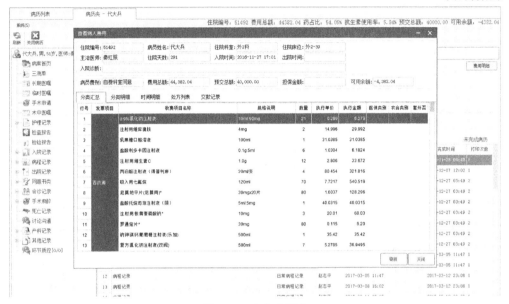

图 8-4　病人病历夹

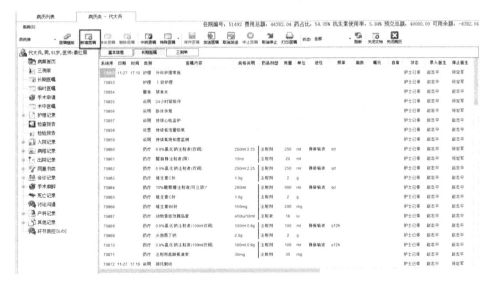

图 8-5　医嘱列表

（3）单击图 8-5 中病历夹下方的"新增医嘱"按钮后，在医嘱列表下方会出现新的空白区域，如图 8-6 所示。输入内容后单击病历夹上方的"保存医嘱"按钮，完成医嘱添加。

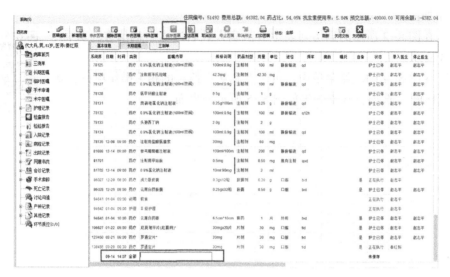

图 8-6 新增医嘱

注意事项：

● Ctrl+A（添加行）：在医嘱列表中，添加一格空行，以便本次新医嘱的加入。

● Ctrl+G（附加临时医嘱）：将长期医嘱附加到临时医嘱中去。

● Ctrl+D（移除行）：将医嘱列表中，删除未审核的医嘱。

● Ctrl+Q（录组号）：在医嘱列表中，快速将光标跳到"用药分组"栏，以实现组号的录入。

● F2（保存医嘱）：将长期药品、临时药品及日常护理中新建的医嘱保存，以待审核（需要分别保存）。

● F4（停止医嘱）：在医嘱列表中，选中待停止的医嘱所在行，单击"停止医嘱"按钮即停止。

病历夹窗口横向菜单中的状态意义如下：

● 正在执行：在医嘱列表中，显示当前病人未停止的医嘱。

● 已停医嘱：在医嘱列表中，显示当前病人已停止的医嘱。

● 全部显示：在医嘱列表中，显示当前病人所有医嘱记录。

2. 新增中药医嘱

（1）在"病历夹"界面中，单击横向菜单中的"中药医嘱"按钮，弹出如图 8-7 所示窗口。

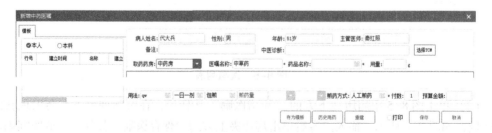

图 8-7 新增中药医嘱

（2）在"新增中药医嘱"界面中依次输入取药药房、医嘱名称、药品名称等相关内容，单击右下角"保存"按钮，完成操作。

注意事项：用药频率、用法、用量等须输入完全后才可保存。

3. 特殊医嘱 在"病历夹"界面中，单击横向菜单中的"特殊医嘱"下拉列表，显示内容如图8-8所示。

图8-8 "特殊医嘱"下拉列表

● 重整医嘱：凡长期医嘱调整项目较多或有效医嘱分散时，为了一目了然，防止差错，应重整医嘱。单击该命令可进行相应操作。

● 术后医嘱：手术结束后一定时间内的医嘱。单击该命令可进行相应操作。

● 产后医嘱：单击该命令可进行相应操作。

小技巧：在输入第2行时，系统默认为和上一个药品一组，所以不会要求操作员再输入组号，如果确实需要输入新的组号，可按快捷键Ctrl+Q或单击"Ctrl+Q录组号"快速跳到组号录入栏即可。

4. 修改医嘱 在病人病历夹医嘱列表中选择相应的医嘱，单击病历夹上方横向菜单中的"修改医嘱"按钮，弹出如图8-9所示窗口，修改相应医嘱内容即可。

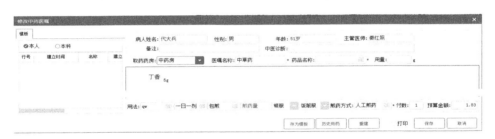

图8-9 修改医嘱

5. 保存医嘱 针对以上新添加的医嘱，可直接单击"保存医嘱"按钮或按快捷键F2即可保存，以待审核。

6. 审核医嘱 选中待审核的医嘱，单击"F3医嘱审核"或按快捷键F3即可（注意：系统只会审核已选中的医嘱行）。

7. 停止医嘱 根据医生开的病历情况，选择需要停止的医嘱，直接单击"F4停止医嘱"或按快捷键F4即可。

（二）综合分析功能

综合分析主要是住院医生对病人入院明细列表及科室费用记账明细统计表（当前科室）进行查看分析。如图8-10所示，单击横向菜单的"统计分析"按钮，选择下一级菜单中的"住院业务"，弹出图8-11所示界面。

1. 病人入院明细列表 在图8-11中，单击左侧"病人入院明细列表"选项，右侧可通过"统计时间"及"病区名称"筛选病人信息，并且通过"统计""导出""打印"按

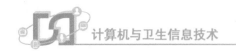

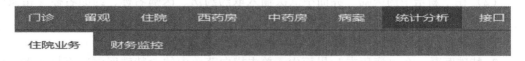

图 8-10　住院业务

钮对病人信息进行相关操作。

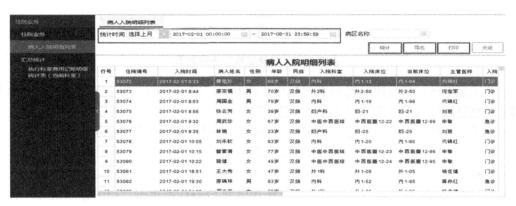

图 8-11　病人入院明细列表

2. 科室费用记账明细统计表（当前科室）　　在图 8-11 中单击"执行科室费用记账明细统计表（当前科室）"，右侧选择时间，并输入病人住院编号，即可查看该病人在所选时间内的记账明细并进行导出打印操作，如图 8-12 所示。

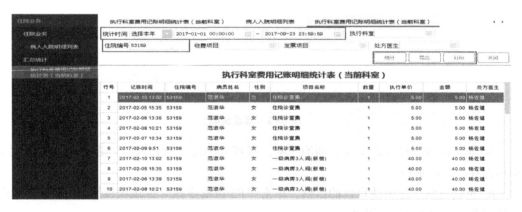

图 8-12　科室费用记账明细统计表（当前科室）

（三）管理控制功能

管理控制主要是住院医生对病人三测单、费用明细、检查报告、检验报告、会诊记录、住院划价等内容的管理。

1. 三测单　如图 8-13 所示。

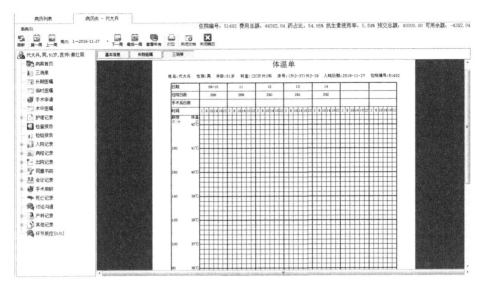

图 8-13　三测单

2. 费用明细　如图 8-14 所示。

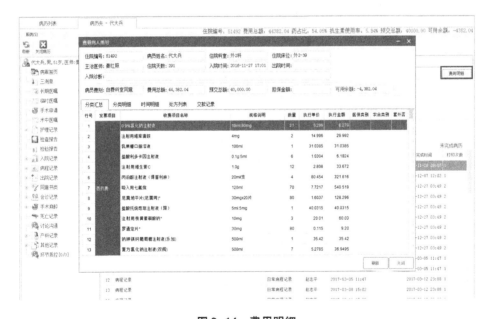

图 8-14　费用明细

3. 检查申请　在病人"病历夹"上方横向菜单中单击"检查申请"，弹出如图 8-15 所示窗口。在窗口左侧窗格选择并双击检查项目，再在右侧上方窗格双击具体项目名称，将其添加至右下角窗格中，单击"确认"按钮完成检查申请。

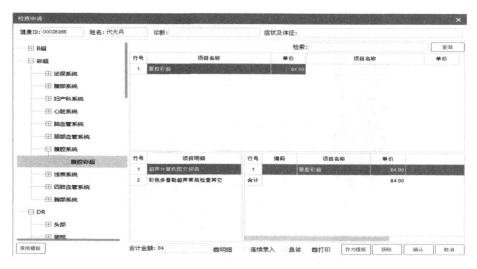

图 8-15　检查申请

4. 检验申请　在病人"病历夹"上方横向菜单中单击"检验申请",弹出如图 8-16 所示窗口。在窗口左侧窗格选择并双击具体名称,再在右侧上方窗格双击具体项目名称,将其添加至右下角窗格中,单击"确认"按钮完成检验申请。

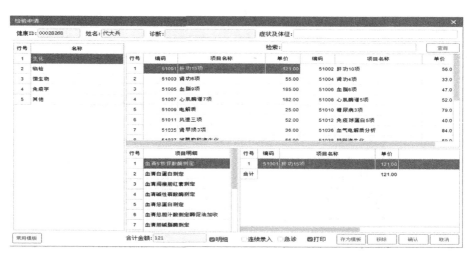

图 8-16　检验申请

5. 住院划价　如图 8-17 所示,单击横向菜单的"西药房"或"中药房",并选择下一级菜单"住院划价",弹出图 8-18 所示界面。

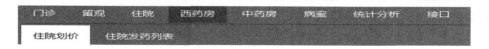

图 8-17　住院划价

在图 8-18 中输入病人住院编号，选择带有星号的选项及药品名称，单击右下角的"保存"按钮完成操作。

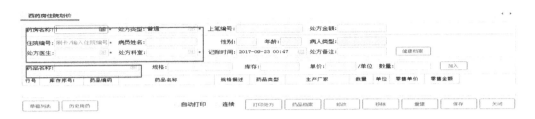

图 8-18 西药房住院划价

第二节 电子病历系统

电子病历系统是以病人为中心的全医疗过程数据记录，是建立在医嘱、检验、医学影像、心电、手术麻醉、护理等各类临床信息系统基础上，满足临床诊疗现场的信息需求、改善医生临床决策的综合信息平台，其发展应用代表了数字化医院的建设水平。

一、纸质病历与电子病历

病历是具有法律效力的医学记录，是为医疗事故鉴定、医疗纠纷争议提供医疗行为事实的法律书证。现行纸质病历虽然有统一的首页、书写格式和医疗文书书写规定，但书写的随意性很大，不同医生所写的病历很难统一规范。随着信息技术的发展，电子病历代替了原始的纸质病历。电子病历是由医疗机构以电子化方式创建、保存和使用的，重点针对门诊、住院病人（或保健对象）临床诊疗和指导干预信息的数据集成系统，是居民个人在医疗机构的历次过程中产生和被记录的完整、详细的临床信息资源。

二、电子病历系统的功能

（一）电子病历创建

电子病历分门诊电子病历和住院电子病历两种。门诊电子病历中的门
（急）诊病历记录，接诊医师录入确认即为归档，归档后不得修改；住院

扫码看微课

电子病历随病人出院经上级医师于病人出院审核确认后归档，归档后由电子病历管理部门统一管理。建立门诊电子病历操作步骤如下：

（1）打开"数字化医院业务平台"，选择横向菜单"门诊"｜"门诊医师"，进入"门诊医师"窗口，输入"健康 ID"号，如图 8-19 所示。

（2）单击图 8-19 右下角"病历文书"选项卡的"新建文档"按钮，弹出"新建门诊病历文档"窗口，选择"门诊病历"，单击"确定"按钮。

（3）在弹出的如图 8-20 所示窗口中录入电子病历内容，单击"保存"按钮后关闭。

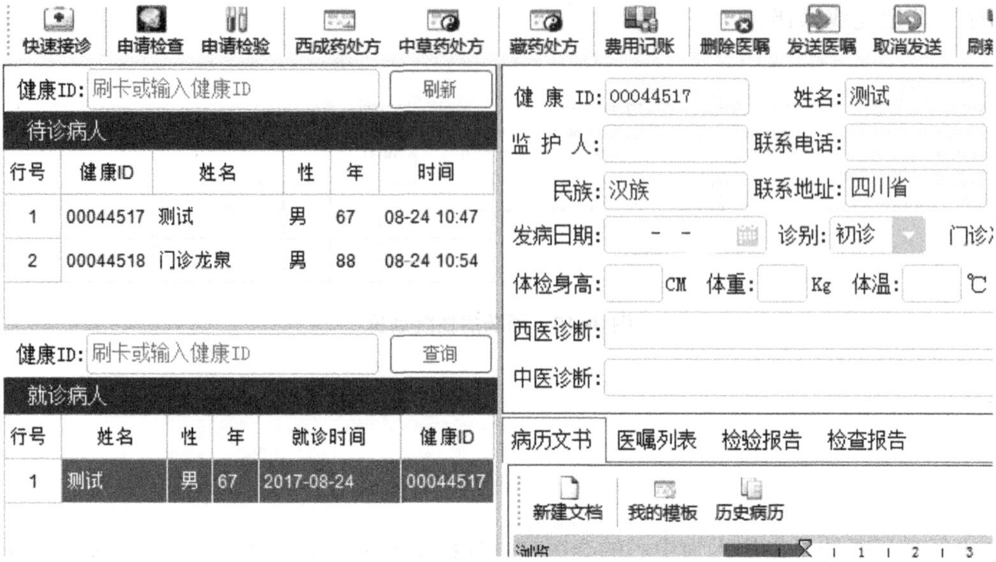

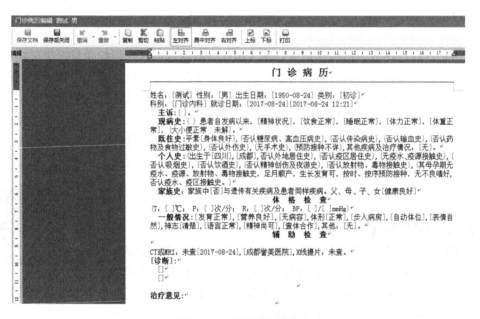

图 8-19　创建门诊电子病历

图 8-20　电子病历书写

（二）病人既往诊疗信息管理

电子病历系统应当提供病人既往诊疗信息的收集、管理、存储和展现的功能，使医护人员能够全面掌握病人既往诊疗情况。既往疾病史管理功能包含以下功能要求：

（1）对病人既往疾病诊断（或主诉）和治疗情况等记录内容进行增加、修改、删除等操作的功能。记录内容应当至少包括疾病（主诉）描述、诊断、诊断医师、诊断日期等。

（2）对病人既往手术史等记录内容进行增加、修改、删除等操作的功能。记录内容应当至少包括手术名称、手术日期、术者等信息。

（3）对病人既往用药史等记录内容进行增加、修改、删除等操作的功能。记录内容应当至少包括药物名称、用药起止时间、用药剂量、途径、频次等信息。

（4）采集病人既往门诊诊疗有关信息的功能。门诊诊疗信息应当至少包括就诊日期、就诊科室、诊断等，并对病人的疾病诊断按照分类编码录入。

（5）提供以自由文本方式录入诊断（或主诉）、手术及操作名称的功能。

（三）住院病历管理

住院病历管理即病案管理。病案管理狭义的概念指对病案物理性质的管理，即对病案资料的回收、整理、装订、编号、归档和提供等工作程序。广义病案管理则指卫生信息管理，即不仅是对病案物理性质的机械性管理，而且还对病案记录的内容进行深加工，提炼出信息，对病案资料质量进行监控，为使用人员提供信息服务。住院病历管理包含内容如图 8-21 所示。

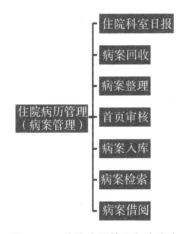

图 8-21　住院病历管理包含内容

1. 住院科室日报　是对入院病人信息进行统计的报表。单击"住院科室日报"，选择其右下角的"审核"按键，如图 8-22 所示。

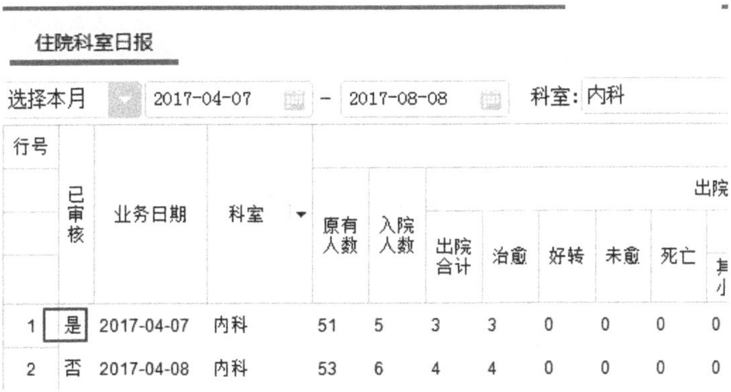

住院科室日报

选择本月　2017-04-07　－　2017-08-08　科室：内科

行号	已审核	业务日期	科室	原有人数	入院人数	出院合计	治愈	好转	未愈	死亡	其小
1	是	2017-04-07	内科	51	5	3	3	0	0	0	0
2	否	2017-04-08	内科	53	6	4	4	0	0	0	0

图 8-22　"住院科室日报"窗口

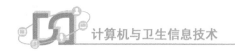

2. 病案首页　以形成病案首页为例说明病案首页形成过程，操作如下：

（1）首先将门诊就诊的病人转入院。进入"门诊医师"窗口，如上文图 8-19 所示。选择需要转入院的病人，单击右键，如图 8-23 所示，选择"转住院"。

（2）弹出"门诊转住院"窗口，单击"保存"按钮，如图 8-24 所示。

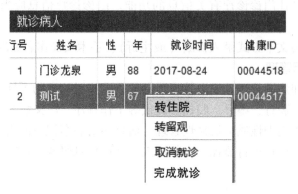

图 8-23　入院登记窗口

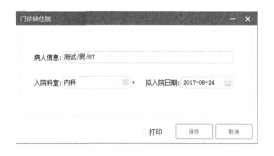

8-24　门诊转入院确定窗口

（3）按照医院住院流程分别进行："入院登记"｜"住院交款"｜"住院记账"｜"病区退药"｜"在院档案"｜"出院结算"这些操作过程，见图 8-25。

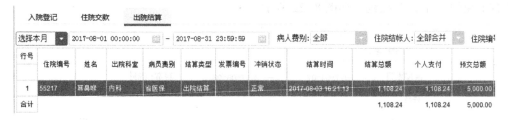

图 8-25　出院结算

3. 病案归档

（1）首页审核：单击"病案"｜"首页审核"，选择未审病人的病案，单击右下角"审核首页"命令，如图 8-26 所示。

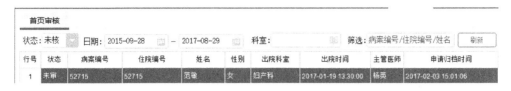

图 8-26　病案"首页审核"窗口

（2）在弹出"首页审核"窗口后，单击"审核"按钮，完成首页审核，如图 8-27 所示。

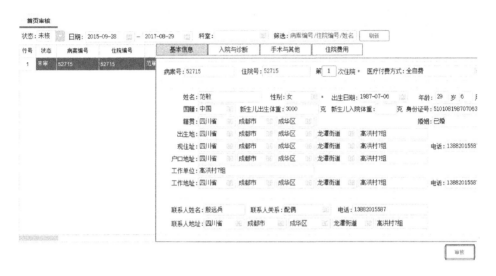

图 8-27　病案首页审核基本信息

4. 病案回收

（1）单击"病案"｜"病案回收"｜"病历回收登记"，在显示界面"筛选"项的文本框中输入将回收的病案编号，或者选择"出院日期"前后时间段内需要回收的全部病历，单击"病历查询"按钮，查找所需信息，如图 8-28 所示。

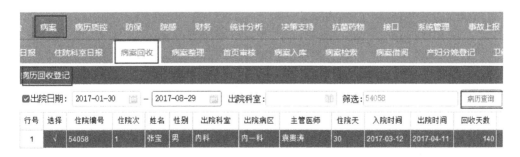

图 8-28　"病案回收"窗口

（2）单击"确认"按钮，如图 8-29 所示。单击"确定"按钮，完成病历回收，如图 8-30 所示。

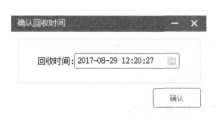

图 8-29　确认病案回收窗口

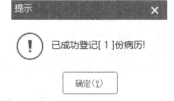

图 8-30　病案回收成功对话框

5. 病案整理　日常工作中出现不规范、错误的病案信息，十分容易发生医疗纠纷事件。为此，医疗机构应当对日常工作中所需的具体临床信息进行有效的收集与整理。病案信息收集与整理是病案管理中最关键的步骤。

选择"病案整理"，对于有问题的病案可以进行"缺陷登记""拒绝归档"等操作，如图 8-31 所示。

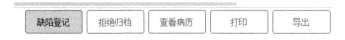

图 8-31　"病案整理"选项卡

6. 病案入库　病案库房的管理工作是保证病案资料的完整性和安全性，其任务在于采取有效的措施维护病案的原貌，减少其损坏程度。在医院信息系统中，电子病案是卫生事业发展的主流，病案归档入库可以减小病案归档入库错误率，提高病案管理的工作质量。

单击"病案"｜"病案入库"，然后选择需要入库的时间段，单击"全部选择"按钮，再单击"入库"按钮，如图 8-32 所示。

病案回收	病案入库								

选择本年　2017-01-01　－　2017-08-29　状态：未归档　科室：　　病案编号：病案编号/姓名

行号	选择	病案编号	住院编号	住院次	姓名	性别	出院科别	主管医师	入院时间	出院时间
1		52715	52715	1	范敏	女	妇产科	杨英	2017-01-12 14:45:00	2017-01-19 13:30:00
2		54495	54495	1	唐嗣骐	男	中医中西医	严海桑	2017-03-29 11:20:00	2017-04-18 09:00:00
3		54499	54499	1	严玉英	女	中医中西医	白洁	2017-03-29 14:22:00	2017-04-17 08:00:00
4		54501	54501	1	赵永川	男	中医中西医	白洁	2017-03-29 15:03:00	2017-04-17 08:00:00
5		54616	54616	1	東文昌	男	中医中西医	杨波	2017-04-03 08:54:00	2017-04-18 09:00:00
6		54645	54645	1	罗海兰	女	中医中西医	白洁	2017-04-04 11:41:00	2017-04-14 08:00:00
7		54646	54646	1	严飞龙	男	中医中西医	白洁	2017-04-04 11:43:00	2017-04-14 08:00:00
8		54661	54661	1	何秦涛	女	中医中西医	严海桑	2017-04-05 08:22:00	2017-04-14 09:00:00
9		54667	54667	1	张红兵	男	中医中西医	严海桑	2017-04-05 09:14:00	2017-04-18 09:00:00

全部选择　全部取消　　　　　　　　　　入库　查看病历

图 8-32　"病案入库"窗口

7. 病案检索与病案借阅

（1）选择"病案检索"，在"病案编号"或"姓名"中输入内容，或者选择入院的时间段，单击"开始检索"，如图 8-33 所示。

（2）在"检索结果"中选择需要借阅的病案，单击"借阅申请"按钮，如图 8-33 所示。

（3）在"申请"窗口中填入借阅天数及理由，单击"保存"按钮，如图 8-34 所示。

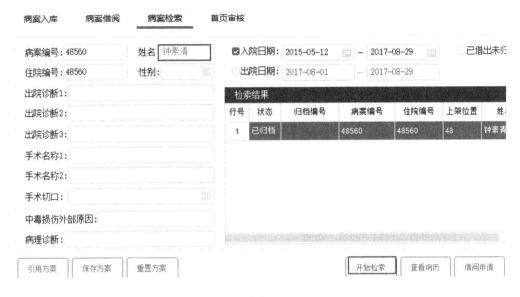

图 8-33　"病案检索"窗口

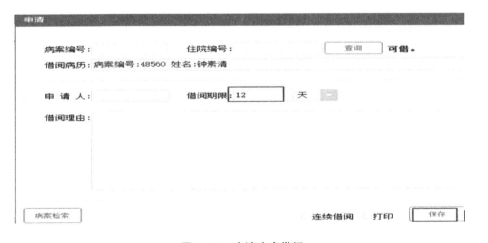

图 8-34　申请病案借阅

（四）医嘱管理

医嘱是指医师在医疗活动中下达的医学指令。医嘱内容及起始、停止时间应当由医师书写。医嘱内容应当准确、清楚，每项医嘱应当只包含一个内容，并注明下达时间，应当具体到分钟。

1. 新增医嘱

（1）单击"住院医师站"，选择某一位病人，单击"病历书写"按钮，双击"长期医嘱",再单击"新增医嘱",如图8-35所示。

（2）选择一种医嘱的名称，单击"保存医嘱"并单击"发送医嘱"按钮，发送到住院护理工作站，如图8-36所示。

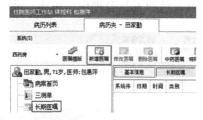

图 8-35　录入长期医嘱

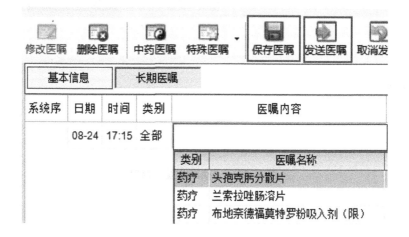

图 8-36　医嘱的形成

2. 执行医嘱　单击"住院护理站"，选择需要执行医嘱的病人或者在窗口的右侧查找该病人，单击"医嘱执行"按钮，如图8-37所示。

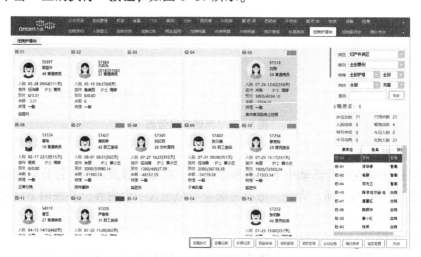

图 8-37　"医嘱执行"窗口

3. 核对医嘱　当执行医嘱时，在住院护理站需要进行核对，进入"医嘱执行"窗口，对选择的病人打"√"号，单击"核对医嘱"按钮，在"医嘱核对人"文本框中选择核对医生，单击"确定"按钮，如图 8-38 所示。

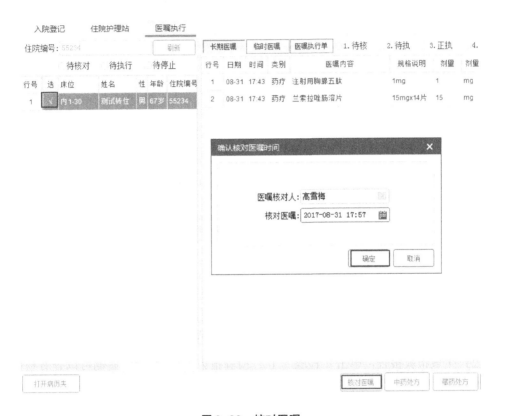

图 8-38　核对医嘱

（五）检查检验报告管理

检查检验报告管理功能主要为各类检查、检验报告的采集、修改告知与查阅、报告内容展现等提供支持。其工作流程如图 8-39 所示。

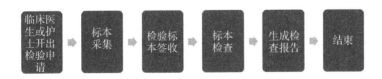

图 8-39　检查检验管理流程图

（1）申请检验：单击"检验"｜"确认工作站"，选择要检验的病人及要申请的项目，然后单击"确认"按钮，如图 8-40 所示。弹出"询问"窗口，在"是否执行此检验申请"下单击"是"，如图 8-41 所示。

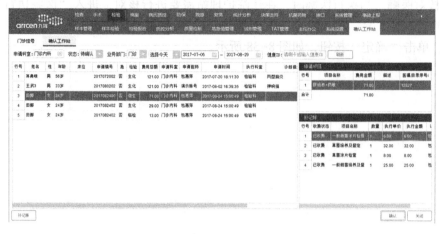

图 8-40　由医生或护士申请检验

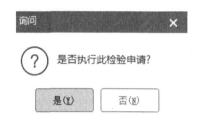

图 8-41　申请检验提示框

（2）生成检验报告：单击"检验"｜"检验报告"，在窗口的右侧可以查看检验结果和打印输出，如图 8-42 所示。

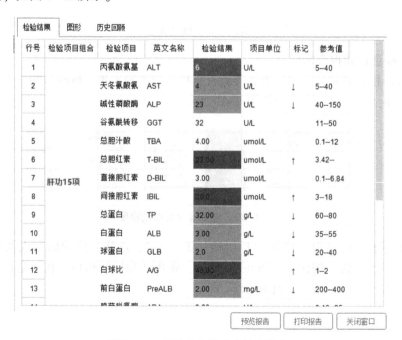

图 8-42　将检验结果生成检验报告

（3）将检验报告签收存档：单击"检验" | "样本管理" | "样本核收" | "样本签收"，如图 8-43 所示。

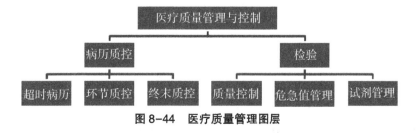

图 8-43　样本签收

（六）电子病历展现

电子病历系统已成为医院管理病人信息、综合分析病人疾病的核心系统。为使医疗服务更加方便与高效，医院下一步建设重点将围绕移动医疗展开，电子病历也将应用在不同环境中。移动电子病历软件究竟以何种方式展现，它又能怎样发挥移动设备的优势呢？

移动电子病历的推出是电子病历的创新，它包含全部电子病历系统的功能。医生可以查看和更新病人的过敏信息、免疫史、疾病史、用药史等，抓取病历信息中的主要症状；可以传输电子医嘱、电子处方，并在医嘱中自动检查药物的相互作用及处方安全性；还可以查看病人预约列表，并查看每位病人的就诊状态及其位置。不同于工作站的传统电子病历系统，移动电子病历将大部分临床工作使用"工作流"概念展现，更易于理解和分析其间的相互关系。图形化的界面及特别设计的 iPad 触控操作方式，也为使用者在临床工作中提供了更多便捷。其创新性的时间线操作方式，即在一条时间线中汇集了包括实验室检查结果、用药记录、重要体征等所有信息，是未来移动电子病历的发展方向。

（七）临床知识库

临床知识库的建设旨在运用知识管理的最新理念，整合先进的信息化、数字化、网络化技术，构建一个全方位的医学和临床知识管理、信息交流与区域共享的系统，全面提高服务质量，提供学术交流的网络平台，为临床信息系统（简称 CLS）提供运行环境。

临床知识库分为药品库、临床药学知识库、检验信息库、影像学知识库、诊疗知识库、疾病知识库、典型病例库、论文库等。临床医学知识库需要对疾病名称、药物名称、检查名称与疾病体系、药物体系、检查体系建立规范与标准。

（八）医疗质量管理与控制

医疗质量管理与控制是为防患于未然。利用信息化医院管理系统，旨在改善医院现有的纯人工的医疗质量管理方式，围绕以病人为中心的思想，从为病人提供更好的服务的角度出发，对医疗质量的各个环节严格把关，实现从医务人员的管理到医疗业务的管理。

图 8-44　医疗质量管理图层

1. **病历质控** 是医疗管理的重要手段之一，主要包括病历管理质量控制和病历书写质量控制。

（1）超时病历：一份合格的病历只有在规定的时间内及时完成，才能保证其内容的真实性、完整性，质控标准规定了书写的时限要求，如入院记录≤24 h，首次病程记录≤8 h等，对超时的记录，系统自动判断，如图8-45所示。

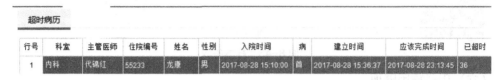

行号	科室	主管医师	住院编号	姓名	性别	入院时间	病	建立时间	应该完成时间	已超时
1	内科	代锦红	55233	龙康	男	2017-08-28 15:10:00	首	2017-08-28 15:36:37	2017-08-28 23:13:45	36

图8-45 超时病历窗口

如果在规定时间内不能及时完成病历内容，可以申请延时，如图8-46所示。单击"浏览文档"｜"申请延时"，弹出如图8-47所示窗口。在"申请延时"窗口处输入延时的时间及延时原因，单击"确定"按钮，完成病历延时。

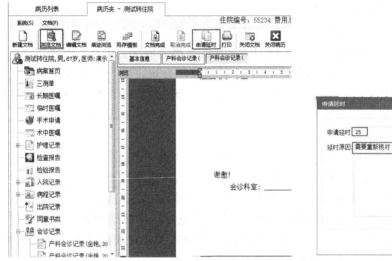

图8-46 申请病历延时

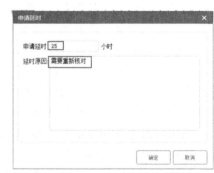

图8-47 "申请延时"窗口

（2）环节质控：是指上级医生、部门对正在就诊、尚未提交的病人病历进行抽查，并对其中的问题进行提示，促进主治医生完善病历，保证病历整理质量。

步骤1：单击"病历质控"｜"环节质控"，在"出院时间"后选择时间段，单击"查询"按钮，如图8-48所示。

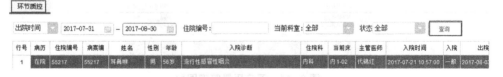

行号	病历	住院编号	病案编	姓名	性别	年龄	入院诊断	住院科	当前床	主管医师	入院时间	入院	出院
1	在院	55217	55217	耳鼻喉	男	56岁	流行性感冒性咽炎	内科	内 1-02	代锦红	2017-07-21 10:57:00	一般	2017-08-03

图8-48 "环节质控"窗口

步骤2：在所有病人当中选择需要抽查的病人病历，单击"打开病历夹"按钮。在弹出的窗口中可以浏览本地电子病历文档，对抽查的病历进行浏览。

步骤3：当审查的病历有问题时，可以单击窗口右上角的"＋"号按钮添加批注进行文字说明。如图8-49所示，也可以单击"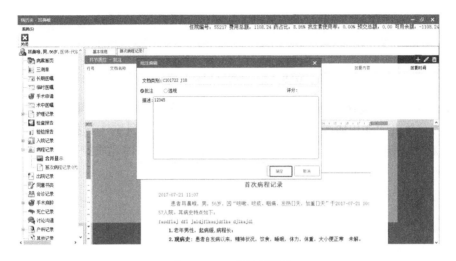"按钮进行修改批注和取消。

图8-49　环节控制批注

步骤4：当上级医生完成批注后，建立病历的主治医生的住院电子病历管理窗口左侧树形菜单末尾，会增加一项"环节质控［1/1］"，双击它，在"环节质控-批注"窗口中添加回复，如图8-50所示。

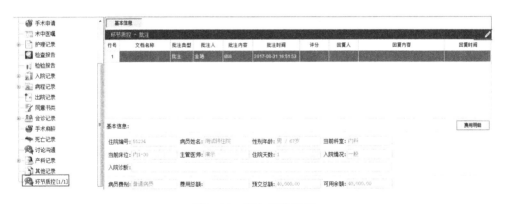

图8-50　添加批注回复

步骤5：单击按钮，弹出"批注回复"窗口，单击"保存"按钮，如图8-51所示。

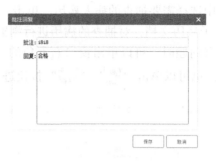

图 8-51 "批注回复"窗口

（3）终末质控：是医院医务主管部门对医生写的病历进行最后的审核评分操作。

步骤 1：单击"病历质控" | "终末质控"，在"当前科室"选择需要评分的科室，单击"刷新"按钮，在列表行中选择要评分的项，单击"一体化质控"按钮，如图 8-52 所示。

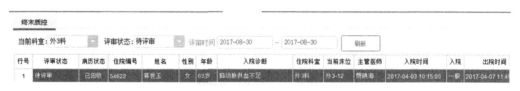

图 8-52 "终末质控"窗口

步骤 2：在"病历夹"窗口的右侧显示病历的扣分项，选择该项，在窗口的底部将显示质控评分结果与等级，如图 8-53 所示。

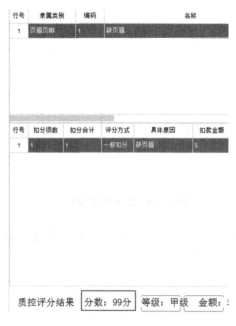

图 8-53 "质控评分"窗口

2. 检验

（1）质量控制：先进的医疗器械决定了疾病在治疗过程中的重要作用，如全自动生化分析仪等，这些仪器的质量必须达到应用的要求。操作如下：单击"检验" | "质量控制" | "质量样品"，单击"新增"按钮，在新窗口中输入各文本内容，如图 8-54 所示，可以对现在的内容进行修改、删除、查看及打印输出。

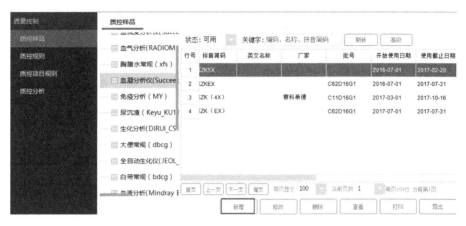

图 8-54　新增质量样品

（2）危急值管理：是指某项或某类检验异常结果，而当这种检验异常结果出现时，表明病人可能正处于有生命危险的边缘状态，临床医生需要及时得到检验信息，迅速给予病人有效的干预措施或治疗，就可能挽救病人生命，否则可能出现严重后果，失去最佳抢救机会。操作如下：单击"检验" | "危急值管理"，然后单击"登记"按钮，弹出"危急值管理登记"窗口，如图 8-55 所示，输入文本框中内容，单击"保存"按钮即可。

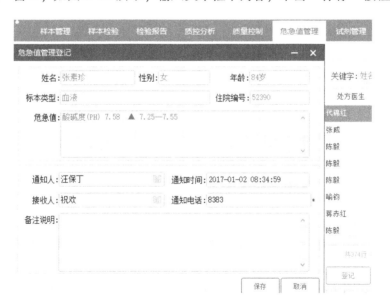

图 8-55　登记危急病人

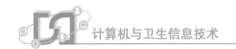

（3）试剂管理：目的是为了控制检验试剂采购成本，规范库房管理，减少浪费，使检验试剂更符合管理规程，确保接收、贮存、发放符合要求。试剂管理项目如图 8-56 所示，"试剂管理"窗口如图 8-57 所示。

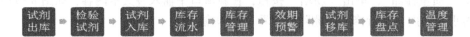

图 8-56　试剂管理项目

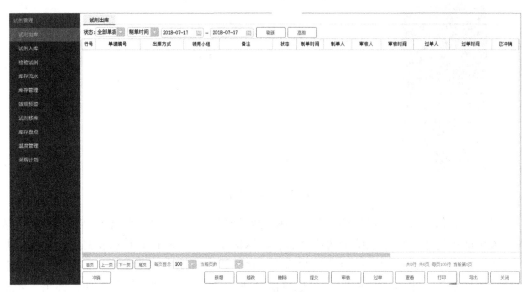

图 8-57　"试剂管理"窗口

第三节　护理信息系统

一、概述

护理信息系统是提供给住院护士使用并对住院病人的基本护理信息进行管理的子系统，其主要功能包括医嘱管理、病历管理、日常业务管理、统计管理。

二、护理信息系统的功能

（一）医嘱管理

医嘱管理是病房诊断、治疗的关键性环节，是以医生、护士为主，在病人的参与配合下共同完成的。医生所下医嘱，经护士整理后，是护理计划与护理工作情况的记录。

单击横向菜单中的"住院"选项，再单击"住院护理站"，如图 8-58 所示，可进行住院护理相关操作。

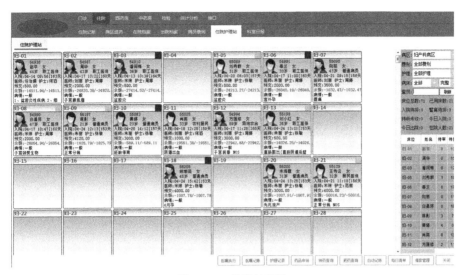

图 8-58　住院护理站

1. 医嘱执行　单击图 8-58 下方的"医嘱执行"按钮，弹出如图 8-59 所示"医嘱执行"窗口。

图 8-59　"医嘱执行"窗口

在左上角空白处输入病人住院编号，单击"刷新"按钮，右侧将会显示病人医嘱相关信息。可以通过单击"长期医嘱""临时医嘱""医嘱执行单"等按钮对医嘱进行查看。

通过单击下方"核对医嘱""取消核对""取消执行""停止确认"等按钮，对医嘱进行相关操作。

医嘱有 6 种状态，分别为待核、待执、正执、已退、待停、已停。

2. 医嘱记账　在图 8-58 中单击下方的"医嘱记账"按钮，弹出记账窗口，如图 8-60 所示。

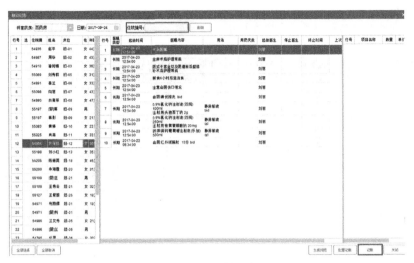

图8-60　医嘱记账

输入病人住院编号，单击"查询"按钮或直接在左侧病人列表里选择相应病人，并单击窗口右下角的"记账"按钮，弹出"新增"对话框，如图8-61所示。

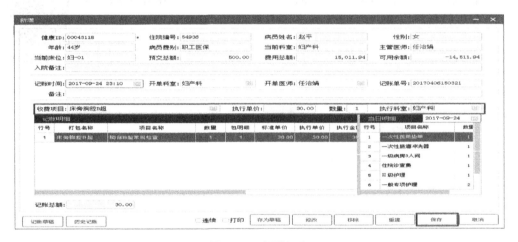

图8-61　新增记账

选择该病人新增收费项目，单击"保存"按钮，完成新增项目的记账。

注意：在选择完收费项目及执行科室后，须按回车键才能完成添加。

（二）病历管理

在图8-58中，鼠标指针指向相应病人，单击右键，弹出如图8-62所示命令菜单列表，单击"打开病历夹"命令，打开"病历夹"窗口，如图8-63所示。

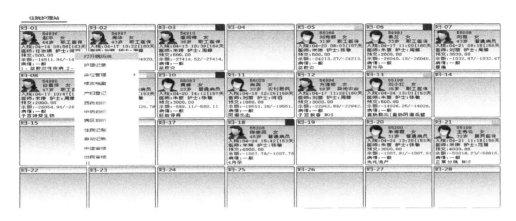

图 8-62 打开病历夹

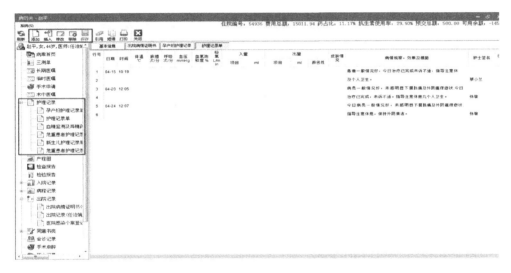

图 8-63 "病历夹"窗口

在病人病历夹中，护士只能对左侧列表中的护理记录单进行如图 8-63 所示左上角的"添加""插入""修改""移除"等操作。而对于长期医嘱等其他的一些病人信息，只能进行查看。

注意：在图 8-63 左侧列表中，必须双击要查看的选项，右侧方可打开相应内容。

（三）日常业务管理

1. 护理记录 护士可以通过护理记录对病人的日常护理情况做出记录及查阅。具体方法如下：

（1）在如图 8-64 所示护理工作站中单击窗口下方的"护理记录"按钮，或在图 8-64 护理工作站中将鼠标指针指向床位列表中的某位病人并单击右键，弹出如图 8-65 所示菜单并选择"护理记录"命令。

扫码看微课

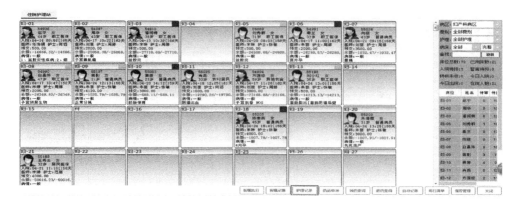

图 8-64　护理记录（按钮）

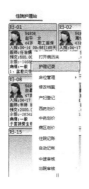

图 8-65　护理记录（菜单选项）

（2）在图 8-65 中选择"护理记录"，弹出如图 8-66 所示本科所有病人护理记录列表窗口，窗口内容区分左、中、右 3 个部分，左侧显示病人列表，中部显示具体护理记录项目，右侧显示某项护理记录的内容。

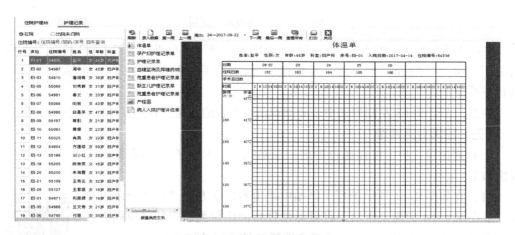

图 8-66　护理记录列表窗口

（3）在图 8-66 左侧和中部分别用鼠标单击选择具体病人和护理记录项目；下面以体

温单的记录为例加以说明。选择病人及中部的"体温单"后，单击图8-66上方的"录入数据"按钮，弹出如图8-67所示"体温单录入"窗口，单击选择时间（时间以电脑系统时间为准），在"体温部位"处通过下拉列表选择"腋温""口温"或"肛温"，在其后的单元格中按照标题所示输入"体温""脉搏""呼吸"等数值，完成数据录入后单击右下方的"确定"按钮。

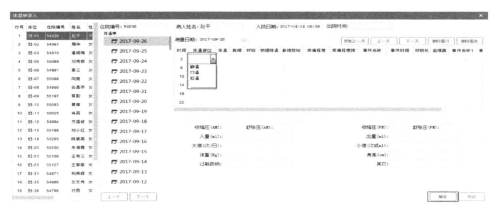

图8-67　"体温单录入"窗口

2. 药品申领　可对病人用药及时进行申领。在图8-64下方单击"药品申领"按钮，弹出如图8-68所示"药品申领"窗口。在"病人姓名"后输入病人姓名或住院编码，单击"刷新"按钮。出现病人列表后，单击住院编码列下的单元格，右侧显示病人取药信息。可单击窗口右下角的"新建"按钮进行项目添加。

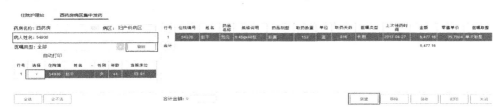

图8-68　药品申领

注意：单击"新建"按钮前，必须在左侧"选择"列下通过单击单元格打上对号方可进行，否则将会出现如图8-69所示"提示"对话框。

3. 领药查询　可以通过单击图8-58中的"领药查询"按钮查看病人领药的情况。

4. 床位管理　在图8-58中将鼠标指针指向某床位病人，单击右键指向"床位管理"命令，弹出下一级子菜单，如图8-70所示。

（1）暂离：当该床位病人离开或出院时可选择暂离命令，使该床位处于空缺状态。

（2）转床：当该病人有转床需求时，可选择此命令，弹出图8-71所示对话框。

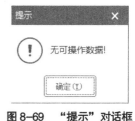

图8-69　"提示"对话框

扫码看微课

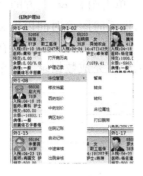

图 8-70 "床位管理" 子菜单

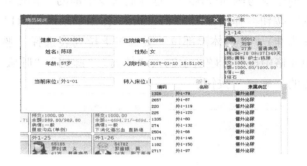

图 8-71 转床

（3）转科：当该病人有转入其他科室治疗的需求时，可选择此命令，弹出图 8-72 所示对话框。

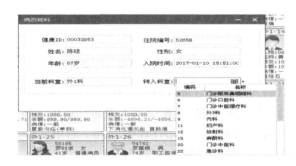

图 8-72 转科

（4）打印腕带：可打印病人腕带相关信息。

（5）排床管理：鼠标指针指向空缺病床，单击右键选择"病员排床"命令，如图 8-73 所示，可对病人进行床位安排。

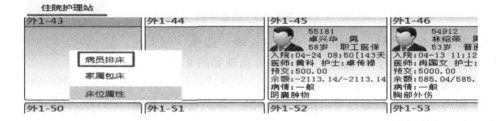

图 8-73 病员排床

（四）统计管理

1. 自动记账 单击图 8-58 中右下角的"自动记账"按钮，弹出图 8-74 所示"联动记账"界面。

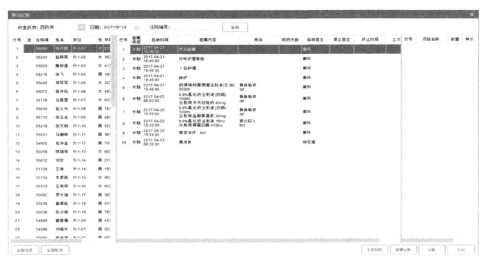

图 8-74 联动记账

选择相应病人后单击右下角的"记账"按钮，弹出图 8-75 所示费用自动记账编辑界面，左侧选择病人，右侧选择收费项目并单击右下角的"修改""移除"按钮进行相应操作。

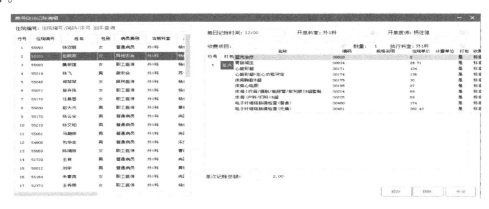

图 8-75 费用自动记账编辑界面

2. 每日清单 单击图 8-58 右下角的"每日清单"按钮，可对本科病人相关费用信息进行查阅及打印操作，如图 8-76 所示。

图 8-76 每日清单

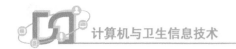

3. 催款管理 单击图 8-58 右下角的"催款管理"按钮，可对本科病人进行相关催款管理。在图 8-77 所示"催款金额"一列输入相应金额并进行打印操作。

行号	住院编号	姓名	性别	病员费别	当前科室	当前床位	主管医师	预交总额	费用总额	担保金额	当前余额	催款金额
1	55093	张翠丽	女	普通病员	外1科	外1-01	杨佐健	8,500.00	8,717.98	0.00	-217.98	
2	49636	陈勤	男	职工医保	外1科	外1-01	杨佐健	500.00	3,508.87	0.00	-3,008.87	100.00
3	55203	赵晓燕	女	异地农合	外1科	外1-02	杨佐健	2,000.00	920.59	0.00	1,079.41	
4	49956	刘万琴	男	普通病员	外1科	外1-03	杨佐健	0.00	0.00	0.00	0.00	
5	55020	熊树莲	女	职工医保	外1科	外1-03	杨佐健	1,000.00	6,963.52	0.00	-5,963.52	
6	55219	张飞	男	新农合	外1科	外1-04	苏长山	0.00	61.41	0.00	-61.41	
7	55045	郑琴琴	女	居民医保	外1科	外1-05	杨佐健	1,000.00	2,400.84	0.00	-1,400.84	
8	55072	胡开凤	女	职工医保	外1科	外1-06	杨佐健	1,000.00	9,786.23	0.00	-8,786.23	
9	55176	任昌雲	女	职工医保	外1科	外1-07	杨佐健	0.00	2,666.64	0.00	-2,666.64	
10	55030	赵大光	男	职工医保	外1科	外1-08	黄科	500.00	15,302.11	0.00	-14,802.11	
11	55170	张云金	男	普通病员	外1科	外1-09	冉国文	5,000.00	3,130.20	0.00	1,869.80	
12	55210	张文柏	男	普通病员	外1科	外1-10	杨佐健	1,000.00	1,232.00	0.00	-232.00	
13	55051	马朝丽	男	普通病员	外1科	外1-11	冉国文	2,500.00	2,637.50	0.00	-137.50	
14	54806	包华金	男	普通病员	外1科	外1-12	宋催辉	6,000.00	4,648.21	0.00	1,351.79	
15	55059	陈瑞琼	女	职工医保	外1科	外1-13	曹体明	500.00	5,819.45	0.00	-5,319.45	
16	49959	李海琼	女	普通病员	外1科	外1-14	杨佐健	0.00	0.00	0.00	0.00	
17	51729	王林	男	普通病员	外1科	外1-14	冉国文	0.00	0.00	0.00	0.00	

图 8-77 催款管理

4. 审核 在图 8-58"住院护理站"中，将鼠标指针指向病人床位，单击右键，如图 8-78 所示，弹出命令菜单。选择"中途审核"或"出院审核"命令，对病人进行相应医嘱执行情况及药品费用等情况信息的核对。

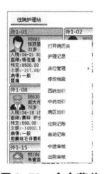

图 8-78 命令菜单

三、移动护理子系统

（一）概述

随着信息化技术的发展，医疗信息系统在医院已经得到广泛应用。其中，护士工作站作为执行医嘱、进行各项护理操作的工作平台，在整个医疗信息系统中起着不可替代的作用。在传统模式下，由于护士工作站都为非移动式信息系统，而医护人员的大部分工作在病区内完成，各种执行数据只有先打印在纸上，而如测体温、量血压等进行生命体征的数据采集也只能先记录在纸上，然后再将采集的数据通过护士工作站录入信息系统，这样的重复工作，既增加了医护人员的工作量，同时也增加了在转录数据过程中出错的概率。

近几年，随着无线技术和移动终端的发展，一种新型的护士工作站模式有效地解决了上述问题，这就是移动护士工作站。它改变了传统的固定数据录入方式，不再受空间的限制，护理人员可以手持移动终端，穿梭于各个病区（病房），并可以及时查询相关病人的基本信息、医嘱信息、生命体征信息、手术安排信息、会诊信息等，及时执行相关医嘱，进行生命体征数据的录入，不再像过去一样需要纸质转录，彻底减轻了医护人员的工作量，提高了医疗服务质量，杜绝了护理记录转抄时出现差错。正因为其与传统护士工作站比有如此多的优点，移动护士工作站越来越多地得到医院和行业的认可。

（二）用户登录

1. 网络监测

（1）网络连接正常时，无线网络连接和系统自检右端显示"√"，如图8-79所示。

（2）Wi-Fi连接失败时，无线网络连接和系统自检右端显示"×"，同时提示"请检查网络！"。连接服务器失败时，会弹出窗口设置地址和端口，如图8-80所示。用户修改服务器和端口后，单击"确定"按钮，程序会再次尝试连接服务器。

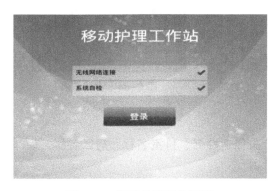
图8-79　网络连接正常界面

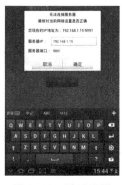
图8-80　地址设置

2. 护士列表　网络连接正常，单击"登录"按钮，进入护士列表页面，列表中显示护士的名称、ID和照片，如图8-81所示。

（1）登录：单击某护士，会弹出登录窗口和键盘，如图8-82所示。输入正确密码，单击"登录"按钮后进入待处理事件页面，如图8-83所示。输入密码错误，单击"登录"按钮后会提示"您输入的密码错误！"，如图8-84所示。

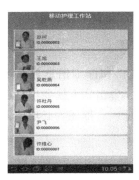
图8-81　护士列表

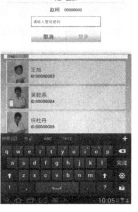
图8-82　用户登录

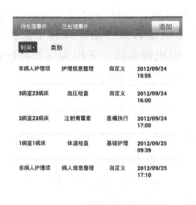

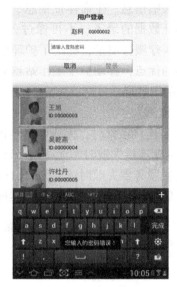

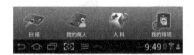

图 8-83　事件处理　　　　　　　　　　　　图 8-84　密码错误

（2）主体结构：

1）页首部分：头部左侧显示护士头像、姓名、科室名称、病区名称，头部右侧显示当前服务器时间和日期，如图 8-85 所示。

图 8-85　头像

2）病人摘要信息：默认包含床号（×病室×床）、姓名、性别、护理级别（旗帜标识）、住院号，如图 8-86 所示。此界面支持手指左右滑动显示病人全部摘要信息。

床号: 4病室31床　　　姓名: 赵梦心　　　性别: 男　　　护理级别: ▶　　　住院 ❯

图 8-86　病人信息

（3）正文部分：分为标题区（或选项卡 Tab 区）和详细信息显示区两部分，包含护理事件、病人体征列表等页面。要添加待护理事件，单击病人摘要信息右侧的"添加"按钮，进入添加待处理事件页面，其中护理时间、护理项、描述为必填项，如图 8-87 所示。

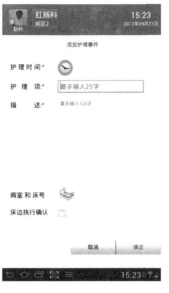

图 8-87　添加事件

●护理时间：单击护理时间图标 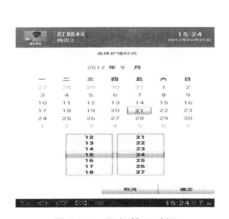，会出现添加护理时间页面，护理时间只允许添加今天（当前时间点以后）和明天的时间点，如图 8-88 所示。当选择时间不符合规则时，会提示"日期不合法！"，如图 8-89 所示。

图 8-88　添加护理时间

图 8-89　日期不合法

●护理项：最多支持输入 25 字。

●描述：最多支持输入 125 字。

●病室和床号：单击病室和床号图标 ，进入选择病室页面，系统会列出当前科室病区下已使用的病室，如图 8-90 所示。选中病室后，单击"下一步"按钮，进入选择病床页面，会出现当前科室病区病室下已使用的病床。选择完病室病床后，单击"确定"

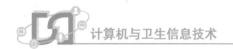

按钮，返回添加护理事件页面并显示选择的病室病床号，如图 8-91 所示。

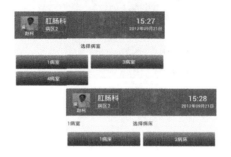

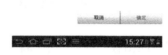

图 8-90　病室、病床

　　• 床边执行确认：选择病室和床号后，床边执行确认后的复选框变为可用状态，当选中后，该处理事件为需要到病人床边进行扫描确认的待处理事件。

　　信息填写完毕后，单击"确定"按钮，完成护理事件添加，进入待处理事件页面，事件类别默认为"自定义"，如图 8-92 所示。

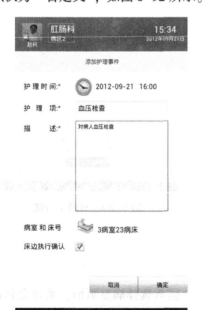

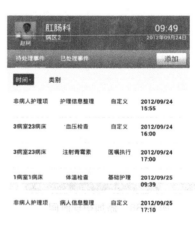

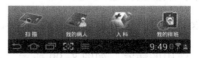

图 8-91　对应护理事件　　　　　图 8-92　待处理事件

（4）底部菜单部分：包括扫描、我的病人、入科、我的排班 4 个部分，如图 8-93 所示。

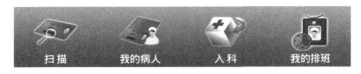

图 8-93 底部菜单

1）扫描：在护理事件页，单击底部菜单的"扫描"，弹出"扫描"对话框，如图 8-94 所示。扫描输入框支持扫描枪扫描。

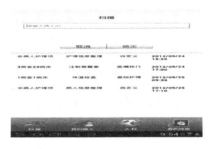

图 8-94 "扫描"对话框

当输入框内的病人 ID 符合条件时（该病人在当前科室病区下），扫描框下会出现该病人的摘要信息，如图 8-95 所示。单击"确定"按钮后，直接进入病人主页，单击"取消"按钮，关闭扫描框。当输入框内的病人 ID 不符合条件时（输入错误或病人不在当前科室病区下），会弹出提示"该病人不在该科室！"，如图 8-96 所示。

扫描			
00000007			
床号：4病室31床		姓名：赵梦心	
性别：男		护理级别：三级护理	
取消		确定	
非病人护理项	护理信息整理	自定义	2012/09/24 15:55
3病室23病床	注射青霉素	医嘱执行	2012/09/24 17:00
1病室1病床	体温检查	基础护理	2012/09/25 09:39
非病人护理项	病人信息整理	自定义	2012/09/25 17:10

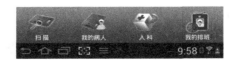

图 8-95 病人摘要信息

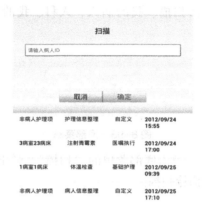

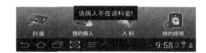

图 8-96　输入错误

2）我的病人："我的病人"相关操作包括扫描、体征、医嘱、治疗、费用、评估、转科、出院 8 个部分，支持左右滑动显示所有模块，如图 8-97 所示。

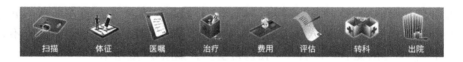

图 8-97　病人相关操作

在护理事件页单击底部菜单"我的病人"，进入病人列表页面，列表上方显示护理级别提示颜色和图标：特殊护理（红）、一级护理（粉）、二级护理（蓝）、三级护理（绿）。列表按照病室/病床升序显示，可以通过上下滑动进行病人概要信息的查询和选择，如图 8-98 所示。

●图 8-98 左侧部分：显示病室和床号，床号的颜色与护理级别对应的颜色一致，同时下部显示 4 种提示信息（目前只提供是否欠费）。

●图 8-98 右侧部分：显示病人的概要信息，单击

病人：尹维	性别：女
住院号：00000018	入院日期：2011-03-19
入院次数：18	ID：00000018
主治医师：杨海	入院诊断：结肠炎

，屏幕底部显示可操作的菜单，

底部菜单支持左右滑动显示，如图 8-99 所示。

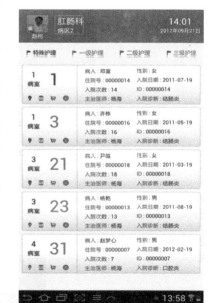

图 8-98　护理级别

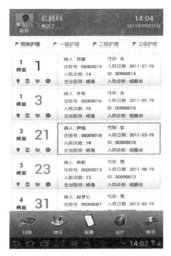

图 8-99 底部滑动菜单

在病人列表（图 8-98）单击 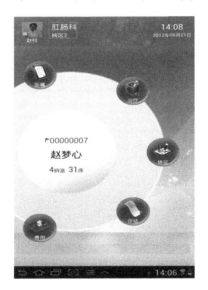 进入病人主页面，该主页主要显示 6 个页面的快捷链接，以圆形布局 5 个链接（医嘱、治疗、体征、评估、费用），中心布局显示病人概要信息（包括病室和病房、住院号、姓名和护理级别），如图 8-100 所示。

图 8-100 病人主页面

a. 医嘱：单击"医嘱"按钮，进入临时医嘱页面。临时医嘱页面展示病人在住院周期内的临时医嘱信息，并按照日期分组显示，信息包括项目、开单医生、执行时间、执行人。通过单击日期，可以折叠显示医嘱信息，如图 8-101 所示。

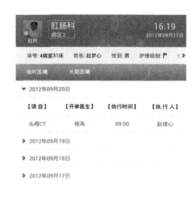

图 8-101　临时医嘱页面

单击任意医嘱项，进入医嘱执行页面，当前页面留白。

在临时医嘱页面向左滑动页面，进入长期医嘱页面，长期医嘱页面展示病人在住院周期内的长期医嘱信息，信息包括开始时间、停止时间、开单医生、项目、执行人、执行时间，如图 8-102 所示。

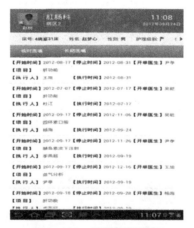

图 8-102　长期医嘱页面

　b. 治疗：单击"治疗"按钮，进入治疗单页面。治疗单种类暂定为 4 类：输液单、服药单、注射单、治疗单，每个页面展示病人在住院周期内的治疗单信息。

　●输液单：包含医嘱时间、药品名称、剂量等项，如图 8-103 所示。

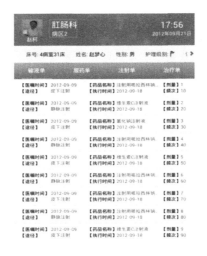

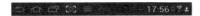

图 8-103　输液单

● 服药单：包含医嘱时间、药品名称、剂量等项，如图 8-104 所示。

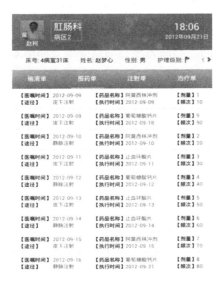

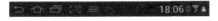

图 8-104　服药单

● 注射单：包含医嘱时间、药品名称、剂量等项，如图 8-105 所示。

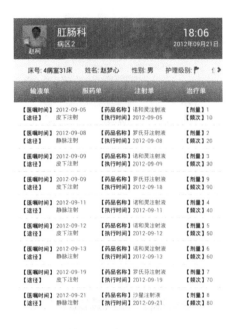

图 8-105　注射单

• 治疗单：包含医嘱时间、药品名称、剂量等项，如图 8-106 所示。

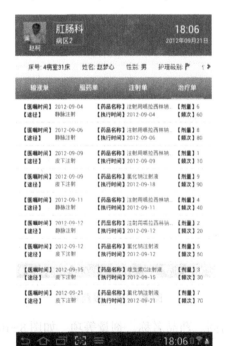

图 8-106　治疗单

c. 体征：单击"体征"按钮，进入体征曲线图页面，根据当天的体温数据展示曲线图，如图 8-107 所示。单击标题"体温"，会返回到病人主页。

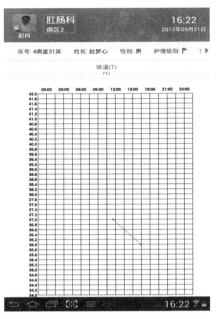

图 8-107　体征曲线图页面

d. 评估：单击"评估"按钮，进入评估历史记录查看页面，如图 8-108 所示。可以通过左右滑动查看历史评估，下方的点代表当前评估的位置。单击底部的"评估"按钮，进入执行评估页面。

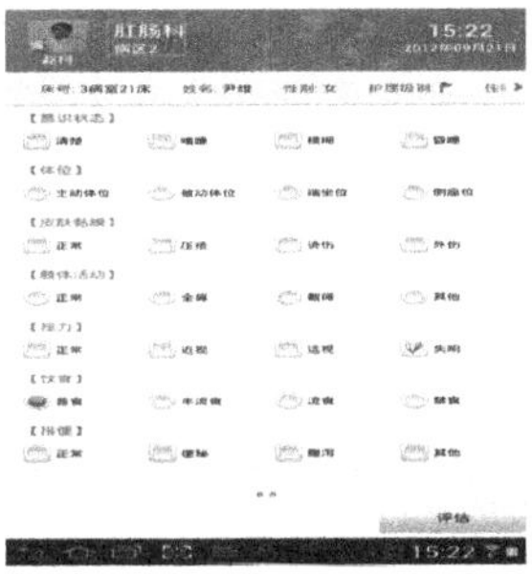

图 8-108　评估历史记录查看页面

e. 费用：单击"费用"按钮，进入费用概要页面。费用概要页面展示病人在住院周期内的费用信息，包括预交金累计、住院费累计、手术费、护理费、药费等，如图 8-109 所示。

在费用概要页面向左滑动页面，进入费用详单页面，该页面展示病人在住院周期内的费用详细信息，包括名称、金额、数量、单价、类型、时间等，如图 8-110 所示。

f. 病人详细信息：单击病人主页中的 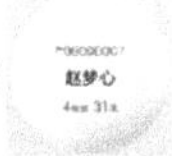 ，会进入病人详细信息页面，包容包括住院号、姓名、性别、床号、护理级别、病人 ID、入院日期、主治医师等，如图 8-111

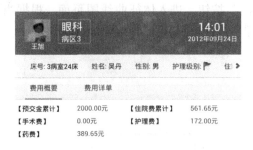

图 8-109　费用概要页面

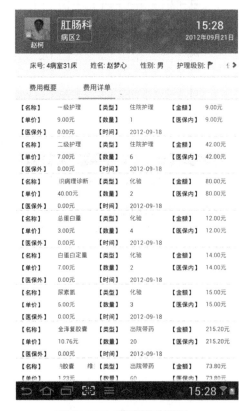

图 8-110　费用详单页面

所示。单击"返回"按钮，返回到病人主页。

3）体征：单击"体征"按钮，进入体征列表页面。默认显示 4 个基本体征测量项（体温，脉搏，呼吸，血压），体征列表默认显示 3 天内（前天，昨天，今天）的体征数据，测量项数据均以时间降序为准（即从上往下数据为最新到最旧数据），如图 8-112 所示。

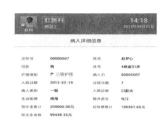

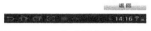

图 8-111　病人详细信息页面

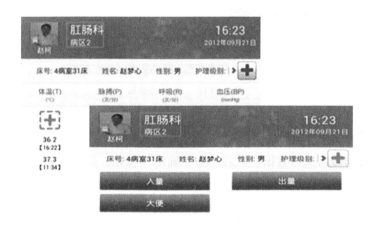

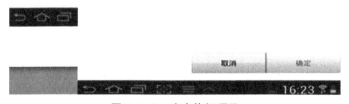

图 8-112　病人体征项目

　　单击病人摘要信息右侧的 　　，进入添加体征项页面。体征项支持多选，可选择多个体征项，如图 8-113 所示。

　　单击"确定"按钮返回体征列表，向左滑动屏幕可以查看新添加的体征项。

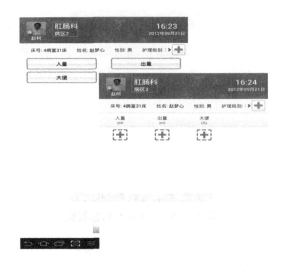

图 8-113　多体征项目

a. 添加体征测量项：单击体征项温度下的 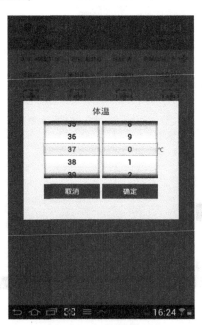，弹出添加体征测量项的转盘，如图 8-114 所示。滑动转盘选择数据，然后单击"确定"按钮，数据及添加时间会被添加到体征列表中显示，如图 8-115 所示。

图 8-114　体温转盘

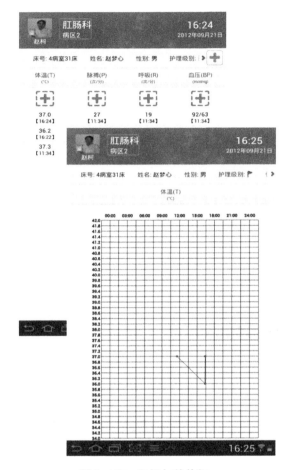

图8-115　已添加的体征

各体征测量项有不同的单位、数据格式及取值范围，但添加方式均以转盘式滚动选择数字为准，同时转盘数字右边显示所对应的单位。

对于取值范围较大的体征项（如入量、出量），会提示暂不提供该体征项曲线图，如图8-116所示。

b. 体征项散点图：体征列表页面向左滑动到最后一页，显示体征散点图，散点分布图以半小时为单位进行绘制，不同的项目用不同的颜色表示，和前边体征列表中的时间对应。

注意：目前散点图中的散点只会落在整点和半点上，采用时间取中就近原则显示，如15分钟以前的显示在整点上，16分钟以后的显示在半点上。

4）转科：单击"转科"按钮，进入选择科室页面，如图8-117所示。选择科室，单击"确定"按钮，返回病人列表。

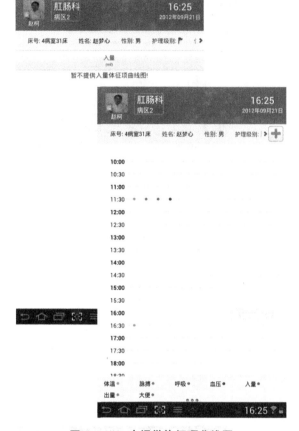

图 8-116 未提供体征项曲线图

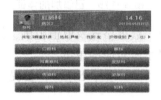

图 8-117 科室页面

　　注意：转科成功后，所有该病人的信息不在当前护士下的所有页面显示（含待处理事件和已处理事件），同时所占用的床位可以被其他病人使用。

　　5）出院：单击"出院"按钮，显示病人摘要和确认出院的提示信息，如图 8-118 所示。

　　注意：出院成功以后，所有该病人的信息不在当前护士下的所有页面显示（含待处理事件和已处理事件），同时所占用的床位可以被其他病人使用。

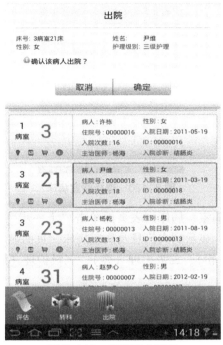

图 8-118　出院病人信息

6）入科：入科流程分为选择病人、选择病室病床、选择护理级别、选择主治医生 4 部分。在护理事件页单击底部菜单的"入科"按钮，进入选择病人页面。

a. 选择病人：选择病人页面的病人信息，包括住院号、姓名、性别，病人按照姓名的字母进行排序，如图 8-119 所示。

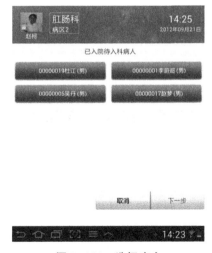

图 8-119　选择病人

b. 选择病室病床：在选择病人页面单击"下一步"按钮，进入病室、病床列表页面，页面顶部（头部下方位置）显示病人信息，页面显示可供选择的病床位置，信息包括：××病室××病床，如图 8-120 所示。

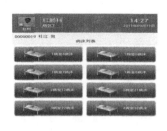

图 8-120　选择病室病床

　　c. 选择护理级别：在病室、病床列表页面单击"下一步"按钮，进入护理级别列表，页面顶部（头部下方位置）显示病人信息及病室病床，页面显示 4 种级别的护理选项：特殊护理（红）、一级护理（粉）、二级护理（蓝）、三级护理（绿），如图 8-121 所示。

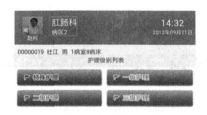

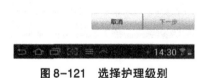

图 8-121　选择护理级别

　　d. 选择主治医生：在护理级别列表单击"下一步"按钮，进入主治医生列表，页面顶部（头部下方位置）显示病人信息、病室病床和护理级别，页面显示所有可供选择的医生名称和头像，并且按照医生姓名的字母排序，如图 8-122 所示。

　　单击"完成入科"按钮，跳转到"我的病人"页面，所选病人出现在病人列表，如图 8-123 所示，完成入科。

　　注意：入科后，该病人住院周期内的所有信息都会继承过来（含待处理事件和已处理事件）。

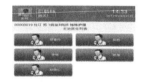

图 8-122　选择主治医生

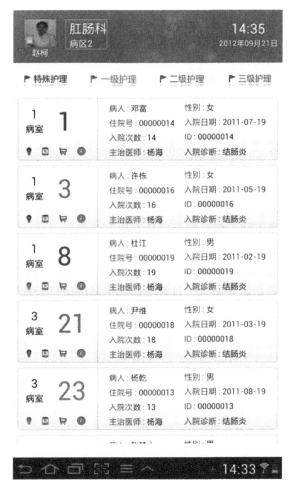

图 8-123　完成入科

第四节　医学实验室信息系统

一、概述

医学实验室信息系统（LIS）是利用计算机技术及计算机网络，实现临床实验室的信息采集、存储、处理、传输、查询，并提供分析及诊断支持的计算机软件系统。LIS 涉及的数据信息一般包括受检者信息、标本信息、检验申请信息、检验结果及结论信息，以及实验室运作、管理的其他辅助信息。随着各种自动化分析仪器在检验医学领域的大量应用，与电子计算机技术在医疗领域的广泛渗透，检验医学已步入一个以自动化、信息化、网络化为主要特征的新时期。

医学实验室信息系统既可以单独进行工作，也可以是 HIS 的一个组成部分，在医疗服务和公共卫生服务中都有着重要的作用。

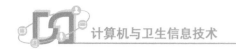

（1）可以显著提高医学实验室的工作效率：如通过自动获取实验仪器的数据，迅速生成病人的检验报告，克服了手工书写报告的低效率。

（2）加强实验室的规范管理：通过 LIS 内置的管理功能可以加强对实验室工作人员的管理和实验过程使用试剂等耗材的管理。

（3）加强医学实验室的质量控制，提高医学检测水平：可以随时对可疑数据进行分析，定期或不定期进行质控数据分析，随时掌握仪器和试剂的状态，提高检测结果的准确性。

（4）提高卫生服务水平：所有检测结果都存放在计算机内，可以对较长时期的数据进行分析，发现当前卫生服务中存在的问题，为提高卫生服务水平提供指导。

二、实验室信息系统的功能

不同的 LIS 系统界面不同，但一般都应具有如下功能。

（一）事务处理功能

1. 医学实验室工作流程与 LIS 的关系（图 8-124）　　随着社会的发展和科学技术的进步，医学实验室中的信息量越来越大，计算机以其优异的信息处理能力在医学实验室的工作中应用越来越广，LIS 以其强大的功能广泛应用在医学实验室的各项工作中。

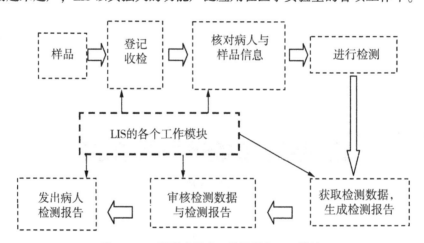

图 8-124　医学实验室工作流程与 LIS 的关系

2. 标本及条码管理子系统

（1）标本：LIS 能够根据 HIS 传来的检验申请项目、要求，自动给出当日的检验工作计划，安排标本采集人员工作，并对标本进行分组、排序，以充分、高效地利用实验室资源。

（2）条码管理子系统：读入病人的 IC 卡后，标本及条码管理系统自动为病人生成一个条形码。当采集的标本送达接收处时，在采集样本时从计算机中调出检验申请并对将进行的检验项目进行编号，如果使用了条形码，此时将条形码贴在试管上。系统将自动给标本一个唯一的样本号，这个样本号与病人的标识号（例如条形码）形成关联，伴随整个检查过程，确保不出差错。很多检验项目已经用自动分析仪进行处理，分析完成后能自动将结果传回计算机。

（二）自动分析功能

（1）统计学处理：对检验数据做一定的统计学处理，如对某些项目的一批结果进行病人数据均值的统计，通过对比，以观察是否存在严重的系统误差。可随时生成多种形式的工作量、收费、设备使用情况、试剂消耗等各种报表，加强科室的日常管理。

（2）质量控制系统：可自动接收或手工录入质控数据，并根据相应的规则显示和打印质控图，对工作人员的工作质量进行评价等。

（3）审核报告：系统可以自动调出同一病人最近测定的结果或所有历史测定结果，可提供病人连续测定结果的动态趋势图，供对比观察，引起审核者思考是病情变化还是其他原因导致误差，从而减少差错的发生。

（4）管理功能：有不断完善的科室人事、试剂和仪器设备管理功能。每个操作者可以在任意工作站凭编号和密码签到，记入电子考勤，方便科主任随时了解科室人员动态。

（三）自动传输功能

（1）数据输入：实验报告中的数据一是来源于自动分析仪，二是来源于手工输入。现在大多数实验室都采用自动分析仪。如果是手工输入，则单击"输入"菜单，在工作区中选中相应的病人及标本号，输入检验结果并保存，如图8-125所示。

（2）查询：以单一条件或多条件组合方式进行检验结果的模糊查询，快速、准确、方便，实验报告"查询"界面如图8-126所示。

（3）报告打印：按统一、固定的格式打印各种检验报告单。报告单可提供完整的病人资料、标本状态、结果、单位、参考值（自动套用不同性别和年龄段的参考值范围）及超出参考范围的标记等内容。

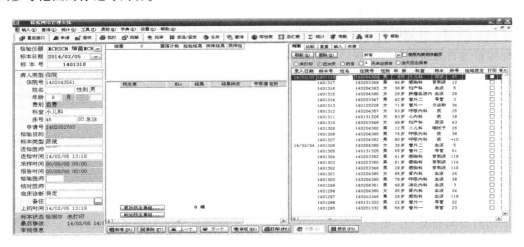

图8-125　实验报告管理主窗口

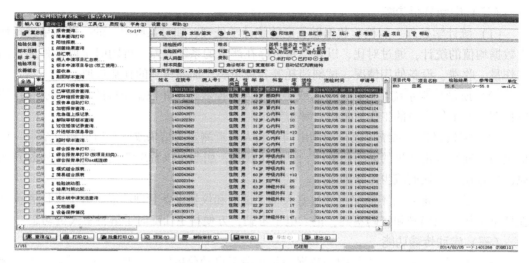

图 8-126　实验报告"查询"界面

第五节　医疗保险管理系统

一、医疗保险管理系统功能及网络架构

（一）医疗保险管理系统功能

（1）计划：计划职能是医疗保险管理的基本职能，它渗透于其他多种管理职能中。医疗保险管理首先要制订医疗保险计划，有了计划才能进行其他各项管理活动。计划是为实现目标而进行的筹划活动及所制订的实施步骤与方法，是有预见性的决策。计划可以弥补不肯定性和变化所带来的问题，有利于把精力集中于所要实现的目标，同时也有利于对实现目标进行有效的控制和管理。

（2）组织：计划制订之后，为了使人们能为实现目标而有效地工作，并能够充分发挥人、财、物各种要素的作用，就必须设计和维持一种职务结构，通过一定的组织机构和具体的组织，指挥活动才能完成，这就是组织管理职能的目的。

（3）指挥与领导：医疗保险管理是由许多组织和人员共同进行的管理活动。为保证管理活动的协调和统一，就必须有统一的指挥，使之能够自觉地为实现组织的既定目标而努力。在现代管理过程中，指导与领导始终处于主导地位，因此，它是管理职能中的一个很重要的方面。

（4）协调：管理的协调职能就是为了有效地实现计划目标，把各项管理活动加以调节，引导各个部门、各个环节和工作人员之间分工协作，互相配合，同步地、和谐地完成任务。协调包括纵向协调（上下级单位之间的协调）、横向协调（与其他单位的协调）及本部门内的协调。

（5）控制：医疗保险管理的控制职能，是指按照计划标准、计量和评价完成情况，及时纠正执行过程中的偏差，以确保计划目标的实现。它贯穿于管理的各个方面和全过程。

控制的基础是信息，因此，掌握准确的信息并及时进行反馈，是实现控制的重要环节。

（二）医疗保险管理信息系统的特点

（1）支持多种结算方式：银行卡支持、医保卡支付、微信支付、支付宝支付。

（2）丰富的特殊情况处理：门诊特殊疾病，异地安置登记，长期驻外，转诊转院，门诊特殊治疗。

（三）网络架构

医保网络架构如图 8-127 所示。

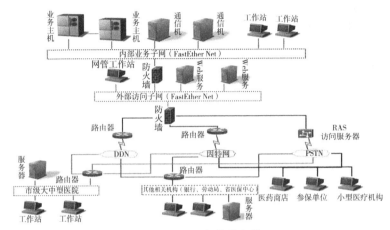

图 8-127　医保网络架构

二、社会保险医疗保险平台与 HIS 的互联

社会医疗保险制度（社会医保）是通过个人账户和社会统筹相结合的方式，保障广大职工的基本医疗；同时通过医疗机构与医保管理机构的相互制约，抑制过快的医疗支出增长，减少医疗资源的浪费。社会医保的全面实施，是一项复杂的社会系统工程，涉及企业、职工个人、医疗机构、医疗保险局，这些机构和个人在投保、就医、补偿等多个环节发生关系，涉及大容量信息管理、复杂的计算方法及远程数据传递。如果没有计算机局域和广域网络、没有适应各个环节的软件的支持，手工作业是难以承担的。医院要适应社会医保，就必须对医院 HIS 系统进行改造，才能和医保系统接轨。

（一）系统数据流程

涉及医院的医保事务分为 3 种类型：医院与病人的实时结算、医院向医保局上报每日收费明细及每月结算报表、医院内部对医保事务的管理。它们之间的关系如图 8-128 所示。

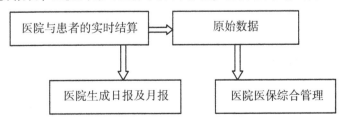

图 8-128　医保事务 3 种类型之间的关系

由图 8-128 可见：医院与病人的实时结算是基础环节，为医院向医保局的报表提供原始数据，同时也为医院医保事务的管理准备数据。由于实时结算过程是存在医院挂号、收费、登记等业务流程中，与医院原有 HIS 系统结合在一起，所以要对原有 HIS 系统中涉及挂号、收费、登记的子系统进行修改，加入与医保信息中心实时通信及结算的模块；医院向医保局上报每日收费明细及每月结算报表的功能是原有 HIS 系统中没有的，所以必须新开发医保报表子系统；为了对医保数据进行深度挖掘，为医院对医保事务的管理服务，开发了医保综合管理子系统。

（二）HIS 系统与社会医保数据接口实现方法

医保实时结算系统架构如图 8-129 所示。

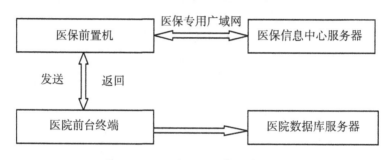

图 8-129　医保实时结算系统架构

图 8-129 中医保前置机为医保信息中心（以下简称"中心"）统一配发，前置机系统及通信控制软件也由中心统一维护。医院前台终端通过局域网与医保前置机通信。医保专用广域网由两条线路构成，一条为帧中继，作为主线路；一条为 IsDlN，作为主线路失败时的备用线路。医院前台终端一方面采集医保结算需要的信息，通过调用中心提供的动态库文件，按照中心规定的标准上传给中心，另一方面将中心传回的信息存在医院数据库服务器，以便对账及上报报表。为了减小系统改造的工作量，同时也是为了编程模块化，方便今后系统的升级维护，可增加一个公用的 PBL 库文件，定义系统公用的传送函数及保存函数。整个实时传送系统有两种类型的流程：费用结算流程和登记流程。

三、新型农村合作医疗平台与 HIS 的互联

（一）设计原则

（1）由农村合作医疗（简称"农合"）接口动态库向农合接口 Web 应用发送 HTTP 请求进行交易，农合接口的事务提交则由农合接口 Web 应用管理。动态库返回成功，才能处理 HIS 系统的业务，HIS 业务处理失败造成的事务不一定由 HIS 负责。如果由于线路等问题，动态库无法接收 Web 应用返回的交易处理结果，则返回失败，由动态库保证中心业务的回退。

（2）所有关于数据库的操作统一由动态库发送给 Java 去执行，由 Web 服务进行数据库连接。

（3）原定点接口页面校验及页面计算部分由动态库实现，其他的业务逻辑都通过参数调用 Java 服务实现。

（4）HIS 与动态库的数据交换采用 txt 的数据格式。对于操作员等公共变量，定义公

共变量对象，每次 HIS 进入系统时对变量赋值供后续调用。HIS 首次使用系统，需要进行系统初始化；每次进入系统，需要进行业务初始化。HIS 需要增加医院信息表。用于住院医嘱计价中处方明细的上报，由 HIS 开发商以 txt 的形式上传到接口；用于住院病案首页的上报，也由 HIS 开发商以 txt 的形式上传到接口。

（二）系统运行体系（图 8-130、图 8-131）

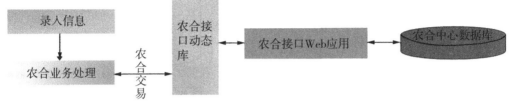

图 8-130 业务导向图

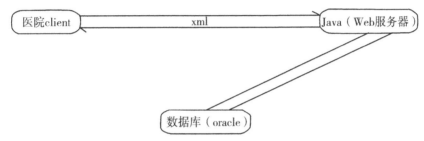

图 8-131 数据流导向图

（三）联机方案（图 8-132）

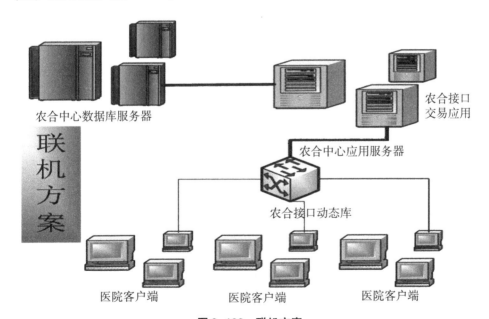

图 8-132 联机方案

（四）接口业务及流程

1. 系统初始化流程图（图 8-133）

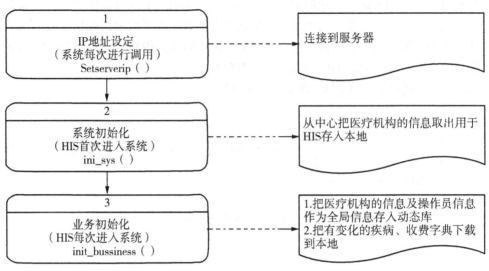

图 8-133　HIS 系统初始化流程

2. 住院收费流程图（图 8-134）

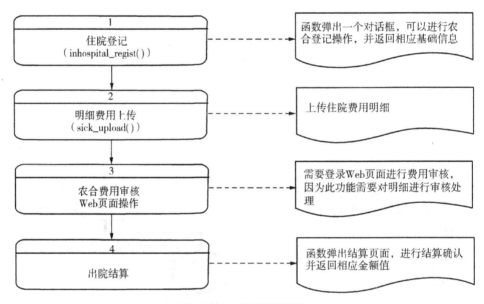

图 8-134　住院收费流程

第六节　临床信息系统的发展趋势

1987 年，美国开始了"卫生信息传输标准"这一战略技术的推广与开发，掀起了医院信息化建设的新纪元，而这一切都建立在计算机的发明和大规模使用的基础之上。最初只是期望可以用标准化来替代部分重复性的手工劳动，用以提高效率，但是不久以后他们就发现，这一革命性技术的不断创新和整个生态的演进，彻底颠覆了整个医院管理的流程。随着 LIS（实验室信息系统）、PACS（影像学系统）、EMR（电子病历系统）的不断建立，划时代的 HIS（医院信息系统）最终整合了全部，进入了一个崭新的时代！

移动互联、云计算、大数据、物联网和无线传感器等新技术的不断融合，将在未来医院的信息化领域再次掀起一场新的移动化变革浪潮！

从医院角度出发，决策者引入新一代的移动医疗信息化体系，无外乎是政策因素、流程因素和技术发展因素等原因。而他们最初可能只是想将新技术和流程外嵌入自己的体系内，却并没有意识到这些会给整个医疗行业带来翻天覆地的变化。随着技术的发展和新理念的不断融入，医院逐渐经历了一个从外接嵌入到自然融合的过程，移动医疗信息化逐步运用于门诊、住院、手术和管理，运转越来越顺畅。而慢慢地，医院内部的各类方案实施、工作流程、组织结构、人力资源包括财务管理都发生着渐进式的改变，直至革命性的巨变！

对于病人来说，通常很难获取到大量有效的医疗信息；同样对医生而言，病人的各项医疗数据，有时也是非常碎片化的。而移动医疗信息化和大数据的结合，首先，能够提升医疗服务的人文属性——提高医生的工作效率、促进医患间更有效地沟通交流、部分解决信息不对称的问题，提高了病人的满意度并提供更好的服务。其次，新技术的应用能够优化就医流程，让病人从挂号、门诊、检查、手术及住院等各环节，都能感受到人性化的就医体验。最后，新技术不仅可以帮助医疗机构对疾病进行科学研究，还可以使医院发现业务与沟通中存在的问题。未来医院的信息化之道，主要有以下几个趋势。

（一）临床信息系统平台化

在未来，临床信息系统的发展方向是集成平台化的管理，也就是说，会一改目前各系统孤立的体系架构。未来临床信息系统的各个区域和点之间将会通过网络相连接，如此可以将医疗行业的各项资源更紧密、全面地结合在一起，使临床信息系统更加扁平化，实现快速流程管理。

（二）远程医疗

目前，很多大中型医院都已开始采用 Wi-Fi 技术来建设医院的移动网络，采用固定+移动的方式进行网络建设，能够使网络无所不在，并且可以更有深度地连接医疗资源，这也将帮助医疗服务走出医院，实现远程医疗。未来如果能够将不同地区的医生与病人相连接、业务相连接（移动查房、输液、诊断、挂号和化验等）、数据相连接，将具有划时代的意义，还能有效降低整个医疗成本。

（三）健康管理

在我国，由于各地医疗系统的发展不均，使得建立全民电子健康档案平台的难度比较大。其中一个技术层面的原因是，很多平台只是采用了医院信息系统的数据管理方式来管理市级健康档案数据，而没有前瞻性地选择更合适的技术。而在移动互联网、大数据和云计算的技术发展背景下，采用跨平台技术进行系统基础架构设计，实现信息流动，使普通居民查询自己的健康档案成为可能，各种机构也能够为病人提供全生命周期的健康管理服务。

（四）ERP 管理

医疗服务两重性的第二点就是经济属性，医院显然也有作为企业属性的一面。因此，它也需要一个以 ERP（企业资源计划）为核心的人、财、物的高度整合系统，来将前台的业务和后台的运营管理进行高效运转，提供智能的决策分析。所以，在建设未来的医院信息化体系中，必须使医疗信息系统和医院内部管理的 ERP 系统无缝对接，一开始就需要进行顶层设计。否则，当两个各自独立的系统越完备、越先进，则将来交互的成本就越高，甚至不得不拆除一部分进行重建。

（五）电子病历系统

在临床意义上，电子病历系统（EMR）不仅是一个记录本，还是一个信息高度集成的系统，电子病历的实现实质上是医院医疗工作的全面信息化，是整个医疗卫生行业的全面信息化。因此，它的实现是一个长期的发展过程，很大程度上也依赖临床信息系统的发展。临床信息系统是电子病历的直接信息源。临床信息系统涉及医生、护士和检查科室等与病人医疗相关的各个环节，包括医嘱处理、病程记录、检验、医学影像、监护和麻醉等多个不同的系统。这些系统在帮助医护人员完成业务工作的同时，充当病人信息收集者的角色。因此，电子病历建设需要完善的临床信息系统作为基础，而临床信息系统发展的最高阶段是实现具有完整临床信息的电子病历。

（六）"医疗云"平台建设

"医疗云"是医院信息化服务的新模式，能够将医院业务系统快速部署和统一运维，医院可以通过购买更少的硬件设备和软件许可来降低一次性的采购成本，通过更自动化的管理降低人力资源成本。此外，通过部署"医疗云"，医院可以方便、快速地建立移动医生/护士工作站。更进一步的是，"医疗云"采用的新技术将打通目前广泛存在于各个医院之间的"信息孤岛"，将使区域医疗信息化或更大范围内的医疗信息互通互联成为可能，而不再受地域的限制。同时还能够多维度地保障医院信息数据安全，保持医院业务系统的连接性。因此，云计算技术近年来正逐渐被医疗机构接受，而绝大多数的医疗应用都可以运行在云平台上。相信在未来，虚拟服务平台将逐步取代各类物理服务器，这也许需要一个比较长期的过程，但趋势不可逆转。

（七）独具特色的专业化系统

在我国，临床信息系统目前还处于刚起步阶段，因此开发的软件还不够精，还不能适应各特色专科的要求。因为医疗各专科既有共性，也有很大的区别。如门诊医生站，急诊与内分泌科就有很大的区别，生殖助孕中心更有特殊的要求。但目前软件还很难适应这些特殊科室的需求。因此，下一步临床信息系统一定是在满足共性的前提下，发展各有特色的专用软件，如血液透析、生殖助孕、介入治疗等信息系统。

实训 8-1　住院病人医嘱添加

【实训目的】

添加住院病人医嘱。

【实训要求】

（1）在"住院医师工作站"能查询到指定的病人，或者能查询本科室所有住院的病人。

（2）在"病历夹"窗口进行医嘱添加。

【操作提示】

（1）在"病历列表"中，双击病人姓名进入"病历夹"界面，如图 8-135 所示。

（2）在左侧菜单中，可以看到病人信息的相关操作项目，找到"长期医嘱"选项，双击弹出如图 8-136 所示的界面。

（3）在图 8-136 中单击病历夹下方的"新增医嘱"按钮后，在医嘱列表下方会出现新的空白区域，如图 8-137 所示，输入内容按回车键并单击病历夹上方的"保存医嘱"按钮，完成医嘱添加。

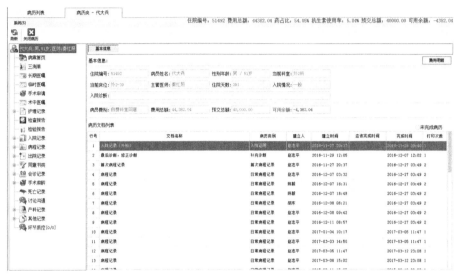

图 8-135　病人病历夹

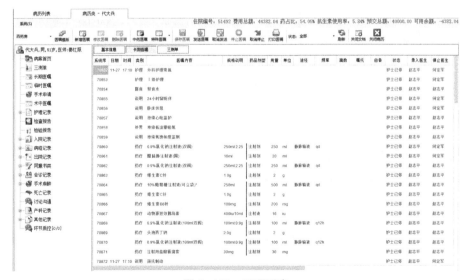

图 8-136　医嘱列表

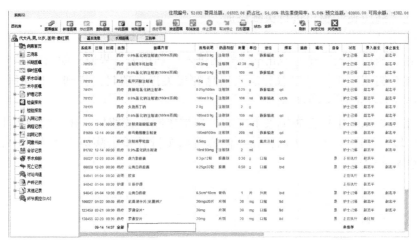

图 8-137　新增医嘱

实训 8-2　住院病人病历编写

【实训目的】

编写住院病人病历。

【实训要求】

（1）在"住院医师工作站"能查询到指定的病人，或者能查询本科室所有住院的病人。

（2）在"病历夹"窗口编写住院电子病历。

【操作提示】

（1）选择"住院医师工作站"，在"病历列表"下的"关键字"一栏输入要查询的病人，或者直接单击"查询"按钮，窗口会列出该科室病所有住院的病人，如图 8-138 所示。

（2）选择病人，单击"书写病历"按钮，弹出图 8-139 所示界面。

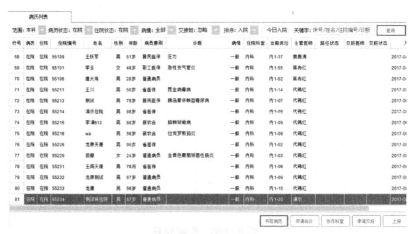

图 8-138　住院医师工作站病历列表

（3）选择左侧"会诊记录"，单击"编辑文档"按钮，编辑结束后单击"保存"按钮，如图 8-139 所示。

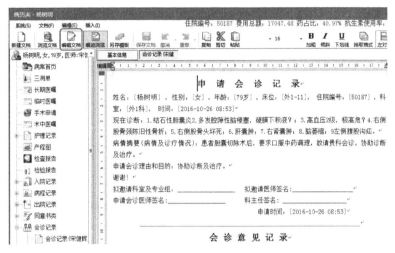

图 8-139　病历编辑窗口

实训 8-3　住院病人体温单录入

【实训目的】

录入住院病人体温。

【实训要求】

（1）在"住院护理工作站"能查询到指定的病人。

（2）能够正确录入病人腋温、口温、肛温。

【操作提示】

（1）在图 8-140 所示"住院护理站"页面中单击下方的"护理记录"按钮，或在护理工作站中将鼠标指针指向床位列表中的某位病人并单击右键，弹出如图 8-141 所示命令菜单。

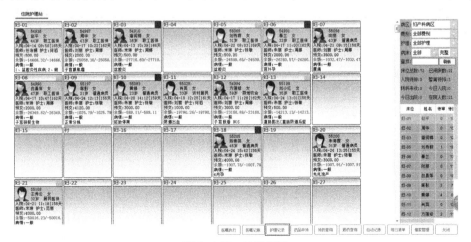

图 8-140　护理记录

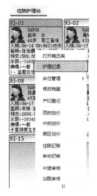

图8-141　命令菜单

（2）单击图8-141中的"护理记录"，弹出图8-142所示本科所有病人护理记录列表窗口。

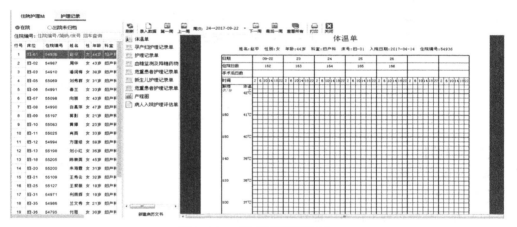

图8-142　护理记录列表窗口

（3）选择左侧病人列表及中部"体温单"后，单击图8-142上方的"录入数据"按钮，弹出如图8-143所示"体温单录入"窗口，单击选择时间（时间以电脑系统时间为准），并在"体温部位"处通过下拉列表选择"腋温""口温"或"肛温"，在其后的单元格中按照标题所示输入"体温""脉搏""呼吸"等数值，完成数据录入后单击右下方的"确定"按钮。

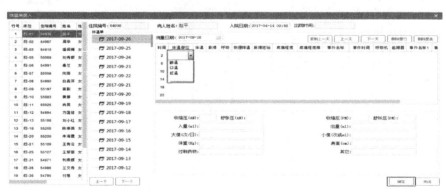

图8-143　"体温单录入"窗口

（宋理国）

扫码看 PPT　扫码看本章小结　　扫码做练习题

第九章

公共卫生信息系统

◎ 学习要点

识记公共卫生信息系统、卫生监督信息系统、突发公共卫生事件、社区卫生信息系统的概念。理解公共卫生信息系统的结构及功能、CHIS 的体系结构和网络设施。熟悉国家级卫生监督日常业务系统及省、地市级突发公共卫生事件应急指挥系统。了解国家公共卫生信息系统平台建设、中国疾病预防控制信息系统平台上运行的子系统、公共卫生疾病预防控制信息系统建设、国家级卫生监督信息系统构成、国家级卫生监督日常业务系统、社区卫生信息系统的架构和功能。

◎ 情景导入

自国家基本公共卫生服务项目实施以来，截至 2015 年年底，全国居民电子健康档案建档率达到 76.4%，分别管理高血压、糖尿病病人 8 835 万人和 2 164 万人，老年人健康管理 1.18 亿人。2016 年，全国孕产妇系统管理率达到 91.6%，3 岁以下儿童系统管理率达到 91.06%，6 岁以下儿童管理率达到 92.4%。

第一节 公共卫生信息系统概述

2003 年上半年的一场突如其来的非典型肺炎重大疫情灾害，暴露出我国突发公共卫生事件应急机制不健全，公共卫生发展严重滞后。为了加强我国的公共卫生体系建设，党中央、国务院要求用 3 年左右的时间，建立健全突发公共卫生事件应急机制、疾病预防控制体系、医疗救治体系和卫生执法监督体系。公共卫生信息系统建设是上述机制和体系建设的重要环节和纽带。2003 年，卫生部颁布了《国家公共卫生信息系统建设方案》。

我国公共卫生系统主要由各级医疗行政部门、医院、疾病预防与控制机构、卫生监督机构组成。相对应的，公共卫生信息系统（Public Health Information System，PHIS）是指对这些机构所涉及的各种公共卫生信息进行规划和管理的信息系统。

公共卫生信息内容涉及突发公共卫生事件应急指挥决策机制、疾病预防控制体系、医疗救治体系和卫生执法监督体系等方面，如图9-1所示。

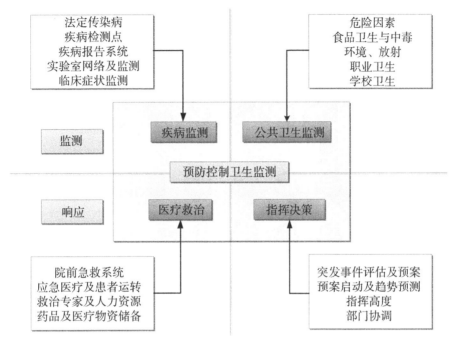

图9-1　公共卫生信息内容

在我国，公共卫生的信息化起步于疾病预防控制的信息化，同时又以疾病预防控制信息系统的发展为主导，正是疾病预防控制体系信息化的发展带动了公共卫生其他领域的信息化，为公共卫生信息化的大发展奠定了坚实的基础，也使公共卫生信息化真正融入国家信息化，成为国家信息化不可或缺的重要部分。

目前，我国卫生部已经启动的公共卫生信息系统包括五大系统，即SARS疫情专报和分析预警系统、疫情和突发公共卫生事件监测系统、医疗救治信息系统、卫生监督执法信息系统、突发公共卫生事件应急指挥决策系统。

国家公共卫生信息系统纵向网络建设形成了"五级网络、三级平台"，如图9-2所示。五级网络是指依托国家公用数据网，综合运用计算机技术、网络技术和通信技术，建立连接乡镇、县（区）、地（市）、省、国家五级卫生行政部门和医疗卫生机构的双向信息传输网络，形成国家公共卫生信息虚拟专网；三级平台是指在地（市）、省、国家建立三级公共卫生信息网络平台。

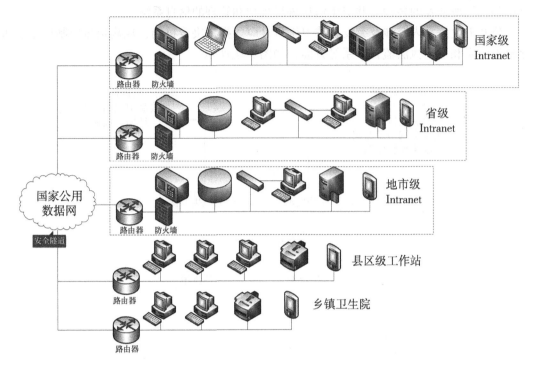

图 9-2　国家公共卫生信息系统的五级网络、三级平台

第二节　中国疾病预防控制信息系统概述

中国疾病预防控制中心成立于 2002 年，是由政府举办的实施国家级疾病预防控制与公共卫生技术管理和服务的公益事业单位。其使命是通过对疾病、残疾和伤害的预防控制，创造健康环境，维护社会稳定，保障国家安全，促进人民健康。

中国疾病预防控制信息系统（China Information System for Diseases Control and Prevention）是公共卫生信息系统的重要组成部分，是连接乡镇、县区、地市、省和国家五级卫生行政部门和医疗机构的双向信息传输网络，是以互联网作为通信载体，依托虚拟专用网络（VPN）、防火墙等技术建立的"公网专用"的公共卫生信息传输网络。

中国疾病预防控制中心的核心业务信息系统始建于 2003 年，至今已建立起较完善的国家、省、市、县、乡镇用户管理体系，开发出基于 Web 直报业务的统一门户应用系统，先后建设了包括疾病监测信息报告管理系统、突发公共卫生事件报告管理信息系统、健康危害因素监测信息系统、疾病预防控制基本信息系统、鼠疫防治管理信息系统、结核病管理信息系统、艾滋病综合防治信息系统、传染病自动预警信息系统、专病/单病监测信息报告管理系统、救灾防病信息报告系统、死因登记报告信息系统、淮河死因调查系统、出生报告系统、儿童免疫接种信息管理系统等 18 个系统。

中国疾病预防控制信息系统采用五层平台架构，包括操作系统平台、系统软件平台、应用系统平台、业务运行平台和业务系统的全部功能。如图 9-3 所示为中国疾病预防控制信息系统登录主页。

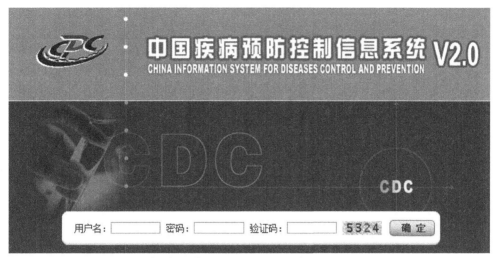

图 9-3 中国疾病预防控制信息系统登录主页

一、中国疾病预防控制信息系统业务子系统

目前，在中国疾病预防控制信息系统平台上运行的子系统，包括疾病监测信息报告管理系统，突发公共卫生事件管理信息系统，传染病自动预警信息系统，儿童预防接种信息系统，死因登记报告信息系统，健康危害监测信息系统，公共卫生基本信息系统，流感监测、结核病和艾滋病及乙脑、麻疹等单病种管理信息系统。

（一）疾病监测信息报告管理系统（图 9-4）

依据《中华人民共和国传染病防治法》，我国建立传染病监测制度，对法定管理的甲、乙、丙三类传染病及其他监测传染病进行报告。疾病监测信息报告管理系统自 2004 年启用，对应的业务流程是传染病疫情监测，用户涵盖与传染病防治工作有关的卫生行政、疾病预防控制、乡卫生院（社区卫生服务中心）及以上医疗卫生机构；基本功能有传染病个案报告、浏览、审核、修改订正、删除、统计分析、监测信息反馈、操作指南。该系统又通称为"大疫情系统"。

县（区）级疾病预防控制中心为辖区具备网络报告条件的法定从事传染病诊疗服务的医疗卫生机构（报告单位）设立账户，当其发现传染病病人或疑似病人，填报纸质传染病报告卡，经院内流程核实后登录系统进行报告；属地疾病预防控制中心按职责对报告的传染病信息进行审核、必要的现场指导或处置、统计分析并预测传染病的发生与流行趋势。一些医院正在推行数字化医院建设，诊疗活动中产生的电子传染病报告卡经过特定接口设置，可以与本系统对接，减少接诊医师的重复劳动。

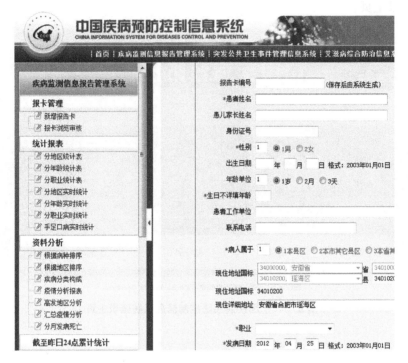

图9-4　疾病监测信息报告管理系统主菜单

（二）突发公共卫生事件管理信息系统（图9-5）

依据《突发公共卫生事件应急条例》（2003年5月9日国务院发布实施），国家建立突发事件应急报告制度，县级以上地方人民政府应当建立和完善突发事件监测与预警系统。突发公共卫生事件管理信息系统是国家2004年建立的全国统一的突发公共卫生事件信息监测报告系统，用户为卫生行政机构和各级疾病预防控制中心。其基本功能有突发公共卫生事件报告（初次报告、进程报告、结案报告）、事件管理（浏览、审核、修改、删除）、统计分析、监测反馈、操作指南。突发公共卫生事件报告与处理采取分级负责制，国家、省、市、县（区）各级《突发公共卫生事件应急预案》和《国家突发公共卫生事件相关信息报告管理工作规范（试行）》（2006年发布）有详细的规定。

按照《中华人民共和国传染病防治法》《国家突发公共卫生事件应急预案》等的相关规定，从事件管理、统计分析、在线求助及模板定制等方面对现有突发公共卫生事件报告管理信息系统进行系统升级改造，使该系统更利于对突发公共卫生事件信息的报告和管理。在完善现有以收集突发公共卫生事件相关信息为基础的报告模式的基础上，加快与中国疾病预防控制信息系统其他子系统的信息整合，使该系统成为各级卫生行政主管部门、疾病预防控制机构和医疗机构处理突发公共卫生事件的强有力的突发公共卫生事件监测与辅助决策工具。

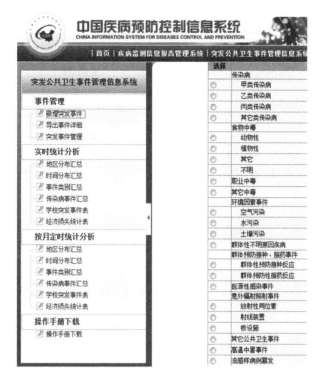

图9-5　突发公共卫生事件管理信息系统主菜单

（三）传染病自动预警信息系统（图9-6）

通过疾病监测信息报告管理系统获得各地传染病疫情基本信息，2008年国家建立传染病自动预警信息系统。该系统通过特定的算法确定预警阈值，当现时的传染病病例数高于该阈值时，可自动发出预警信号，以便从事疫情监测的工作人员及时采取相应的分析、核实、调查与防控措施。该系统的自动预警分为单病例自动预警和移动百分位数法自动预警两类。

（1）单病例自动预警：针对鼠疫、霍乱、传染性非典型肺炎、脊髓灰质炎、人感染高致病性禽流感、肺炭疽、白喉、急性感染血吸虫病、丝虫病及不明原因肺炎等特殊传染病，县（市）内一旦发生1例，预警系统即实时向其辖区的省、市及县级三级疾控机构发出预警信号。

（2）移动百分位数法自动预警：针对甲型肝炎、丙型肝炎、戊型肝炎、麻疹、流行性出血热、流行性乙型脑炎、登革热、痢疾、伤寒和副伤寒、流行性脑脊髓膜炎、猩红热、钩端螺旋体病、疟疾、流行性感冒、流行性腮腺炎、风疹、急性出血性结膜炎、流行性和地方性斑疹伤寒，以及除霍乱、细菌性和阿米巴痢疾、伤寒和副伤寒以外的感染性腹泻病等法定传染病，建立以市（县）为单位的传染病报告病例历史数据库，采用移动百分位数法动态计算传染病发病数历史基线，将当前观察周期（7d）内病例数与其相应历史基线实时进行比较，当观察周期内发生的病例数达到该病预警阈值的50%时，预警系统将在24小时内自动向所在市（县）的疾控机构发出预警信号。

各级疾控中心至少确定两名工作人员的手机为预警信号的接收终端，一旦接到预警信

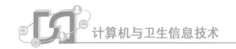

号，工作人员立即对预警信号提示的事件进行数据分析与核实，并及时进行处置。预警阈值设置可以根据实际管理需要进行调整。

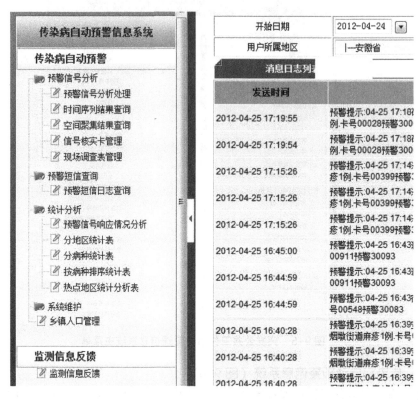

图 9-6　传染病自动预警信息系统主菜单

（四）儿童预防接种信息系统（图 9-7）

2006 年卫生部印发《儿童预防接种信息报告管理工作规范（试行）》，加速推进接种信息的个案管理，招标开发的《儿童预防接种信息管理系统》客户端软件供乡级（社区级）接种单位使用，实现儿童预防接种个案信息的收集、登记、录入和网络报告，构建覆盖全国范围的免疫接种门诊的广域网系统。它实现了儿童免疫接种、疫苗管理的信息化，同时也保证了儿童的异地接种和管理，实现了国家、省、市、县、乡镇五级免疫接种相关数据的逐级上报功能。

儿童预防接种信息系统主要功能：基层门诊的儿童预防接种的管理（刷卡接种、全程/简单预约、报表统计汇总、接种率监测图等）；短信、语音通知（电话自动催种）、查询管理（业务知识查询、接种资料查询等）；疫苗经销存管理（入库、出库、退货、报废；库存查询、催款通知单、付款确认等）；冷链运转管理、业务人员管理、文书档案管理。

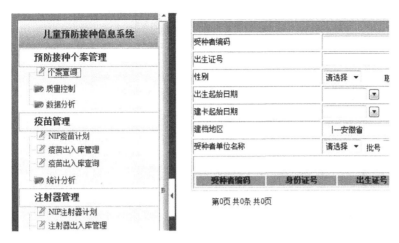

图 9-7　儿童预防接种信息系统主菜单

（五）死因登记报告信息系统（图 9-8）

继 2003 年我国首次发生传染性非典型肺炎疫情后，2004 年我国境内再次发生疫情，为及时记录、分析医院不明原因死亡病例信息，发现新发疾病线索，卫生部要求县级以上医疗机构全面报告院内死亡病例，死因登记报告信息系统于 2004 年 4 月启动。此后，该系统经改造完善，全国疾病监测点、淮河流域癌症综合防治项目和卫生部死因统计系统及各地自愿开展的全人群死因监测都利用此系统开展死因网报，成为生命统计信息来源的主要路径。该系统基本功能有死亡信息个案录入、浏览、审核、修改、删除、统计分析、质量分析、监测反馈、操作指南。

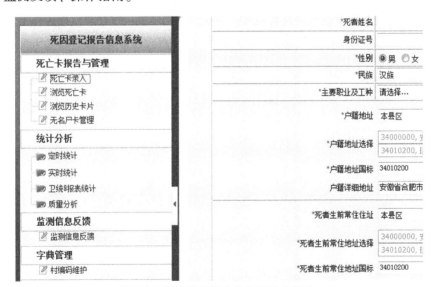

图 9-8　死因登记报告信息系统主菜单

（六）健康危害监测信息系统（图 9-9）

健康危害监测信息系统在设计上包含食品卫生、环境卫生、职业卫生、放射卫生和学校卫生五大卫生危害因素监测。

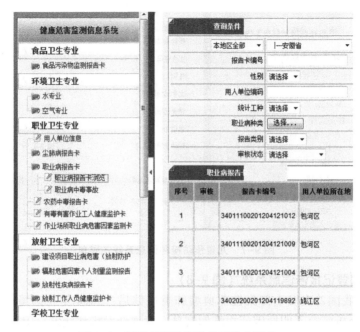

图9-9　健康危害监测信息系统主菜单

（七）公共卫生基本信息系统（图9-10）

公共卫生基本信息系统于2005年由卫生部组织实施，收集辖区行政区划、人口等基础信息，为各类公共卫生干预设计、评价服务。逐年登记疾病预防控制中心人力、经费投入与开支、用房、仪器设备和检验能力、专用实验室等信息，反映疾病预防控制体系建设进展与问题，为宏观决策服务。该系统具备录入、浏览、审核修改、统计、反馈等基本功能。

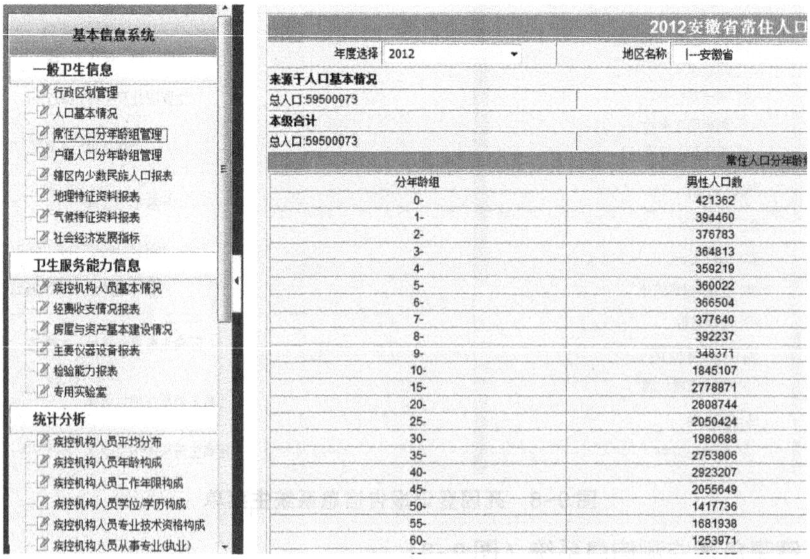

图9-10　公共卫生基本信息系统主菜单

（八）结核病管理系统和艾滋病管理系统

结核病管理系统和艾滋病管理系统是两个重要的专病管理系统。作为疾病管理系统，对病例发现、诊断依据、治疗用药、检测、转归等信息进行个案跟踪连续记录。艾滋病和结核病是法定管理传染病，两个专病系统记录的传染病发病信息和疾病监测信息报告管理系统互联。

根据结核病防治工作的实际需要，利用计算机网络系统实现跨机构的结核病个案信息监测资料的管理，完成结核病可疑者信息、普通肺结核个案信息、疑似耐多药病人信息、耐多药个案信息、病人的随访痰检信息、取药信息及密切接触者信息的收集工作。

结核病管理系统主要完善原有结核病管理信息系统的部分功能，并采用分级报告管理模式进行分级部署架构改造，通过梳理各级疾控需求，合理设计各级平台功能需求，满足系统分级部署、数据共享利用、各平台互联互通的应用需求。

随着艾滋病综合防治工作的全面深入开展，需要将一些新的防治工作信息增加到信息系统，以及进行现有数据信息之间的整合与链接。

艾滋病管理系统主要完善原有艾滋病综合防治信息系统的部分功能，并采用分级报告的管理模式进行分级部署架构改造，通过梳理各级疾控需求，合理设计各级平台功能需求，满足系统分级部署、数据共享利用、各平台互联互通的应用需求。

二、公共卫生疾病预防控制信息系统建设

（一）公共卫生疾病预防控制信息系统建设内容

目前，国家正加大以疾病预防控制网络为主体的公共卫生疾病预防控制信息系统建设，包括以下几个方面：

（1）在进一步完善中国疾病预防控制信息平台的基础上，升级和改造传染病与突发公共卫生事件现有系统。

（2）建立传染病和公共卫生实验室监测系统、预防接种、健康危险因素与风险评估、慢性非传染性疾病、公共卫生基础数据监测系统。

（3）制定运行投入保障机制，加大中央对中西部欠发达地区的政策倾斜，保障各级疾病预防控制信息网络正常运行。

（二）公共卫生疾病预防控制信息系统建设规划

1. 完善传染病与突发公共卫生事件监测信息系统功能　在原有传染病网络直报的基础上，增加针对重点传染病和主要病媒生物的监测系统；对现有突发公共卫生事件信息报告管理系统进行升级、改造，使之与传染病监测信息报告管理系统实现覆盖面的同步扩展；强化数据交换功能，使传染病、突发公共卫生事件信息系统与区域卫生信息平台共享居民健康信息。

2. 建立传染病和公共卫生实验室监测信息系统　实验室监测是基于各类疾病的实验室检测数据而建立的监测系统，是确保检测数据真实性的基础，实验室监测能够为分析疾病的流行态势、及时发现新的病原，制定针对性的防治措施提供科学依据。

3. 建立慢性非传染性疾病综合信息系统　围绕电子化居民健康档案和医疗机构电子病历首页，采取数据抽取方式，建立全国统一的重大慢性病患病综合监测和信息管理系统，共享使用人口调查、死因监测、其他环境和个人健康行为调查数据，以及控制效果和

能力调查数据，形成慢性非传染性疾病综合信息系统。

4. 建立健康危险因素监测与风险评估信息系统　构建以食源性疾病（包括食物中毒）监测为主体的健康危险因素监测与风险评估系统，形成由专业部门指导、收集、分析和评价，覆盖全部人群的健康相关危险因素监测网络。

5. 建立预防接种信息监测系统　建立覆盖全国的预防接种监测信息系统；建立完善的疫苗注射器管理、疫苗可预防疾病监测、冷链监测等预防接种相关信息监测网络，为评价疫苗免疫效果、疫苗安全性及调整免疫策略提供数据支持。

6. 建立出生死亡监测系统　围绕区域居民健康档案和公安、民政等部门信息系统，依托国家、省、市三级公共卫生信息平台，初步建立起国家生命登记报告体系和统一的生命登记报告系统。

（三）公共卫生疾病预防控制信息系统业务流程

公共卫生疾病预防控制信息系统业务流程如图 9-11 所示。

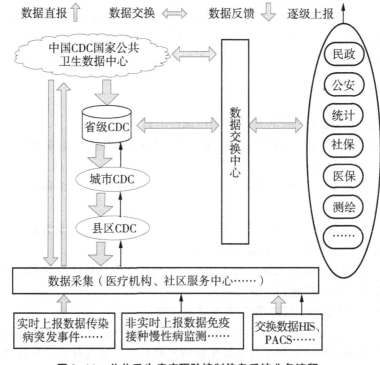

图 9-11　公共卫生疾病预防控制信息系统业务流程

第三节　卫生监督信息系统

一、卫生监督信息系统概述

（一）卫生监督信息系统的基本概念

卫生监督信息系统是在卫生监督领域内，结合各专业知识，植入"规范用语"等成功经验，充分利用现代化的现场信息采集手段、计算机数据处理技术和先进的网络通信技术，依托国家公网，构建的服务于本领域的信息管理系统，从而在各地区、各监督机构之间形成规范、完善的信息数据采集、交换方式，使卫生执法监督相关信息实现整合、交换和共享。

应用卫生监督信息系统能充分利用信息资源，使卫生执法监督相关人员和社会公众能更加方便、快捷地获取及时、全面、可靠的信息数据，有效提高卫生执法监督工作效率和监管力度。

随着社会经济的高速发展，第三产业规模迅速扩大，必然造成卫生监管对象不断增加，监管责任同时扩大。但是，卫生监督员编制难以同比例增加，而随着职能调整、收费项目的取消，基层监督机构又无力以收费的方式聘用编外人员参与监督执法工作，结果是监管能力的相对下降。同时，随着国家法律体系的逐步完善，管理上相对人的法律意识日渐增强，对监督执法工作的规范性也提出了更高的要求。

卫生监督信息系统应用现代信息技术，促使传统工作模式向信息化管理模式转变，实现卫生监督执法工作的科学化、信息化管理，提高监督效率，促进卫生监督工作的规范化，增强监管能力，真实、及时、全面地反映卫生监督实际情况，是卫生监督工作发展的重要技术保障，是解决监管能力提升瓶颈的有效手段之一。

（二）卫生监督信息系统的发展历程

深圳市卫生监督所自 2002 年启动信息系统建设，是全国第一家进行卫生监督信息化建设的监督机构。2003 年系统开发完毕投入试运行，走出了卫生监督信息化建设的第一步，为我国卫生监督行业的信息化发展提供了宝贵经验。

北京市卫生监督信息系统自 2004 年开始研发，2006 正式上线试运行，经历了 2008 年奥运保障的考验，多次获得卫生部、北京市相关领导的高度评价，被评为"2006 年度信息北京十大应用成果"与北京市信息化试点示范项目。

卫生部卫生监督中心自 2005 年起即开始了国家级卫生监督信息系统的用户需求调研工作，在广泛征求全国各级卫生监督机构意见、汲取卫生监督信息系统成功案例经验的基础上，制定了《全国卫生监督调查制度》，编订了卫生监督规范用语，制定了卫生监督数据标准。

2009 年 12 月，国家级卫生监督信息系统建设项目正式启动，其中信息报告系统于 2010 年开发完毕，该年 6 月至 11 月在安徽、辽宁、陕西、广东等四省试运行，2011 年 1 月 1 日正式上线运行。

二、国家级卫生监督信息系统构成

（一）国家级卫生监督信息系统的构成

国家级卫生监督信息系统业务软件目前包括两大类、三个系统，即卫生监督信息报告系统和卫生监督日常业务系统，日常业务系统又包括卫生行政许可审批系统及卫生监督检查和行政处罚系统。

（二）信息报告系统与日常业务系统之间的关系

（1）信息报告系统是核心和主干，是卫生监督信息报告、数据库建设和数据共享的关键，是真实、及时、全面掌握卫生监督实际状况的重要手段。

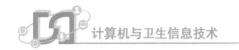

（2）日常业务系统是信息报告系统的基础和延伸，可以有效地改进工作方式，提高监督效率，规范执法行为，同时提高卫生监督信息的采集、处理和报告效率。

（三）全国统一使用的卫生监督信息报告系统

卫生监督信息报告系统能够在全国各级卫生监督机构之间建立信息传递渠道，形成全国的卫生监督信息报告网络，实现卫生监督信息报告方式的信息化管理，全面收集国家卫生健康委员会规定的卫生监督信息，建立卫生监督信息数据库，是提高卫生监督信息报告的质量与效率、实现卫生监督信息资源共享的重要保障。

（四）普遍通用的卫生监督日常业务系统

卫生监督日常业务系统可以规范卫生监督日常业务，提高卫生监督工作效率，通过日常业务系统产生卫生监督个案报告数据，提高信息报告的数据质量，包括卫生行政许可审批系统及卫生监督检查和行政处罚系统。

1. 卫生行政许可审批系统　实现各级卫生监督机构承担的卫生行政许可、审查和备案等业务工作的信息化管理，采集、处理卫生行政许可、审查和备案等管理相对人基本信息，实现动态管理，规范卫生行政许可、审查和备案工作程序。

2. 卫生监督检查和行政处罚系统　实现日常卫生监督检查和卫生行政处罚等业务工作的信息化管理，采集、处理各类日常卫生监督检查、监测及行政处罚和行政控制措施信息，出具执法文书，实现动态管理，并可规范日常卫生监督检查和卫生行政处罚工作，是改善卫生监督执法手段、保证执法公正、提高工作效率的有效途径。

（五）国家级卫生监督信息系统的网络结构

国家级卫生监督信息系统以国家、省两级平台为基础，建立、维护卫生监督数据库，依托国家公网实现与国家、省、市、县（区）卫生监督机构的互联互通。利用现代化的现场信息采集手段、计算机数据处理技术和先进的网络通信技术，完成卫生监督现场数据采集、整理、上报、汇总分析，实现卫生监督执法资源共享。

三、国家卫生监督信息报告系统

卫生监督信息报告是卫生监督工作的重要内容，是全面掌握卫生监督工作情况的有效手段。全国统一使用的卫生监督信息报告系统，采用卫生监督信息卡的报告形式，以个案报告的方式保证了信息采集的完整性和规范性，提高了卫生监督信息传递的真实性和准确性；利用先进的计算机网络手段，建立、健全和完善各级卫生行政部门的卫生监督信息数据库，结合其他相应的业务应用系统，高效地收集汇总卫生监督工作信息，促进卫生监督工作的科学化，提高卫生监督工作效率和水平。

（一）信息报送

信息填报是卫生监督信息报告的基础性工作，是指通过使用信息系统软件填报卫生监督信息卡所载明的项目，完成卫生监督管理过程中有关业务信息的采集和相关数据资料的保存。填报卫生监督信息有两种方式，一种是通过登录信息报告系统直接填报，另一种是通过日常业务系统自动报告。

1. 通过信息报告系统直接填报　登录信息报告系统将日常工作中产生的管理相对人档案、现场检查笔录、处罚卷宗等纸质资料直接录入系统，对于没有以上纸质材料的管理相对人，可在现场手工填写纸质卫生监督信息卡后录入系统。

2. 通过日常业务系统自动报告　　通过使用卫生部组织开发的全国普遍通用的卫生监督日常业务系统，或者使用各地自建的业务应用系统，自动生成卫生监督信息报告数据。

但是，各地自建的业务应用系统必须符合国家卫生监督信息标准规范，覆盖卫生监督信息卡相关信息，能够与信息报告系统实现信息交换。

随着卫生监督信息化的发展，以及各地卫生行政许可系统、卫生监督现场检查与行政处罚系统等业务应用系统建设的不断推进，使用卫生监督日常业务系统自动报告将逐步取代通过信息报告系统直接填报。

3. 填报流程　　卫生监督员在日常的卫生监督执法等业务工作过程中，采集相关的卫生监督信息，必要时填写相应的卫生监督信息卡，通过信息报告系统进行信息的录入、审核、上报。

（1）采集信息：是指卫生监督员在实施卫生行政许可、经常性卫生监督和监测、案件查处、建设项目等业务工作过程中，采集相关的卫生监督信息。

（2）录入信息：是由填报人将采集的信息录入信息报告系统。一次不能采集到全部信息时，应及时录入先采集到的信息，待信息采集全后再补充录入。对已存在的历史数据，应核实新情况进行补充录入或修正录入。

（3）审核信息：是由审核人员对录入信息报告系统的信息进行审核确认，审核确认后的信息即为有效的上报信息。经审核发现信息不全或有误的，则退回信息录入人员，在核对信息来源后重新填报。

4. 信息利用及质量控制　　信息报告系统采集的是个案信息，对已审核通过的信息，系统能自动生成相应的汇总表，卫生监督人员可通过系统进行数据的查询、统计和分析。由于信息来源不一，填报人员水平参差不齐，报告管理人员必须对已经生效的信息进行质量控制。

5. 生成汇总表　　经审核确认并上报的信息，信息报告系统会自动生成相关汇总表。

6. 查询信息　　信息查询实行权限管理，业务人员可查询授权范围内的相关信息。

由专职报告管理人员对已经生效的信息进行查重、查漏和查错。对于出现信息重项、错项、漏项的情况，启动质量控制程序撤销信息的有效性，退回至信息录入人员，核实后删除或校正后重新填报。

（二）网络模式

针对全国卫生监督信息化建设的需要及地区间发展不平衡的现状，以及信息资源充分整合的要求，国家级卫生监督报告系统网络构架采用全国统一集中管理并支持省级分布式平台的网络模式。

全国统一的网络模式对于系统的整体性、规范性、高效性、快速推广性、维护性具备很大的优势，适合系统总体建设要求的特性，而支持省级分布式平台的方案，可以对应全国各省信息系统建设发展不平衡的现状。国家级系统主要承担监督信息的采集和汇总，各省级信息系统除了采集汇总本省范围内的业务数据外，还可以建设部署既满足国家标准又适应本省业务特点的具体业务应用系统。

（三）系统特点

（1）将传统的信息年报转为个案实时报送，提高信息的及时性。

（2）建立管理相对人"一户一档"资料档案，并实行动态管理，提高信息的准确性。

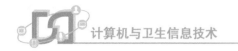

（3）将传统的汇总表填报转为个案信息报告，全面收集卫生监督业务信息。

（4）统一卫生监督业务信息标准，保证信息的共享和可交换性。

（5）国家级系统中心平台为各省建立了省级逻辑平台，支持全国大用户量并发访问与数据交换。

（6）实现数据填报、审核、统计汇总、综合展示分析等功能。

四、国家级卫生监督日常业务系统

国家级卫生监督日常业务系统由普遍通用的卫生行政许可审批系统和卫生监督检查和行政处罚系统组成，这两个子系统能实现卫生监督主要业务工作的信息化，并自动实现卫生监督信息报告，既相对独立，又密切联系。

国家级卫生监督日常业务系统为各级机构提供了标准化工作流程的指导，包括行政许可流程、许可项目、卫生监督检查标准、行政处罚标准、行政处罚流程等典型流程、标准规范模板和参考数据。通过系统建设，改善卫生监督信息化建设的状况，改变卫生监督信息传递方式，规范卫生行政许可行为，提高卫生行政许可效率，促进政务公开；进一步规范现场执法标准，提高现场快速执法处置的能力与效率；规范行政处罚流程，限制执法的随意性，尤其是规范用语的引入，避免了卫生执法文书书写不规范导致的败诉。实现卫生监督信息网络互联互通和信息资源共享，形成对违法机构和人员打破地区界限的全国范围内监督和监控的卫生监督新局面。

（一）卫生行政许可审批系统

卫生行政许可审批系统是卫生监督机构行使政府行政许可职能的重要业务系统，收集卫生监督管理相对人的基本资料信息，是最先开始建设的卫生监督业务应用系统。该系统为基层卫生监督机构提供了一套信息化管理工具，实现许可证的打印发放和管理相对人基本信息的自动化管理，对管理相对人的信息进行统计汇总，为信息报告系统提供真实、可靠的管理相对人基本信息，实现管理相对人基本信息的自动上报。

1. 系统概况　卫生许可审批系统从架构上分为卫生许可审批管理和管理相对人基本信息两大部分，主要部署在各省级平台，系统按照许可程序实现全流程管理。

针对全国各地审批项不同、表单不同、审批流程不同的特点，系统设置了不同级别的权限。省级可以自定义审批项、审批材料及审批流程，市、县（区）级可根据本地需要，通过系统提供的设计工具个性化调整流程。

管理相对人的基本信息是卫生监督工作的基础，监督员在日常工作中，会产生、改变、调阅和利用这些资料。卫生监督的所有业务都是围绕着管理相对人展开的，如日常监督、专项监督、行政处罚等。

根据监督工作的现状，管理相对人的资料包括基本资料、专业资料和日常工作所产生的资料三种类型。其中，基本资料是管理相对人的基础信息，与专业无关，如管理相对人的法人代表、规模、注册地址、注册类型、注册资金等；专业资料是与各专业相关的信息，如餐饮业的就餐人数、酒店的床位数、医疗机构的诊疗科目等；日常工作所产生的资料主要由行政许可/备案、监督、行政处罚等工作产生的各种文书和信息。

管理相对人的基本信息主要来源于许可证发放时管理相对人所提交的资料和业务人员根据规定收集的信息，利用行政许可审批系统产生的数据可建立起"一户一档"的各级卫生监督机构管理相对人基础数据库，并通过数据共享和交换形成统一的管理相对人基础数据库，为以后的信息大集中和数据仓库的建设打下良好的基础。

2. 功能描述　卫生行政许可审批系统采取统一受理反馈，结合网上电子审批和网下纸质文件审批形式的一窗式网上许可审批模式，如图 9-12 所示。

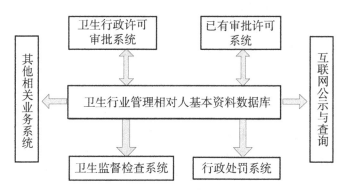

图 9-12　卫生行政许可审批系统关系

卫生行政许可业务涉及多项许可（备案），各项许可事项根据办理业务类别不同（新申请、变更、延续、补证、注销等）都有不同的许可流程和证照及文书，且不同的省、地市、县区单位在许可事项的实际执行审批流程、环节、审查人、文书表单也不尽相同。

许可审批系统是针对上述行政许可项目各环节的管理需求开发的信息管理系统，包括申请受理、审查决定、综合查询、督查监察、结果公示、流程管理、文档和文书管理、管理相对人管理等功能。以下是对于各环节的概述。

（1）申请受理：主要是指工作人员对申请人的基本信息进行采集，并对申请人提交的申请材料的完整性、合法性、规范性进行审核。受理人员对申请人提交的材料是否符合法定形式进行审查，符合法定形式的系统自动形成受理通知书并开始计时；不符合法定形式的，系统自动形成材料补正通知书。受理人员把当天接收的及受理的申请材料移交到相关审查部门，同时在系统上记录相关信息。

（2）审查与决定：通过的许可事项，提交给后续环节审查人员继续处理或提交给领导做出准予许可决定；不通过的，退回前一环节审查人员再次审查或领导做出不予许可的决定；系统自动生成相应的决定文书。审查人员发现该事项直接关系他人重大利益的，应当告知该利害关系人，系统自动生成相应的文书。

（3）结果公示：许可项目在受理环节的审核结果，即受理或不予受理；审批环节的审批结论，即许可或不予行政许可，都可以在本级网站上进行公示，以便于申请人及公众的查询，同时申请人还可以对自己申报的许可事项进行状态查询的功能。

（4）督察监察：为各级监察系统预留统一接口，监察工作人员可以随时查看许可事项的办理过程，尤其是审批环节办理超时的许可事项。

（5）管理相对人归档：卫生行政许可办理完成后，自动建立或更新管理相对人的信息。管理相对人档案资料可自动归档和手工归档，对已建立的管理相对人的信息可以查询和修改，同时支持档案资料的批量导入和导出。

3. 辅助管理　利用系统高速、准确、大量地处理数据的能力及联网通信传输能力，帮助管理人员处理各项业务工作，可以解决许多单靠人力难以完成的管理任务。

（1）黑名单功能：根据预设条件，将达到黑名单标准的申请人、许可项目等划入黑名单库，并在初审环节提示工作人员。如企业有不良记录、该企业或其申请的产品曾经被不予行政许可等都会被列入黑名单。

（2）审核、审批意见模板定制：初审人员及审核、审批负责人编写意见可直接调用设置好的意见模板，简便规范，提高工作效率。

（3）咨询登记：咨询中心提供许可事项相关的法律法规、须知及常见的问题解答，供窗口工作人员为申请人进行解答。

（4）邮件/短信通知：核发业务人员在网上发布审批结论的同时，通过电子邮件和短信两种方式向申请人送达审核、审批结论及资料领取时间等信息。

（5）导入/导出：导入功能用于将以往数据按照规定的格式批量导入本系统，作为管理相对人的历史资料信息。导出功能用于将本系统内的管理相对人档案资料按照各种格式如 Word、Excel、Pdf、文本、图片、Html 等格式导出到指定文件中。

（二）卫生监督检查和行政处罚系统

卫生监督检查和行政处罚系统是供卫生监督人员在日常卫生监督检查和行政处罚工作中使用的信息管理系统，用于规范日常卫生监督（预防性卫生监督、经常性卫生监督）检查行为，采集、处理各类监督、监测、处罚信息，出具执法文书，对卫生监督检查、行政处罚工作进行动态管理，自动产生卫生监督信息报告系统所需的报告数据。

1. 系统概况　卫生监督检查和行政处罚工作大多发生在被监督单位现场，系统设计的卫生监督检查模式支持手持智能终端或笔记本电脑等电子设备进行现场执法检查和处罚的方式，也支持现场手写检查文书、回办公室后录入系统的方式，卫生监督人员可以在计算机上处理所有非现场执法部分的卫生监督执法工作，涉及有违法行为的情况，简易程序可以直接实施现场处罚，当场打印执法文书给管理相对人并签字；涉及一般程序的行政处罚，可以根据上传的检查结果在系统中进一步处理。

信息采集支持多种方式，目的是为了结合当地财政状况，满足全国不同地区各级监督机构的需要。对于暂未配备手持执法设备的监督机构，可以采用现场手写文书的传统模式，回到办公室后录入系统，完成现场监督检查和行政处罚信息的采集。对于经济条件允许的监督机构，可以按照本系统的推荐模式，采用手持执法设备或笔记本电脑和便携打印机进行现场执法。卫生监督人员在现场依据任务列表和现场检查表中的项目逐条进行现场评定，使用便携式打印机现场打印，现场检查笔录、卫生监督意见书等执法文书，即时将检查结果通过无线网络上传至系统数据库。

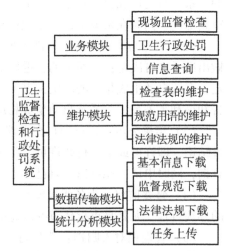

图 9-13　卫生监督检查和行政处罚系统功能

2. 功能模块简介　根据卫生监督业务特点，为满足规范业务、提高效率、辅助决策等需求，将系统划分为业务、维护、数据传输、统计分析 4 个模块，如图 9-13 所示。

（1）业务模块：具有现场监督、行政处罚、文书打印、信息查询规范业务、提高效率等功能。

（2）维护模块：可以为各级卫生监督机构提供个性化业务需求的维护，包括现场检查表、执法标准、违法条款、处罚依据、处罚种类和幅度；相关法律、法规字典的维护。

（3）数据传输模块：管理相对人基本信息由许可系统产生，保存在数据库中，而监督检查和行政处罚工作大多发生在被监督单位现场，由一线监督员在手持终端上完成，所以必须采用无线传输手段，将基本信息、执法标准、监督任务等下载到手持机中，监督检查结束后，再将结果上传至系统数据库中。

（4）统计分析模块：信息化的主要目的之一就是统计分析数据，为科学决策提供依据，辅助内部管理。本模块提供监督员绩效、行政处罚的综合统计分析功能，主要包括对监督结果、监督员日常工作信息、行政处罚情况的统计与分析。

3. 现场执法功能　监督员到达现场后，选择"管理相对人"可进入管理相对人基本信息查看界面，显示本次执法所有管理相对人的列表，根据任务列表对管理相对人实施现场监督检查。在找到管理相对人后可选择"日常监督执法"，即进入执法检查表选择界面，确认现场执法设备中记录的管理相对人档案资料和所属的专业，并可以进行检索操作。调出相应的检查表，即进入执法检查界面，卫生监督员可以逐项进行检查，现场监督完成后根据被监督单位（人）有无违法行为及其情节的轻重程度，由卫生监督人员决定是否给予行政处罚，选择是否进入处罚程序。检查中可随时调阅相关法律法规，并可查看以往检查处罚记录。

4. 现场执法典型流程　即卫生监督员在现场利用手持设备进行执法的工作流程，比较典型的有移动上网和非移动上网两种模式。

（1）现场执法典型流程一：移动上网模式，适合经费相对宽裕的监督机构采用。使用支持无线 GPRS/3G 无线网络功能的现场执法设备，现场下载管理相对人基本资料和监督任务进行监督检查，当场打印执法文书给管理相对人并签字；监督检查完成后，即时将检查结果上传至系统数据库，从而实现对监督检查结果的实时监控。可以实现卫生监督工作实时联网执法、查询工作，随时通过无线网络查询到管理相对人的基础信息，同时还可在现场通过无线网络实时查询监督管理单位、医生、护士、餐馆服务人员等资质信息，从而提高卫生监督的快速反应能力和指挥调度功能。

（2）现场执法典型流程二：非移动上网模式，适合不具备移动上网条件的监督机构采用。监督员外出执法前将管理相对人基本资料和监督任务下载到现场执法设备中，到达现场后对管理相对人实施现场监督检查，也可以当场打印执法文书给管理相对人并签字；现场检查完毕后，回到单位登录系统，连接手持设备到计算机，将监督执法结果上传至系统数据库。

以上两种模式也可以混合采用。

5. 辅助功能　现场执法设备能容纳所有专业的法律法规和检查标准，便于开展综合执法，实现各专业的现场日常监督检查和简易程序行政处罚。支持现场便携打印机打印执法文书，省去手写现场检查笔录和卫生监督意见书等执法文书的麻烦，提高监督效率，同时规范执法行为。

（1）联网查询：支持卫生许可证照和人员资质、产品现场查验功能，可现场联网查验管理相对人许可证、医师、护士等资料。

（2）现场取证、照相：检查过程中可以选择拍照或摄像，执法设备将进入照相模式，照相完毕后系统对照片进行自动存储。卫生监督员可选择将照片上传到后台系统，将管理相对人的现场照片进行保存。

（3）工作管理与绩效考评：日常业务系统建立了监督任务分派下达机制，方便各级领导对监督员日常工作进行分配和管理，系统自动记录监督员的监督工作情况，领导可随时查看每日监督执法工作情况，并可以进行基于机构、科室、人员等条件的自定义图表图形分析统计，形成一整套电子化绩效考评机制。

6. 行政处罚功能 卫生行政处罚程序分为简易程序和一般程序，简易程序可由卫生执法人员当场做出卫生行政处罚决定，涉及有违法行为的情况，可以直接实施处罚，当场打印执法文书给管理相对人并签字。涉及一般程序的行政处罚案件需要将现场检查结果上传到系统中进一步处理。

一般程序主要包括受理、立案、调查取证、合议、事先告知、陈述申辩、听证告知、制作卫生行政处罚决定书、送达卫生行政处罚决定书等程序，相应监督执法人员办理一个案件就要书写十余种执法文书。用传统的手工书写方式往往需要 3~5 个工作日的时间，且常因书写错误、处罚决定变更等原因而部分或全部重新书写，效率十分低下。使用卫生监督检查和行政处罚系统中的行政处罚程序，可将案卷制作时间缩减到 20min，大幅提高制作案卷的效率，降低工作量。且打印的文书字迹工整，文面整洁，充分显示出卫生行政执法的严肃与庄严，便于归档保存调阅。

为了规范处罚文书的使用及管理，系统列出全部卫生行政执法文书的模板，由有权限的监督员根据案件的具体情况选择需要的文书，建立处罚档案与一般程序处罚数据库，在此基础上能够利用单位信息、违法事实、处罚种类等信息进行查询。

系统提供对违法违规行为的统计分析，以便指导监督重点的确立。如以规范用语的使用频次为对象，统计各专业各种违法违规现象的数量及其比率并排序，自动形成分析报告，与上期（月、季、年）的进行比较，为科学决策提供参考依据。

第四节　突发公共卫生事件应急信息系统

从 SARS 到禽流感，从口蹄疫再到甲型 H1N1 流感，每一次疫情的暴发都给我国城市居民带来了巨大恐慌与生命威胁。防范突发公共卫生事件、传染病、流行病疫情已成为政府应急工作不可忽视的严肃任务。2004 年起，为了加强突发公共事件卫生应急体系和能力建设，我国开始建设以国家级应急指挥系统为中心、省级应急指挥系统为骨干、地市级应急指挥系统为节点的三级突发公共事件卫生应急指挥体系。

一、基本概述

（一）突发公共卫生事件

随着 SARS、高致病性禽流感等传染病及化学事故、恐怖活动等的频频发生，公众的生命和健康日益遭受威胁。为此，我国颁布了《突发公共卫生事件应急条例》，并提出突发公共卫生事件概念。突发公共卫生事件是指突然发生，造成或者可能造成社会公众健康严重损害的重大传染病疫情、群体性不明原因疾病、重大食物和职业中毒及其他严重影响公众健康的事件。

突发公共卫生事件主要包括：

1. 重大传染病疫情　指某种传染病在短时间内发生、波及范围广泛，出现大量的病人或死亡病例，其发病率远远超过常年的发病率水平。

2. 群体性不明原因疾病　指在短时间内，某个相对集中的区域内同时或者相继出现具有共同临床表现的病人，且病例不断增加，范围不断扩大，又暂时不能明确诊断的疾病。

3. 重大食物和职业中毒　指由于食品污染和职业危害的原因而造成的人数众多或者伤亡较重的中毒事件。

4. 其他严重影响公众健康事件　指具有突发事件特征，针对不特定的社会群体，造成或者可能造成社会公众健康严重损害，影响社会稳定的重大事件。

突发公共卫生事件产生的根源既有自然因素也有人为因素，因此，除了具有突发性、不确定性、危害性等特点外，还具有全球性和社会心理危害性等特点。

（二）突发公共卫生事件应急指挥系统

突发公共卫生事件应急指挥系统是一种以预防、处置突发公共卫生事件为基础的方案体系，立足于应对突发公共卫生事件和抗拒突发公共卫生事件发生，其着力点在于有备无患、化险为夷或将损害降到最低点。卫生应急指挥系统的建设是一个复杂的系统工程，除系统硬件和软件建设任务外，还包括卫生应急信息管理规范建设，应急指挥决策制度建设，救援执行系统、后勤保障系统、法律保证系统、系统运营维护体系建设等。它是政府管理水平的最集中、最直接的反映，其工作效率的高低一定程度上决定了对于整个突发公共卫生事件的处理是否有效、成功。

然而，任何国家和地区都不可避免会发生各种各样的突发公共卫生事件，并且也很难准确知道恐怖灾难、自然灾害、交通事故和重大传染病疫情及其他严重影响公众健康事件会在什么时候、在什么地方发生。因此，大家希望在突发公共卫生事件发生之前，能够建立健全快速反应和应急能力体系，将损失降到最低。美国发生的"9·11"灾难事件和我国发生的"非典"事件，对社会和政府就如何建立预防、处置突发公共卫生事件应急系统给予了高度的警示。

（三）WHO卫生应急体系构架

如何建立突发公共卫生事件应急指挥系统，世界卫生组织（WHO）曾就全球突发公共卫生事件的警报和应急体系构架进行描述（图9-14）。

全球突发公共卫生事件的警报和应急体系的功能，可以分为以下3个重点领域：①突发性事件的警报。②协调突发性事件的应急措施。③制定突发性事件应急预案（全国和全球性）。

为实现上述功能，需要实施以下5项程序：①向疫区提供帮助。②控制疫情的全球扩散。③实施跟踪行动以预防疾病的复发和进一步扩散。④开展科研以加强预防和控制能力。⑤综合全球力量以遏制疫情的暴发。

突发公共卫生事件警报应急体系的内涵包括：①突发事件的报告：发现→确认→报告。②突发事件应急协调：危险因子调查→技术咨询和帮助→实地调查→科研→信息交流。③对应急功能各项活动的援助。④制定预案：调查，人员培训，物资储备。⑤信息交流。

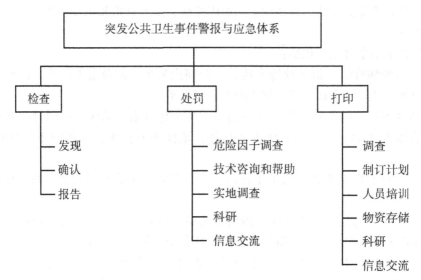

图 9-14　世界卫生组织描述的卫生应急体系构架

突发公共卫生事件应急体系的结构包括：①突发性事件警报应急体系的行动支持小组。②突发性事件警报应急体系的合作单位，如信息、技术、资源、人事、物资、行政领导、实验室设备、跟踪项目、后备人员等。

为确保突发公共卫生事件应急体系功能的运转，需要实施以下具体活动：①开发突发事件应急管理信息系统。②开发出在 Internet 环境下运行的数据和信息交流系统。③对应急体系各有关单位的能力进行摸底调查。④建立全球专家数据库。⑤设立应急体系领导委员会并制定工作程序。⑥为应急小组赴疫区工作制定行动标准和程序。⑦储存疫情调查和应急所需的仪器和装备。⑧对每种不同疾病制定相应的实地调查和危险因子调查操作规范。⑨建立和实施应急体系的倡议性策略。⑩制定项目活动的评估标准。

（四）国内卫生应急体系

2004 年起，我国开始建设以国家级应急指挥系统为中心、省级应急指挥系统为骨干、地市级应急指挥系统为节点的三级突发公共卫生事件应急指挥体系，加强突发公共卫生事件应急体系和能力建设，并进一步将应急指挥系统节点拓展至县级卫生系统，建立必要的移动应急指挥平台，以实现对各级各类突发公共事件卫生应急管理的统一协调指挥，实现卫生应急数据及时准确、信息资源共享、指挥决策高效。

二、地市级突发公共卫生事件应急指挥系统

随着我国医药卫生体制改革的不断深入与医药卫生信息化建设的不断推进，地市级突发公共卫生应急指挥系统作为重要的公共卫生业务应用系统，将在各地区域卫生信息平台建成后，实现与医院信息系统、卫生监督信息系统、妇幼保健卫生信息系统的互联互通和信息共享，发挥更大的作用。

（一）系统的建设目标

地市级应急指挥系统的主要建设目标包括以下 4 点：

（1）实现对本级突发公共事件卫生应急有关资源信息的有效管理。

（2）实现突发公共卫生事件的动态监测，并提供专业预警信息。

（3）面对各级各类突发公共事件，能够快速采集数据，为领导提供决策依据和命令指挥工具，为卫生应急部门的业务人员和专家提供形势研判信息与分析手段，以及通信和命令指挥等支持。

（4）通过网络与省级和国家级应急指挥系统连接，实现信息报送、指令传递与信息资源共享。

（二）系统的建设内容

卫生应急指挥系统建设主要包括信息通信、应用软件、系统集成、信息显示、建筑装修等专业内容，可以分为三大部分：基础设施、技术平台与应用软件系统。

1. 基础设施 提供基础的应急指挥与日常工作环境、环境设备、办公设施等。建设内容包括指挥中心建筑装修、动力配电系统（不间断电源）等。

2. 技术平台 在基础环境上，提供常规应急指挥的技术支持平台，进行正常的应急指挥工作，包括通信接入、服务器、网络与安全、信息存储与备份、指挥调度、信息显示、决策会商等。

3. 应用软件系统 为卫生应急管理服务。通过日常和应急时对法律法规、应急预案、卫生应急处置技术方案、应急资源、危险因素、事件范围等相关数据、资料的收集与管理，形成数据与信息资源、知识经验、行为规章资料库等，为卫生应急准备、事件监测、分析决策等提供数据与信息管理和服务平台；通过数据分析、信息展示、预案方案等资料提示等，为分析预警、措施制定、决策指挥、总结评估等提供数据服务、决策支持、指挥平台，并为上下级系统间的信息报送、指令传递、信息资源共享等提供有效工具。

（三）系统的应急机构

地市级卫生应急机构主要包括地市级卫生行政部门，以及医疗救治机构、疾病预防控制机构、卫生监督执法机构等卫生应急专业机构。

地市级应急指挥系统主要包括专业处置机构与技术支撑部门、行政部门两类用户。

1. 专业处置机构与技术支撑部门 利用应急指挥系统，通过数据交换和值班登记，实时收集相关部门和单位突发事件的报告信息，并根据需要将相关信息及时推送到地市级卫生应急指挥中心；及时更新相关数据（其他卫生相关部门，市疾病控制中心、市卫生监督所、承担应急任务的医院），保持指挥中心应急资源可用可调；制定针对性的防控措施与演习方案。当出现突发事件后，能够进行及时的情况核实，记录核实结果，组织专家进行突发事件的预评估，启动相关应急响应，并对事件处置结果及时、客观地评估，总结经验；及时获取事态信息，及时获取事件相关资料；及时传达应急指挥指令、及时督导，迅速、有效地调集各种急需的资源，实施疫情控制和医疗救治工作等。

2. 行政部门 包括地市卫生行政部门和地方政府等，通过系统获取卫生应急相关信息，利用信息资源和系统网络组织实施卫生应急管理和突发事件处置的决策指挥。

（四）系统的信息需求

突发公共卫生事件应急工作涉及多方面信息，信息的载体是数据，以信息所反映的客观对象或所表达的卫生应急某方面问题为分类标准，可以将卫生应急有关数据分为基础与背景类，应急资源类，动态监测类，知识、经验与历史事件资料类等，如图9-15所示。

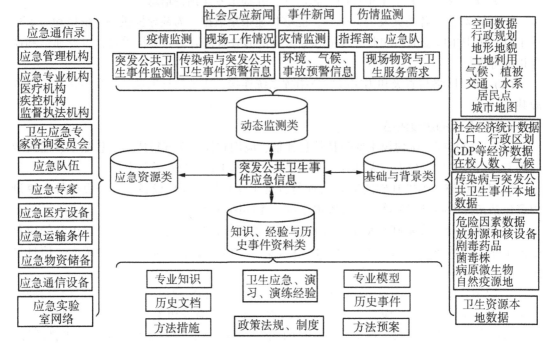

图 9-15 突发公共卫生事件应急数据类型

1. **基础与背景类** 基础与背景类数据主要反映突发事件发生地的自然与社会背景状况，它们与新的突发事件无关，但可能因突发事件而发生改变，该类数据主要用于对突发事件的危害程度、影响范围、发展趋势的评估及突发事件应对措施的制定方面提供数据依据。根据各类数据的变化情况，应采取不同的更新周期定期更新，以保证突发事件发生时，能获得全面、真实的背景情况。

2. **应急资源类** 应急资源类数据主要描述面对突发事件时，各类可使用的资源的有关情况。假如把应对突发事件比作战争，则应急资源就是战备资源。该类数据应该及时、准确，才能满足卫生应急工作的需要，保证卫生应急措施的有效性、针对性、科学性。应急资源类数据应以较高的频率进行更新，甚至随时更新，保证数据的及时、有效、准确。

3. **动态监测类** 动态监测类数据是指随着发生的或可能发生的突发事件而产生的各类数据，包括提示可能发生传染病暴发或其他突发公共卫生事件的监测和预警信息，可能导致突发事件的环境、气候、事故信息；事件发生的时间、地域、范围、性质、影响程度、发展态势等信息；为了应对突发事件而采取的各种措施，如成立的指挥部和组建的应急队伍的有关信息，专家会议的有关信息、文件，物资、人员的调配等；处置措施的反馈、事件现场应急人员工作状况等；有关的环境信息类，如安置点、饮用水监测、环境质量监测、天气情况等；事件造成的灾情、伤情、病情、疫情监测情况等。此类数据是做好突发事件预防准备、预警预报、新闻发布、制订突发事件应对方案，开展应急救援，了解应对措施效果并制订后续方案、事后调查及善后处理工作的重要依据，必须在工作过程中随时更新。

4. **知识、经验与历史事件资料类** 知识、经验是指和突发事件、卫生应急有关的各种专业知识、方法、模型、程序、典型案例等，它们为卫生应急工作提供理论基础和经验参考，应不断更新与充实、丰富，使决策过程具有广泛的理论支持和参考资料。

历史事件资料包括突发事件卫生应急管理和处置工作及突发事件的有关资料等，随着一件突发公共事件从预警、发生、处置、结束到恢复重建，有关的事件资料和工作资料等应建档保存，既为事件的评估保留证据，也为今后的工作提供参考与事实依据。历史资料类数据大多由动态监测类整理或统计形成，和事件有关的资料应在事件结束后，应及时整理、存入历史事件库。其他的应急管理工作文件，也应定期保存、入库。

（五）系统的架构

地市级突发公共卫生事件应急指挥与决策系统总体架构如图 9-16 所示。系统建设内容分为网络与技术设施、应用软件系统、标准规范体系、安全保障体系、运行维护体系。

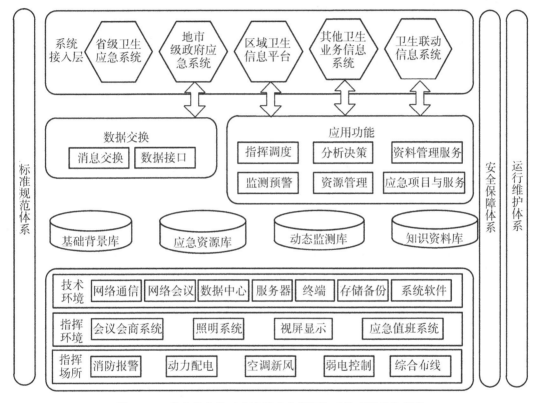

图 9-16 地市级公共卫生事件应急指挥与决策系统总体架构

1. 网络与技术设施　包括指挥场所建设、指挥环境建设、技术环境建设 3 个部分。

（1）指挥场所建设：地市级需要建立应急会商室和应急机房，作为突发事件发生时的卫生应急指挥场所。

（2）指挥环境建设：需要从会议会商系统、照明系统、视频显示系统和应急值班系统几个方面对应急会商室进行建设。

（3）技术环境建设：包括网络通信环境建设，网络会议系统、数据中心与应用系统环境建设。

2. 应用软件系统　包括系统接入层、数据交换层、应用功能层和数据管理层四大部分。

（1）系统接入层：实现地市级应急指挥系统与国家级、省级突发事件应急指挥系统、

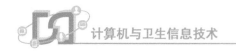

区域卫生信息平台等横向、纵向系统的连接。

（2）数据交换层：根据业务流程，通过数据接口或消息传递与其他信息系统进行数据交换，实现信息共享、数据上报等功能。

（3）应用功能层：卫生应急管理业务的直接应用，包括应急资源管理、监测预警、分析决策、指挥调度、应急评估、检查督导等功能。

（4）数据管理层：对应急业务所需的各类数据和信息进行管理，以便用户查看、使用。涉及的数据库包括基础与背景数据库、应急资源库、动态监测库、知识经验与历史资料库。

3. 标准规范体系　是应急指挥系统建设和运行中必须遵守的有关技术、数据与管理标准与规范，它们是系统稳定运行、不同信息系统之间互联互通和信息共享的保证。

4. 安全保障体系　从物理安全、网络安全、系统安全、数据安全到应用安全保障整个平台的正常运营。目前的主要安全策略包括建设 VPN 体系、用户权限管理等。

5. 运行管理体系　主要涉及应急指挥系统运行维护制度，人员、设备、技术和经费保障等。

三、省级突发公共卫生事件应急指挥系统

（一）省级应急指挥系统的建设思路

1. 上下联动、互联互通　为保障应急指挥平台的信息畅通，防止各级平台形成信息孤岛，通过平台实现与上下连接应急指挥平台的互联互通，从而提升平台应对突发公共卫生事件的能力，实现业务协同的目标。

系统采用省、市、县三级结构一体化设计理念，即三级用户使用同一个登录页面登录同一个系统，根据不同用户分配不同权限使用不同功能，数据库保持同构。系统设计要有利于形成全省卫生应急系统的体系化，使信息的上传下达更为通畅，也便于今后全省卫生应急系统的统一升级和与市县两级指挥系统的对接。

2. 统筹规划、分级建设　首先确立省市县三级联动的总体框架，根据各级卫生行政部门在应对突发公共卫生事件时的不同职责，以突发公共事件卫生应急预案为指导，在省市县三级系统结构一体化框架下实现各级业务系统的功能差异化设计。

地市级平台的功能集中于规范化数据采集、数据上传下达、资源有效管理及查询，而省级平台的功能聚焦在对疫情事件的科学分析、综合决策分析、总体指挥上。结构上的一体化和功能上的差异化设计将真正实现省市之间应急响应的联动。

3. 优化格式、多点采集　通过应急值班系统，市卫生局及其下级单位（市疾病预防控制中心、县区卫生局、市 120、市级医疗机构等）的值班人员按照标准格式填报事件或疫情信息，向市级平台上传；由市卫生局审核后通过系统直接向省级平台上传。

信息的来源可多渠道，不一定是达到一定级别才能上报，应实现广泛的信息采集和及时把握各类事件的发生发展情况。

4. 自动报警、快速反应　系统实现自动报警，当下级上报事件或疫情时，系统自动会根据已经设定好的规则进行匹配，第一时间给相关领导进行短信报警，让领导快速进行应急处置的决策。

5. 实时交换、主动推送　通过数据交换，实现两级平台之间信息的上传下达。通过数据交换模块，将省厅下发的应急资料库、公文、疫情分析信息等各类数据定时或实时交

换到市级卫生应急指挥系统中；同时将市局需要上报到省厅的简报、事件和疫情、资源等定时或实时地推送到省卫生厅应急指挥系统中。

6. 地图定位、快捷直观 系统基于 WebGIS，在电子地图上实现突发公共卫生事件或疫情的定位，传染病疫情的三间分析、突发公共卫生事件的统计分析等，让决策者可以更加直观地掌握事件或疫情的发生发展情况，为决策提供支持。

7. 横向联动、合理调度 面对突发公共事件，系统除提供上下级联动、指挥中心与现场联动外，还提供医疗卫生机构间的联动功能，包括 120 急救中心的接警登记、车辆调度及对医院端的信息反馈等。

8. 资源上报、知识共享 建立各级同构的应急资源库和应急资料库，实现应急资源资料的更新和全省共享。地市卫生相关部门定期更新应急资源库，并通过地市平台上传至省级平台，省厅可掌握各地市的应急资源情况。此外，省厅可将应急资料库中的法律法规、预案、知识库等共享给地市用户。

（二）省级应急指挥系统的总体架构

作为省级突发公共卫生事件应急指挥系统，其模型各地省情有所不同，但基本架构如图 9-17 所示。

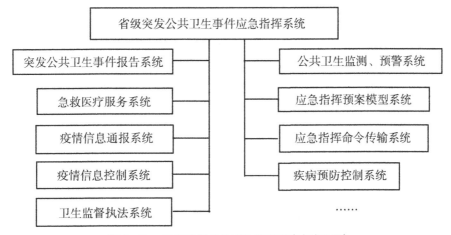

图 9-17 省级突发公共卫生事件应急指挥系统

省级突发公共卫生事件应急指挥系统中各子系统的功能如下。

1. 突发公共卫生事件报告系统 由事件发生点或基层报告点利用多种通信方式（电话、手机、传真、计算机网络、E-mail 等）报告当地卫生行政管理部门或医院、疾控机构，当地卫生行政管理部门或医院、疾控机构接到事件报告后，根据报告情况将采取不同的措施。

2. 突发公共卫生事件疫情监测与预警系统 是将各医疗机构、社区卫生服务中心现时自动采集的医疗信息和各地监测点上报的疫情信息与医疗预警信息库或疫情数据库进行比对、分析后，对随时可能出现的问题提前做出预警。

突发公共卫生事件疫情监测与预警系统是基于数据库的一个应用系统，包括若干子系统，如图 9-18 所示。

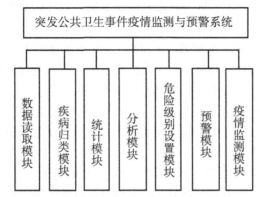

图9-18 突发公共卫生事件疫情监测与预警系统模块

突发公共卫生事件监测与预警系统中各子系统功能如下。

●数据读取模块：监测和预警中心通过网络连接医疗机构和社区卫生服务中心，自动收集用于监测、预警的敏感信息，包括病人姓名、体征、处方等。同时，应急指挥中心建立疾病数据库并定义各种疾病预警值，当某地区医院出现某种疾病时，其病例较多且较为严重时，就向上级部门报告。

●疾病归类模块：疾病分类按现行各医疗单位中的常用分类方法。在疾病种类里，分别将每种疾病的病理特征详细列明，并将各种疾病的轻重程度分级列明，以便根据症状的程度进行相应的疾病预警。随着疾病种类的不同，其数据的形式也千差万别，必须进行统一和集中处理。采用数据挖掘技术，对所监测的疾病选择对应种类后，进行预警指标的计算，并依此完成被管理机构的风险程度（各类预警指标的加权平均）的计算，对数据进行监管评价，及时规避风险。

●统计模块：提供对所有数据管理涉及的信息进行按用户要求的全面的统计功能与报表生成功能，这部分提供了整个系统中各种信息的查询与统计，包括疾病统计、发病统计、治愈统计和死亡统计4个部分。

●分析模块：数据分析模块包括流行趋势分析、高危人群、传播方式和传播媒介、地区分布特点、流行因素分析、防治措施与策略等部分。

●危险级别设置模块：根据对突发公共卫生事件监测与预警系统的认识，将突发公共卫生事件监测与预警系统分成灾变预警系统和日常预警系统。灾变预警系统主要应对重大的、致命的、突发性的、超越常规的危机；日常预警系统主要应付经常性的疾病危机。日常预警系统又分为几个等级，每一级分别由绿色、蓝色、黄色、红色、黑色表示危险程度。绿色为最低级别，蓝色次之，各级呈递增趋势，黑色为日常级别中最高的警示。当出现黑色信号时，就由日常系统跳变到灾变预警系统。

●预警模块：用于对所有的疾病传播程度进行有效的监控，内容主要包括：监控条件、预警显示、远程预警、预警分类、预警服务等。

●疫情监测模块：用于完成对被监督单位进行监测管理，包括对应监测单位进行监测登记、采样、送样、评价与标准监测报告的打印等一系列业务的管理与控制。

3. 突发公共卫生事件应急指挥系统的预案和模型 突发公共卫生事件应急指挥系统是建立在各类预案和模型及查询各类数据库的基础上，建立这些预案、模型及数据库，以便各级卫生行政部门、医疗机构、卫生监督、疾病预防控制中心等在应急处理各类重特大突发事件时，作为制定现场调查、抢救、处理的参考依据和实施指南，在平时则作为业务培训、技术演练使用。例如：医疗急救体系的预案和实施模型，其内容可以划分为食物中毒应急处理预案、急性职业中毒应急处理预案、公共场所污染危害健康事故的应急处理预案、饮用水污染事故的应急处理预案、放射事故应急处理预案、化妆品损害事件应急处理预案、医院感染流行或暴发事件应急处理预案、鼠疫控制应急预案、地震应急反应预案等。

（三）省级应急指挥系统的技术保障

突发公共卫生事件应急系统建设，需要如下的技术给以保障（图9-19）。

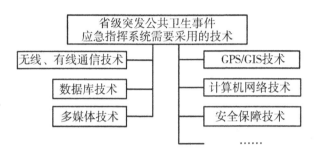

图9-19　突发公共卫生事件应急系统技术保障

1. 无线、有线通信技术　系统集有线、无线、光纤通信、计算机、卫星定位、地理信息技术为一体，分别组成数字光缆有线通信子系统、无线通信子系统、计算机信息处理子系统、GIS 地理信息及显示子系统和 GPS 卫星定位和显示子系统。

五大子系统按其功能进行有效结合，达到在尽可能短的时间内准确显示求救者电话所在的地理位置，显示急救资源的工作状态和地理位置，使调度人员能快速、准确地发出调度指令，从而使需要急救的病人得到及时救助或灾害性疫情得到及时上报。

2. 计算机网络技术　计算机网络技术是突发公共卫生事件报告和监测、预警系统建设的网络基础，不仅涉及新建和改造各医疗机构局域网和纵向业务网络，还涉及规划和建设目前没有的大型疾病监测、预警网络平台等新的内容。计算机网络的通信设施主要包括以下内容：数据通信设施；监测、预警系统的光纤主干网；计算机网络平台；与相关业务部门网络互联等。

3. 安全保障技术　应急系统的安全保障技术采用防火墙、入侵检测、安全审计、病毒防治、Web 信息防篡改、物理安全等技术来确保信息系统的使用安全。防火墙技术用于网络边界防御和实时报警功能及可纳入网络信任域进行可信管理；入侵监测系统基于网络和系统的实时安全监控，对来自内部和外部的非法入侵行为做到及时响应、告警和记录日志；病毒防治支持多种平台的病毒防范，支持对 Internet/Intranet 服务器的病毒防治，能够阻止恶意的 Java 或 Active X 小程序的破坏及 Word、Excel 中的宏病毒；安全审计技术；Web 信息防篡改技术；故障恢复与容灾备份系统。应急系统的使用安全机制可由以下构成：证书业务服务系统、密钥管理系统、密码服务系统、可信授权服务系统、可信时间戳服务系统、网络信任域系统等。

（四）省级应急指挥系统的工作流程

突发公共卫生事件应急指挥系统的工作流程可以分为 7 大环节，如图9-20 所示。

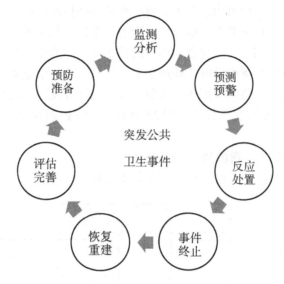

图 9-20 突发公共卫生事件应急系统的工作流程

1. **预防准备阶段** 突发公共卫生事件应急指挥中心积极开展演习、培训与研究工作，开展应急业务模拟，提高应急处理能力，积极研究完善相关政策法规、预案与方案，同时规划储备应急医疗资源等，建立突发事件的防控体系。

2. **监测分析阶段** 下属卫生行政部门向卫生行政部门上报突发事件信息，突发公共卫生事件应急指挥中心在此阶段主要负责接收、分派、核实与处理事件的报告，同时负责协调与组织中国疾病预防控制中心开展事件的预防与监测工作，获取动态监测、事件调查与疫情评估信息，跟踪事件发展状态。

3. **预测预警阶段** 卫生行政工作人员对信息进行核实并确认，根据国家法定的流程与预案，突发公共卫生事件应急指挥中心将组织专家进行事件评估，并针对评估结果发布预警信息，针对相关突发事件快速开展准备具体方案与工作细节，落实相关预案与方案涉及工作的准备情况，同时根据流程进行通报与汇报。

4. **反应处置阶段** 卫生行政工作人员针对突发事件，快速启动预案，组织专家进行会商，决策者根据会商形成的方案下达指挥调度命令，现场指挥中心及下级卫生行政部门接收并执行指令，同时向指挥中心报告现场信息并反馈指令执行情况。指挥中心根据反馈情况，动态评估事件的发展情况，根据事件情况调整措施，最大限度地减少损失。

5. **事件终止阶段** 卫生行政部门拟定恢复重建措施并进行信息通报登记。

6. **恢复重建阶段** 在突发事件降级或结束时，突发公共卫生事件应急指挥中心将进行事件收尾工作的处理，以尽量减少不必要的损失，同时将快速开展从应急状态恢复到正常状态的工作。一方面组织进行相关控制措施，防止事件死灰复燃，也控制其他可能的突发事件发生；另一方面将有计划地补充应急处理阶段所消耗的战备资源，同时逐步恢复人们正常的生活与生产。

7. **评估完善阶段** 在事件结束后，由卫生行政部门对评估记录进行科学总结，进一步完善政策法规、预案与方案，并对事件进行归档。

第五节　社区卫生信息系统

一、基本概念

（一）社区

社区是指居住在一个地区内进行共同生活的社会群体。我国社会学家费孝通给社区下的定义为：社区是若干社会群体（家庭、氏族）或社会组织（机关、团体）聚集在某一地域里所形成的一个生活上相关联的大集体，是宏观社会的缩影。世界卫生组织认为一个社区的人口数量在10万~30万，面积在0.5万~5万 m²，其成员有着共同的兴趣，彼此认识且互相来往，行使社会功能，创造社会规范，形成特有的价值体系和社会福利事业。每个成员均经由家庭、近邻、社区而融入更大的社区。

（二）社区卫生服务

社区卫生服务是社区建设的重要组成部分，是在政府领导、社区参与、上级卫生机构指导下，以基层卫生机构为主体，全科医师为骨干，合理使用社区资源和适宜技术，以人的健康为中心、家庭为单位、社区为范围、需求为导向，以妇女、儿童、老年人、慢性病人、残疾人、贫困居民等为服务重点，以解决社区主要卫生问题、满足基本卫生服务需求为目的，融预防、医疗、保健、康复、健康教育、计划生育技术服务功能等为一体的，有效、经济、方便、综合、连续的基层卫生服务。

（三）社区卫生信息

卫生信息是指与卫生工作直接相关联的各经济信息、科学技术信息、文化教育信息，以及人群健康状况信息等。社区卫生服务信息主要包括社区信息，如社区的自然环境、社会人文环境和社区资源信息，是社区卫生服务的背景和资源信息；卫生信息，如社区医疗信息、社区预防信息、社区保健信息、社区康复信息、计划生育信息、健康教育信息等，是实施卫生服务采集利用的信息。社区卫生信息的服务对象是每个居民，针对每一个居民建立健康档案，具有个体属性；每个健康档案开始记录于胚胎时期，至出生、成长直到临终关怀，伴随一生，具有连续属性；同一社区的居民具有共同的自然环境、社会人文环境和社区资源条件的背景及影响因素，具有群体属性；全科医生和专科医生共享同一病人医疗信息，各级管理部门共享社区卫生信息，具有共享性。

（四）社区卫生信息系统

社区卫生信息系统是应用计算机网络技术、医学、公共卫生学知识，对社区卫生信息进行采集、加工、存储、共享、利用，为社区居民提供预防、医疗、保健、康复、健康教育、计划生育等卫生服务的信息管理系统。以家庭为单位、以社区为范围进行管理和评价，已经成为公共卫生和区域卫生的基础。

二、社区卫生信息系统的架构

社区卫生信息系统按照管理层次，由低到高分为社区卫生服务中心信息系统、区县社区卫生信息系统和市社区卫生信息系统。社区卫生信息系统不是一个封闭的系统，与其他卫生机构存在着高度的数据共享。社区卫生信息系统的系统架构如图 9-21 所示。

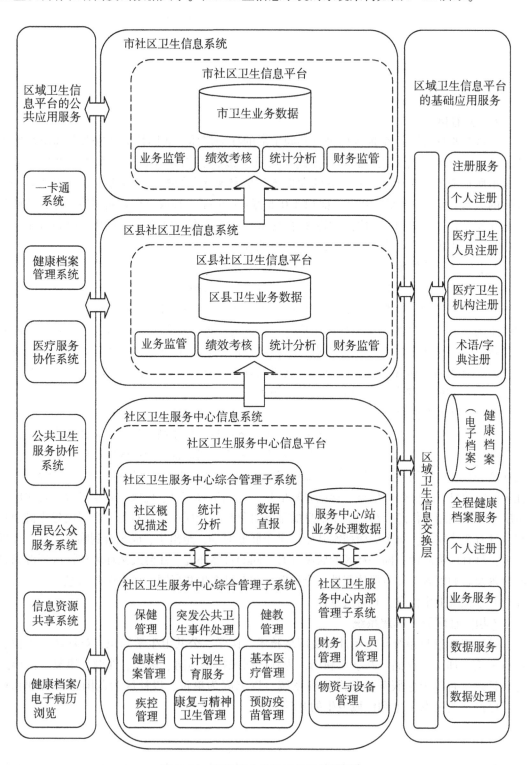

图 9-21　社区卫生信息系统的系统架构

三、社区卫生信息系统的功能

（一）居民电子健康档案

居民电子健康档案包括健康档案的建立、新增、变更、查询及修改。

（1）建立健康档案：可直接建立健康档案或通过社区医疗、计划免疫等管理模块建立健康档案，提供各种数据输入方式，包括键盘录入和符合标准的通用格式文件的数据导入。

（2）新增或变更：将预防、医疗、保健、康复和健康教育中与个人相关的信息新增到个人健康档案中，允许进行更新和补充。

（3）查询和修改：健康档案中所有信息可根据设定的权限进行查询、修改，任何修改都保留修改的痕迹。

（二）社区医疗管理子系统

社区医疗管理子系统是为社区医院和保健站的医疗保健服务而设计的信息管理子系统。社区卫生服务机构的医疗业务管理执行《医院信息系统基本功能规范》，社区医疗信息（包括医疗文书、检查检验、治疗用药等信息）应自动记入健康档案。家庭医疗服务管理包括家庭出诊信息管理、家庭护理信息管理和家庭病床信息管理；医疗服务合同管理包括合同签订、注销与执行的管理，有合同执行日期的自动提示功能；此外还有双向转诊信息管理等。

（三）社区卫生服务管理子系统

社区卫生服务管理子系统主要完成"六位一体"的服务功能。

1. 社区妇幼保健管理

（1）孕产妇保健管理：包括孕产妇基本信息、初复检信息、访视信息的管理及孕产妇系统管理计划，并有计划地执行日期的自动提示功能。

（2）妇女常见病管理：包括妇女常见病查治计划管理，患病对象的信息管理。

（3）儿童保健管理：包括新生儿访视管理、儿童系统管理、体弱儿童管理、儿童生长发育资料的管理及儿童发育的评价。

（4）老年保健管理：包括老年健康状况及老年医疗服务管理，老年医疗指导的信息管理。

2. 社区预防管理

（1）法定传染病管理：建立法定传染病管理对象的档案，管理法定传染病的复查资料，实现传染病突发公共卫生事件的网络直报。提供有关传染病防护、消毒、隔离等措施的咨询查找功能。

（2）慢性非传染病管理：包括慢性非传染病对象的档案管理，健康指导计划和干预方案的管理，慢性非传染病的高危人群的监测资料的管理。

（3）计划免疫管理：包括接种对象管理的筛选与确认，个人系统接种计划管理、疫苗管理。

3. 社区康复管理 包括康复计划管理、康复对象管理，康复实施信息自动转入个人健康档案。

4. 社区健康教育子系统

（1）健康教育计划管理：健康教育计划管理，健康教育资料检索、查找及分类管理。

（2）健康教育人群管理：从健康档案中提出特定健康教育对象，如儿童、青少年、妇女、老年人、从业人员、残疾人等，健康教育要点及健康教育评估等信息自动进入健康教育对象的个人档案中。

（3）健康教育评价：各类健康教育评价指标的管理，对收集的健康教育评价资料进行分析处理。

5. 计划生育　包括计划生育技术信息管理、计划生育方法的检索查询。

6. 其他　包括社区卫生信息系统还承担了卫生监督、疾病控制等多项卫生服务功能。

7. 社区卫生综合管理分系统　包括社区卫生背景、社区卫生资源、社区卫生信息综合统计分析 3 个模块。

四、CHIS 的体系结构和网络设施

（一）单点辐射式

以社区医院为中心，采用 Intranet/Internet 的体系结构，与社区各保健站形成局域网；采用 Client/Server（C/S）模式，用于社区内部的各个子系统的数据录入、内部查询、档案管理、维护处理，如图 9-22 所示。

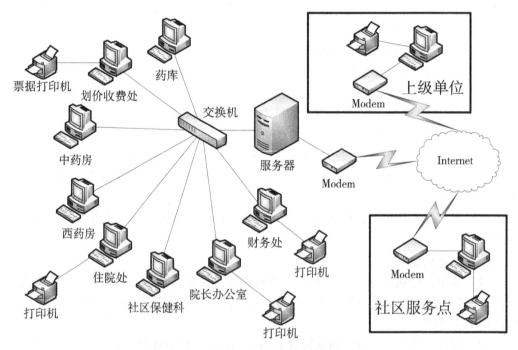

图 9-22　单点辐射式的 CHIS 网络拓扑结构

（二）多点集中式

由地区卫生主管部门设立社区卫生信息中心，向周边覆盖若干个社区，中心内部建立集中式的数据服务器，即采用 B/S（Browser/Server，浏览器/服务器）模式，各个社区医院及保健站通过浏览器与信息中心进行数据交换，如图 9-23 所示。

CHIS 是一个复杂的综合性的管理系统，包含信息面广、量大，且需要长期持续运行，

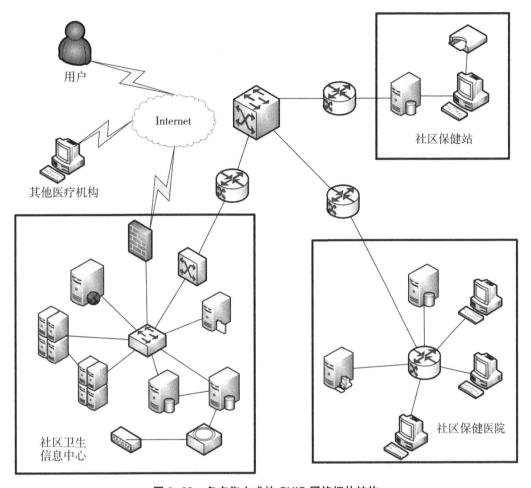

图9-23　多点集中式的CHIS网络拓扑结构

必须技术成熟而稳定；社区医院是基层医疗单位，按国家规范只配备1~3名专职或兼职的信息管理员或电脑操作员，缺乏具有成熟IT知识或经验的工程师；社区经费有限，不可能投入较多的资金用于信息化的软、硬件建设。

CHIS作为应用软件具备较多的优势：软件成熟度好，功能齐全；通用性、灵活性高，具有可伸缩性；用户界面友好，操作简单，适应社区普通人员的操作水平；通过网络由厂家进行适时和远程维护，性价比高。

（三）外部接口

外部接口主要有4个。因为社区医疗管理系统的所有功能都是由社区医院的医务工作者完成，医疗服务的大部分也是在社区医院实现，所以必然包括社区医院HIS接口，有些社区医疗管理系统就是将社区医院的HIS包括其中。医疗保险接口指与医疗保险中心、新农村合作医疗的接口。双向转诊接口虽与专科医院或大型医院的接口，由于社区医疗是初级、基础的医疗，重症、危急、疑难病人将入专科或大型医院，待情况好转可再转回社区，因此社区的全科医生与专科医生共同治疗同一个病人，共享同一病人的检查、诊断、治疗、转归信息，才能达到一个持续、完整和有效的治疗。根据国家和地方要求，社区卫

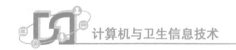

生信息还需要向各级卫生主管部门、各专业线管理系统上报相关信息，这就是上报接口。

社区医疗管理系统外部接口的设置要求系统实现标准化，包括数据标准化、数据传输和交际标准化、文档编制标准化等方面。

（钮　靖　王秋红）

扫码看 PPT　　扫码看本章小结　　扫码做练习题

区域卫生信息化

◉ 学习要点

识记区域卫生信息化、双向转诊的概念。理解远程会诊的流程、双向转诊平台的功能与特点。熟悉远程会诊平台的模块及功能、区域卫生信息平台功能。了解区域卫生信息化管理体系的内容和区域卫生信息化的作用。

◉ 情景导入

糖尿病在我国是比较常见的疾病,大多数病人在社区医疗机构中通过治疗,血糖都能控制良好。但当病人血糖控制不佳或者出现相关并发症时,社区卫生服务机构的全科医师会通过区域信息化平台上转到上级医院;上级医院接诊后,进行病情综合评估并制订治疗方案及生活方式指导,当病情控制平稳后,再将其下转至病人所在辖区的社区卫生服务机构进行后续的健康管理。在整个双向转诊环节中,各级医疗机构间信息共享,即医院医生能在工作站调阅病人在社区就诊的记录及健康档案,社区医生亦能在工作站调阅病人在医院期间的检验检查报告、治疗方案、出院小结等。病人只需通过社区预约平台预约,即可到对应的医院科室就诊。

第一节　区域卫生信息化概述

一、区域卫生信息化的概念

区域卫生信息化是指在一定区域内,应用计算机技术,为医疗卫生服务提供方、接受方、支付方、管理方及医疗卫生产品供应商提供卫生信息的采集、传输、存储、处理、分析、表达,以支持区域卫生管理,为人民群众提供最佳的医疗卫生服务。其主要以建立健全市各级医疗卫生机构信息化系统为基础,通过标准规范(数据规范、业务整合规范、应用规范、管理规范、安全规范、技术规范等）的建立和实施，消除卫生领域信息化建设中存在的"信息孤岛"现象，集中整合辖区范围内各医疗机构和卫生职能部门的数据信息资源，对各类卫生信息资源进行共享与利用，已经成为推动医药卫生体制改革，提高医疗卫生服务水平的重要措施。

区域卫生信息化中的"区域"，主要是指医疗卫生信息共享与利用的范围，在我国通常与行政区划一致，主要分为国家、省（直辖市）、市（地级市）、县（县级市、区）等四级。21 世纪初，美国、加拿大、英国等发达国家纷纷开展了国家卫生信息网络的建设工作。美国国家卫生信息技术协调办公室（Office of the National Coordinator for Health Information Technology，ONC）将国家卫生信息网络定义为：在全国范围内提供一套安全，可互操作，连接联邦政府、医疗机构、卫生信息协调机构及消费者的卫生信息基础设施。加拿大的 Infoway（专门负责国家卫生信息化工作的机构）认为"国家卫生信息网络是以可互操作的国家电子健康档案系统为基础，并在此基础上建设和形成的一系列业务应用系统和服务"。英国的 NHS Connecting for Health（主管国家卫生信息化工作的机构）对国家卫生信息网络的定义与加拿大类似，同样强调可互操作的国家电子健康档案系统，同时还加入了卫生信息宽带网络、病人预约诊疗系统等内容。

我国在 1999 年制定的"国家卫生信息网建设规划"中，将国家卫生信息网络定义为"利用计算机网络技术、卫星通信技术、多媒体技术等各种信息技术形成的卫生信息技术计算机网络传输系统，其功能是连接中央、省、市、县（区）各级卫生主管部门和卫生单位及相关组织机构的多向数字信息传输网，即国家卫生信息网络系统平台"。

2009 年，《中共中央国务院关于深化医药卫生体制改革的意见》要求大力推进医药卫生信息化建设，完善以疾病控制网络为主体的公共卫生信息系统，提高预测预警和分析报告能力；以建立居民健康档案为重点，构建乡村和社区卫生信息网络平台；以医院管理和电子病历为重点，推进医院信息化建设；利用网络信息技术，促进城市医院与社区卫生服务机构的合作。积极发展面向农村及边远地区的远程医疗。

2010 年，卫生部在卫生信息化"十二五"规划中对国家卫生信息网络进行了重新定义，认为我国卫生信息网络是由卫生信息平台、卫生业务应用系统、卫生信息资源库、卫生信息专用网络、信息标准体系及信息安全体系构成的有机整体。

2017 年 1 月，国务院印发的《国务院关于印发"十三五"深化医药卫生体制改革规划的通知》中，明确指出要"鼓励二、三级医院向基层医疗卫生机构提供远程服务，提升远程医疗服务能力，利用信息化手段促进医疗资源纵向流动，提高优质医疗资源可及性和医疗服务整体效率。推进大医院与基层医疗卫生机构、全科医生与专科医生的资源共享和业务协同，健全基于互联网、大数据技术的分级诊疗信息系统"。

二、区域卫生信息化管理体系

区域卫生信息网络的有效运行依赖于良好的计算机软硬件基础设施和健全的管理体系，具体包括卫生信息组织机构、管理制度、标准规范和安全管理体系等。

（一）卫生信息组织机构

卫生信息组织机构是指负责卫生信息的采集、加工、存储、传播和利用的机构，包括管理机构和专业机构。管理机构主要负责卫生信息化的规划、组织和领导，专业机构负责具体提供卫生信息服务、制定卫生信息标准、开展卫生信息相关研究等。卫生信息组织机构的具体职能包括：编制卫生信息化建设规划、确定卫生信息网络结构、制定和推广卫生信息网络相关的标准、提供和维护公众需要的卫生信息、对医疗卫生机构的信息化建设进行指导等。

（二）卫生信息管理制度

卫生信息管理制度是卫生信息系统规范、稳定、有序运行的重要保证，主要包括相关法律法规和运行维护制度。法律法规，指中华人民共和国现行有效的法律、行政法规、司法解释、地方法规、地方规章、部门规章及其他规范性文件，是卫生信息规划、设计、建设、运行、维护的行为准则。运行维护制度是保证卫生信息网络可持续发展的制度，包括稳定的投入机制、用户权限设置、运行维护人员的组织管理、系统设备管理等。

（三）卫生信息标准

国家标准中对"标准"的定义是"标准是指为了在一定范围内获得最佳秩序，经协商一致制定并由公认机构批准，共同使用的和重复使用的一种规范性文件"。信息标准是指为信息科学研究、信息产品生产、信息管理等所制作的各类规范和准则。卫生信息标准是指以满足卫生信息资源共享为目的，通过采用统一的规则、概念、名词、术语、代码和技术，保证不同的独立信息系统之间信息的兼容性和互操作性。

（四）卫生信息安全管理体系

卫生信息网络支撑着大量卫生业务的运行，一旦卫生信息网络出现故障或瘫痪，将给卫生业务的运行带来巨大的影响，给人们的健康安全带来巨大的风险。同时卫生信息网络中存储了海量的个人健康相关信息，这些信息涉及大量用户的隐私，因此隐私数据的保护也是卫生信息网络运行的基本要求。加强卫生信息网络中数据的真实性、保密性和系统的稳定性，是卫生信息网络建设的重中之重。加强卫生信息安全管理的主要措施包括落实卫生信息安全等级保护制度、建立电子认证体系、完善信息安全监控体系、完善应急预案和安全通报制度、加强容灾备份体系的建设、提高信息系统抗攻击和灾难恢复的能力等。

三、区域卫生信息化的作用

区域卫生信息化对促进医疗资源的有效配置，提升卫生服务水平有着重要作用，主要包括以下几个方面。

（一）对医疗卫生服务的作用

1. 节约诊断时间　通过区域卫生信息系统，医生可以很方便地查阅病人的健康档案，对病人的疾病史、治疗史、药物过敏史等有全面的了解，可以有效避免因病史不明确或无法询问病情导致救治不力的情况，可以及时、有针对性地进行诊断治疗，把握急诊抢救的黄金时间。

2. 避免重复检查　通过区域卫生信息系统，医生可以很方便地调取病人在不同医疗机构就诊时产生的医疗数据，直接了解病人的发病史、用药史、既往诊断和医学检查化验结果，避免重复检查，降低病人医疗负担，同时也提高了医疗服务效率。

3. 提高医疗资源的利用效率　通过区域卫生信息系统，可以实现远程医疗、双向转诊等业务，实现不同地点、不同级别医疗卫生机构的信息资源的共享，为实现区域医疗卫生资源的合理配置与应用提供技术支撑。

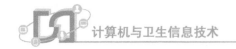

（二）对社区卫生服务的作用

区域卫生信息系统能够辅助疾病控制中心、妇幼保健院等机构和业务部门对社区卫生服务机构及时进行业务指导，通过对临床诊疗、疾病监测、健康档案等信息的共享，充分发挥社区卫生服务医疗、预防、保健、康复、健康教育、计划生育六位一体的服务功能，提高社区卫生服务的质量和水平。

（三）对公共卫生服务的作用

1. 有效控制突发公共卫生事件　区域卫生信息系统包括突发公共卫生事件处理信息系统，平时处于监测状态，一旦发生突发公共卫生事件，可以通过该系统及时报告相关部门，组织医疗卫生人员、医疗设备、药品等资源并进行合理调配，提高应对突发公共卫生事件的处理能力，降低突发公共卫生事件带来的损失。

2. 加强疾病预防与控制管理　通过对区域内居民电子健康档案数据的分析，可以掌握该区域居民的健康状况，尤其是慢性非传染性疾病的分布及发展趋势，并可以据此针对重点人群、重点疾病进行防治，提高疾病预防与控制的效果。

（四）对综合卫生管理的作用

区域卫生信息网络将不同卫生机构连接起来，互相进行数据共享与协作，为卫生行政管理部门全面了解卫生事业发展状况，进行宏观管理、调控和决策提供数据支持，增强卫生行政部门的管理能力。

第二节　区域卫生信息平台

一、区域卫生信息平台概述

随着卫生行业信息化水平的不断提高，目前卫生机构中存在大量的业务信息系统，如医院内的医院信息系统（HIS）、检验信息系统（LIS）、影像信息系统（PACS）、放射信息系统（RIS）、临床信息系统（CIS）、电子病历系统（EMR）等，社区服务中心的 HIS、LIS、电子健康档案（EHR），公共卫生系统的疾病控制、妇幼保健等信息系统。由于这些业务系统受行政管理体制之限，缺乏相应的标准和顶层设计，出现很多"烟囱数据"。针对这种卫生信息资源不能共享、各种应用系统低水平重复建设的现状，建设标准统一、能充分进行信息整合与共享的区域卫生信息平台势在必行。

区域卫生信息平台是连接区域内的医疗卫生机构相关业务系统的数据交换与共享平台，不仅可以从医疗卫生机构内部信息系统中获取数据，同时也具有向这些信息系统提供信息共享、协同服务的功能，是不同系统间进行信息整合的基础和载体。目前业内专家普遍认为区域卫生信息平台是以居民电子健康档案为基础，构建健康档案与诊疗信息的数据交换平台，整合 HIS、EMR、公共卫生等相关信息，提供医院与城乡社区卫生服务中心、不同级别医院之间的双向转诊、医疗"一卡通"、远程诊疗、个人健康管理等综合性服务，以及卫生辅助决策、疾病监测、预警等服务功能的智能化信息平台。

根据卫生部相关政策文件要求，大力推进医药卫生信息化建设，要以健康档案、电子病历和远程医疗为切入点，统筹推进适应新医改要求的公共卫生、医疗服务、卫生监管、卫生应急信息系统建设，构建系统整合、信息共享的国家、省、地市（区域）三级卫生信息服务平台，逐步实现统一高效、互联互通的目的。

根据 2013 年国务院机构改革和职能转变方案，卫生部与国家人口计划生育委员会进行整合，成立国家卫生和计划生育委员会。国家卫生信息化"十二五"规划也在原有的"35212"基础上增加了计划生育内容，形成"36312"国家卫生信息化建设规划，即建设国家级、省级、地市级三级卫生信息平台，加强公共卫生、医疗服务、新农合、基本药物制度、综合管理、计划生育等 6 项业务应用，建设居民电子健康档案、电子病历和人口资源 3 个基础数据库、1 个国家卫生专用网络，重点加强信息标准体系和信息安全体系建设。

我国区域卫生信息化中的"区域"对应于行政区划，按照国家行政区划的划分，一共可分为全国、省（直辖市）、市（地级市）、县（县级市、区）、乡镇（社区）、村（居民委员会）等 6 个级别。在这 6 个区域中，县（县级市、区）是区域卫生信息化的最小基本单位。因此，目前区域卫生信息平台有国家、省、市、县四级，当然有些地级市的人口不多，仅建立全市的区域卫生信息平台即可。各个省、地级市可以根据具体情况确定一个市（地级市）的卫生信息平台规划为一级或两级、省级卫生信息平台规划为三级或二级。根据国家卫生信息"十二五"规划，建议设立国家、省、地市级三级卫生信息平台。随着网络性能的不断提高和成熟、区域协同机制的不断健全，将来区域卫生信息平台必然会从以县级平台为主过渡到以市级平台为主，但从目前到未来的相当一段时间内，区域卫生信息平台仍然将以县级平台的建设为重点。

二、区域卫生信息平台功能

区域卫生信息平台根据其所处层次不同，功能也有所侧重。最顶层的国家级卫生信息平台是综合信息管理平台，主要通过各信息资源库和多主题数据库服务于国家卫生管理决策、行业监督、绩效考核、政策制定等工作，同时实现卫生信息的跨省共享，支持跨省的业务协同。

省级卫生信息平台对上是构成全国卫生信息平台的关键节点，是国家卫生信息平台完成数据统计分析和展示任务的数据来源；对下是调度省内各级卫生信息平台协同工作的核心数据交换平台，横向与其他省级卫生信息平台进行对接，以及集中进行全省健康档案备份和数据挖掘的平台。其主要功能是提供全程健康档案服务，包括统一维护和管理全省健康档案索引库，实现跨地市健康档案数据交换；整合疾控、血液、监督、新农合系统中与个人健康信息相关的数据；与公安、社保、体育等相关部门进行信息共享，并建立基于数据仓库技术的卫生宏观决策分析系统，为卫生决策提供依据。

市级卫生信息平台一方面具备省级平台协调和管理功能，是辖区范围内卫生数据交换、数据整合和统计分析的平台，如实现健康档案迁入迁出功能、跨县区调阅健康档案等。并支持向居民提供健康档案查询、网上预约挂号、健康咨询等服务，在服务居民的同时满足医疗卫生服务机构间业务协同和卫生管理辅助决策的需要。另一方面市级卫生信息平台也具备县级卫生平台电子健康档案的完整业务功能，规模较小的地级市可直接以整体方式建设。

县级卫生信息平台是电子健康档案的主要业务平台，提供辖区内电子健康档案的建档、管理、绩效考核服务，实现与当地医疗卫生机构的信息共享，为居民提供双向转诊、一卡通等服务。其建设核心就是区域卫生数据中心及数据交换平台，辖区内的各医疗卫生机构通过专网或 VPN 的方式接入区域数据交换平台，将各种业务数据经过数据采集网关处理后上传至区域卫生数据中心，区域卫生数据中心通过数据门户网站向卫生行政管理部门提供查询、辅助决策服务，通过数据交换平台向其他医疗机构转发个人健康档案数据，通过 Web 服务器上的区域医疗信息网站向公众提供个人健康管理、健康教育服务，通过各应用服务器与其他单位与部门如社保局、公安局、民政局、银行、物流公司等进行互联互通，实现卫生相关数据的跨部门、跨机构有序、高效的流通与应用，如图 10-1 所示。

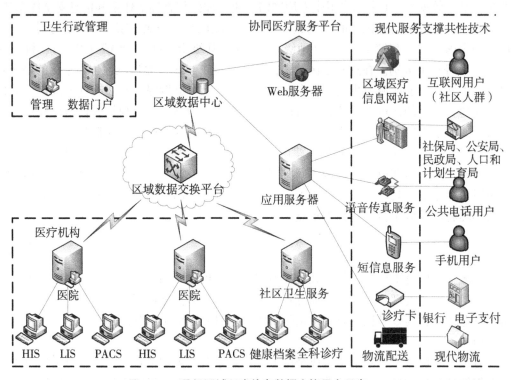

图 10-1　县级区域卫生信息数据交换平台示意

由于各地方财政支持力度不同，实际建设过程中市县两级数据中心建设进度可不一致，如市级平台已建立，县级平台可接入市级平台，也可直接接入省级平台，从而实现省、市、县三级数据分布式存储的架构。

第三节　远程会诊平台

一、远程会诊概述

目前，居民反映强烈的"看病难"现象主要集中在二级及以上的综合性医院，造成这种现象的一个很重要的原因就是病人对基层医疗机构的不信任，即使社区医院离家很近，病人也不愿意前往诊治，而是舍近求远地涌向大型综合性医院。据统计，无论是诊疗人次还是住院人数，二级以上的综合性医院均占总数的80%以上，有些大医院的病床使用率甚至超过110%。而这些涌入大型综合性医院的病人中绝大部分是常见病、多发病，其中60%以上的门诊病人、75%以上的住院病人可以在基层医疗卫生机构得到有效诊治。因此，这种现象不仅使大医院人满为患，优质医疗资源得不到充分利用，同时也大大降低了基层医疗卫生机构的资源利用效率，限制了基层卫生技术人员的水平提升，从而更进一步加剧了城乡医疗卫生服务的不均衡性。

随着计算机技术、网络通信技术、多媒体技术的不断发展，尤其是现代医学诊断、治疗设备的数字化、网络化，使得远程诊疗距离普通病人越来越近。通过远程会诊平台，高等级的医疗卫生机构可以为医疗条件薄弱地区的病人进行疾病诊断、健康护理或提供手术指导、治疗咨询等服务。因此，通过该系统广泛、持续、深入的应用，可以实现小病在社区诊治、疑难杂症通过远程会诊处理、危重症病人进行转诊，从而提高医疗资源的整体利用效率。

二、远程会诊的流程

按照远程会诊病人的类型，可以把远程会诊分为普通远程会诊与危重症远程会诊两类。普通远程会诊系统应部署在医院的远程会诊室，为全院的门诊和普通住院病人提供远程门诊会诊、远程预约会诊等普通远程会诊服务；危重症远程会诊系统应部署在二级以上综合性医院的危重症病人抢救科室或重症监护病房（ICU），为病人提供危重症远程会诊服务。

按照实现方式，远程会诊包括交互式远程会诊和异步式远程会诊。

（一）交互式远程会诊

交互式远程会诊，通过视频会议系统与远程会诊管理系统，实现会诊专家与申请医生、病人间的实时交互式远程会诊。该方式支持病人的临床需求，实现病人在病床上就能实时接受专家远程会诊服务；支持会诊专家对异地病床上的病人视频画面进行远程控制；针对危重症病人，支持床边监护仪等生命体征数据的实时传输，为会诊专家提供连续、动态的诊断依据。

交互式远程会诊流程如图10-2所示。

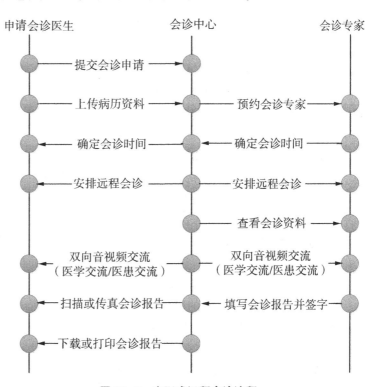

图10-2 交互式远程会诊流程

（二）异步式远程会诊

异步式远程会诊，通过远程会诊管理系统，支持会诊专家与申请医生间的非实时离线式远程会诊；支持申请医

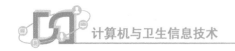

生提交会诊申请信息和病历资料；会诊专家根据实际情况，非实时浏览会诊申请信息和病理资料，并编写和发布会诊报告；申请医生浏览会诊报告并据此开展治疗。异步式远程会诊流程如图 10-3 所示。

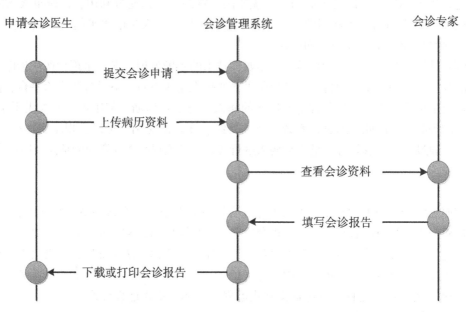

图 10-3　异步式远程会诊流程

三、远程会诊平台的模块及功能

远程会诊平台包括远程会诊管理、病历资料采集、远程专科诊断、远程监护、视频会议、远程教育、远程数字资源共享及远程预约等 8 个模块。

（一）远程会诊管理

远程会诊管理模块基于 B/S 架构设计，通过网络，会诊申请医院可查询会诊专家信息、预约申请新的远程会诊和浏览已经完成的远程会诊相关信息；会诊专家可浏览远程会诊申请的病历材料、编写和发布专家会诊报告；会诊中心可审核远程会诊申请资料，并协调和完成远程会诊；会诊专家医院可维护所在医院的专家库。

（二）病历资料采集

病历资料采集模块主要对病人的信息进行数字化的处理，具体包括模拟信号处理、数字信号处理、实时生命体征信号处理。

1. **模拟信号处理**　病人的胶片使用医学专用胶片扫描仪处理，支持输出为 DICOM3 影像文件。纸质病历、化验单、图文报告等通过普通平板扫描仪或多功能一体机处理实现数字化。

2. **数字信号处理**　直接从医院的 PACS 系统导入 DICOM3 影像，也可以借助 DICOM 网关从具有 DICOM3 接口的影像设备获取影像资料，还可以从电子健康档案、电子病历、数据中心等系统导出病人的相关信息，如图 10-4 所示。

3. **实时生命体征信号处理**　直接从床边呼吸机、监护仪等设备实时采集与传输生命

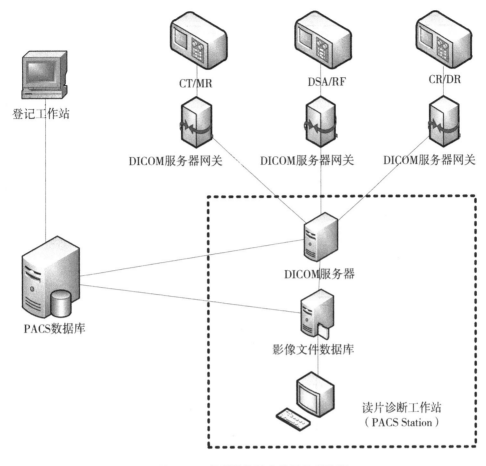

图 10-4 医学影像数字信号处理流程

体征数据，实现对病人进行 24 h 不间断的连续、动态观察。

（三）远程专科诊断

1. 远程影像诊断 各级医院将放射科的登记单，报告单，PACS、RIS 系统产生的数字化影像传输至数据共享中心，当需要进行远程诊断时，上级医院可直接从数据共享中心调取下级医院拍摄的数字化影像资料，提高远程诊断的效率，如图 10-5 所示。

2. 远程心电图诊断 各医院将各种设备采集到的心电图信息同步至心电系统服务器，专家可通过心电诊断中心读取心电系统服务器中的数据，从而实现远程心电图诊断，如图 10-6 所示。

3. 远程病理诊断 利用全自动显微镜扫描平台，结合控制与扫描软件系统，对传统玻璃切片进行扫描，无缝拼接，生成整张全视野的数字化切片，建立个性化、完整的数字切片电子病理病例。利用网络远距离传送到省市会诊平台，专家通过平台随时随地进行病理会诊并发放报告。用户通过本系统浏览切片、下载打印专家报告。

（四）远程监护

远程监护功能模块支持基层医院的危重症病人在病床上实时接受上级医院专家的远程监护服务。针对危重症病人，支持床边呼吸机、监护仪等生命体征数据的实时采集与传

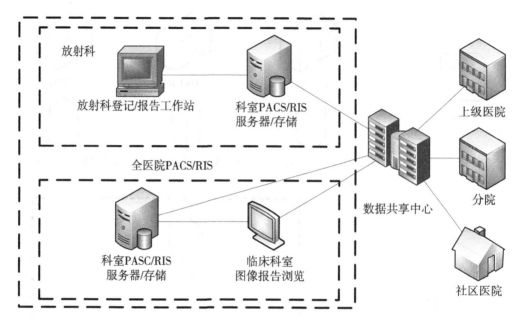

图 10-5　基于数据共享的远程影像诊断系统结构图

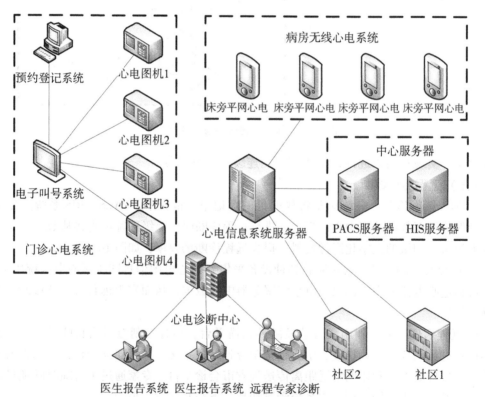

图 10-6　远程心电图诊断结构图

输，实现对病情进行 24 h 不间断的连续、动态观察及监护。

　　远程监护功能还可与病人床边的视频会议系统结合，实现专家与申请医生、床边病人的远程互动式交流，达到实时会诊、持续监护的效果；支持会诊专家远程平台实时控制病人的视频，支持预置多个病人观察视角并支持快速切换。

（五）视频会议

视频会议功能是远程会诊平台的一个重要功能，目前主流的会诊平台其视频会议模块通常采用基于 IP 网络的 ITU-T H.323 框架协议技术，支持 1920×1080 60 fps 的全高清分辨率，32kHz 的宽频立体声 CD 级别语音，并支持多路视频输入输出、多画面及分屏显示，支持基于标准 H.239 协议的双流显示与传输技术，以及会议录像、录像点播、数据共享、电子白板、文字交互、文件传输及多点数据互动功能。

（六）远程教育

远程教育模块可以实现实时交互和课件点播两种培训模式。实时交互式远程培训可通过远程教学查房、远程病案讨论、远程手术示教、远程护理示教等方式，在潜移默化中实现有针对性的施教，医护人员不用离开工作岗位就能接收到优质的培训，及时解决临床中出现的新问题和新情况，提高了基层医护人员获得优质继续教育的可及性。同时，相关培训内容可以制作成课件，实现文字、幻灯、视频等课件网上在线点播学习，从而做到以低成本、大规模、高效能地提升基层医务人员的服务能力和水平。

（七）远程数字资源共享

远程数字资源共享模块支持基层医疗机构共享医学图书情报资源，为其查阅医学文献提供便利，以提高基层医务人员的业务水平。同时，上级医院可以把具有典型意义的病历、案例分析、手术录像等资料共享给下级医院，供基层医疗卫生机构工作人员参考、学习。

（八）远程预约

远程预约模块是指基层医院的医生遇到疑难病人情况下，根据病情需要，帮助病人远程预约上级医院的专家门诊、检查检验及病床等。该模块支持以手机短信的方式通知医生或病人预约结果。

第四节 双向转诊平台

一、双向转诊概述

双向转诊主要是指根据病人的病情需要由不同医院相应科室合作诊疗的过程，包括正向转诊和逆向转诊。正向转诊是下级医院将超出自己诊疗范围的病人向上级医院转诊，通常称为上转；逆向转诊是指上级医院将病情得到有效控制的病人转至下级医院继续治疗、康复，又称之为下转，如图 10-7 所示。

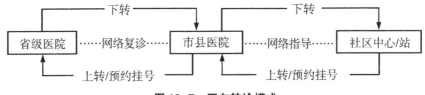

图 10-7 双向转诊模式

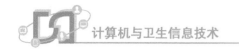

在我国医疗卫生体制改革进程中，双向转诊制是在社区首诊基础上建立的扶持社区医疗卫生，解决"看病难、看病贵"的一项重要举措，对于减少由于城市综合性大医院承担大量常见病、多发病的诊疗任务而造成的卫生资源浪费，以及基层医院和社区医疗服务机构需求萎靡、就诊量过少等现象具有重要意义。

但是，由于相关政策和医疗机构自身经济利益的原因，在实际运行过程中，双向转诊还存在如下问题。

（一）上转容易下转难

根据已经实行双向转诊的医院统计数据来看，上转病人的人次数占转诊的人次数比例很高，且绝大多数来自下级医院，向平级医院和下级医院转诊的病人较少。据统计，社区卫生服务机构的上转比例甚至达到60%以上，群众对社区卫生服务机构的信心不足，很多可以在社区卫生服务机构治疗的常见病却要涌进大医院，而本可以从大医院转回社区康复治疗的病人也宁愿多花费用留在大医院。

（二）缺乏统一的转诊标准和程序

由于各社区卫生服务中心的设备、人员素质等条件参差不齐，实行转诊的标准和程序还不统一。很多病人上转至上级医院后，原先在社区卫生服务中心做的检查不被上级医院认可，需要重新检查、治疗，加重了病人的负担。目前，转诊主要是根据医疗条件、医疗水平来决定，上级医院很难向下转诊。因此，建立合理可行的双向转诊制度成为各级医疗卫生机构合理分配资源的重要环节。

二、双向转诊平台的功能与特点

（一）双向转诊平台的功能

1. 对卫生资源进行重新配置　医疗卫生资源是在一定社会经济条件下，国家、社会和个人对卫生部门综合投资的总称，是卫生部门为社会及人群提供卫生服务的基础，是开展卫生服务活动的基本条件，可以被分为卫生硬资源和卫生软资源。卫生硬资源是指卫生人力、卫生财力、卫生物力等有形的卫生资源，卫生软资源是指卫生政策、卫生信息、卫生管理等无形的资源。我国过去在卫生资源的分配上一直重城市、轻农村，重医疗、轻防保，卫生硬资源的配置状况很难进行较大的改变，而卫生软资源却可以灵活调整。通过双向转诊，可以对卫生软资源进行重新配置，同时引导卫生硬资源的逐步调整，有利于充分利用现有的医疗卫生机构的卫生资源。

2. 发挥社区卫生服务机构应有的功能　社区卫生服务机构的发展主要依赖于其自身的能力，而由于大多数病人"偏爱"大医院，使得社区卫生服务机构的功能得不到充分发挥。长此以往会形成门诊业务量小、职工待遇差、工作热情下降、业务水平降低等不良循环，对社区卫生服务的发展极为不利。实行双向转诊可以实现大医院与社区卫生服务中心的结对帮扶，提高社区卫生服务机构医务人员的工作积极性，带动社区卫生服务机构的人气，充分发挥其应有的功能。

3. 方便弱势群体就医　对于弱势群体而言，"就近就廉"是其就医的心愿。通过双向转诊平台，社区医生可以在其需要上转时提供帮助，住院治疗后及时下转，在社区进行康复治疗。社区医生通过此平台与上级医院在业务上密切沟通，一方面有利于其提升专业技能，另一方面可以就近向弱势群体提供更为周到的服务。

（二）双向转诊平台的特点

1. 标准化　通过双向转诊平台的运行，可以明确病人上转、下转的病情指征与相关医务工作人员的职责和权限，建立起合理、标准规范的转诊流程。

2. 规范化　通过双向转诊平台，社区主管医生可以直接帮助病人预约挂号，联系县级医院的专家进行会诊，并给出病人是否需要上转，上转至合适医院及相关科室等建议，避免出现病人盲目上网预约、不管什么病都涌到大医院的状况。该平台还可以为社区卫生服务机构及相关医务工作人员提供技术支撑，为病人的就诊、复诊、康复等工作提供全面指导，实现医疗服务的规范化。

3. 智能化　当病人还在社区时，社区主管医生就可以将需要上转病人的初诊信息上传至该平台，平台可以自动用短信的方式将相关内容发给接诊医院相关部门工作人员，接诊医院可以在第一时间安排好入住的科室或病床，大大方便了上转病人的就医过程。出院病人的信息实时自动下传至其所在社区的社区卫生服务中心，中心的社区主管医生可据此进行主动随访。通过不同医疗机构间的双向转诊单据、预约信息、病人诊疗信息的共享，实现对病人健康的高效、智能化管理。

（王秋红）

扫码看 PPT　　扫码看本章小结　　扫码做练习题

参考文献

[1] 冯启建，孙学民，钮靖．计算机与卫生信息技术［M］．郑州：河南科学技术出版社，2014．

[2] 田朝晖，王博，金艳．卫生信息技术基础［M］．北京：高等教育出版社，2015．

[3] 金新政．卫生信息系统［M］．北京：人民卫生出版社，2017．

[4] 刘艳梅，叶明全．卫生信息技术基础［M］．北京：高等教育出版社，2012．

[5] 罗爱静．卫生信息管理学［M］．北京：人民卫生出版社，2012．

[6] 叶青，钮靖．计算机应用基础［M］．北京：中国中医药出版社，2015．

[7] 叶青，钮靖．计算机基础［M］．北京：中国医药科技出版社，2017．